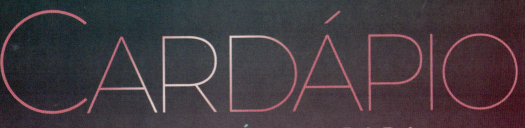

CARDÁPIO

GUIA PRÁTICO PARA A ELABORAÇÃO

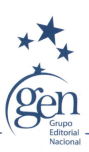

O GEN | Grupo Editorial Nacional – maior plataforma editorial brasileira no segmento científico, técnico e profissional – publica conteúdos nas áreas de ciências da saúde, exatas, humanas, jurídicas e sociais aplicadas, além de prover serviços direcionados à educação continuada e à preparação para concursos.

As editoras que integram o GEN, das mais respeitadas no mercado editorial, construíram catálogos inigualáveis, com obras decisivas para a formação acadêmica e o aperfeiçoamento de várias gerações de profissionais e estudantes, tendo se tornado sinônimo de qualidade e seriedade.

A missão do GEN e dos núcleos de conteúdo que o compõem é prover a melhor informação científica e distribuí-la de maneira flexível e conveniente, a preços justos, gerando benefícios e servindo a autores, docentes, livreiros, funcionários, colaboradores e acionistas.

Nosso comportamento ético incondicional e nossa responsabilidade social e ambiental são reforçados pela natureza educacional de nossa atividade e dão sustentabilidade ao crescimento contínuo e à rentabilidade do grupo.

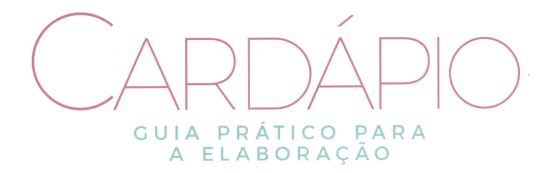

CARDÁPIO
GUIA PRÁTICO PARA A ELABORAÇÃO

Sandra Chemin

Nutricionista. Especialista em Gestão Universitária pelo Centro Universitário São Camilo. Mestre em Ciências dos Alimentos pela Universidade de São Paulo (USP). Coordenadora e Docente do curso de Nutrição do Centro Universitário São Camilo.

Sílvia Martinez

Nutricionista pelo Centro Universitário São Camilo. Mestre em Administração de Empresas pela Universidade Metodista de São Paulo (Umesp). Professora Assistente do Centro Universitário São Camilo nas disciplinas de Técnica Dietética, Estágios Supervisionados e orientação de projetos, além de ter experiência na coordenação acadêmica. Atua com projetos de responsabilidade socioambiental e gestão de pequenos negócios, *marketing*, *marketing* nutricional e sustentabilidade.

4ª edição

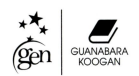

- As autoras deste livro e a EDITORA GUANABARA KOOGAN LTDA. empenharam seus melhores esforços para assegurar que as informações e os procedimentos apresentados no texto estejam em acordo com os padrões aceitos à época da publicação, *e todos os dados foram atualizados pelas autoras até a data da entrega dos originais à editora.* Entretanto, tendo em conta a evolução das ciências da saúde, as mudanças regulamentares governamentais e o constante fluxo de novas informações sobre terapêutica medicamentosa e reações adversas a fármacos, recomendamos enfaticamente que os leitores consultem sempre outras fontes fidedignas, de modo a se certificarem de que as informações contidas neste livro estão corretas e de que não houve alterações nas dosagens recomendadas ou na legislação regulamentadora.

- As autoras e a editora se empenharam para citar adequadamente e dar o devido crédito a todos os detentores de direitos autorais de qualquer material utilizado neste livro, dispondo-se a possíveis acertos posteriores caso, inadvertida e involuntariamente, a identificação de algum deles tenha sido omitida.

- Direitos exclusivos para a língua portuguesa
Copyright © 2019 by EDITORA GUANABARA KOOGAN LTDA.
Selo integrante do GEN | Grupo Editorial Nacional
Travessa do Ouvidor, 11
Rio de Janeiro – RJ – CEP 20040-040
Tels.: (21) 3543-0770/(11) 5080-0770 | Fax: (21) 3543-0896
www.grupogen.com.br | faleconosco@grupogen.com.br

- Reservados todos os direitos. É proibida a duplicação ou reprodução deste volume, no todo ou em parte, em quaisquer formas ou por quaisquer meios (eletrônico, mecânico, gravação, fotocópia, distribuição pela Internet ou outros), sem permissão, por escrito, da EDITORA GUANABARA KOOGAN LTDA.

- Capa: Bruno Sales

- Editoração eletrônica: Le1 Studio Design

- Ficha catalográfica

S583c
4. ed.

    Silva, Sandra Maria Chemin Seabra da
        Cardápio : guia prático para a elaboração / Sandra Maria Chemin Seabra da Silva, Sílvia Martinez. - 4. ed. - Rio de Janeiro : Guanabara Koogan, 2019.
        432 p. : il. ; 24 cm.

    Inclui índice
    ISBN 9788527734936

    1. Nutrição. 2. Cardápios. 3. Hábitos alimentares. 4. Saúde. I. Martinez, Sílvia. II. Título.

18-54431   CDD: 613.2
                                CDU: 613.2

Vanessa Mafra Xavier Salgado - Bibliotecária - CRB-7/6644

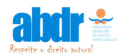

Dedicamos este livro aos nossos familiares e amigos, que sempre nos motivaram e apoiaram na jornada da educação. Em especial, à querida Solange Santiago Galisa (in memoriam).

Colaboradores

Aline de Piano Ganen

Nutricionista. Especialista em Adolescência para Equipe Multidisciplinar pela Universidade Federal de São Paulo (Unifesp). Mestre e Doutora em Ciências pela Unifesp. Professora e Coordenadora do Mestrado Profissional em Nutrição do Centro Universitário São Camilo. Professora titular da disciplina de Avaliação Nutricional em Crianças e Adolescentes, Nutrição da Gestação à Lactação e de Nutrição da Infância à Adolescência, do departamento de Nutrição do Centro Universitário São Camilo.

Ana Lúcia Neves

Nutricionista. Especialista em Nutrição Clínica pelo Centro Universitário São Camilo.

Ana Paula Maeda

Nutricionista. Especialista em Gerontologia pela Universidade Federal de São Paulo (Unifesp). Mestre em Saúde Pública pela Universidade de São Paulo (USP)

Andréa Fraga Guimarães Costa

Nutricionista. Especialista em Nutrição Clínica pelo Centro Universitário São Camilo. Mestre em Farmacologia pelo Departamento de Fisiologia da Universidade Federal de São Paulo (Unifesp).

Brenda Rangel

Nutricionista. Especialista em Administração de Marketing pela Universidade Presbiteriana Mackenzie. Professora da disciplina de Gastronomia Hospitalar, do Departamento de Nutrição do INSIRA Educacional.

Carina Pioli

Nutricionista. Especialista em Padrões Gastronômicos, pela Universidade Anhembi Morumbi, e em Nutrição Clínica Funcional, pelo Centro Valéria Paschoal. Docente de Gastronomia.

Cristina Rebolho da Silva

Nutricionista. Mestre em Alimentos e Nutrição pela Faculdade de Engenharia de Alimentos da Universidade Estadual de Campinas (FEA-Unicamp). Professora de Técnica Dietética, Negócios e Marketing em Alimentação e Nutrição e Supervisora de Estágio em Instituições Diferenciadas: Gestão e Marketing em Estabelecimentos Comerciais e Indústrias de Alimentos, do Centro Universitário São Camilo.

Danielle Cristina Fonseca

Nutricionista. Especialista em Nutrição Clínica, pelo Centro Universitário São Camilo, e em Nutrição Clínica em Pediatria, pelo Instituto da Criança (ICr) do Hospital das Clínicas da Faculdade de Medicina da Universidade de São Paulo (HC-FMUSP). Mestre em Ciências pela FMUSP.

Deborah Cristina Landi Masquio

Nutricionista Clínica. Especialista em Obesidade, Emagrecimento e Saúde, pela Universidade Federal de São Paulo (Unifesp), em Nutrição Clínica Funcional, pela Universidade Cruzeiro do Sul, e em Nutrição Materno Infantil, pela Fundação de Apoio à Pesquisa e Estudo na área da saúde (FAPES). Mestre e Doutora em Ciências pela Unifesp. Professora Assistente de Nutrição na Gestação e Lactação, Nutrição na Infância e na Adolescência, Dietética e Educação em Nutrição no Centro Universitário São Camilo.

Deise Cristina Oliva Caramico Favero

Nutricionista. Especialista em Cardiologia Hospitalar, pela Faculdade de Medicina da Universidade de São Paulo (FMUSP), e em Nutrição Clínica, pela Associação Brasileira de Nutrição (ASBRAN). Mestre em Ciências pela Universidade Federal de São Paulo (Unifesp). Professora de Terapia Nutricional, Dietoterapia, Nutrição na Gestação e Lactação, Nutrição na Infância e Adolescência e Estágio Supervisionado em Nutrição Clínica no Centro Universitário São Camilo. Professora de Terapia Nutricional e Gastronomia Hospitalar, Diagnóstico da Alimentação Humana e Planejamento Alimentar do curso Técnico em Nutrição e Dietética da Escola Técnica Mandaqui.

Edenir Gomes Fernandes Paulino

Administradora de empresas. Técnica em Nutrição. Especialista em Administração Hospitalar pelo Centro Universitário São Camilo. Assistente do Instituto Brasileiro de Nutrição Funcional (IBNF). Consultora em Gestão de Negócios.

Etelma Maria Mendes Rosa

Nutricionista da Secretaria de Agricultura e Abastecimento do Estado de São Paulo.

Fernanda Salzani Mendes

Nutricionista e gastrônoma. Especialista em Nutrição em Saúde Pública, pela Escola Paulista de Medicina da Universidade Federal de São Paulo (EPM-Unifesp), e em Gerontologia, pelo Centro Universitário São Camilo. Mestre em Epidemiologia pela EPM-Unifesp. Professora do curso de Fisioterapia em Gerontogia da Pós-EAD das Universidade Municipal de São Caetano do Sul, Faculdade Estacio de Sá, UNINASSAU e Universidade de Guarulhos (UNG).

Larissa Lins

Nutricionista. Especialista em Gestão de Serviços de Saúde pela Fundação Getulio Vargas (FGV).

Lúcia Caruso

Nutricionista. Especialista em Nutrição Clínica, pelo Centro Universitário São Camilo, e em Nutrição Enteral e Parenteral, pela Sociedade Brasileira de Nutrição Parenteral e Enteral (BRASPEN). Mestre em Nutrição Humana Aplicada pela Universidade de São Paulo (USP). Nutricionista da Divisão de Nutrição e Dietética do Hospital Universitário da USP.

Lucy Aintablian Tchakmakian

Nutricionista. Especialista em Administração Hospitalar pela Universidade de Ribeirão Preto (Unaerp). Mestre em Gerontologia pela Pontifícia Universidade Católica de São Paulo (PUC-SP). Coordenadora do curso Graduação em Nutrição da Universidade de Santo Amaro (Unisa).

Marcia Nacif

Nutricionista. Especialista em Nutrição Hospitalar pelo Hospital das Clínicas da Faculdade de Medicina da Universidade de São Paulo (HC-FMUSP). Mestre em Nutrição Humana Aplicada pela USP. Doutora em Saúde Pública pela Faculdade de Saúde Pública da Universidade de São Paulo (FSP-USP). Professora do curso de Nutrição do Centro de Ciências Biológicas e da Saúde da Universidade Presbiteriana Mackenzie.

Milene Massaro Raimundo

Nutricionista. Mestre em Nutrição Humana Aplicada pela Faculdade de Saúde Pública da Universidade de São Paulo (FSP-USP).

Mônica Santiago Galisa

Nutricionista. Especialista em Nutrição Clínica pelo Centro Universitário São Camilo. Mestre em Administração – Gestão em Instituições de Saúde e Doutora em Bioética pelo Centro Universitário São Camilo. Professora de Estágios Supervisionados em Saúde Coletiva, do Departamento de Nutrição do Centro Universitário São Camilo. Coordenadora Adjunta do curso de Nutrição do Centro Universitário São Camilo.

Priscila Sala Kobal

Nutricionista. Especialista em TNP e TNE e Nutrição Clínica pela Ganep Educação. Doutora em Ciências pela Faculdade de Medicina da Universidade de São Paulo (FMUSP). Professora do curso de Graduação em Nutrição do Centro Universitário São Camilo.

Renata Furlan Viebig

Nutricionista. Especialista em Nutrição Clínica, pela Universidade Bandeirante de São Paulo (Uniban), e em Teorias e Técnicas em Cuidados Integrativos, pela Universidade Federal de São Paulo (Unifesp). Mestre em Saúde Pública pela Faculdade de Saúde Pública da Universidade de São Paulo (FSP-USP). Doutora em Medicina Preventiva pela Faculdade de Medicina da Universidade de São Paulo (FMUSP). Professor Assistente de Nutrição Clínica da Universidade Presbiteriana Mackenzie.

Rick Anson

Brand Ambassador do whisky Glenmorangie. Especialista em Marketing e Turismo pelo Senac. Mestre em Bebidas e Hospitalidade pela Universidade Anhembi Morumbi. Professor de Enologia, Mixologia, História da Gastronomia e Eventos na Instituição FAM, na Universidade São Judas, na Faculdade Mário Schenberg e na Universidade Municipal de São Caetano do Sul (USCS).

Robert K. Falck

Chef e consultor. Especialista em Gestão de Negócios em Hotelaria pela Fundação Armando Alvares Penteado (FAAP). Mestrando em Hospitalidade pela Universidade Anhembi Morumbi. Professor Titular de Gastronomia Francesa, Gastronomia Mediterrânea, Tendências em Gastronomia e Técnicas Básicas de Cozinha, do Departamento de Gastronomia do Centro Universitário Estácio.

Rosana Benez Martins Freire

Nutricionista. Especialista em Gestão de Negócios Hoteleiros, pela Fundação Armando Alvares Penteado (FAAP), e em Padrões Gastronômicos, pela Universidade Anhembi Morumbi. Mestre em Administração de Empresas pela Universidade Metodista de São Paulo (Umesp). Professora de Técnica Dietética e Técnicas Dietéticas e Gastronômicas no Centro Universitário São Camilo.

Rosana Farah Simony Lamigueiro Toimil

Nutricionista. Especialista em Nutrição Clínica, pelo Centro Universitário São Camilo, e em Padrões Gastronômicos, pela Universidade Anhembi Morumbi. Mestre em Epidemiologia pela Faculdade de Saúde Pública da Universidade de São Paulo (FSP-USP). Doutora em Ciências Endocrinológicas pela Escola Paulista de Medicina da Universidade Federal de São Paulo (EPM-Unifesp). Professora Adjunta do curso de Graduação em Nutrição da Universidade Presbiteriana Mackenzie.

Roseli Espíndola Balchiunas

Nutricionista. Mestre em Ciência dos Alimentos pela Faculdade de Ciências Farmacêuticas da Universidade de São Paulo (FCF-USP). Professora Assistente II de Nutrição Humana, Dietética, Avaliação Nutricional de Crianças e Adolescentes e Nutrição na Infância e Adolescência no Centro Universitário São Camilo.

Silvia de Fatima Barreto Nogueira

Nutricionista. Especialista em Negócios em Hotelaria, pela Fundação Armando Alvares Penteado (FAAP), e em Psicopedagogia, pela Universidade São Judas Tadeu. Mestre em Administração de Empresas pela Universidade Metodista de São Paulo (Umesp). Professora Adjunta I de Administração de Unidades de Alimentação, Controle Higiênico Sanitário, Planejamento Físico de Cozinhas Profissionais, Nutrição e Estética, Princípios Básicos de Nutrição no Centro Universitário Senac.

Sizele Rodrigues

Nutricionista. Especialista em Alimentar e Nutricional pela Universidade Estadual Paulista (Unesp).

Solange M. Junqueira Guertzenstein

Nutricionista. Especialista em Nutrição Clínica pela Associação Brasileira de Nutrição (ASBRAN). Mestre em Nutrição Humana pela Universidade Federal do Rio de Janeiro (UFRJ). Doutora em Ciências pela Escola Paulista de Medicina da Universidade Federal de São Paulo (EPM-Unifesp).

Solange Santiago Galisa (*in memoriam*)

Nutricionista. Mestre em Administração dos Sistemas de Saúde pelo Centro Universitário São Camilo.

Tamara Eugenia Stulbach

Nutricionista. Especialista em Fisiologia do Exercício pela Universidade Federal de São Paulo (Unifesp). Mestre e Doutora em Nutrição em Saúde Publica pela Universidade de São Paulo (USP). Professora de Nutrição Esportiva e Nutrição em Saúde Pública na Universidade Paulista (Unip).

Vera Silvia Frangella

Nutricionista. Especialista em Nutrição Clínica, pela Associação Brasileira de Nutrição (ASBRAN), em Gerontologia, pela Sociedade Brasileira de Geriatria e Gerontologia (SBGG), em Terapia Nutricional Enteral e Parenteral, pela Sociedade Brasileira de Nutrição Parenteral e Enteral (SBNPE), e em Administração de Serviços em Saúde, pela Universidade de São Paulo (USP). Mestre em Gerontologia pela Pontifícia Universidade Católica de São Paulo (PUC-SP). Professora Assistente e Coordenadora do curso de Pós-Graduação em Nutrição Clínica no Centro Universitário São Camilo.

Prefácio à 3ª edição

A 3ª edição de *Cardápio | Guia Prático para a Elaboração*, cuidadosamente desenvolvida, é uma compilação aprimorada e atualizada do material produzido pelas autoras e colaboradores, que visa contribuir para a formação de profissionais competentes por meio de um livro técnico e didático.

A atual edição surgiu da necessidade de se estabelecer critérios e orientações sobre a complexidade do planejamento de cardápios, em virtude da importância da alimentação e nutrição para o desenvolvimento humano e a manutenção ou recuperação da saúde.

O planejamento adequado dos cardápios requer cuidados relacionados com a seleção da matéria-prima, os aspectos sensoriais (apresentação visual, cores, forma de corte), o modo de preparo dos alimentos e sua sazonalidade, as porções adequadas ao tipo de população, entre outros fatores a serem considerados, que têm por objetivo o prazer gustativo e são imprescindíveis à satisfação de necessidades nutricionais, emocionais e sociais.

Nesta edição, foram inseridos novos capítulos e atualizados os da edição anterior. Houve a preocupação de não valorizar excessivamente a parte prática em detrimento da teórica na formulação de diversos tipos de cardápios, tampouco tornar a leitura maçante. Foram abordados conhecimentos teóricos sobre a alquimia de elaborar cardápios e a consequente melhoria na qualidade de vida da população.

Este livro, portanto, não tem mera função de comunicação e venda, apesar de estimular pesquisas e experimentos que podem garantir o sucesso de um estabelecimento. A leitura crítica e a reflexão sobre os conhecimentos apresentados contribuem para a qualificação das ações direcionadas a propósito mais amplo: a saúde da população.

Sandra Chemin
Fevereiro de 2014

Prefácio à 4ª edição

Cardápio | Guia Prático para a Elaboração chega à sua 4ª edição após apenas 5 anos da publicação da versão anterior. O zelo pela atualização do conteúdo, nosso principal compromisso, foi mantido, o que resultou em uma edição não apenas em acordo com diretrizes e linhas teóricas vigentes, mas também mais acessível ao leitor.

A leitura desta nova edição se faz mais eficiente em virtude de diferentes motivos: do projeto gráfico mais moderno, repleto de imagens de técnicas culinárias e com destaque para verbetes esclarecedores nas margens, ao sumário mais objetivo, que conduz o leitor de maneira coerente para um aprendizado teórico e prático simultâneo.

O planejamento adequado de um cardápio começa com o estudo dos alimentos e o conhecimento de sua sazonalidade, passa pela percepção da matéria-prima (cores, formas, texturas) e chega à aplicabilidade desses elementos (combinações, porções, prazeres), para que sejam evitados o desperdício e o insucesso de uma unidade de alimentação e nutrição (UAN).

A preocupação com uma alimentação cada mais saudável norteia os preceitos desta obra. Acreditamos que os diversos aspectos que compõem a Nutrição e o planejamento de cardápios – seja em unidades hospitalares, seja em restaurantes para o público em geral – devem estar atrelados ao compromisso com o desenvolvimento e o bem-estar humano. Somente dessa maneira estudantes e profissionais poderão exercer suas funções com os alimentos de modo competente, respeitoso e ético.

Sandra Chemin e Sílvia Martinez

Março de 2019

Sumário

1. Regras Gerais para a Elaboração de Cardápios 1
Sílvia Martinez, Rosana Benez Martins Freire, Silvia de Fatima Barreto Nogueira

2. Controle de Custos para Cardápios 17
Edenir Gomes Fernandes Paulino

3. Previsão Quantitativa de Gêneros 27
Edenir Gomes Fernandes Paulino, Sílvia Martinez

4. Lista de Especificações para Compra de Gêneros e Materiais 45
Solange Santiago Galisa, Edenir Gomes Fernandes Paulino, Larissa Lins, Brenda Rangel

5. Elaboração da Receita Culinária e Ficha Técnica Padronizada 69
Sílvia Martinez, Cristina Rebolho da Silva

6. Engenharia de Cardápios 79
Rosana Benez Martins Freire, Silvia de Fatima Barreto Nogueira

7. Interface dos Cardápios com Equipamentos e Projetos Arquitetônicos 85
Silvia de Fatima Barreto Nogueira, Rosana Benez Martins Freire

8. Unidades de Medida e Outras Especificações para
Composição de Cardápios 91
Sílvia Martinez

9. Recomendações Alimentares e Nutricionais para a Elaboração de
Cardápios e Planos Alimentares 97
Andréa Fraga Guimarães Costa, Mônica Santiago Galisa

10. Sugestões para Preparação de Cardápios e sua Composição 103
*Edenir Gomes Fernandes Paulino, Solange Santiago Galisa, Robert K. Falck,
Rosana Benez Martins Freire*

11. Uso de Cortes, Bases e Fundos na Elaboração de Cardápios 133
Robert K. Falck, Rosana Benez Martins Freire

12. Utilização de Alimentos Funcionais na Elaboração de Cardápios 149
Carina Pioli

13. Recursos Gastronômicos na Área Hospitalar 159
Rosana Benez Martins Freire, Larissa Lins

14. Cardápios e Dietas Hospitalares 169
Lúcia Caruso, Ana Lúcia Neves, Rosana Farah Simony Lamigueiro Toimil

15. Cardápios para Tratamento das Doenças Crônicas Não Transmissíveis 181
Priscila Sala Kobal, Danielle Cristina Fonseca

16. Cardápios para Alimentação Infantil | Da Lactação à Infância 189
Solange M. Junqueira Guertzenstein

17. Princípios para Elaboração de Cardápios para Atletas e Praticantes de Atividade Física 213
Renata Furlan Viebig, Marcia Nacif, Tamara Eugenia Stulbach

18. Elaboração de Cardápios para a Terceira Idade 221
Vera Silvia Frangella, Lucy Aintablian Tchakmakian, Fernanda Salzani Mendes, Ana Paula Maeda

19. Bases Nutricionais para Elaboração de Cardápios na Área de Reabilitação 243
Lucy Aintablian Tchakmakian, Vera Silvia Frangella, Deise Cristina Oliva Caramico Favero

20. Cardápios para Crianças em Idade Escolar | Lancheira Saudável 255
Aline de Piano Ganen, Deise Cristina Oliva Caramico Favero, Deborah Cristina Landi Masquio, Roseli Espíndola Balchiunas

21. Cardápio de Bebidas 277
Rick Anson

22. Cardápios Institucionais 299
Rosana Benez Martins Freire, Silvia de Fatima Barreto Nogueira

23. Cardápios Comerciais 307
Rosana Benez Martins Freire, Silvia de Fatima Barreto Nogueira, Solange Santiago Galisa, Robert K. Falck

24. Cardápios Típicos, Festas Temáticas, Almoços, Jantares e Ocasiões Especiais 313
Larissa Lins, Sílvia Martinez, Solange Santiago Galisa

25. Considerações para Elaboração de um Cardápio Sustentável 351
Carina Pioli, Milene Massaro Raimundo, Etelma Maria Mendes Rosa, Sizele Rodrigues

Bibliografia 363

Apêndices

1. Sazonalidade dos Alimentos 381

2. Datas Comemorativas 391

3. Avaliação do Conhecimento Nutricional do Desportista/Atleta 405

4. Anamnese Alimentar 407

5. Avaliação Nutricional | Retorno 409

Índice Alfabético 411

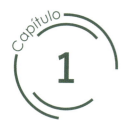

Regras Gerais para a Elaboração de Cardápios

Sílvia Martinez • Rosana Benez Martins Freire •
Silvia de Fatima Barreto Nogueira

INTRODUÇÃO

O grande potencial de modificação e transformação do alimento contribui para a atividade do nutricionista e de outros profissionais da área alimentícia de maneira eficiente e abrangente, seja com relação à criação de novas preparações ou ao desenvolvimento de cardápios e dietas mais diversificadas, com maior variação de alimentos e técnicas de preparo.

Para tanto, faz-se necessária uma análise dos conceitos de hábitos alimentares e funções dos alimentos, que serão propostos a seguir.

FUNÇÕES DOS ALIMENTOS

Fonte de nutrientes

Os alimentos são a fonte nutritiva de subsistência para os seres humanos, e cada nutriente tem funções específicas no organismo, atuando no metabolismo de diferentes maneiras. Os nutrientes podem ser classificados em macronutrientes (glicídios, gorduras e proteínas), micronutrientes (vitaminas e minerais), fibras dietéticas e água.

As quantidades de nutrientes de um alimento são determinadas em tabelas de composição centesimal a partir de análise centesimal realizada em laboratórios especializados. Conhecer o perfil nutricional de cada alimento possibilita uma gama infinita de combinações para atender às necessidades mínimas de cada indivíduo ou grupo da população.

Segundo Silva e Mura (2016), a dieta padrão dos indivíduos é constituída de uma série de diferentes alimentos, cada um deles composto de uma complexa mistura de substâncias químicas, com ou sem importância nutricional. No entanto, a alimentação ideal deve ser aquela que fornece os nutrientes necessários para a manutenção do *ser e estar saudável*, nos diferentes períodos do ciclo de vida de uma pessoa.

Papel psicofísico

No ato de comer, experimenta-se uma sensação peculiar determinada pelo alimento, que eventualmente poderia ser determinada por outras substâncias não alimentares. Essa sensação é o que se chama de paladar, sabor ou gosto.

Cinco sensações gustativas primárias ou básicas são reconhecidas, além de outras secundárias promovidas por associações de sabores primários ou determinadas em conjunto com outros tipos de sensações. As sensações

Unami

Pouco conhecido, o unami é chamado de "quinto sabor", sendo reconhecido por nosso paladar no contato com alimentos ricos em aminoácidos.

gustativas primárias são: doce, amargo, salgado, azedo (ácido ou acre) e umami. As secundárias são: alcalino, metálico e picante ou adstringente.

O alimento também é percebido pelo corpo humano por meio dos outros sentidos: olfato, tato, visão e audição. Olfato é o sentido mais antigo do homem e permite discriminar dezenas de odores diferentes. É regulado pelo bulbo olfatório, região mais antiga do cérebro humano e a base da comunicação sináptica química.

O olho é um receptor sensitivo que funciona como uma câmera: foca a luz em uma superfície sensível a ela (a retina) usando o cristalino, e uma abertura (a pupila) ajusta o seu tamanho para regular a entrada de luz. A visão se dá quando a luz incide sobre as coisas, é refletida e captada pelo olhar, sendo traduzida em imagem mental.

As características sensoriais ou organolépticas dos alimentos são captadas por um conjunto de estímulos nervosos e levadas ao sistema nervoso central (SNC), que decodifica tal mensagem e emite uma resposta para ela. Portanto, cardápios e combinações de alimentos devem explorar os estímulos sensoriais ao máximo para garantir o prazer e a satisfação do comensal.

Estímulo emocional

A construção do paladar de cada indivíduo e, consequentemente, a preferência por determinados sabores se dão a partir de emoções e experiências prévias, acumuladas ao longo da vida. A escolha pessoal dos alimentos, portanto, levará em conta esses aspectos, ou seja, a relação que o indivíduo estabeleceu com aquele sabor ou alimento.

Sentidos em ação

No homem primitivo, as primeiras sensações foram puramente diretas: a visão não era precisa, ouvia-se confusamente, cheirava-se sem escolha e, ao comer, não se sentia o sabor. O homem civilizado, que possui espírito crítico e livre arbítrio, produziu um efeito de perfectibilidade nos sentidos, dando maior importância aos órgãos, que passaram a interferir uns nos outros para benefício e bem-estar do "eu-sensitivo". O prazer de comer é a sensação atual e direta de uma necessidade que encontra satisfação.

> O prazer da mesa é a sensação refletida que nasce de fatos, local, coisas e pessoas que estão presentes à refeição. Depois de uma refeição realizada, o corpo e o "eu" gozam de um bem-estar especial. O cérebro se "refresca", a fisionomia se alegra, as cores se acentuam, os olhos brilham e um calor se espalha pelos membros [...] (Savarin, 1989)

A mesa reúne também o amor, a amizade, os negócios, as especulações, o poder, as solicitações, a proteção, a ambição e a entrega. O ato de comer é abrangente na vida e na personalidade do indivíduo; por isso, a refeição deve ser prazerosa. Observa-se, inclusive, que o ser humano procurou modificar a maneira e o local de se alimentar ao longo dos anos, proporcionando a si próprio conforto, segurança, ornamentação, recipientes e talheres.

Para os fisiologistas, a alimentação fornece alívio, atenua a dor e satisfaz o "coração faminto". Comedores emocionais normalmente comem em excesso alimentos à base de carboidratos (doces e amidos), que podem elevar as concentrações de serotonina no encéfalo e proporcionar uma sensação de relaxamento. A "alimentação emocional" é, portanto, comer em resposta aos impulsos emocionais, como estresse, aborrecimento ou cansaço. É comum e considerada satisfatória para uma variação de comportamento normal.

Estímulos de fome e saciedade

A ingestão dos alimentos é um fenômeno voluntário, controlado por sensações conscientes, misturadas com estados afetivos que levam à procura (fome) ou à rejeição (saciedade) do alimento.

De acordo com a fisiologia, fome é o conjunto de sensações despertadas pela necessidade energética de alimento que levam o indivíduo a sua procura, captação e ingestão. Já a saciedade corresponde à sensação consciente da cessação de fome, que leva à recusa do alimento.

Segundo pesquisas recentes, os neurônios AgRP, quando ativados, despertam o apetite, como um mecanismo essencial à vida. Mesmo durante o jejum, quando a energia é escassa e o metabolismo de muitas células diminui, uma parte desses neurônios permanece consumindo energia para garantir o impulso de buscar alimento.

O apetite pode ser compreendido como o desejo físico ou emocional de comer determinado alimento, sendo uma sensação dirigida a satisfazer um estado afetivo sem necessariamente estar relacionada com a necessidade fisiológica do alimento, ou seja, pode representar um requinte emocional da ingestão alimentar. Come-se porque se gosta de comer e porque se produz satisfação emótica. Estudos mostram que indivíduos com abundância de alimentos a seu dispor e bom estado nutricional comem mais por apetite do que por fome, mas esse mecanismo controlador persegue objetivos diferentes dos energéticos.

Todo esse mecanismo é regulado pelo hipotálamo (o codificador químico da fome e da saciedade) e ocorre em duas áreas principais morfologicamente definidas para essa ação: o núcleo lateral ou centro de ingestão alimentar; e o núcleo ventromedial ou centro da saciedade. Essas duas áreas sofrem estimulação de determinadas substâncias e alterações fisiológicas, os chamados reflexos alimentares.

A ingestão alimentar e o gasto energético são regulados também pelo núcleo arqueado do hipotálamo, que recebe estímulos cerebrais, sanguíneos e do grupo de neuropeptídios que interagem com sinais periféricos como a insulina, a leptina e a grelina.

Existem diversas teorias que explicam os mecanismos de regulação da fome e da saciedade. Para Tortora e Derrickson (2010), a regulação da ingestão de alimentos depende de fatores endócrinos e neurais, níveis de certos alimentos no sangue, elementos psicológicos, sinais provenientes do trato gastrintestinal, dos sentidos especiais e conexões neurais entre o hipotálamo e outras partes do encéfalo.

A saciedade é a sensação de repleção acompanhada da ausência do desejo de se alimentar. Alcançar a homeostasia de energia requer regulação da ingestão de energia. Grande parte dos aumentos e das reduções na ingestão alimentar é decorrente de alterações na quantidade de alimento, e não de alterações no número de refeições.

Os conhecimentos de tais mecanismos devem ser explorados pelo profissional em alimentação e nutrição, pois podem e devem ser relacionados com a ingestão dos alimentos e até com a busca de alimentos que não fazem parte do hábito do indivíduo para saciar a fome. Há de se considerar também a ingestão de alimentos modificados nas suas características sensoriais ou organolépticas para satisfazer mais seu apetite.

Agregador social

Os valores atribuídos aos alimentos foram substituindo o instinto para seleção dos alimentos ao longo da história humana. Na medida em que haviam desequilíbrios na disponibilidade dos mesmos, originaram-se desvios alimentares e as respectivas consequências. O comportamento alimentar vai além das necessidades fisiológicas, envolvendo aspectos sociais e psicológicos. Há diversos fatores que influenciam o comportamento alimentar do indivíduo, como relações familiares, em comunidade, padrões culturais e tradições. Por exemplo, quando uma criança aprende que determinados alimentos são para uma refeição cotidiana e outros são para uma festa, ela está construindo sua relação com os dois tipos de alimento.

Entre os aspectos psicológicos relacionados ao comportamento alimentar, destacam-se filosofia de vida, crenças, experiências pessoais, emoções e sentimentos. Alguns alimentos passam a ser uma compensação para frustrações, inseguranças e ansiedades. Por exemplo, o chocolate é consumido em grandes quantidades por indivíduos em estado depressivo.

Quando as necessidades psicológicas ou sociais de um indivíduo correspondem às de um determinado grupo, ele se sente atraído a experimentar o comportamento alimentar prevalente. Por exemplo, é grande a chance de se adotar um novo hábito estando em família, mesmo que as vantagens nutricionais não sejam reais.

Segundo o *Guia alimentar para a população brasileira* (Brasil, 2014), alimentos específicos, preparações culinárias que resultam da combinação e preparo desses alimentos e modos particulares de comer constituem parte importante da cultura de uma sociedade e, como tal, estão fortemente relacionados com a identidade e o sentimento de pertencimento social das pessoas, com a sensação de autonomia, com o prazer propiciado pela alimentação e, consequentemente, com o seu estado de bem-estar. Adotar uma alimentação saudável não é meramente questão de escolha individual. Muitos fatores – de natureza física, econômica, política, cultural ou social – podem influenciar positiva ou negativamente o padrão de alimentação das pessoas.

Ao reconhecer o papel multifacetado do alimento, é possível trabalhar com ele, explorando as reações que produz em determinada situação. Além disso, deve-se sempre lembrar que a refeição feita em ambiente calmo e em companhia de outra pessoa causa maior prazer e consumo mais adequado.

Três orientações básicas são apresentadas no *Guia alimentar*: comer com regularidade e com atenção; comer em ambientes apropriados;

comer em companhia. Os benefícios da adoção dessas orientações são vários, incluindo melhor digestão dos alimentos, controle mais eficiente da quantidade de comida ingerida, oportunidade de convivência com familiares e amigos, maior interação social e, de modo geral, mais prazer com a alimentação.

DIRETRIZES PARA ELABORAÇÃO DE CARDÁPIOS

O cardápio é uma lista de preparações culinárias que compõem uma refeição ou uma lista de preparações que compõem todas as refeições de 1 dia ou de um período determinado. Para sua formulação, utilizam-se padrões nutricionais e técnicas dietéticas dos alimentos, a fim de atender às leis da alimentação.

O cardápio também pode ser chamado de *menu*, lista ou carta. Em estabelecimentos comerciais, é um veículo de informação que tem por finalidade auxiliar os clientes na escolha de alimentos e/ou bebidas.

A base do processo de trabalho em uma Unidade de Alimentação e Nutrição (UAN) é o cardápio, pois é ele que guia todas as etapas do fluxo produtivo. Portanto, no momento da sua elaboração, devem ser considerados alguns aspectos fundamentais:

- Necessidades nutricionais e hábitos alimentares da clientela
- Disponibilidade de gêneros alimentícios no mercado
- Recursos humanos, disponibilidade das áreas físicas e equipamentos da UAN
- Estimativa do número de refeições e de custo.

Cardápio brasileiro

O esquema alimentar brasileiro, ou padrão de cardápio brasileiro, é composto pelas seguintes refeições:

- Almoço
- Lanche
- Jantar.

No entanto, o *Guia alimentar para a população brasileira* (Brasil, 2014) menciona a mudança significativa nos padrões de alimentação do brasileiro, que passou a suprimir refeições e substituir muitas delas por lanches ou *fast-foods*, que não caracterizam um bom hábito alimentar.

Em geral, o termo *cardápio* designa a lista de preparações culinárias a serem consumidas por um indivíduo sadio, enquanto *dieta* se refere a cardápios para pacientes. Já o termo *regime* é usado vulgarmente para designar dietas de baixas calorias voltadas ao emagrecimento, porém estende-se também para qualquer tipo de cardápio ou dieta.

O ponto de partida para planejar um cardápio ou uma dieta é o estudo da população a que se destina. Quando se trata de coletividade sadia, primeiramente deve-se estabelecer o indivíduo-padrão, a partir da média das características da população estudada.

- Quanto ao cliente: tipo de atividade, níveis socioeconômico e cultural, hábitos alimentares, religião, região ou origem da clientela, estado nutricional e fisiológico, idade, gênero, necessidades básicas, número de comensais atendidos e expectativas de consumo

Lanche

Opcional. No caso de pessoas que trabalham fora, o lanche se resume muitas vezes a um "cafezinho", que não pode ser considerado correto do ponto de vista de uma refeição.

- Quanto à escolha dos alimentos: disponibilidade dos alimentos, verba disponível, safra dos alimentos escolhidos, mercado fornecedor, aceitação por parte dos clientes, combinação e monotonia dos ingredientes, alternância e balanço de nutrientes
- Quanto às preparações: disponibilidade de mão de obra, considerando turnos e habilidades; equipamentos e utensílios; área física; número de refeições; horário da distribuição; número de filas para distribuição das refeições; clima e estação do ano; textura, cor, sabor, forma, consistência e temperatura; nível de saciedade da preparação; técnica de preparo
- Quanto ao gerenciamento da UAN: planejamento antecipado e cíclico, custos e metas a serem atingidos, inventário físico da despensa, sazonalidade *versus* necessidade, reavaliação periódica dos cardápios elaborados, criação e teste de novas preparações, tipos e avaliação dos fornecedores, nível de sofisticação e de categorias dos clientes, supervisão do cumprimento das atividades programadas, treinamento da mão de obra e receituário-padrão.

Cardápio básico para uma refeição

De acordo com a ocasião, os cardápios podem ser mais ou menos ricos, variados, refinados, simples ou modestos, mas devem obedecer a uma sequência predeterminada, que tem sua origem nos antigos banquetes romanos.

A sequência apresentada no Quadro 1.1 é complexa, mas pode ser adaptada, excluindo-se algumas etapas, de acordo com o evento em questão.

Diante dos diversos tipos de serviços existentes, o cardápio pode ser apresentado em combinações variadas. Quando se trata de populações fechadas (como restaurantes em empresas, serviços hospitalares, militares e universitários), ao planejar o cardápio para uma refeição principal (almoço ou jantar), sugere-se obedecer à seguinte ordem: entrada, prato principal, guarnição, prato base, sobremesa e complementos.

Entrada

Pode ser composta de sopa, salgado (frio ou quente) e salada (crua ou cozida). Podem fazer parte da entrada consomês, antepastos, torradas, pães (chamados *couvert*) ou salgadinhos. A composição da entrada dependerá dos hábitos da clientela atendida e do custo estabelecido.

Sabor

Apesar de semelhantes, sabor e gosto são conceitos distintos. Gosto é apenas o sentido do paladar; já sabor é a combinação de sensações do paladar e do olfato.

Consomê

Tipo de sopa feito a partir da clarificação e peneiragem de um caldo de carne ou de galinha.

Quadro 1.1 Exemplo de sequência complexa.

1. *Hors-d'oeuvre* (antepasto/entrada fria e quente)
2. Saladas
3. Sopas
4. Ovos
5. Massas
6. Aves com legumes e guarnições
7. Peixes e crustáceos com legumes e guarnições
8. Carnes com legumes e guarnições
9. Queijos
10. Frutas
11. Sobremesas

Sopas (Tabela 1.1). Em geral, são servidas em restaurantes empresariais, na maioria das vezes apenas no inverno, substituindo uma das saladas.

Salgados (Tabela 1.2). Podem fazer parte dos *buffets* de entrada ou da mesa, como *couvert* (padrão superior de cardápio).

Saladas (Tabelas 1.3 e 1.4). Componentes obrigatórios, sendo classificadas quanto ao número de ingredientes, à cocção do ingrediente e à complexidade do preparo.

Prato principal

O prato principal é composto pela preparação que mais contribuirá com o aporte de proteínas da refeição (Tabela 1.5). Pode ser à base de carnes ou ovos, que geralmente compõem opções do prato principal. Em virtude de a carne onerar o custo de uma refeição, todas as outras preparações são planejadas com base no prato principal, a fim de controlar o orçamento e equilibrar sabor, textura e aroma.

Tabela 1.1 Tipos de sopas.

Tipos	Características
Mistas	Combinação de vários ingredientes. O nome é dado de acordo com ingrediente ou corte do alimento adicionado. Por exemplo, sopa de feijão com macarrão e *julienne* de legumes
Purê	Elaborada com caldo (carne, ave, legume) e purê de vegetais. Por exemplo, sopa de mandioquinha e sopa de legumes
Creme	Elaborada com purê de legumes e molho bechamel ou creme de leite. Por exemplo, creme de aspargos e creme de palmito
Velouté	Elaborada à base de fundo claro, espessada com *roux* amarelo e finalizada classicamente com *liaison* de creme de leite e ovos
Típicas	Caldo verde, *minestrone*, *borsh*
Frias	*Vichyssoise*, *gaspacho*, pera, melão

Tabela 1.2 Tipos de salgados.

Tipos	Características
Canapés	Base de pães, biscoitos ou legumes com pastas à base de manteiga, ricota, maionese, creme de leite com alimentos proteicos ou vegetais. Por exemplo: pasta de atum, pasta de azeitona
Pastas	Acompanhadas de cesta de torradas e/ou pães e grissinis
Pastelaria	Minipizzas, minicoxinhas, miniempadas, bolinhos, *vol-au-vent*, pastéis
Panificação	Minipães recheados (*minicroissant* de bacalhau, brioches com salmão, *dill* e creme azedo)
Conservas	—
Queijos e frios	—

Tabela 1.3 Classificação das saladas.

Características	Classificação
Número de ingredientes	Simples (1 ingrediente) ou mista (2 ou mais ingredientes)
Cocção do ingrediente	Ingredientes crus; cozidos (o ingrediente predominante é cozido)
Complexidade no preparo*	Básicas (poucas etapas e poucos ingredientes); intermediárias (muitos ingredientes e poucas etapas de preparo e vice-versa) ou elaboradas (muitos ingredientes e muitas etapas de preparo)

* Obs.: quanto mais complexa, mais gastos estarão envolvidos.

Tabela 1.4 Tipos de salada.

Tipos	Ingredientes
Simples, crua e básica	Alface, agrião, tomate, pepino, cenoura ralada
Simples, cozida e básica	Beterraba em rodelas, cenoura em cubos, *bouquet* de brócolis, vagem
Mista, crua e básica	Folhas verdes, tomate com cebola
Mista, cozida e básica	Batata bolinha temperada, couve-de-bruxelas com cubos de presunto
Mista, crua e intermediária	*Coleslaw* (repolho, cenoura, aipo, uvas-passas, creme de leite); tabule (trigo, salsa, pepino, cebola, tomate, alface, hortelã)
Mista, cozida e elaborada	*Niçoise*; salpicão

Tabela 1.5 Classificação do prato principal.

Características	Classificação
Tipo de carne	Conforme a espécie do animal (bovina, suína, caprina, ovina, ave, pescado, exóticas)
Corte	De acordo com a posição anatômica no animal
Subdivisão	Conforme corte empregado (íntegros, fatiados, picados, desfiados, moídos)
Técnica de cocção	Chapeados, grelhados, assados, fritura rasa, fritura por imersão (com ou sem empanamento), ensopados, cozidos

Guarnição

Consiste na preparação que acompanha o prato principal. Pode ser dividido em: vegetais, farináceos e massas (Tabela 1.6).

Prato base

Considerado de grande importância pelo ajuste de energia no cardápio. Consiste, geralmente, de arroz e feijão. Atualmente, é comum a oferta de arroz integral, além do convencional, que também aparece como opção quando adicionado de complementos (p. ex., arroz à grega). O feijão pode ser substituído por qualquer outra leguminosa seca, como lentilha, ervilha, grão de bico, soja etc. A substituição depende da combinação com os outros alimentos e a aceitação por parte dos clientes. No entanto, em razão do hábito alimentar brasileiro, torna-se indispensável colocar feijão no cardápio, mesmo que haja outra leguminosa na lista (p. ex., salada de grão de bico).

Sobremesa

Pode ser uma fruta e/ou um doce, que poderá ser preparado na própria UAN ou adquirido de terceiros (Tabela 1.7).

Complementos

Variados, dependem da composição e do padrão estabelecido para o cardápio e da aceitação dos clientes. Na maioria das UAN, servem-se pães, farinha de mandioca, molho de pimenta, sucos industrializados, refrigerantes, leite, água mineral. Temperos e molhos para salada são apresentados separadamente ou como vinagrete. Além disso, existem itens convencionais de complementação, como limão para peixes e carne suína, queijo ralado para massas e café. Em serviços com cardápio de padrão superior, é frequente a inclusão de chás, *petit four*, bombons, balas e licores. Deve-se considerar que muitos desses complementos não contribuem para um cardápio balanceado, porém fazem parte do hábito dos clientes.

Tabela 1.6 Guarnições.

Ingredientes	Opções de preparo
Vegetais	Número de ingredientes: simples (um ingrediente) ou mista (dois ou mais ingredientes)
	Técnica de cocção: vapor, cozidos, salteados, braseados, grelhados, fritura rasa, fritura por imersão com ou sem empanamento (Singer, à dorê, milanesa)
Farináceos	Farofas
	Virados
	Pirões
	Cuscuz
Massas	Macarrão seco ou fresco com ou sem recheio
	Panquecas e crepes
	Tortas
	Quiches
	Pizzas

Tabela 1.7 Tipos de doces.

Tipos	Características
Doces simples	Produtos industrializados em pó para reconstituição com água ou leite (pudins, flãs, gelatinas, musses)
Doces caseiros	Arroz doce, doce de leite, frutas em compotas, frutas em pastas
Doces confeitados	Bases variadas com recheios e coberturas
Docinhos de festa	Brigadeiro, beijinho, cajuzinho
Chocolates	Barras, bombons

Aspectos importantes na elaboração do cardápio

É importante lembrar que, em alguns casos, o hábito alimentar coletivo se sobrepõe ao individual, nem sempre sendo possível estabelecer cardápios que atendam, por exemplo, dietas naturalistas, macrobióticas, vegetarianas e *kosher*. No caso de instituições que seguem determinados preceitos religiosos, o nutricionista deve levar em conta tais condutas e formular os cardápios de acordo com as respectivas exigências.

Kosher

Alimentos preparados em conformidade com as leis judaicas.

O cardápio deve iniciar pela distribuição do prato principal durante a programação, respeitando hábitos alimentares, limites operacionais e financeiros, e considerando a variedade nas preparações à base de:

- Carne de vaca
- Carne de porco
- Carne de peixe
- Carne de frango
- Ovos
- Pratos especiais (feijoada/estrogonofe de filé)
- Carnes exóticas
- Embutidos, vísceras e miúdos.

No entanto, o mesmo tipo de carne sempre aparece mais de uma vez na programação mensal. Isso pode ser contornado diversificando técnica de preparo (grelhados, cozidos, assados, picados, desfiados, moídos, fritos, empanados, à dorê, à milanesa) e apresentação, cuidando para que não haja repetições próximas (Quadro 1.2).

Equívocos na elaboração do cardápio

Muitas vezes, com o intuito de agradar aos clientes, incorre-se no erro de oferecer, em um curto espaço de tempo, determinadas combinações de alimentos, que podem ser muito gordurosas ou ter como característica comum a presença de molho, por exemplo:

- Preparações gordurosas:
  - Feijoada
  - Cupim
  - Virado à paulista
  - Puchero
  - Carne suína
  - *Cassoulet*
- Preparações com molho:
  - Rolê ao sugo
  - Picadinho à napolitana
  - Bife à pizzaiolo
  - Almôndegas ao molho
  - Bife a calabrês.

Cassoulet

Conhecido popularmente como "feijoada francesa", leva feijão-branco e carnes suína (toucinho e linguiça) e de aves (pato ou ganso).

Cardápios excessivamente calóricos

Elevam o teor de carboidratos e/ou gorduras, desequilibrando a refeição:

- Exemplo 1: salada de maionese de legumes, bife à milanesa, lasanha à bolonhesa, torta de frutas

- Exemplo 2: panqueca de carne com farofa
- Exemplo 3: torta de frango com macarrão ao sugo
- Exemplo 4: cardápio com opção:
  - Frango assado com nhoque (esta combinação é adequada)
  - Panqueca de carne com nhoque.

Preparações com elementos comuns

- Exemplo 1:
  - Segunda-feira:
    - Bife à camões (com ovos)
    - Farofa com azeitonas e ovos
  - Terça-feira:
    - Virado à paulista (com ovos)
    - Omelete misto com queijo e presunto (com ovos)
- Exemplo 2:
  - Segunda-feira:
    - Bife com molho de ervilhas
    - Purê de batata
  - Quinta-feira:
    - Estrogonofe de carne
    - Batata palha
  - Sexta-feira:
    - Filé de peixe ao molho tártaro
    - Batata *sautée*

Quadro 1.2 Cardápios semanais com variações de prato principal e modo de preparo.

Exemplo 1: variedade do tipo de carne com repetição no modo de preparo – "cozido" e "ao molho"	
Segunda-feira	Bife de panela
Terça-feira	*Cassoulet*
Quarta-feira	Picadinho
Quinta-feira	Dobradinha
Sexta-feira	Moqueca de peixe
Exemplo 2: variedade no tipo de carne com repetição no modo de preparo – "fritura" (à dorê ou à milanesa)	
Segunda-feira	Bife à milanesa
Terça-feira	Supremo de frango
Quarta-feira	Carne com berinjela à dorê
Quinta-feira	Bife calabrês
Sexta-feira	Picadinho à copacabana (banana à milanesa)
Exemplo 3: variedade no tipo de carne com repetição no modo de preparo – "assados"	
Segunda-feira	Carne assada
Terça-feira	Frango assado
Quarta-feira	Pernil assado
Quinta-feira	Assado vienense
Sexta-feira	Peixe ao forno

- Exemplo 3:
  - Segunda-feira:
    - Contrafilé com farofa
    - Panqueca de carne
  - Terça-feira:
    - Peru à brasileira (farofa)
    - Bife à camões
- Exemplo 4:
  - Segunda-feira:
    - Salada de maionese (batata)
    - Guarnição: batatas fritas.

Preparações de baixa aceitação

No caso de cardápios com opção, não oferecer duas preparações de baixa aceitação no mesmo dia, a fim de evitar grande rejeição:

- Exemplo 1:
  - Almôndegas ao sugo
  - Fígado grelhado acebolado (baixa aceitação)
- Exemplo 2:
  - Torta de frango
  - Cação ao forno (baixa aceitação)
- Exemplo 3:
  - Bife de fígado (baixa aceitação)
  - Pimentão recheado
- Exemplo 4:
  - Carne louca
  - Assado à vienense (baixa aceitação).

Além disso, devem-se programar opções com tipos de carnes diferentes. Por exemplo, frango ensopado (ave) e cupim assado (bovina), evitando-se combinações do tipo frango assado (ave) e peito de peru grelhado (ave). Com relação à programação de saladas para segundas-feiras e dias subsequentes a feriados, a não ser que o serviço trabalhe ininterruptamente, deve-se evitar a utilização de folhas muito sensíveis (p. ex., couve, brócolis, espinafre), pois elas podem se deteriorar pelo longo tempo de estocagem.

Outro problema que normalmente ocorre é o estabelecimento de cardápios sempre nos mesmos dias, o que, além da monotonia, faz o cliente deixar de frequentar o estabelecimento nos dias em que as preparações são de baixa aceitação. O Quadro 1.3 apresenta alimentos cuja combinação não é recomendada.

Cardápios diferenciados

Em uma mesma empresa, podem existir três tipos de cardápios (básico, intermediário e superior), em razão da clientela e/ou do orçamento disponível. Aconselha-se mudar as preparações considerando que o custo para cada padrão é bastante diferenciado, porém, não se deve esquecer que o arroz e o feijão como prato base ou complementar são fundamentais, em função do hábito alimentar do brasileiro.

Básico, *intermediário* e *superior* são termos que se referem ao padrão de cardápio, e não às características da população ou clientela. A intenção

Quadro 1.3 Combinações de alimentos não recomendadas.

Dias determinados para o tipo de cardápio
Terça-feira: frango
Quarta-feira: carne suína
Quinta-feira: massas
Sexta-feira: peixes

Alimentos que contêm a mesma cor
Salada de tomate
Espaguete ao sugo
Sobremesa: caqui

Alimentos com a mesma consistência
Sopas/cremes com purês
Purês com doces cremosos (sobremesa)

Alimentos de composição semelhante ou igual
Salada de batata
Mandioquinha *sautée*
Sobremesa: doce de batata-doce

é trabalhar custo e capacidade produtiva. Isso pode ser encontrado em restaurantes de coletividade industriais onde diferentes faixas salariais podem receber o benefício de um cardápio padrão dentro do modelo intermediário, um fator determinado pela política de recursos humanos da empresa. Por exemplo, preparações de maior valor para padrões intermediário e superior, porém inviáveis no padrão básico:

- Suflê
- Creme de milho
- Estrogonofe
- Preparações à base de molho branco e gratinados
- Preparações à califórnia (com frutas)
- Preparações com mistura de sabor doce e salgado.

Nos casos em que o cardápio tem um único padrão para várias categorias, é recomendável fazer preparações de aceitação geral como opções no decorrer da semana. Desse modo, obtém-se um nível de satisfação razoável, contentando ambas as partes. Por exemplo:

- Estrogonofe: aceitação nos padrões intermediário e superior
- Dobradinha: aceitação no padrão básico
- Bife à milanesa: aceitação geral
- Carne assada: aceitação geral.

Quadro semanal

Para configurar um planejamento efetivo de carta, é importante visualizar o cardápio em esquema semanal, por meio de impressos padronizados, como o mostrado na Figura 1.1.

Relação de preparações

Para o planejamento de cardápios, é importante fazer inicialmente uma relação das preparações que poderão fazer parte. Tal lista possibilita a variação do modo de preparo dos alimentos, a fim de não tornar o cardápio monótono, além de já considerar as possibilidades de custo e operação da unidade. E ainda, se for montado um arquivo de preparações, é possível reconhecer as que têm melhor aceitação. O Quadro 1.4 apresenta dicas para aperfeiçoar o cardápio e as preparações semanais.

Planejamento de saladas e sobremesas

É desaconselhável planejar o cardápio de saladas e/ou sobremesas na véspera, pois concentrar a atenção nessa parte do cardápio pode comprometer o restante das preparações e causar repetições de pratos.

Disponibilidade de equipamentos e instalações

Deve-se adequar o cardápio às condições existentes no local de preparação, levando em conta os utensílios disponíveis e a estrutura da cozinha. A seguir, estão listados alguns pontos que devem ser considerados:

- Há espaço de forno suficiente para fazer assados para todos os usuários ou para fazer dois tipos de assado em um mesmo dia?
- Se há panelões, há pressão suficiente para liberar o fogão para outras preparações?
- Há batedeiras para massas, cremes etc.?

Dias	Segunda-feira	Terça-feira	Quarta-feira	Quinta-feira	Sexta-feira
Primeira semana					
Segunda semana					
Terceira semana					
Quarta semana					

Figura 1.1 Exemplo de cardápio semanal.

Quadro 1.4 Dicas para preparações.

Uma vez por mês, servir pratos mais sofisticados ou festivos. Às segundas-feiras, fazer preparações mais simples (no caso de restaurantes que não têm atividade no fim de semana, para desenvolver o pré-preparo)

Distribuir pratos com frituras durante a semana: não usar mais de um alimento frito na refeição, seja por imersão ou fritura rasa. Variar entre grelhados, assados e cozidos

Colocar acompanhamentos e sobremesas, contrabalanceando o custo com o prato principal

Variar receitas diferentes para alimentos iguais, bem como o tipo de corte e apresentação

Evitar cardápios com muitos alimentos de mesmo preparo

Não incluir alimentos da mesma família (p. ex., repolho, couve-flor, acelga)

Diversificar os sabores (doce, salgado, azedo, apimentado), evitando-se as chamadas rotinas semanais, como feijoada às quartas-feiras e macarrão às quintas-feiras

Observar a padronização das receitas e os utensílios: observar as *per capitas* e porções que serão usadas para elaborar o cardápio, a fim de garantir as necessidades calóricas e nutricionais

- Existem áreas de preparação suficientes?
- Há câmaras frigoríficas ou refrigeradores para estoque de materiais perecíveis e alimentos preparados?

Montagem de ficha técnica

É importante lembrar da necessidade de a unidade possuir a ficha técnica das preparações servidas, contendo:

- Operação: número de funcionários envolvidos
- Equipamentos necessários à execução
- Modo de preparo: definição de cada etapa e cortes utilizados
- Valor nutricional dos alimentos
- Custo
- Produtos: inclusive com especificação
- Quantidades individuais e totais: informações que ajudam na previsão de gêneros.

Essa ferramenta é fundamental para a engenharia de cardápio e permite a padronização dos pratos, de modo que o cliente encontre os produtos a seu gosto sem auxílio do funcionário que executou a preparação.

Cardápios para domingos e feriados

Procurar respeitar os hábitos da clientela e, dentro dos recursos disponíveis, planejar pratos mais atrativos e que tornem mais agradáveis as refeições dos domingos e feriados. Em cozinhas hospitalares ou de serviços que funcionam nos fins de semana em regime de plantão, deve-se considerar a escala dos funcionários para melhor adequação das tarefas e da rotina.

Bebidas

Nos restaurantes institucionais (refeições coletivas), é comumente encontrada a oferta de refrescos, sucos, refrigerantes, leite e água como integrantes dos cardápios. Nesses restaurantes, onde se dividem os trabalhadores em salas específicas para cada categoria (básica, intermediária ou superior), costuma-se verificar que os refrescos podem ser substituídos por sucos naturais integrais ou industrializados.

Após as refeições, servem-se café, chá ou *cappucino*.

As bebidas não alcoólicas podem ser usadas para anteceder, acompanhar e/ou encerrar a refeição (Quadro 1.5).

Indicam-se para antes das refeições: água (com ou sem gás) ou coquetéis não alcoólicos, para que não causem saciedade e comprometam a refeição.

Durante as refeições, com exceção dos coquetéis e das bebidas quentes (chá e café), todas as bebidas podem ser incluídas.

As bebidas alcoólicas também integram os cardápios e, para que isso ocorra de maneira satisfatória, algumas informações básicas são necessárias e estão descritas no Capítulo 21.

Cappuccino
Bebida italiana preparada com café expresso e leite.

Quadro 1.5 Bebidas não alcoólicas.

Suco de fruta natural: extraído da polpa e néctar das frutas*

Suco de fruta concentrado industrializado: suco de fruta natural acrescido ou não de conservantes, para maior durabilidade no armazenamento, envasados em embalagens comerciais*

Refresco de frutas: sucos diluído em água*

Água: com ou sem gás e aromatizadas

Refrigerante: bebidas carbonatadas de sabor doce

Leite desnatado, semidesnatado ou integral

Chás: quentes ou gelados* e aromatizados

Café/*cappuccino*/café com leite*

Coquetéis não alcoólicos: mistura entre frutas, ervas e/ou bebidas não alcoólicas como suco de frutas, refrigerantes, leite, iogurtes, sorvetes etc.

* Estas bebidas podem ser servidas em embalagens *one-way* ou longa vida de 200 ou 300 mℓ.

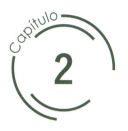

Controle de Custos para Cardápios

Edenir Gomes Fernandes Paulino

INTRODUÇÃO

Cada vez mais, vive-se em um mercado em que a competição prevalece e as vantagens competitivas são duradouras. Por isso, o gestor que está à frente de uma unidade estratégica de negócio (UEN) deve ser capaz de utilizar os recursos financeiros da empresa em função dos objetivos corporativos, bem como apurar os custos dos produtos e serviços produzidos e vendidos, calcular o preço de venda e o lucro. A gestão financeira depende muito do conhecimento da formação do custo e de um ambiente operacional que atenda as necessidades gerenciais de controle dos diversos elementos (produtos, tecnologia, apuração de resultados e outros), pois só assim será possível ter embasamento para as tomadas de decisão no processo produtivo.

CONCEITOS

- Gasto: compra de um produto ou serviço, gerando sacrifício financeiro para a entidade (desembolso), o que é representado por entrega ou promessa de entrega de ativos (normalmente, dinheiro). Por exemplo: gastos com mercadorias, gastos com pessoal etc.
- Despesas: valores pagos por mercadorias, serviços, mão de obra e impostos, consumidos direta ou indiretamente para se auferir receitas
- Investimento: gasto efetuado em bens ou serviços com benefícios futuros. Os ativos são estocados na empresa e têm maior vida útil, sendo consumidos ou vendidos em maior tempo. Por exemplo: máquinas (investimento permanente), matéria-prima (investimento circulante) etc.
- Custo: conjunto de gastos incorridos para a existência de um produto ou serviço prestado. Consideram-se custos os elementos de despesas que entram na produção de bens ou serviços
  - Custo da refeição: resultado da relação entre o total das despesas realizadas e o número de unidades produzidas
- Preço: valor estabelecido para que se possa vender um determinado bem ou serviço. Esse valor deve compreender os custos variáveis, fixos, administrativos e a lucratividade
- Lucro: quantia de dinheiro excedente do preço de venda após pagamento dos impostos e dos custos de produção
- Margem de lucro: percentual ganho com a venda do produto

- Perda: bem ou serviço que se consome de modo involuntário e anormal. A perda não pode ser confundida com despesa ou custo para a empresa. Ela não é previsível. Por exemplo: perdas por incêndios, deterioração de produtos perecíveis etc.

> Todas as despesas são gastos. No entanto, nem todos os gastos incorridos pela empresa são despesas. Um terreno comprado, por exemplo, é um investimento, e não uma despesa.

CLASSIFICAÇÃO DE CUSTOS

Os custos podem ser classificados em relação ao aspecto econômico (formação) ou contábil.

Aspecto econômico

Esta classificação está ligada ao comportamento dos gastos em relação ao volume de produção. Os custos são subdivididos em fixos e variáveis:

- Custo fixo: não flutua, apesar das variações no volume de produção do bem ou do serviço. Por exemplo: salários, encargos sociais, depreciação de equipamentos, seguros, aluguéis, *leasing*, locação, aluguel
- Custo variável: tem relação direta com a quantidade de bem produzido ou serviço prestado, ou seja, flutua de acordo com o volume de produção. Por exemplo: gêneros alimentícios, água, energia elétrica, gás, material de limpeza, embalagem.

Aspecto contábil

- Custo direto: pode ser alocado, debitado ou apropriado diretamente ao produto ou serviço. São todos os custos identificáveis com os produtos, portanto, não há necessidade de utilização de distribuição. Por exemplo: salários, encargos sociais, depreciação de equipamentos, gêneros alimentícios, material de limpeza, descartáveis
- Custo indireto: não pode ser apropriado diretamente ao produto ou serviço, sendo as despesas contabilizadas por meio de rateio (percentual). Por exemplo: manutenção, energia elétrica, aluguel, água, seguros, combustível, equipamentos de proteção individual (EPI), material administrativo, utensílios.

Pelo aspecto contábil, departamentos, setores e seções da organização podem ser identificados por centro de custo. Cada unidade administrativa tem um código, para que todas as despesas sejam lançadas. É necessário alocar os funcionários na unidade em que trabalham para que todo valor pago para essa mão de obra seja lançada no centro de custo, bem como todas as outras despesas efetuadas pelo gestor, por exemplo: gênero alimentício, manutenção, seguro, material descartável e de higiene etc.

Centro de custo

Centro de custo é uma conta destinada a agrupar todas as parcelas dos elementos de custo que incorrem em cada período nas unidades administrativas da organização. Na definição de um centro de custo, é necessário ter custos claramente identificáveis e atividades quantificáveis, por meio de uma unidade de mensuração (número de refeições, número de atendimentos, peso do produto etc.), para que o custo unitário possa ser apurado.

Custos diretos + custos indiretos = custos próprios
↓
Centro de custo

ASPECTOS QUE INTERFEREM NO CUSTO DA REFEIÇÃO

- Política de compras: está relacionada com a quantidade a ser comprada, periodicidade de abastecimento, prazo de pagamento, aquisição de produto *in natura* ou processado, prazo de entrega, compras emergenciais, pesquisa de preços e desenvolvimento de fornecedores
- Qualidade da matéria-prima: no ato da entrega, deve existir um controle que assegure a qualidade do produto, dentro de uma especificação preestabelecida. O armazenamento é outro fator a ser observado, de modo que as instalações (neutra e refrigerada) favoreçam a manutenção das características do produto
- Controle de estoque: as compras devem obedecer a um planejamento de cardápio, necessário para a definição do estoque máximo. Para produtos estocáveis, o prazo máximo aceitável é de aproximadamente 3 dias. A falta de equilíbrio entre os itens de baixo e alto custo (curva ABC) e a falta de inventário físico periódico são pontos a serem ressaltados
- Controle de produção: necessário para evitar perdas decorrentes da manipulação incorreta dos alimentos ou por problemas com equipamentos
- Padrão de cardápio: é preciso ter definidas a composição dos pratos, a complexidade e a frequência com que esses pratos serão servidos, além da quantidade *per capita* dos componentes e da variedade de opções fornecida ao cliente
- Tipo de atendimento: sistema escolhido para a distribuição de alimentos ao cliente. Por exemplo: porção pré-estabelecida ou livre demanda; balcão ou serviço à mesa
- Mão de obra: está relacionada com o dimensionamento adequado que possibilita uma boa produtividade. Envolve também política salarial e avaliação constante para verificar a necessidade de treinamento
- Custos comerciais: gastos para colocação de um produto à venda.

A curva ABC significa determinar dois percentuais para cada categoria de alimentos: um para os alimentos em relação ao valor financeiro para aquisição total, e outro em função da quantidade dos alimentos no volume de estoque. O intuito é identificar os produtos que possuem um peso maior no custo e que, por sua vez, exigem um controle permanente.

- Categoria A: somam 10% do estoque de insumos e matérias-primas e 70% do valor financeiro aplicado
- Categoria B: somam 15% do estoque de insumos e matérias-primas e 25% do valor financeiro aplicado
- Categoria C: somam 75% do estoque de insumos e matérias-primas e 5% do valor financeiro aplicado.

CUSTO DA REFEIÇÃO

Meios para calcular

- Cardápio padrão: resultado de um custo médio, que servirá de parâmetro para a avaliação do custo mensal realizado
- Custo unitário mensal realizado: somatório das despesas (gêneros alimentícios, descartáveis, material de higiene e limpeza, mão de obra, encargos sociais, rateios, depreciação de equipamentos, seguro, entre outros) dividido pelo número de refeições do mês. É facilmente apurado quando existe o relatório contábil por centro de custo (Figura 2.1)
- Custo unitário diário realizado: somatório das despesas alimentares e não alimentares (descartáveis, material de higiene e limpeza) dividido pelo número de refeições do dia (Figura 2.2)
- Custo do cardápio diário prévio: representado por *per capita* líquido, fator de correção, peso bruto, preço unitário de cada gênero, resultando no preço *per capita*. Tem a finalidade de calcular antecipadamente o custo de um cardápio específico (Figura 2.3)
- Custo do cardápio diário realizado: somatório dos gastos com os componentes do cardápio dividido pelo número de refeições do dia. Nesse cálculo, o resultado é um custo médio, considerando as sobras do balcão de distribuição e as refeições dos funcionários que trabalham na unidade de alimentação e nutrição (UAN; Figura 2.4).

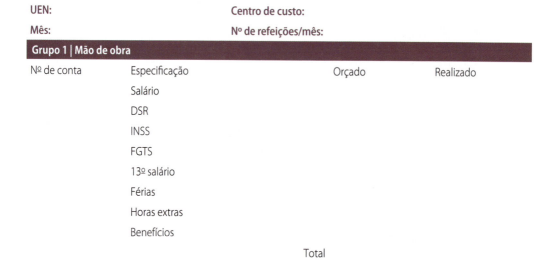

Figura 2.1 Modelo de planilha contábil. (*Continua*)

Grupo 2 | Despesas diversas

Nº de conta	Especificação	Orçado	Realizado
	Manutenção de máquinas e equipamentos		
	Peças e acessórios		
	Depreciação de equipamento		
	Uniformes		
	Material de limpeza		
	Material descartável		
	Desinsetização e desratização		
	Total		

Grupo 3 | Gêneros alimentícios

Nº de conta	Especificação	Orçado	Realizado
	Estocável		
	Refrigerado/congelado		
	Hortifrutigranjeiro		
	Total		

Grupo 4 | Despesas rateadas

Nº de conta	Especificação	Orçado	Realizado
	Aluguel		
	Água		
	Luz		
	Telefone		
	Combustível		
	Outros		
	Total		

UEN: unidade estratégica de negócio; DSR: descanso semanal remunerado; INSS: Instituto Nacional do Seguro Social; FGTS: fundo de garantia do tempo de serviço.

Fórmula: custo unitário mensal realizado $= \dfrac{\text{grupo 1 + grupo 2 + grupo 3 + grupo 4}}{\text{número total de refeições do mês}}$

Figura 2.1 (*Continuação*) Modelo de planilha contábil.

Material de limpeza	Un	Quantidade	Preço unitário	Preço total
			Total de limpeza	

Material descartável	Un	Quantidade	Preço unitário	Preço total
			Total de descartável	

Figura 2.2 Custo unitário diário realizado. (*continua*)

Outros	Un	Quantidade	Preço unitário	Preço total

Total de outros

Total não alimentar

Serviço de café	Un	Quantidade	Preço unitário	Preço total

Total de serviço de café

Salada	Un	Quantidade	Preço unitário	Preço total

Total de salada

Proteico	Un	Quantidade	Preço unitário	Preço total

Total de proteico

Estocável	Un	Quantidade	Preço unitário	Preço total

Total de estocável

Sobremesa	Un	Quantidade	Preço unitário	Preço total

Total de sobremesa

Bebida	Un	Quantidade	Preço unitário	Preço total

Total de bebida

Pão e complementos	Un	Quantidade	Preço unitário	Preço total

Total pão

Total alimentar

Un: unidade.

Fórmula: custo unitário diário realizado = $\dfrac{\text{grupo não alimentar} + \text{grupo alimentar}}{\text{número total de refeições diárias}}$

Figura 2.2 (*Continuação*) Custo unitário diário realizado.

Gêneros	Un	PCL	FC	PB	Preço unitário (por kg ou ℓ)	Preço *per capita*

Custo *per capita*

Un: unidade; PCL: *per capita* líquido; FC: fator de correção; PB: peso bruto.

Figura 2.3 Custo do cardápio diário prévio.

Gêneros	Un	Quantidade	Preço unitário (por kg ou ℓ)	Preço total

Custo total

Nº de refeições

Custo unitário

Fórmula: custo do cardápio diário realizado = custo total/número de refeições do dia

Figura 2.4 Custo do cardápio diário realizado.

Passos para o cálculo do custo da refeição

- Listar todos os gêneros que compõem a refeição
- Determinar a quantidade *per capita*
- Determinar os alimentos que têm fator de correção
- Calcular o peso bruto
- Determinar o valor unitário dos alimentos.

Execução do cálculo

- Multiplicar o *per capita* pelo fator de correção
- O resultado é igual ao peso bruto
- Multiplicar o peso bruto pelo preço unitário do alimento
- O resultado deve ser dividido por 1.000, pois o peso bruto está em grama (g) ou mililitro (mℓ), e o preço por quilo (kg) ou litro (ℓ)
- O somatório dos preços é igual ao valor da refeição.

O modo como os dados serão calculados dependerá das características fiscais e do tipo de gestão, instituição pública ou privada, comercial ou institucional; e os controles fiscais deverão obedecer aos critérios da empresa.

COMPONENTES DO CUSTO

Para o cálculo do custo das refeições, são considerados os componentes:

- Alimentar: gêneros alimentícios
- Não alimentar: descartáveis, produtos de higiene e limpeza
- Mão de obra: salários, encargos sociais, hora extra, adicional noturno, benefícios (vale-transporte, assistência médica, cesta básica etc.)
- EPI: uniforme (vestuário e calçado), outros EPI (luva térmica, luva de malha de aço, aventais, óculos de segurança, mangote etc.)
- Impostos: PIS (Programa de Integração Social), Cofins (Contribuição para Financiamento da Seguridade Social), ICMS (Imposto sobre Circulação de Mercadorias), ISS (Imposto sobre Serviço).

No que se refere aos impostos, é necessário que se obtenha o maior número de informações com as áreas fiscal e contábil da empresa (Tabela 2.1). Os impostos variam de acordo com o tipo de contrato estabelecido e do município em que se localiza a UAN:

- Imposto federal: PIS e Cofins, que incidem sobre o faturamento ou preço de venda
- Imposto estadual: ICMS, em que se aplica uma porcentagem sobre as vendas
- Imposto municipal: ISS, que incide sobre o contrato de prestação de serviço (mandato), em substituição ao ICMS.

CUSTO PARA EVENTOS

Para estabelecer o custo de qualquer evento, é necessário definir três etapas, descritas a seguir.

Primeira etapa | Coleta de dados para o programa de ação

Na coleta de dados, devem ser inquiridos:

- Tipo de evento (churrasco, coquetel, almoço comemorativo, *coffee break*) e o objetivo
- Data, hora e duração
- Local (interno ou externo)
- Participantes (número de pessoas, nível socioeconômico, religião, faixa etária, gênero etc.)
- Como será realizado o evento: determinar a composição do cardápio, o tipo de serviço, a equipe, a decoração, os fornecedores, a música, a limpeza, a captação de recurso financeiro, se algum serviço será terceirizado, o material necessário (toalhas, copos, talheres, utensílios, equipamentos).

Coffee break

Expressão em inglês que significa "pausa para o café".

Tabela 2.1 Impostos aplicados em contratos firmados.

Contratos mais usuais	Impostos
Gestão ou preço fechado: a empresa contratada vende refeições ou alimentos prontos para consumo	ICMS, Cofins, PIS
Prestação de serviço ou mandato: a empresa contratante paga uma taxa administrativa pela produção e distribuição dos alimentos. As compras são em nome da contratante	ISS, Cofins, PIS

Segunda etapa | Programa de ação

Baseia-se no evento, no público e no cardápio. Nessa fase, é importante definir se alguma preparação será comprada pronta, como sobremesa e salgadinho. O programa de ação serve também para definir o gasto, pois um churrasco para diretoria de uma instituição tem uma formação diferente de um churrasco oferecido aos funcionários (básico, intermediário e superior), principalmente se for aberto a familiares. Quando se fala em formação, considera-se o *per capita*, a composição do cardápio e das bebidas, a decoração, a música (ambiente ou ao vivo), o material (prato, talher, copo, toalha), a mão de obra (garçom ou copeiro, manobrista, segurança) e o local. Além do público, outro fator que influencia na formação é o horário do evento (p. ex., coquetel servido no meio da tarde e outro servido no início da noite).

Nesta etapa, é necessário determinar e/ou quantificar:

- O *per capita* dos componentes do cardápio e bebidas e multiplicar pelo número de participantes
- Utensílios e equipamentos necessários
- Mão de obra (para coordenar, executar e servir)
- Material descartável
- Material de limpeza
- Outros (transporte, decoração)
- Diversos fornecedores.

Terceira etapa | Cálculo do custo

Para apurar o custo de evento, é preciso somar todos os gastos:
- Alimentares
  - Relacionar os ingredientes necessários e multiplicar pelo preço unitário. Com o somatório de todos os valores, apura-se o custo, válido também para as bebidas
  - Para as preparações compradas prontas, multiplica-se o preço unitário pela quantidade solicitada
- Não alimentares
  - Relacionar todo material descartável (guardanapo, prato, talher, copo) e de limpeza (álcool, esponja, pano para limpeza, detergente etc.)
  - Multiplicar pelo preço unitário. Com o somatório, apura-se o custo, caso prefira fazer custos separados
- Mão de obra
  - Para funcionários próprios, o custo se dá em função das horas trabalhadas multiplicadas pelo valor do salário/hora. Caso necessite de prorrogação de jornada, esta também deve ser considerada, inclusive com o adicional correspondente
  - Para serviço de apoio contratado, multiplicar a quantidade de profissionais pelo valor pago a cada um mais o valor de INSS
- Outros itens: aluguel de espaço, materiais, equipamentos e contratação de transporte.

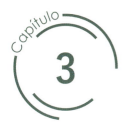

Previsão Quantitativa de Gêneros

Edenir Gomes Fernandes Paulino • Sílvia Martinez

INTRODUÇÃO

As quantidades discriminadas na Tabela 3.1 de *per capita* e porções baseiam-se na média encontrada ou habitualmente utilizada nos restaurantes institucionais. Desse modo, dependendo da política de custos e do planejamento, as quantidades poderão variar para mais ou para menos, e deverá ser levada em conta a qualidade nutricional do cardápio oferecido.

No caso de alimentos da mesma categoria ou família, devem-se utilizar as mesmas porções e *per capita*. Por exemplo: mandioquinha (batata-baroa), ou batata, ou mandioca.

Para compor cardápios para crianças de 2 a 11 anos, pode-se utilizar como referência o *per capita* com seu valor aproximadamente pela metade, o que permitirá entender que, para cada adulto, a quantidade de alimento a ser previsto ou comprado pode equivaler a duas crianças.

Deve-se observar também que, para alimentos industrializados e embalados, a Agência Nacional de Vigilância Sanitária (Anvisa) orienta porções adequadas à população brasileira por meio da RDC n. 359/2003, Anexo 3.

Sabe-se que, para determinadas populações (p. ex., crianças), pode-se considerar que as porções serão diminuídas em vários alimentos até pela metade. Outra modificação é que, em muitos restaurantes internacionais, já é possível encontrar a porção do prato sinalizada em *inteira*, *meia*, *woman* ou *dama*, *criança* ou *children*. A porção *woman* em geral corresponde a 60 a 70% da porção *inteira*, e a porção *criança* a aproximadamente 40 a 50% da porção *inteira*. Pode haver alteração no prato também. Por exemplo, um prato com batatas e carne de porco na porção *inteira* pode ser adaptado para batatas com carne bovina, para diminuir o teor de gordura ou de condimentos usados.

FATOR DE CORREÇÃO

O fator de correção (FC) foi estabelecido como uma constante para cada alimento e é encontrado pela relação entre peso bruto (PB; alimento na forma em que é adquirido) e peso líquido (PL; alimento depois de limpo e pronto para ser utilizado).

Deve ser empregado ao planejar quantitativamente um cardápio e seus gêneros, levando em conta que, dependendo do fornecedor e do tipo de produto, este fator pode variar muito.

Tabela 3.1 *Per capita* e porções.

Alimento (preparação)	Per capita	Porções
Abacate (*fruta*)	100 g	100 g
Abacate com leite batido	Fruta de 30 a 40 g	200 mℓ
Abacate (creme)	Fruta de 60 a 80 g	90 a 100 g
Abacaxi	1 fatia pequena (50 g)	6 a 8 fatias (50 g)
Abóbora (refogada)	120 g	100 g
Abobrinha (refogada)	150 g	100 g
Abobrinha (salada)	150 g	100 a 120 g
Acelga (refogada)	200 g	80 a 100 g
Acelga (salada)	50 a 80 g	50 a 80 g
Açúcar (doce)	20 g	–
Açúcar para calda de caramelo • Água • Açúcar	– 1/3* 2/3*	– – –
Açúcar para calda fluida (ponto frio) • Água • Açúcar	– 1/3* 2/3*	– – –
Açúcar (café)	10 g	–
Agrião	30 a 50 g	30 a 50 g
Alcachofra	1 unidade (100 g)	–
Alface-crespa	50 a 70 g	50 a 70 g
Aliche ou anchova	15 g	–
Alface-lisa	50 a 70 g	50 a 70 g
Alfajor	–	40 g
Alho	1 g	–
Almeirão (salada)	50 a 70 g	50 a 70 g
Almeirão (refogado)	130 g	80 g
Almôndega • Carne moída • Alho • Cebola • Ovo • Sal • Pão amanhecido	– 80 g 2 g 2 g 15 g 3 g 15 g	2 unidades (50 g cada) – – – – – –
Ameixa (unidade)	50 g	50 g
Amendoim	5 g	–
Amido como espessante para molhos ou engrossante de mamadeira	Diluição de 3%	–
Amido para mingau	Diluição de 5%	–
Amido para pudim	Diluição de 10%	–
Arroz (categoria básica)	150 g	300 a 350 g
Arroz (categoria intermediária)	50 a 60 g	120 a 150 g

(*continua*)

Tabela 3.1 (*Continuação*) *Per capita* e porções.

Alimento (preparação)	Per capita	Porções
Arroz-doce	–	60 a 80 g
• Arroz	30 g	–
• Leite em pó	20 g	–
• Açúcar	30 g	–
Atum (maionese)	5 g	–
Atum, sardinha, pescado, mariscos em conserva	60 g	–
Azeite	5 mℓ	–
Azeitona	5 g	–
Bacon para guarnecer carne	5 g	–
Bacon para guarnição	1 g	–
Banana-prata	1 unidade (100 a 120 g)	100 a 120 g
Banana-nanica	1 unidade (150 a 180 g)	1 unidade (150 a 180 g)
Banana ao forno	1 unidade (120 g)	1 unidade (100 g)
Barra de cereais	20 g	–
Banana com aveia	–	100 g
• Banana	80 g	–
• Açúcar	20 g	–
• Aveia	10 g	–
Banana-nanica em torta	1/2 unidade	1/2 unidade
Batata-doce	200 g	100 g
Batata para fritar *chip*	200 g	100 g
Batata para maionese	50 g	30 g
Batata para nhoque	120 g	–
Batata para purê	150 g	80 a 100 g
Batata para salada mista	50 g	30 g
Batata para torta	100 g	–
Batata *sautée*	200 g	100 g
Batida de frutas (dependendo do teor de pectina da fruta, pode aumentar a absorção de água)	20 a 30% frutas Mamão 20 g; banana 20 g; maçã 10 g; leite para completar 200 mℓ	200 mℓ
Bebida láctea	200 mℓ	200 mℓ
Bengala	300 g	–
Berinjela (à dorê)	100 g	60 a 80 g
Berinjela (refogada)	180 g	80 a 100 g
Berinjela (salada)	100 g	50 g
Beterraba (salada cozida)	120 g	80 g
Beterraba (salada crua)	50 g	50 g
Beterraba (sopa)	40 g	30 g

(*continua*)

Tabela 3.1 (*Continuação*) *Per capita* e porções.

Alimento (preparação)	Per capita	Porções
Bife à milanesa	–	120 g
• Carne	150 g	–
• Farinha de rosca	20 g	–
• Ovo	25 g	–
• Alho	1 g	–
• Sal	3 g	–
Bife enrolado (rolê)	–	150 g
• Carne	150 g	–
• Toucinho defumado	10 g	–
• Cenoura	10 g	–
• Alho	1 g	–
• Sal	3 g	–
Bife grelhado	150 a 200 g	100 a 120 g
Biscoito salgado/doce	2 a 3 unidades (30 g)	30 g
Bisteca suína	200 g	120 g
Bolo comum sem recheio	–	60 g
• Farinha de trigo	25 g	–
• Margarina	10 g	–
• Açúcar	20 g	–
• Leite	15 g	–
• Ovos	15 g	–
• Fermento	1 g	–
Bolo com cobertura e/ou recheio	–	80 a 100 g
Brócolis para macarrão	40 a 60 g	20 a 40 g
Brócolis para refogar	200 g	60 a 80 g
Brócolis para salada	150 g	60 g
Café (de boa qualidade)	8%	50 mℓ
Café solúvel (de acordo com o fabricante)	1,5%	50 mℓ
Camarão frito	500 g	200 g
Camarão para risoto	120 g	60 g
Canjica (grão)	20 g	80 a 100 g
Caqui	1 unidade (50 g)	1 unidade (50 g)
Cará (frito)	200 g	100 g
Cará (purê)	120 g	80 a 100 g
Caranguejo	200 g	2 unidades (200 g)
Carne assada	–	120 g
• Lagarto	170 g	–
• Coxão duro	180 g	–
Carne com osso	180 a 200 g	120 g
Carne em isca	150 g	100 a 120 g
Carne moída	120 g	80 a 100 g
Carne picada (cubos/picadinho)	150 g	3 cubos de 50 g
Carne seca para quibebe	180 g	100 a 120 g
Carne sem osso	120 a 150 g	100 a 120 g

(*continua*)

Tabela 3.1 (*Continuação*) *Per capita* e porções.

Alimento (preparação)	Per capita	Porções
Catalônia para salada	50 g	50 g
Catalônia refogada	130 g	80 a 100 g
Cebola para preparar uma refeição salgada	15 g	–
Cenoura (cozida para salada)	130 g	60 a 80 g
Cenoura (crua para salada)	60 g	60 g
Cenoura para maionese	25 g	–
Cenoura para purê	150 g	100 g
Cenoura para rechear carne	5 g	–
Cenoura para rechear suflê	100 g	–
Cenoura para refogar	150 g	100 g
Cereal matinal	40 g de cereal e 60 mℓ leite	80 a 100 g
Chá	1 %	–
Chantili para recheios e coberturas	20 g	–
Chester/bruster	250 g	180 g
Chuchu para salada	120 g	80 a 100 g
Chuchu para maionese	30 g	–
Chuchu para *panaché*	40 g	–
Chuchu para refogar	180 g	100 a 120 g
Chuleta	200 g	150 g
Cogumelo (para salada e estrogonofe)	10 g	10 g
Colorau	2 g	–
Costela	280 g	–
Costela bovina	250 g	180 g
Costelinha	300 g	150 a 180 g
Couve à mineira (virado) • Couve • Alho • Óleo • Sal	– 60 g 2 g 5 mℓ 3 g	60 g – – – –
Couve-flor (refogada)	200 g	100 g
Couve-flor (salada)	120 g	80 a 100 g
Couve-manteiga (refogada)	150 g	80 a 100 g
Coxa e sobrecoxa de frango	250 g	150 a 180 g
Creme de frutas com leite	35 a 40% fruta, restante leite; mamão 40 g; banana 30 g; maçã 20 g	80 a 100 g
Creme de leite (doce)	10 g	–
Creme de leite (molho)	5 g	–
Coco ralado para doces e recheios	12 g	–

(*continua*)

Tabela 3.1 (*Continuação*) *Per capita* e porções.

Alimento (preparação)	*Per capita*	Porções
Cupim	180 g	100 a 120 g
Curau (pó para preparo)	17 g de pó	60 a 80 g
Dobradinha	–	150 a 200 g
• Bucho	80 g	–
• Costelinha	30 g	–
• Linguiça	30 g	–
Doce de abóbora	–	80 a 100 g
• Abóbora	100 g	–
• Açúcar	30 g	–
• Cravo	0,5 g	–
• Canela	0,2 g	–
Doce de abóbora com coco	–	80 a 100 g
• Abóbora	150 g	–
• Coco	10 g	–
• Açúcar	40 g	–
Doce em calda	–	80 g
Doce em pasta	–	50 g
Erva-doce (salada/prato chinês)	120 g	60 a 80 g
Ervilha	5 g	–
Ervilha-torta (refogada)	100 a 120 g	80 g
Escarola para refogar	150 a 200 g	100 g
Escarola para salada	50 a 60 g	50 a 60 g
Espaguete (com molho para guarnição)	50 g	150 g
Espinafre (bolinho)	40 g	30 g
Espinafre (recheio)	40 g	30 g
Espinafre (refogado)	200 g	80 a 100 g
Estrogonofe	150 g	120 g
Extrato de tomate	110 g	–
Farinha de mandioca (farofa)	25 g	–
Farinha de milho (farofa)	25 g	–
Farinha de rosca (empanar)	20 g	–
Farinha de trigo para molho branco	10 g	–
Farinha de trigo para preparações à dorê	10 g	–
Farinha de trigo para torta	20 g	–
Farofa	–	50 a 60 g
• Farinha de mandioca	40 g	–
• Ovo	10 g	–
• *Bacon*	5 g	–
• Margarina	5 g	–
• Cebola	5 g	–
• Sal	3 g	–
Farofa pronta (industrializada)	35 g	35 g
Feijão (básico)	100 a 150 g	300 a 450 g

(*continua*)

Tabela 3.1 (*Continuação*) *Per capita* e porções.

Alimento (preparação)	Per capita	Porções
Feijão (intermediário)	40 a 60 g	120 a 180 g
Feijão-preto (feijoada)	80 g	250 g
• Feijão-preto	–	350 a 500 g
• Carne-seca	25 g	–
• Costela salgada	10 g	–
• Paio	25 g	–
• Linguiça calabresa	25 g	–
• Linguiça toscana	20 g	–
• *Bacon*	10 g	–
• Carne bovina	25 g	–
• Rabo	10 g	–
• Orelha	10 g	–
• Pé	10 g	–
• Focinho	10 g	–
• Língua	10 g	–
• Carne suína	20 g	–
Fermento em pó (bolo)	2 g	–
Fermento em pó (torta)	1 g	–
Figo roxo	30 g	1 unidade (30 g)
Filão	400 g	–
Filé de frango à milanesa	100 g	100 a 120 g
File de frango grelhado	150 g	100 g
Filé de peixe empanado	120 a 150 g	120 a 150 g
Filé de peixe no espeto	120 a 150 g	100 g
Filé de peixe no forno	120 a 150 g	100 g
Frios – porção para sanduíche	40 g	–
• Fatia média	20 g	–
Fubá (polenta)	25 g	–
Fundo para sopas e molhos	–	30 g
Gelatina	12 a 17 g/ℓ	50 g
Geleia	–	–
• Porção para bolacha/torrada	–	10 g
• Colher de sopa	20 g	–
Goiaba branca ou vermelha	50 g	1 unidade (50 g)
Grão-de-bico	60 g	150 g
Groselha	10 mℓ	–
Inhame	100 g	80 a 100 g
Jiló refogado	80 g	60 g
Kani-kama	20 g	–
Ketchup para estrogonofe	5 g	–
Ketchup/mostarda ou molho para salada ou lanche	12 g	–
Lagosta (só carne)	250 g	–
Laranja-pera ou lima	80 g	1 unidade (80 g)

(*continua*)

Tabela 3.1 (*Continuação*) *Per capita* e porções.

Alimento (preparação)	Per capita	Porções
Lasanha	–	150 a 180 g
• Massa para lasanha	50 g	–
• Tomate	50 g	–
• Extrato de tomate	5 g	–
• Carne	50 g	–
• Presunto	20 g	–
• Muçarela	20 g	–
• Queijo ralado	10 g	–
• Alho	1 g	–
• Cebola	5 g	–
• Óleo	5 mℓ	–
• Cheiro-verde	1 g	–
Leite de coco	10 mℓ	–
Leguminosas secas	60 g	120 a 150 g
Limão para carne	–	–
Língua	125 g	–
Linguiça toscana mista	200 g	2 gomos
Lombo	150 g	100 g
Maçã (estrangeira)	1 unidade (80 g)	1 unidade (80 g)
Maçã-fuji e gala	60 g	1 unidade (60 g)
Manteiga/margarina	10 g – 1 colher de sopa	–
Mamão Havaí	100 g	100 g
Mamão papaia	1/2 unidade	100 a 120 g
Mandioca (frita)	150 g	120 g
Mandioquinha (frita)	150 g	120 g
Mandioquinha (sopa)	50 g	–
Manga Haden	100 g	100 g
Manjar branco	–	80 g
• Maisena	10 g	–
• Leite	120 mℓ	–
• Açúcar	30 g	–
• Leite de coco	30 g	–
• Margarina	10 g	–
Massa para panqueca	–	1 unidade (30 a 50 g)
• Leite	30 mℓ	–
• Farinha de trigo	15 g	–
• Ovo	5 g	–
• Óleo	1 mℓ	–
Massa para torta	–	100 a 120 g
• Farinha de trigo	40 g	–
• Ovo	5 g	–
• Banha	2 g	–
• Fermento	1 g	–
• Sal	1 g	–
Marmelada com queijo	–	70 g
• Marmelada	40 g	–
• Queijo	30 g	–

(*continua*)

Tabela 3.1 (*Continuação*) *Per capita* e porções.

Alimento (preparação)	Per capita	Porções
Melancia	250 g	250 g
Melão	150 g	150 g
Mingau de farinha láctea	–	90 mℓ
• Leite	100 mℓ	–
• Farinha (pó)	30 g	–
Milho-verde (creme)	50 g	–
Milho-verde (sopa)	20 a 30 g	–
Minipão	25 g	25 g
Miolo bovino ensopado	130 g	150 g
Molho à bolonhesa	–	100 mℓ
• Carne	50 g	–
• Tomate	150 g	–
• Cebola	5 g	–
• Alho	2 g	–
• Óleo	10 mℓ	–
• Sal	3 g	–
Molho branco	–	100 mℓ
• Maisena	5 g	–
• Leite	100 mℓ	–
• Margarina	5 g	–
• Sal	3 g	–
Molho de maionese para lanche	10 g	–
Molho de maionese para salada	5 a 15 g	–
Molho de tomate industrial	–	60 mℓ
Molho de tomate caseiro	–	100 mℓ
• Tomate	150 g	–
• Cebola	5 g	–
• Alho	2 g	–
• Cheiro-verde	2 g	–
• Pimenta-vermelha	1 g	–
• Orégano	1 g	–
• Óleo	5 mℓ	–
• Sal	3 g	–
Molho inglês	2 mℓ	–
Molho para massas e carnes	60 mℓ	60 mℓ
Molho para salada	25 g	25 g
Morango	100 g	100 g
Mortadela para lanche	20 g	–
Mostarda para tempero	2 a 5 mℓ	–
Mostarda para salada	10 g	–
Moyashi	50 g	–
Muçarela para gratinar	15 g	–
Muçarela para lanche	30 a 40 g	30 a 40 g
Nabo (salada)	50 a 80 g	1 maço para 40 refeições
Nhoque	60 g	100 a 150 g

(*continua*)

Tabela 3.1 (*Continuação*) *Per capita* e porções.

Alimento (preparação)	Per capita	Porções
Óleo para milanesa	40 mℓ	–
Óleo para todas as preparações de uma refeição sem fritura	30 mℓ	–
Óleo só para fritura	13 mℓ	–
Omelete	–	120 a 150 g
• Ovos	100 g	–
• Queijo ralado	10 g	–
• Óleo	5 mℓ	–
• Sal	0,5 g	–
• Cheiro-verde	1 g	–
Ostra	–	6 unidades
Ovo (unidade)	50 g	–
Ovo para bolo	6 g	–
Palmito (tempero)	15 g	–
Palmito (salada)	30 a 50 g	–
Pão francês	–	50 g
Panetone	80 g	80 g
Pão de fôrma	–	20 g
Pão doce/pão de batata/pão de queijo	40 g	40 g
Pão de ló de laranja	–	50 a 60 g
• Ovos	15 g	–
• Açúcar	30 g	–
• Farinha de trigo	25 g	–
• Fermento	3 g	–
• Laranja (suco)	20 mℓ	–
• Margarina	15 g	–
Patês de presunto, frango, atum	10 a 20 g	10 a 20 g
Pato/codorna/ganso	150 a 180 g	100 a 120 g
Peito com osso	220 g	150 g
Pepino	100 g	–
Pera (estrangeira)	50 g	1 unidade (50 g)
Pernil com osso	250 g	180 a 200 g
Pernil sem osso	200 g	180 g
Pêssego (estrangeiro)	30 g	1 unidade (30 g)
Picadinho de carne com legumes	–	150 a 180 g
• Carne	80 g	–
• Cenoura	20 g	–
• Batata	30 g	–
• Cebola	5 g	–
• Alho	1 g	–
• Tomate	30 g	–
• Óleo	10 mℓ	–
• Sal	0,5 g	–
Pimenta ardida vermelha para tempero (dedo-de-moça ou malagueta)	5 g	–

(continua)

Tabela 3.1 (*Continuação*) *Per capita* e porções.

Alimento (preparação)	Per capita	Porções
Pimentão para rechear	120 g	–
Pimentão para temperar	20 a 30 g	–
Pipoca	25 g	–
Pirão • Farinha de mandioca • Água/caldo	– 30 g 200 mℓ	100 g – –
Pizza • Farinha de trigo • Margarina • Leite • Fermento • Ovo • Muçarela • Tomate • Orégano • Cebola • Alho • Sal	– 40 g 3 g 10 g 2 g 5 g 20 g 20 g 0,5 g 2 g 0,5 g 0,5 g	100 a 120 g (110 g de pizza) – – – – – – – – – –
Pó para curau/gelatina/pudim e flã	17 g cada kg de pó, em média 60 porções	50 a 60 g pronta
Polenta • Fubá • Sal	– 15 g para 1 xícara de água 0,5 g	60 a 80 g – –
Posta de peixe (muqueca/ensopado)	200 g	150 g
Presunto/apresuntado/peito de peru e mortadela	20 a 30 g	–
Provolone para lanche	20 a 40 g	–
Pudim de leite condensado • Leite condensado • Leite • Ovo • Açúcar para calda	– 30 g 30 g 15 g 20 g	80 g – – – –
Pudim de pão • Pão • Açúcar • Margarina • Ovos • Queijo ralado • Fermento • Açúcar para calda	– 60 g 30 g 10 g 20 g 2 g 1 g 20 g	80 a 100 g – – – – – – –
Queijo fresco	30 g	–
Queijo muçarela	20 g a fatia	20 g a fatia
Queijo prato (para gratinado)	15 g	–
Queijo prato (para lanche)	20 g por fatia	–
Queijo prato (para recheio)	15 g	–
Queijo ralado para massas e temperos	10 g	–
Quiabo (refogado)	150 g	100 g
Quiabo (salada)	120 g	50 a 80 g

(*continua*)

38 Cardápio | Guia Prático para a Elaboração

Tabela 3.1 (*Continuação*) *Per capita* e porções.

Alimento (preparação)	Per capita	Porções
Rabada	350 g	180 a 200 g
Rabanete (salada)	60 a 80 g	60 a 80 g
Rabo	200 g	–
Ravióli	50 g seco; 70 g fresco	150 g
Recheio de carne para torta	–	30 g
• Carne moída	20 g	–
• Cebola	2 g	–
• Alho	2 g	–
• Óleo	3 mℓ	–
• Cheiro-verde	1 g	–
• Tomate	5 g	–
• Sal	1 g	–
Recheio de legumes para torta	–	30 g
• Palmito	40 g	–
• Ervilha ou milho	30 g	–
• Cenoura	20 g	–
• Cebola	5 g	–
• Tomate	10 g	–
• Alho	1 g	–
• Cheiro-verde	2 g	–
• Sal	1 g	–
Refresco (pó industrializado)	16% ou 9 g	200 mℓ
Refresco com polpa	14 a 16% 9 partes de água, 1 parte de suco	200 mℓ
Repolho para refogar	150 g	100 g
Repolho para salada	50 a 80 g	50 a 80 g
Rúcula	60 g	60 g
Sagu	–	60 a 80 g
• Sagu	20 g	–
• Vinho	30 mℓ	–
• Açúcar	25 g	–
Sal (para todas as refeições)	10 g	–
Salada de frutas	–	80 a 100 g
• Laranja	30 g	–
• Banana	20 g	–
• Mamão	30 g	–
• Abacaxi	20 g	–
Salada de grão-de-bico	20 g	–
Salada de soja	20 g	–
Salame para lanche	20 a 40 g	–
Salsicha	80 a 100 g	2 unidades
Sopa de legumes com carne	–	250 g ou 300 mℓ
• Carne	40 g	–
• Batata	40 g	–
• Cenoura	25 g	–
• Macarrão	5 g	–
• Cebola	5 g	–
• Alho	1 g	–
• Óleo	5 mℓ	–
• Sal	3 g	–

(continua)

Tabela 3.1 (*Continuação*) *Per capita* e porções.

Alimento (preparação)	Per capita	Porções
Sorvete de massa	60 g/1 pote	60 g
Suco natural	50 a 80% de polpa	200 mℓ
Talharim	50 g	100 a 150 g
Tomate para molho	50 g	–
Tomate para salada	80 a 100 g	80 a 100 g
Tomate para salada mista	35 g	35 g
Torrada	30 g	35 g
Uva (nacional e estrangeira)	120 g	120 g
Vagem para refogar	150 g	80 a 100 g
Vagem para salada	120 g	60 a 80 g
Vagem para virado	40 g	20 a 40 g
Vegetais em conserva para refogar/guarnição (cenoura/milho/ervilha)	130 g	130 g
Vegetais em salmoura	50 g	50 g
Vinagre	10 mℓ	–
Vinagrete	–	50 mℓ
• Cebola	5 g	–
• Óleo	10 mℓ	–
• Pimentão	5 g	–
• Sal	0,5 g	–
• Salsinha	1 g	–
• Tomate	5 g	–
• Vinagre	5 mℓ	–

*Para o volume total.

Fonte: Martinez (2007).

É fundamental não esquecer que o FC deve ser usado para toda e qualquer quantidade de alimento. Por exemplo: 10 g, 100 g, 1.000 g, 10.000 g etc.

Os seguintes cálculos podem ser utilizados:

$$FC = PB/PL = X; \text{ ou}$$
$$PL = PB/FC; \text{ ou}$$
$$PB = PL \times FC$$

Na Tabela 3.2, são apresentados alguns alimentos e seu FC.

Tabela 3.2 Fator de correção dos alimentos.

Alimento	FC	Alimento	FC
Frutas frescas			
Abacate	1,46	Abacaxi	1,93
Abiu	2,11	Ameixa	1,53
Araçá	1,16	Ata	2,56

(*continua*)

Tabela 3.2 (*Continuação*) Fator de correção dos alimentos.

Alimento	FC	Alimento	FC
Banana-d'água	1,66	Banana-maçã	1,53
Banana-nanica	1,66	Banana-prata	1,55
Banana-são-tomé	1,31	Banana-da-terra	1,86
Banana-ouro	1,22	Caju	1,22
Caqui	1,08	Carambola	1,27
Cereja	1,22	Coco maduro	2,04
Coco-verde	3,02	Damasco	1,19
Figo verde	1,11	Fruta-de-conde	1,33
Fruta-pão	1,30	Goiaba	1,12
Jaca	4,13	Laranja-baía	1,51
Laranja-lima	1,46	Laranja-pera	1,50
Lima	1,43	Limão	1,66
Maçã	1,18	Mamão	1,50
Manga	1,36	Maracujá	3,80
Melancia	1,90	Melão	1,37
Morcote	1,30	Nectarina	1,24
Morango	1,12	Pera	1,18
Pêssego	1,26	Pitanga	1,23
Tamarindo	1,64	Tangerina	1,36
Uva-verde	1,22	Uva escura	1,30
Kiwi	1,11	–	–
Frutas secas			
Ameixa	1,19	Amêndoas	1,81
Avelã	2,09	Azeitona	1,28
Castanha-de-caju	1,31	Castanha-do-pará	1,98
Figo	1,03	Nozes	3,55
Pinhão	1,72	Tâmara	1,15
Uva-passa	1,11	–	–
Grãos e leguminosas			
Amendoim com casca	2	Amendoim sem casca	1,35
Arroz integral	1,01	Arroz parboilizado	1
Arroz tipo 1	1	Ervilha	1,03
Fava	1,04	Feijão em geral	1,04
Grão-de-bico	1,02	Lentilha	1,02
Soja	1,88	–	–
Hortaliças, leguminosas e tubérculos			
Abóbora	1,33	Abobrinha	1,26

(*continua*)

Tabela 3.2 (*Continuação*) Fator de correção dos alimentos.

Alimento	FC	Alimento	FC
Acelga	1,42	Agrião	1,78
Aipo	1,34	Alcachofra	2,08
Alface lisa	1,31	Alface-crespa	1,46
Alho	1,08	Alho-poró	1,62
Almeirão	1,12	Bardana	1,51
Batata-doce	1,21	Batata-inglesa	1,06
Benincasa ou abóbora-branca ou d'água	1,44	Berinjela	1,08
Beterraba	1,53	Brócolis	2,56
Broto de bambu	3,33	Cará	1,08
Caruru	2	Cebola	1,53
Cebolinha	1,18	Cenoura	1,16
Chicória-crespa	1,35	Chicória lisa	1,13
Chuchu	1,35	Coentro	1,26
Couve	1,50	Couve-flor	2,24
Ervilha-torta	1,04	Ervilha-fresca	2
Escarola	1,71	Espinafre	1,79
Funcho	1,07	Gengibre	1,11
Hortelã	1,36	Inhame	1,40
Jiló	1,08	Mandioca (aipim)	1,31
Mandioquinha-salsa	1,15	Maxixe	1,05
Milho-verde	2,43	Milho-verde com sabugo	1,39
Mostarda	1,51	Nabo	1,11
Pepino	1,17	Pimentão	1,57
Pimenta	1,08	Quiabo	1,31
Rabanete	1,10	Rábano	2,04
Repolho	1,35	Rúcula	1,57
Salsa	1,44	Taioba	1,15
Tomate	1,61	Vagem	1,26
Carnes e ovos			
Acém	1,17	Alcatra	1,16
Contrafilé	1,25	Costela grossa	1,08
Costela três ripas	1,13	Coxão duro	1,08
Coxão mole	1,05	Filé-mignon	1,28
Lagarto	1,15	Maminha	1,26
Músculo	1,12	Pá	1,65
Paleta	1,12	Patinho	1,14
Peito	1,25	Peixinho	1,16

(*continua*)

Tabela 3.2 (*Continuação*) Fator de correção dos alimentos.

Alimento	FC	Alimento	FC
Picanha	1,27	Ponta de peito	1,71
Quarto dianteiro	1,15	Quarto traseiro	1,59
Ovo de galinha	1,13	Ovo de pata	1,15
Ovo de perua	1,13	Ovo de tartaruga	1,10
Aves			
Asa de frango	2,24	Asa e sobreasa de frango	1,81
Cordoniz	1,49	Coxa de frango	1,50
Faisão	1,81	Frango	2,05
Galinha	1,72	Ganso	1,69
Pato	1,56	Peito de frango	1,39
Perdiz	2,56	Peru	1,64
Pescoço de frango	2,17	Pombo	1,66
Sobreasa de frango	1,50	Sobrecoxa de frango	1,31
Crustáceos, tartarugas, mariscos e peixes			
Camarão com casca	4,10	Caranguejo	8,33
Lagosta	2,78	Tartaruga do mar	4,16
Tartaruga do rio	4,76	Mexilhão	3,45
Ostra	7,76	Arenque	1,78
Bacalhau	2,52	Bonito	1,72
Carpa	2,56	Enguia	1,31
Esturjão defumado	1,17	Hipoglosso	1,23
Linguado	2,56	Merluza	1,66
Pacu	1,13	Peixe-rei	1,81
Piraputanga	1,32	Pescadinha	2
Pintado	1,03	Robalo	2,08
Salmão	2,17	Sardinha	1,65
Surubim	1,57	Truta	2,04

Fonte: Oliveira e Marchini (1998).

ÍNDICE DE COCÇÃO

O índice de cocção (IC) ou conversão é a relação entre o peso cozido e o peso líquido; ele reflete a perda de água ou retração das fibras de um alimento, como carnes e vegetais, e a hidratação produzida pela absorção de água pelo amido, no caso dos cereais e leguminosas. É expresso pela fórmula:

$$IC = peso\ cozido \div peso\ cru\ e\ limpo$$

É importante computar ao *per capita* que será padronizado a provável perda ou o possível ganho que o alimento sofrerá durante a cocção, a fim de garantir o suficiente aporte de nutrientes do cardápio mediante porcionamento adequado.

Torna-se vital ressaltar que o IC será maior (ou seja, um número cada vez menor que 1) quanto maior for a exposição do alimento ao calor e aos seus diferentes tipos de composição. Um exemplo clássico é a cocção de hortaliças folhosas para refogados, em que o tempo varia de acordo com a composição da receita, podendo durar até que o refogado perca toda a água da cocção. Com isso, o alimento ficará mais exposto ao calor, propiciando maior liberação dos sucos nutritivos.

Na Tabela 3.3, é apresentado o IC de alguns alimentos.

Tabela 3.3 Índice de cocção estimado para os alimentos.

Alimento	Índice de cocção
Carnes com muita gordura (de segunda ou terceira, suínas)	0,4 a 0,5
Carnes com pouca gordura (nobres e de primeira)	0,6 a 0,7
Cereais (arroz, aveia, milho, trigo, canjica)	2 a 3 (dependendo da qualidade e do tipo do produto)
Hortaliças (folhosas) • Calor misto (com pouco tempo) • Calor misto (refogar com água)	– 0,5 a 0,6 0,4 a 0,5
Legumes (frutos)	0,6 a 0,7
Leguminosas (feijões, grão-de-bico, soja, lentilha)	2 a 2,5
Tubérculos	0,9 a 1

Fonte: Martinez (2007).

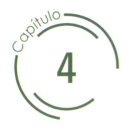

Capítulo 4

Lista de Especificações para Compra de Gêneros e Materiais

Solange Santiago Galisa • Edenir Gomes Fernandes Paulino • Larissa Lins • Brenda Rangel

INTRODUÇÃO

Para efetuar as compras em uma unidade produtora, é necessário conhecer o mercado fornecedor. Nas Tabelas 4.1 a 4.5, são apresentadas quantidades por embalagens de alguns gêneros alimentícios, fórmulas lácteas e outros insumos. Contudo, cabe salientar que a variedade de fornecedores no mercado abastecedor possibilita encontrar embalagens diferenciadas. É importante que o profissional esteja atento à transformação da quantidade de produto necessário para a embalagem do fornecedor selecionado.

De modo geral, a especificação das embalagens possibilita um planejamento de compras mais efetivo, com a aquisição dos insumos na quantidade necessária para a produção das refeições.

Tabela 4.1 Hortifrutigranjeiros.

Produto	Classificação	Unidade/peso
Frutas		
Abacate avocado	A	4/cxt
Abacate Breda	A	22/cx kg
Abacate margarida	A	22/cx kg
Abacaxi Havaí	A graúdo	220/cem
	B médio	180/cem
	C miúdo	140/cem
Abacaxi pérola	A graúdo	180/cem
	B médio	140/cem
	C miúdo	100/cem
Acerola fresca	–	3/cxt
Ameixa Carmesin	Calibre 2	1/kg
	Calibre 3	1/kg
	Calibre 4	1/kg

(*continua*)

Tabela 4.1 (*Continuação*) Hortifrutigranjeiros.

Produto	Classificação	Unidade/peso
Ameixa Fla	Calibre 2	1/kg
	Calibre 3	1/kg
	Calibre 4	1/kg
Ameixa Irati	Calibre 2	1/kg
	Calibre 3	1/kg
	Calibre 4	1/kg
Ameixa rubi mel	Calibre 2	1/kg
	Calibre 3	1/kg
	Calibre 4	1/kg
Ameixa estrangeira	–	1/kg
Atemoia	12 frutos	3,7/cxt
	15 frutos	3,7/cxt
	8/10 frutos	3,7/cxt
Banana-da-terra	–	19/cx
Banana-maçã	–	18/cxt
Banana-nanica climatizada	–	20/cx
Banana-ouro	–	15/cx
Banana-prata MG	–	19/cxt
Banana-prata SP	–	18/cx
Caju	A	3/eng
	B	3/eng
Carambola	–	2/cxt
Coco verde	–	250/cem
Figo	A	1,5/cxt
	B	1,5/cxt
Fruta-do-conde	12 frutos	3,7/cxt
	15 frutos	3,7/cxt
	18 frutos	3,7/cxt
	9/10 frutos	3,7/cxt
Goiaba branca	12 frutos	2/cxt
	15 frutos	2/cxt
	18 frutos	2/cxt
	9 frutos	2/cxt
Goiaba vermelha	12 frutos	2/cxt
	15 frutos	2/cxt
	18 frutos	2/cxt
	9 frutos	2/cxt

(*continua*)

Tabela 4.1 (*Continuação*) Hortifrutigranjeiros.

Produto	Classificação	Unidade/peso
Graviola	–	7/cxt
Jabuticaba	–	3/cxt
Jaca	–	1/kg
Kiwi estrangeiro granel	–	8/cxt
Laranja-baía	A (7/10 dz)	25/cx m
	B (11/13 dz)	25/cx m
	C (14/15 dz)	25/cx m
Laranja-lima	A (10/13 dz)	25/cx m
	B (14/15 dz)	25/cx m
	C (18/21 dz)	25/cx m
Laranja-pera	A (10/13 dz)	25/cx m
	B (14/15 dz)	25/cx m
	C (18/21 dz)	25/cx m
Laranja-seleta	A (8/10 dz)	25/cx m
	B (11/13 dz)	25/cx m
	C (18/21 dz)	25/cx m
Lima-da-pérsia	A (9/10 dz)	25/cx m
	B (13/15 dz)	25/cx m
	C (18/24 dz)	25/cx m
Limão-taiti	A (21/27 dz)	25/cx m
	B (32/38 dz)	25/cx m
	C (40/45 dz)	25/cx m
Maçã estrangeira Granny Smith	80 a 162 frutos	1/kg
Maçã estrangeira Red Del	80 a 163 frutos	1/kg
Maçã nacional Fuji	163 a 175 frutos	1/kg
	80 a 150 frutos	1/kg
Maçã nacional gala	163 a 175 frutos	1/kg
	80 a 150 frutos	1/kg
Maçã nacional Golden	163 a 175 frutos	1/kg
	80 a 150 frutos	1/kg
Mamão formosa	A	1/kg
	B	1/kg
Mamão Havaí	12 frutos	1/kg
	15 frutos	1/kg
	18 frutos	1/kg
	21 frutos	1/kg
	24 a 28 frutos	1/kg

(*continua*)

Tabela 4.1 (*Continuação*) Hortifrutigranjeiros.

Produto	Classificação	Unidade/peso
Manga Haden	9 frutos	1/kg
	12 frutos	1/kg
	15 frutos	1/kg
	18 frutos	1/kg
Manga Palmer	12 frutos	1/kg
	15 frutos	1/kg
	18 frutos	1/kg
Manga Tommy Atkins	12 frutos	1/kg
	15 frutos	1/kg
	18 frutos	1/kg
Maracujá azedo	A	13/cx kg
	B	13/cx kg
	C	13/cx kg
Maracujá doce	10 frutos	3,7/cxt
	12 frutos	3,7/cxt
	15 frutos	3,7/cxt
	18 frutos	3,7/cxt
Melancia redonda/comprida	Graúda	1/kg
	Média	1/kg
	Miúda	1/kg
Melão amarelo	10/11 frutos	13/cx
	12/14 frutos	13/cx
	6/7 frutos	13/cx
	8/9 frutos	13/cx
Mexerica-do-rio	A	24/cx m
	B	24/cx m
	C	24/cx m
Morango Camino Real	4 cumb	1,6/cxt
Morango comum	(4 cumb)	1,6/cxt
Nectarina estrangeira	–	1/kg
Nectarina-rubrosol	Calibre 4	1/kg
Nectarina Rubro Sol	Calibre 4	1/kg
Nêspera	4 cumb	2/cxt
	5 × 5 frutos	4/cxt
	5 × 6 frutos	4/cxt
	6 × 6 frutos	4/cxt
	7 × 6 frutos	4/cxt

(*continua*)

Tabela 4.1 (*Continuação*) Hortifrutigranjeiros.

Produto	Classificação	Unidade/peso
Pera estrangeira Danjou	–	20/cx
Pera estrangeira Pack-S Triumph	–	20/cx
Pera estrangeira Rocha	–	10/cx
Pera estrangeira William-S	–	20/cx
Pêssego aurora	Calibre 4	1/kg
Pêssego Beauty	Calibre 2	1/kg
	Calibre 3	1/kg
	Calibre 4	1/kg
Pêssego dourado	Calibre 4	1/kg
Pêssego estrangeiro	–	1/kg
Pêssego joia	Calibre 2	1/kg
	Calibre 3	1/kg
	Calibre 4	1/kg
Pêssego ouro mel	Calibre 2	1/kg
	Calibre 3	1/kg
	Calibre 4	1/kg
Quincã	–	5/cxt
Tangerina murcote	A (8/10 dz)	26/cx m
	B (11/12 dz)	26/cx m
	C (13/15 dz)	26/cx m
Uva Benitaka	–	1/kg
Uva Brasil	Especial	1/kg
	Extra	1/kg
	Extra A	1/kg
Uva Centennial	Extra A	1/kg
Uva estrangeira Thompson	–	1/kg
Uva Isabel	Extra	1/kg
Uva Itália	Especial	1/kg
	Extra	1/kg
	Extra A	1/kg
Uva Niagara	Especial	1/kg
	Extra	1/kg
	Extra A	1/kg
Uva Red Globe	–	1/kg
Uva rubi	Especial	1/kg
	Extra	1/kg
	Extra A	1/kg

(*continua*)

Tabela 4.1 (*Continuação*) Hortifrutigranjeiros.

Produto	Classificação	Unidade/peso
Legumes		
Abóbora japonesa	–	1/kg
Abóbora-moranga	–	1/kg
Abóbora paulista	–	20/sc
Abóbora seca	–	1/kg
Abobrinha brasileira	Extra	20/cx kg
	Extra A	20/cx kg
	Extra AA	20/cx kg
Abobrinha italiana	Extra	20/cx kg
	Extra A	20/cx kg
	Extra AA	20/cx kg
Alcachofra	Graúda	0,25/cb
	Média	0,2/cb
	Miúda	0,1/cb
Batata-doce-amarela	Extra	22/cx kg
	Extra A	22/cx kg
	Extra AA	22/cx kg
Batata-doce rosada	Extra	22/cx kg
	Extra A	22/cx kg
	Extra AA	22/cx kg
Berinjela	Extra	12/cx kg
	Extra A	12/cx kg
	Extra AA	12/cx kg
Berinjela em conserva	Especial	12/cx kg
	Extra	12/cx kg
	Primeira	12/cx kg
Berinjela japonesa	Especial	12/cx kg
	Extra	12/cx kg
	Primeira	12/cx kg
Beterraba	Extra	20/cx kg
	Extra A	20/cx kg
	Extra AA	20/cx kg
Cará	Extra	22/cx kg
	Extra A	22/cx kg
Cenoura	Extra	1/kg
	Extra A	1/kg
	Extra AA	1/kg

(*continua*)

Tabela 4.1 (*Continuação*) Hortifrutigranjeiros.

Produto	Classificação	Unidade/peso
Chuchu	Extra	22/cx kg
	Extra A	22/cx kg
	Extra AA	22/cx kg
Cogumelo (250 g)	–	0,25/pcte
Ervilha-torta	Extra	15/cx kg
	Extra A	15/cx kg
	Extra AA	15/cx kg
Feijão-corado	Especial	14/cx kg
	Extra	14/cx kg
Gengibre	–	16/cx kg
Inhame	Especial	22/cx kg
	Extra	22/cx kg
	Extra A	22/cx kg
Jiló redondo	Extra	16/cx kg
	Extra A	16/cx kg
	Extra AA	16/cx kg
Mandioca	Graúda	23/cx kg
	Média	23/cx kg
	Miúda	23/cx kg
Mandioquinha	Extra A	1/kg
	Extra AA	1/kg
	Extra AAA	1/kg
Maxixe	–	20/cx kg
Pepino caipira	Extra	23/cx kg
	Extra A	23/cx kg
	Extra AA	23/cx kg
Pepino comum	Extra	23/cx kg
	Extra A	23/cx kg
	Extra AA	23/cx kg
Pepino japonês	Extra	24/cx kg
	Extra A	24/cx kg
	Extra AA	24/cx kg
Pimenta cambuci	Extra A	12/cx kg
	Extra AA	12/cx kg
Pimenta-verde americana	Extra	12/cx kg
	Extra A	12/cx kg
	Extra AA	12/cx kg

(*continua*)

Tabela 4.1 (*Continuação*) Hortifrutigranjeiros.

Produto	Classificação	Unidade/peso
Pimenta vermelha	Extra A	12/cx kg
	Extra AA	12/cx kg
Pimentão amarelo	Extra AA	11/cx kg
Pimentão verde	Extra	11/cx kg
	Extra A	11/cx kg
	Extra AA	11/cx kg
Pimentão vermelho	Extra	11/cx kg
	Extra A	11/cx kg
	Extra AA	11/cx kg
Quiabo liso	Extra	17/cx kg
	Extra A	17/cx kg
	Extra AA	17/cx kg
Tomate-caqui	Extra AA	1/kg
Tomate-cereja	Extra AA	1/kg
Tomate maduro	Extra	1/kg
	Extra A	1/kg
	Extra AA	1/kg
Tomate-salada	Extra	1/kg
	Extra A	1/kg
	Extra AA	1/kg
Vagem macarrão curta	Extra	18/cx kg
	Extra A	18/cx kg
	Extra AA	18/cx kg
Diversos		
Alho	Tipo 5	1/kg
	Tipo 6	1/kg
	Tipo 7	1/kg
Alho estrangeiro chinês	–	1/kg
Amendoim com casca	–	25/sc
Amendoim sem casca	–	25/sc
Batata beneficiada comum	1ª/2ª	1/kg
	Especial	1/kg
	Especialzinha	1/kg
Batata beneficiada lisa	Especial	1/kg
Batata comum	Primeira/segunda	1/kg
	Especial	1/kg
	Especialzinha	1/kg

(*continua*)

Tabela 4.1 (*Continuação*) Hortifrutigranjeiros.

Produto	Classificação	Unidade/peso
Canjica	–	1/kg
Cebola-do-estado	Graúda	1/kg
	Média	1/kg
	Miúda	1/kg
cebola roxa	Graúda	1/kg
	Média	1/kg
	Miúda	1/kg
Coco seco	–	20/sc
Milho de pipoca	–	30/sc
Milho de pipoca estrangeiro	–	22,6/sc
Milho-verde em conserva	Especial	20/sc
	Extra	20/sc
	Primeira	20/sc
Ovos brancos	Extra	23/cx
	Extra embalados	2/bd
	Grandes	20/cx
	Grandes embalados	1,8/bd
	Médios	18/cx
	Pequenos	17/cx
Ovos de codorna	–	1/cx
Ovos vermelhos	A	20/cx
	B	18/cx
	Extra	23/cx
Verduras		
Acelga	Especial	12/eng
	Extra	12/eng
	Primeira	12/eng
Agrião	Especial	12/eng
	Extra	12/eng
	Hidropônico	4/eng
	Primeira	12/eng
Alface-americana	Especial	10/eng
	Extra	10/eng
	Primeira	10/eng
Alface-crespa	Especial	7/eng
	Extra	7/eng
	Hidropônica	4/eng
	Primeira	7/eng

(*continua*)

Tabela 4.1 (*Continuação*) Hortifrutigranjeiros.

Produto	Classificação	Unidade/peso
Alface lisa	Especial	8/eng
	Extra	8/eng
	Hidropônica	4/eng
	Primeira	8/eng
Alface-mimosa	Hidropônica	4/eng
Alface-romana	Comum	8/eng
	Hidropônica	4/eng
Alho-poró	Especial	2/dzmc
	Extra	2/dzmc
	Primeira	2/dzmc
Almeirão	Especial	6/dzmc
	Extra	6/dzmc
	Primeira	6/dzmc
Almeirão Pão de Açúcar	Especial	12/dzmc
	Extra	12/dzmc
	Primeira	12/dzmc
Aspargo	–	0,5/mc
Beterraba com folha	Especial	20/eng
	Extra	20/eng
	Primeira	20/eng
Brócolis	Especial	15/dzmc
	Extra	15/dzmc
	Primeira	15/dzmc
Catalônia	–	6/dzmc
Cebolinha	Especial	6/dzmc
	Extra	6/dzmc
	Primeira	6/dzmc
Cenoura com folha	Especial	20/eng
	Extra	20/eng
	Primeira	20/eng
Chicória	–	6/dzmc
Coentro	Especial	6/dzmc
	Extra	6/dzmc
Couve	Primeira	6/dzmc
	Extra	6/dzmc
	Primeira	6/dzmc

(*continua*)

Tabela 4.1 (*Continuação*) Hortifrutigranjeiros.

Produto	Classificação	Unidade/peso
Couve-de-bruxelas	Extra	0,25/pcte
Couve-flor	Especial	8/eng
	Extra	8/eng
	Primeira	8/eng
Erva-doce	Especial	8/dzmc
	Extra	8/dzmc
	Primeira	8/dzmc
Escarola	Especial	8/eng
	Extra	8/eng
	Hidropônica	4/eng
	Primeira	8/eng
Espinafre	Especial	6/dzmc
	Extra	6/dzmc
	Primeira	6/dzmc
Gobo	Extra	1/mc
Hortelã	–	0,3/mc
Louro	–	0,5/mc
Manjericão	–	0,25/mc
Moyashi	–	0,5/pcte
Mostarda	–	6/dzmc
Nabo	Especial	3/mc
	Extra	3/mc
Orégano	Comum	0,22/mc
Rabanete	Especial	10/dzmc
	Extra	10/dzmc
	Primeira	10/dzmc
Repolho liso	Extra	25/eng
Repolho roxo	Extra	25/eng
Rúcula	Comum	6/dzmc
	Hidropônica	5/eng
Salsa	–	2,5/mc
Salsão branco/verde	Especial	10/dzmc
	Extra	10/dzmc
	Primeira	10/dzmc

(*continua*)

Tabela 4.1 (*Continuação*) Hortifrutigranjeiros.

Produto	Classificação	Unidade/peso
Pescados		
Abrótea	Grande	1/kg
	Média	1/kg
	Pequena	1/kg
Anchovas	Grande	1/kg
Atum	Grande	1/kg
	Médio	1/kg
	Pequeno	1/kg
Bagre de água salgada	–	1/kg
Betarra	–	1/kg
Bonito	–	1/kg
Cação	Grande	1/kg
Cação-raia	–	1/kg
Camarão-ferro	Segunda	1/kg
	Terceira	1/kg
Cascote	–	1/kg
Corvina	Grande	1/kg
	Média	1/kg
	Pequena	1/kg
Dourado	Grande	1/kg
Espada	Grande	1/kg
	Médio	1/kg
Lula congelada	Primeira	1/kg
	Segunda	1/kg
	Terceira	1/kg
Manjuba	–	1/kg
Merluza	–	1/kg
Mexilhão	–	1/kg
Mistura	–	1/kg
Namorado	Grande	1/kg
	Médio	1/kg
Olhete	–	1/kg
Olho-de-boi	–	1/kg
Pacu	–	1/kg
Pescada	Grande	1/kg
	Média	1/kg
	Pequena	1/kg

(*continua*)

Capítulo 4 • Lista de Especificações para Compra de Gêneros e Materiais **57**

Tabela 4.1 (*Continuação*) Hortifrutigranjeiros.

Produto	Classificação	Unidade/peso
Pescada-amarela	–	1/kg
Pescada-goete	Grande	1/kg
	Média	1/kg
	Pequena	1/kg
Pescada maria-mole	Grande	1/kg
	Média	1/kg
Pescada tortinha	–	1/kg
Pintado	–	1/kg
Polvo	Grande	1/kg
	Médio	1/kg
Robalo	–	1/kg
Salmão	Grande	1/kg
Sardinha fresca	Grande	1/kg
Tainha	Grande	1/kg
	Pequena	1/kg
Tilápia	–	1/kg
Traíra	Pequeno	1/kg

1/kg = venda por quilograma; /bd = por balde; /cb = por cabeça; /cem = 100 unidades; cumb = cumbuca; /cx = por caixa; /cx kg = caixa/quilo; /cx m = por caixa de mercado; /cxt = por caixeta; /dzmc = por dúzia de maço; /eng = por engradado; /mc = por maço; /pcte = por pacote; /sc = por saco. Fonte: www.ceagesp.gov.br.

Tabela 4.2 Descartáveis.

Produto	Unidade/peso
Bobina plástica – 40 cm	Rolo de 13 kg
Bobina plástica – 60 cm	Rolo de 20 kg
Copo para água – 200 mℓ	Cx 2.500 un
	Cx 3.000 un
Copo para água – 300 mℓ	Cx 2.000 un
Copo para café – 50 mℓ	Cx 5.000 un
Copo para sobremesa – 110 mℓ	Cx 2.000 un
Dedeira enrolada	Pcte 100 un
Espeto para churrasco – 25 cm	Pcte 100 un
Embalagem de alumínio (redonda n. 7, 8 e 9)	Cx 400 un
Filtro de papel	Cx
Forminhas de papel n. 0, 1 e 2	Cx 1.000 un
Guardanapo 14 × 14	Cx 2.000 un
	Cx 3.000 un

(*continua*)

Tabela 4.2 (*Continuação*) Descartáveis.

Produto	Unidade/peso
Guardanapo 24 × 24	Cx 5.000 un
Guardanapo 33 × 33	Cx 3.000 un
Luva descartável	Pcte 100 un
Máscara	Pcte 100 un
Palito roliço	Pcte 1 kg
	Cx 5.000 un
Pano de limpeza leve	Rolo de 300 m
Pano de limpeza pesada	Rolo de 300 m
Papel alumínio	Cx
Rede preta para cabelo	Dz
Resinite esticável – 40 cm	Rolo 13 kg
Resinite esticável – 60 cm	Rolo 20 kg
Saco para lixo	Pcte 100 un
Saco para talher 7 × 24 × 0,05	Pcte 1.000 un
Toalha de papel interfolha 23 × 27 cm	4 pctes 250 fl

Cx: caixa; fl: folhas; pcte: pacote; un: unidade.

Tabela 4.3 Estocáveis ou semiperecíveis.

Produto	Unidade/peso
Abacaxi em calda	Cx 12 la (400 g)
	Cx 24 la (400 g)
Açúcar cristal	Fd 10 (1 kg)
	Fd 6 (5 kg)
	Fd 15 (2 kg)
Açúcar Glaçúcar	Cx 20 (500 g)
Açúcar refinado (sachê)	Cx 336 (6 g)
Adoçante em gotas	Cx 12 fr (100 mℓ)
Adoçante em pó	Cx 12 pc (50 env)
Adoçante em pó a granel	Cx 1.000 env
Água de coco	Cx 24 fr (200 mℓ)
Aguardente	1 ℓ
	970 mℓ
	920 mℓ
Alcaparra	Cx 24 vd (65 g)
	Cx 24 vd (120 g)
	Bd 2,5 kg
	Bd 2 kg

(*continua*)

Tabela 4.3 (*Continuação*) Estocáveis ou semiperecíveis.

Produto	Unidade/peso
Alho em pedaço	Bd 5 kg
Alho em pó	Pote 500 g
Alho puro	Bd 4 kg
Ameixa em calda	La 500 g
Ameixa seca	La 400 g
	La 3,5 kg
Amendoim	kg
Arroz	Fd 6 (5 kg)
	Sc 60 kg
	Fd 15 (2 kg)
	Fd 30 (1 kg)
Atum	La 320 g
	La 1,8 kg
	Cx 24 la (170 g)
	Cx 24 la (460 g)
Atum *light*	Cx 24 la (130 g)
Aveia	Pcte 200 g
	Cx 24 (500 g)
	Cx 24 (250 g)
Azeite de dendê	Vd 100 mℓ
	Vd 180 mℓ
	Vd 200 mℓ
	Fr 1 ℓ
Azeite de oliva	La 200 mℓ
	La 500 mℓ
	Vd 250 mℓ
Azeitona verde/preta	Vd 500 g
	Vd 1 kg
	Bd 2,5 kg
	Bd 5 kg
	Bd 10 kg
	Bd 15 kg
Batata em flocos	Saca 20 kg
Batata para purê	Pcte 400 g
Biscoito/bolacha	Cx 6 kg
	Cx 40 (200 g)
Biscoito champanhe	Cx 24 (180 g)

(*continua*)

Tabela 4.3 (*Continuação*) Estocáveis ou semiperecíveis.

Produto	Unidade/peso
Café em pó	kg
	Fd 10 (500 g)
	Fd 20 (250 g)
Caldo de carne/galinha	Pcte 1 kg
	Cx 2 (500 g)
	Cx 24 (23 g)
Canela	Pcte 250 g
	Pcte 500 g
	1 kg
Canjica	kg
	Pcte 5 kg
Ketchup	Vd 400 g
	Vd 800 g
	Fr 1,59 kg
	La 3,3 kg
	Fr 3,8 kg
	La 4 kg
	PET 397 g
Champignon	Bd 3 kg
	1,1 kg
	Cx 24 (70 g)
Chá	Pcte 200 g
Chocolate granulado	Pcte 1 kg
Chocolate em pó	Pcte 1 kg
	Pcte 2 kg
	Cx 4 (500 g)
	Saca 25 kg
Coco	Pcte 1 kg
	Cx 24 (100 g)
	Cx 50 (50 g)
	Pcte 2 kg
Colorau	Pcte 1 kg
Cominho	Pcte 1 kg
Cravo	Pcte 200 g
	Pcte 500 g
Creme de leite	La 300 g

(*continua*)

Tabela 4.3 (*Continuação*) Estocáveis ou semiperecíveis.

Produto	Unidade/peso
Doce de lata	La 5 kg
	La 10 kg
	La 20 kg
Doce de leite	La 10 kg
Ervilha em conserva	La 200 g
	La 500 g
	La 2 kg
Ervilha partida	kg
	Pcte 5 kg
	Pcte 2 kg
	Cx 12 (500 g)
Ervilha seca	kg
Essência de baunilha	1 ℓ
	Cx 12 fr (30 g)
	900 mℓ
Extrato de tomate	La 860 g
	Tetra Pak 1,1 kg
	La 3 kg
	La 3,25 g
	La 4 kg
	La 4,1 kg
Farinha de mandioca	kg
	Pctes 5 kg
	Sc
	24 pctes (500 g)
Farinha de milho	kg
	Sc
	Pcte 2 kg
	12 pctes (500 g)
Farinha de rosca	Pcte 5 kg
	Pcte 10 kg
	24 pctes (500 g)
Farinha de trigo	Fd 10 (1 kg)
	Sc 50 kg
Feijão-branco	kg
	Pcte 5 kg

(*continua*)

Tabela 4.3 (*Continuação*) Estocáveis ou semiperecíveis.

Produto	Unidade/peso
Feijão-carioca	Sc 60 kg
	Fd 30 (1 kg)
Feijão-preto	kg
	Fd 30 (1 kg)
Fermento em pó	La 100 g
	La 250 g
Fubá	kg
	Pctes 5 kg
	Sc 50 kg
	24 pctes (500 g)
Fundo de alcachofra em conserva	Vd 1,55 kg
Gelatina em folha	72 × 6 g branca
	24 × 6 g vermelha
Gelatina sem sabor	Cx 48 (24 g)
Goiabada	La 4 kg
	Cx 7 kg
	Cx 7,2 kg
	24 pctes (600 g)
	24 pctes (700 g)
Gordura vegetal	500 g
	La 16,4 kg
	Bd 4,7 kg
Grão-de-bico	kg
	Pcte 2 kg
	Pcte 5 kg
Groselha	1 ℓ
Leite condensado	La 395 g
	La 2,6 kg
	Bag 5 kg
Leite condensado *stick*	Cx 24 (210 g)
Leite de coco	Vd 500 mℓ
	Cx 12 (500 mℓ)
	Cx 24 (200 mℓ)
Leite em pó	Pcte 1 kg
Lentilha	kg
	Pcte 5 kg
	Pcte 2 kg

(*continua*)

Tabela 4.3 (*Continuação*) Estocáveis ou semiperecíveis.

Produto	Unidade/peso
Macarrão	kg
Maionese	Vd 500 g
	Vd 1 kg
	Bd 2 kg
	Cx 24 (250 g)
	Bd 3 kg
	Bag 3 kg
Maionese (sachê)	Cx 300 (8 g)
Maisena	Pcte 1 kg
	Cx 4 pctes (5 kg)
	Cx 40 pctes (500 g)
	Cx 50 pctes (200 g)
	Sc 2 kg
	Pcte 5 kg
Margarina	Pote 500 g
	Pote 1 kg
	Pote 5,5 kg
	La 16,4 kg
Milho mini	24 la (200 g)
	La 1,8 kg
Milho-verde	La 200 g
	La 2 kg
Molho de pimenta	Vd 100 mℓ
	Vd 150 mℓ
	Fr 750 mℓ
	Fr 1 ℓ
Molho de tomate	Tetra Pak 1,06 kg
	La 3,1 kg
Molho inglês	Vd 150 mℓ
	Fr 750 mℓ
	Fr 1 ℓ
Molho para salada	Fr 236 mℓ
	Fr 1,42 ℓ
Molho *shoyu*	Fr 750 mℓ
	Fr 900 mℓ
	Fr 1 ℓ
	Vd 150 mℓ

(*continua*)

Tabela 4.3 (*Continuação*) Estocáveis ou semiperecíveis.

Produto	Unidade/peso
Mostarda	Fr 200 g
	PET 200 g
	Fr 750 g
	Fr 1 ℓ
	Fr 1,51 kg
	La 3,3 kg
	Fr 4 kg
Mostarda em sachê	Cx 300 (7 g)
Óleo de soja/milho	La 900 mℓ
	La 18 ℓ
Orégano	Pcte 250 g
	Pcte 200 g
	Pcte 500 g
Palmito	La 400 g
	La/vd 500 g
	Vd 1 kg
	Vd 1,8 kg
Picles	Vd 500 g
	Vd 1 kg
	Bd 2,5 kg
	La 150 kg
Pimenta-do-reino	Pcte 1 kg
Pó para gelatina	Pcte 1 kg
	Cx 36 (85 g)
Pó para maria-mole	1 kg
Pó para pudim	Pcte 1 kg
Purê de cebola	Bd 4 kg
Sagu de mandioca	kg
	Pcte 5 kg
Sal	kg
	Fd 30 (1 kg)
Sal em sachê	Cx 2.000 (1 g)
Sardinha	La 250 g
	Cx 48 (250 g)
	Cx 54 (130 g)
	Cx 12 (425 g)

(*continua*)

Capítulo 4 • Lista de Especificações para Compra de Gêneros e Materiais   **65**

Tabela 4.3 (*Continuação*) Estocáveis ou semiperecíveis.

Produto	Unidade/peso
Seleta de legumes em conserva	La 200 g
	La 2 kg
Soja em grão	kg
	Pcte 5 kg
Tempero completo	Pcte 1 kg
Trigo para quibe	kg
	12 pctes (500 g)
	Pcte 5 kg
Uva-passa	kg
	Pcte 10 kg
Vinagre	Cx 12 fr (750 mℓ)
	Bb 5 ℓ
	Bb 20 ℓ
Vinagre balsâmico	Fr 250 mℓ
	Fr 500 mℓ
Vinho	Gfão 5 ℓ

Bag: bolsa; bb: bombona; bd: balde; cx: caixa; env: envelope; fd: fardo; fr: frasco; gfão: garrafão; la: lata; pcte: pacote; PET: embalagens de polietileno tereftalato; sc: saco; vd: vidro.

Tabela 4.4 Insumos descartáveis.

Produto	Unidade
Touca descartável azul overlocada 20 g	Pct com 100 unidades
Avental descartável manga longa 30 g	Pct com 10 unidades
Luva plástica descartável (para manipulação de alimentos)	Pct com 100 unidades
Copo de isopor descartável	Cx com 1.000 unidades
Tampa para copo isopor descartável	Cx com 1.000 unidades
Copo de acrílico descartável	Cx com 1.000 unidades
Tampa para copo de acrílico descartável	Cx com 1.000 unidades
Embalagem plástica para salada descartável retangular (conjunto fundo e tampa)	Cx com 500 conjuntos
Fundo sopeira descartável 350 mℓ	Cx com 400 unidades
Fundo sopeira pediátrica descartável 350 mℓ	Cx com 200 unidades
Tampa para fundo sopeira descartável 350 mℓ	Cx com 400 unidades
Prato descartável oval 3 divisórias para porcionamento de refeição de paciente	Cx com 200 unidades
Cloche prato descartável oval 3 divisórias	Cx com 200 unidades
Prato descartável pediátrico 3 divisórias para porcionamento de refeição da pediatria	Cx com 400 unidades

(continua)

Tabela 4.4 (*Continuação*) Insumos descartáveis.

Produto	Unidade
Cloche descartável oval para prato de louça	Cx com 150 unidades
Doceira descartável quadrada (conjunto fundo e tampa)	Cx com 600 conjuntos
Tampa colorida para doceira descartável (em geral, utilizada para diabéticos)	Cx com 600 unidades
Pote descartável 200 mℓ (conjunto fundo e tampa) para porcionamento de feijão	Cx com 500 unidades
Papel para forro de bandeja 44 $\times$ 33 cm (jogo americano descartável)	Pct com 500 unidades
Copo transparente descartável 200 mℓ	Cx com 2.500 unidades
Guardanapo folha dupla 24 $\times$ 24 cm	Cx com 80 pcts
Saco plástico descartável para talher 10 $\times$ 23 cm	Pct com 100 unidades
Garfo de mesa plástico resistente descartável	Cx com 1.000 unidades
Faca de mesa plástica resistente descartável	Cx com 1.000 unidades
Colher de mesa plástica resistente descartável	Cx com 1.000 unidades
Faca de sobremesa plástica descartável	Cx com 1.000 unidades
Colher de sobremesa plástica descartável	Cx com 1.000 unidades
Frasco descartável para dieta enteral 500 mℓ	Cx com 100 unidades
Saco de lixo preto 200 mℓ	Fd com 100 unidades
Saco de lixo vermelho 200 mℓ	Fd com 100 unidades
Saco de lixo azul 200 mℓ	Fd com 100 unidades
Saco de lixo verde 200 mℓ	Fd com 100 unidades
Saco de lixo amarelo 200 mℓ	Fd com 100 unidades

Cx: caixa; fd: fardo; pct: pacote.

Tabela 4.5 Fórmulas lácteas infantis.

Produto	Unidade (lata)
Fórmula de aminoácidos livres para situação metabólica especial para distúrbios da digestão e/ou absorção de nutrientes e alergias alimentares	400 g
Fórmula infantil com ferro para lactentes de 0 a 6 meses	400 g
Fórmula infantil com ferro para lactentes a partir de 6 meses	400 g
Fórmula infantil com ferro à base de proteína isolada de soja para lactentes	400 g
Fórmula infantil sem lactose para lactentes	400 g
Fórmula infantil antirrefluxo com ferro para lactentes	400 g
Fórmula infantil para portadores de alergia às proteínas do leite de vaca e de soja	400 g

SUPLEMENTOS LÍQUIDOS POR VIA ORAL

A introdução de suplementos por via oral pode melhorar a oferta de nutrientes que fica comprometida com a redução do consumo de alimentos. Suplementos ofertam energia, proteína, vitaminas e outros nutrientes, podendo ser um bom método para alcançar as necessidades nutricionais e, assim, manter ou até mesmo recuperar o estado nutricional.

Em geral, consome-se o suplemento entre as refeições ou misturado nas preparações (sopas, purês, sobremesas) das grandes refeições, como almoço ou jantar.

Há suplementos utilizados em dietas específicas:

- Dieta enteral sistema fechado: para pacientes que se alimentam por sonda nasogástrica e não têm complicação no sistema gastrintestinal
- Dieta enteral sistema aberto
- Engrossantes para leites: em geral, utilizados para aumentar o valor calórico das fórmulas infantis
- Espessantes: utilizados para melhorar e/ou corrigir a consistência dos alimentos pastosos (para pacientes com disfagia e/ou outros problemas associados à deglutição).

Na Tabela 4.6, são apresentadas as quantidades e o tipo de embalagem de alguns suplementos.

Tabela 4.6 Suplementos líquidos.

Produto	Unidade
Suplemento hipercalórico	Unidade com 200 mℓ
Suplemento com baixo índice glicêmico com fibras solúveis	Unidade com 200 mℓ
Suplemento hiperproteico enriquecido com arginina	Unidade com 200 mℓ
Suplemento hiperproteico hipercalórico enriquecido com ácidos graxos ômega-3, antioxidantes e fibras, sem glúten e sem lactose para tratamento oncológico	Unidade com 125 mℓ
Suplemento para doença pulmonar obstrutiva crônica e enfisema pulmonar	Unidade com 125 mℓ
Suplemento emulsão de lipídios	Unidade com 200 mℓ
Módulo de triglicerídios de cadeia média	Unidade com 250 mℓ
Suplemento alimentar indicado para crianças de 1 a 10 anos de idade	Lata com 400 g
Módulo com *mix* de fibras solúveis e *Lactobacillus reuteri*	Cx com 10 env (5 g)
Módulo de probiótico com *Lactobacillus paracasei* e *Bifidobacterium lactis*	Cx com 10 env (1 g)
Módulo de minerais	Cx com 10 env (10 g)
Módulo de glutamina	Cx com 10 env (10 g)
Módulo de vitaminas	Cx com 10 env (10 g)
Módulo de proteína	Lata com 250 g
Suplemento de nutrientes para leite materno para recém-nascidos de alto risco	Cx com 70 env (1 g)
Suplemento para situações metabólicas especiais para condições de imunossupressão e/ou distúrbios da função gastrintestinal	Envelope com 76 g
Suplemento para recuperar ou manter estado nutricional de adultos e idosos com baixa ingestão alimentar	Lata com 325 g

(continua)

Tabela 4.6 (*Continuação*) Suplementos líquidos.

Produto	Unidade
Suplemento para situações metabólicas especiais para doença de Crohn	Lata com 400 g
Maltodextrina	Lata com 550 g
Oligossacarídios	Lata com 400 g
Dieta com *mix* de fibras para crianças de 1 a 6 anos de idade*	Unidade com 500 mℓ
Dieta à base de peptídios para situações metabólicas especiais*	Unidade com 1.000 mℓ
Dieta normocalórica*	Unidade com 1.000 mℓ
Dieta normocalórica com *mix* de fibras*	Unidade com 1.000 mℓ
Dieta hipercalórica*	Unidade com 1.000 mℓ
Dieta hiperproteica*	Unidade com 1.000 mℓ
Dieta hiperproteica com *mix* de fibras*	Unidade com 1.000 mℓ
Dieta hiperproteica com arginina*	Unidade com 1.000 mℓ
Dieta para situações metabólicas específicas para síndrome da angústia respiratória aguda*	Unidade com 500 mℓ
Dieta para estados de tolerância anormal à glicose, diabetes tipo 1 e 2 e hiperglicemia induzida para estresse*	Unidade com 1.000 mℓ
Dieta de osmolaridade reduzida e hiperproteica*	Unidade com 1.000 mℓ
Dieta para distúrbios da função hepática**	Envelope com 90 g
Dieta para distúrbios da função renal**	Envelope com 90 g
Dieta para lactentes para promover recuperação nutricional e aceleração do crescimento**	Unidade com 100 mℓ
Engrossante para leites e mingaus com cereais***	Lata com 400 g
Engrossante para leites e mingaus com farinha de trigo***	Lata com 400 g
Engrossante para leites e mingaus com farinha de aveia***	Lata com 250 g
Engrossante para leites e mingaus com amido de milho***	Lata com 250 g
Espessante e gelificante para alimentos	Lata com 125 g

Cx: caixa; env: envelope.
*Suplemento utilizado para dieta enteral sistema fechado.
**Suplemento utilizado para dieta enteral sistema aberto.
***Recomenda-se a utilização de 3% do volume total do produto preparado.

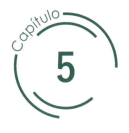

Elaboração da Receita Culinária e Ficha Técnica Padronizada

Sílvia Martinez • Cristina Rebolho da Silva

CRIAÇÃO DE UMA RECEITA OU DO USO CULINÁRIO DE UM ALIMENTO

Toda elaboração de cardápio requer um domínio sobre as receitas que irão compor a lista. Além de embasar a confecção de cardápios dos serviços de alimentação, a elaboração de receitas está presente na cozinha experimental das indústrias de alimentos, sendo o primeiro documento para a criação de um protótipo alimentício feito pela engenharia dos alimentos, além de ser usado como veículo de comunicação na área de *marketing*, no *merchandising* culinário.

No trabalho desenvolvido para a criação ou adaptação de receitas para o uso culinário de alimentos ou produtos alimentícios, torna-se necessário um estudo dos aspectos sociais e culturais da população a que se destina e, consequentemente, da representatividade do alimento ou produto nesse contexto, atendendo às diretrizes do *Guia alimentar para a população brasileira* (Brasil, 2014).

É importante aliar a técnica dietética à gastronomia e à sensibilidade do profissional, seja ele um técnico em nutrição, nutricionista, chefe de cozinha, culinarista ou gastrônomo.

Deve-se iniciar pelo questionamento a respeito da proposta e do alimento estudado:

- Quais objetivos devem ser alcançados?
- O que é?
- Como usar?
- O que representa na culinária regional, nacional e/ou internacional?
- Tal receita se adapta às necessidades da unidade produtora [unidade de alimentação e nutrição/unidade de nutrição e dietética (UAN/UND)]?

A partir de então, definem-se a composição nutricional do alimento base, sua função para o cumprimento dos objetivos do estudo e o hábito de consumo do público determinado. Somente após esse processo observam-se as combinações prováveis entre os alimentos.

A pesquisa culinária de receitas ou das raízes gastronômicas na literatura garante uma abrangência maior de novas técnicas e/ou utilizações do alimento ou produto na base da receita. Após levantar os equipamentos, utensílios e gêneros necessários, é possível esboçar a primeira prova da receita.

O primeiro teste deve garantir o máximo de detalhes para a formação da receita definitiva. Muitas vezes, ao elaborar uma receita, identificam-se a maneira incorreta de manipular os alimentos e a aplicação de técnicas gastronômicas inadequadas que alteram as características sensoriais e nutricionais dos alimentos. No entanto, o acompanhamento de um profissional especializado em todas as etapas pode corrigir tais desvios.

Após a primeira prova, pode-se modificar ou manter a receita, tendo o cuidado de realizar um último teste para efetivamente torná-la padrão. Essa receita-padrão é chamada de ficha técnica de preparo (ou preparação).

FICHA TÉCNICA

Definição

Segundo Abreu *et al.* (2007), receitas padrão são fórmulas desenvolvidas para produzir um item alimentar em quantidade e qualidade especificadas para uso em determinado serviço. Servem como requisito fundamental para o controle operacional de uma unidade produtora, possibilitando determinar o fluxo da operação e auxiliar na análise de perigos e pontos críticos no controle de qualidade, além de controlar custos e mão de obra.

Segundo Teichmann (2009), a ficha técnica aumenta a produtividade da cozinha, pois é um instrumento de treinamento; possibilita checar com exatidão os inventários do estoque e correlacionar a estatística de pratos e porções servidas com consumo; facilita o preparo e a organização necessária; estabelece a rotina da tarefa; mantém o padrão de qualidade dos serviços; e possibilita trabalhar com uma previsão máxima e mínima do estoque, calcular o custo do alimento e controlar o preço praticado.

Sob o ponto de vista gerencial e fiscal, é um documento que abrange vários departamentos e profissionais, devendo ser confeccionado com critério e de comum acordo entre os profissionais envolvidos (nutricionista, engenheiro de alimentos, chefe de cozinha, técnico em nutrição e gerente de alimentos e bebidas).

A ficha técnica deve ser desenvolvida inclusive para receitas habituais, consideradas básicas e de fácil reprodução, como o caso do arroz e feijão. Desse modo, a ficha técnica é uma ferramenta essencial para a gestão da qualidade nas indústrias de alimentos ou nos serviços de alimentação, que possibilita a padronização do produto ou da preparação, o planejamento da produção, o controle de custos e o cálculo do valor nutricional.

Objetivos

1. Padronização do produto ou da preparação:
   - Tornar a receita reproduzível
   - Padronizar a quantidade de matéria-prima a ser utilizada, assim como as etapas e os métodos de preparo
   - Uniformizar a apresentação por meio de registros fotográficos
   - Treinar funcionários para reproduzir produtos padronizados
   - Manter as características sensoriais, mesmo sendo executadas por pessoas diferentes
   - Contribuir para os processos de qualidade dos produtos e serviços
   - Garantir a qualidade do produto final.

2. Planejamento da produção:
   - Otimizar tempo e diminuir falhas no processo produtivo
   - Realizar a projeção de compras e especificação de matérias-primas
   - Prover equipamentos e utensílios
   - Planejar o volume de produção a fim de minimizar desperdícios que elevam o custo
   - Racionalizar as atividades e estabelecer fluxos dos processos de produção
   - Elaborar cardápios, evitando a monotonia de preparações.
3. Controle de custos:
   - Controlar a quantidade de alimentos estocados
   - Calcular e gerenciar custos dos gêneros alimentícios
   - Reduzir o capital empatado no estoque.
4. Cálculo do valor nutricional:
   - Atender os parâmetros nutricionais recomendados pelo Programa de Alimentação do Trabalhador (PAT) e pelo Programa Nacional de Alimentação Escolar (PNAE)
   - Disponibilizar informações nutricionais ao consumidor nos serviços de alimentação conforme exigências estabelecidas em regulamentos municipais, estaduais e federais
   - Elaborar rotulagem nutricional de produtos alimentícios que serão embalados na ausência do consumidor.

Estrutura

Uma ficha técnica deve ter três partes fundamentais para utilização em qualquer tipo de serviço: nome, ingredientes e modo de preparo.

Nome

Deve representar com clareza o tipo ou a categoria da receita (sopa, guarnição). Não deve ser pouco atrativo, pois o impacto criado pelo nome determina o interesse em saber no que consiste. Por exemplo, "doce belga" (doce feito de gelatina e pudim).

No caso de um nome fictício, deve-se indicar ao lado, entre parênteses, os ingredientes principais que compõem a receita, principalmente na elaboração de cardápios periódicos para a UAN. Por exemplo, "salada mista" (alface, agrião, palmito e tomate).

Ingredientes

Devem ser colocados na ordem de utilização do modo de preparo. Também podem ser enumerados ou classificados. Marcas de produtos podem ser indicadas quando forem imprescindíveis para o sucesso da receita ou quando a intenção for divulgar a marca (*merchandising* culinário).

Os termos pouco conhecidos ou incomuns no idioma português devem ser traduzidos ou explicados ao final da receita. Ingredientes podem ser colocados em medida padrão (p. ex., quilo, grama, mℓ) ou caseira (p. ex., xícara de chá, colher de sopa), dependendo da finalidade da receita. Não devem ser usadas as duas medidas em uma mesma receita, para evitar dificuldade na compreensão ou confusão no uso de medidas padronizadas.

Para a previsão de gêneros em um serviço de alimentação, é necessário considerar as alterações de peso durante o pré-preparo e a cocção. Por essa razão, uma ficha técnica deverá expressar os valores relacionados a peso bruto (PB), peso líquido (PL), fator de correção (FC) e índice de cocção (IC).

Pode-se também indicar os ingredientes *per capita* ou pela quantidade que será usada para produzir cada refeição. Nesse caso, tem-se uma correta avaliação da quantidade de gêneros que deverão ser previstos ou usados para o controle de sobras, caso o número de refeições varie, como é o caso de restaurantes comerciais ou *self-service*.

Modo de preparo

Deve ser descrito com a maior clareza possível, evitando utilizar termos indefiníveis ou pouco conhecidos. Além disso, devem-se seguir os ingredientes indicados, de modo a não deixar nenhum faltando ou sobrando.

Utilizar o mesmo tempo verbal para toda a receita. Por exemplo: "faça" e "mexa", ou "fazer" e "mexer". Iniciar com os procedimentos de pré-preparo, como higienização, dessalga e subdivisão.

É possível elaborar a ficha técnica para receitas com rendimento expresso em número de porções multiplicáveis. Por exemplo, uma receita que renda dez porções, mas que, com uma multiplicação clara, fácil e fidedigna, permita fazer render 100 porções. Vale lembrar que as medidas de ingredientes como açúcar, sal e pimenta podem ser diferentes na multiplicação, já que existem fatores sensoriais que limitam a ação dos mesmos em quantidades diversas, tornando a receita inadequada.

Deve constar no rodapé do modo de preparo:

- Tempo de preparo
- Rendimento e número de porções
- Peso de cada porção
- Medida caseira da porção
- Temperatura ou tipo de chama usada no forno
- Calorias e nutrientes específicos
- Técnica de congelamento ou cocção por micro-ondas ou forno combinado
- Custo
- Sugestão de acompanhamento e decoração ou, em alguns casos, de substituição ou modificação da receita.

O modo de preparo é um dos elementos mais importantes da ficha técnica, pois caracteriza as receitas utilizadas em um serviço temático ou não, além de ajudar a garantir a qualidade dos métodos aplicados.

Os termos que compõem a ficha técnica são:

Peso bruto (PB). Peso do alimento na forma em que é adquirido, com casca, caroço, sementes, talos, ossos, espinha, couro, pele, aparas e sujidades. É utilizado para estabelecer as quantidades de compras de gêneros e cálculo de custo.

Peso líquido (PL). Peso do alimento cru, depois de passar pelo pré-preparo. É utilizado para cálculo do valor nutricional.

Fator de correção (FC). Índice obtido pela relação entre PB e PL que indica as perdas durante o pré-preparo. A qualidade do ingrediente, o tipo de corte empregado no preparo e a habilidade do manipulador influenciam nesse índice. Deve ser empregado na previsão quantitativa de gêneros.

Per capita. Quantidade de alimento cru e limpo para uma pessoa. É obtido pelo PL dividido pelo número de porções, sendo base de cálculo para a prescrição dietética e o cálculo do valor nutricional de uma porção.

Peso cozido (P coz). Peso do alimento cozido, não considerando líquidos para a cocção.

Índice de cocção ou conversão (IC). Relação entre o peso cozido e o peso líquido; reflete a perda ou a absorção de água durante as etapas do preparo. É um índice comumente utilizado para previsão de gêneros como arroz, feijão, macarrão e carnes. O IC de um alimento específico não pode ser obtido em preparações que possuem muitos ingredientes e, portanto, nesse caso, não deverá ser preenchido no rodapé da ficha técnica.

Rendimento. Peso final da preparação, após todas as etapas de preparo.

Porção. Peso do alimento pronto a ser servido para uma pessoa. A porção de referência da preparação é definida pelo serviço de alimentação e adequada às condições nutricionais da população a que se destina.

Não há um modelo único de ficha técnica, visto que ela deve atender às características da preparação e aos objetivos do serviço de alimentação.

A Figura 5.1 apresenta um modelo de ficha técnica que pode ser adaptado para cada tipo de serviço ou atividade. A partir desse modelo, pode-se desenvolver a ficha técnica para gestores de serviços de alimentação comerciais, que será mais simplificada, uma vez que tem por finalidade ser um instrumento de gestão de custos, fundamental para o conceito de engenharia de cardápios e custos.

A Figura 5.2 apresenta um modelo de ficha técnica que destaca a coluna do PB para o cálculo de custo. O custo da preparação é calculado a partir do preço dos produtos pago ao fornecedor. É importante detalhar a embalagem: unidade (pacote, dúzia, caixa, quilo, litro, lata, garrafa, unidade, maço etc.), quantidade (kg ou ℓ) e preço, aspectos que serão abordados em capítulos subsequentes.

Já a Figura 5.3 apresenta um modelo de ficha técnica que destaca a coluna do PL para calcular os valores energético e nutricional para a elaboração da rotulagem obrigatória dos alimentos. Dependendo do objetivo a ser atendido, outros nutrientes poderão serão incluídos nas colunas, como colesterol, cálcio, ferro etc.

Para o cálculo das informações nutricionais, podem ser utilizadas tabelas de composição química de alimentos, bancos de dados de alimentos e laudos de análise físico-química do produto. Segundo a Agência Nacional de Vigilância Sanitária (Anvisa), existem várias tabelas de composição centesimal que podem ser usadas para a elaboração dos cálculos, como a Tabela Brasileira de Composição de Alimentos (TACO e TBCA-USP).

Com os dados de valor energético e de nutrientes do ingrediente, é possível calcular, por regra de três, a proporção destes na porção, como no exemplo a seguir:

- Rendimento da receita: 3.600 g
- Quantidade total de carboidratos na receita: 1.728 g
- Porção do produto: 50 g

3.600 g – 1.728 g de carboidratos
50 g – X g de carboidratos
Quantidade de carboidratos da porção: X = 24 g

Setor: _____

Nome da preparação culinária: _____

Foto

Número ou classificação: _____

Categoria da receita culinária (entrada, sopas, carnes, guarnição, sobremesa, lanche, bebida): _____

Padronização da receita culinária:

Ingredientes	Medida caseira ou medida padronizada	Peso bruto – PB (g)	Peso líquido PL (g)	Fator de correção – FC	*Per capita*	Quantidade para 100 porções	Quantidade por refeição (almoço, jantar, ceia)

Modo de preparo:

1. Colocar...   2.   3.   4.

Equipamentos e utensílios: _____

Preparo em micro-ondas ou forno combinado: _____

Congelamento, decoração e sugestões de acompanhamento: _____

Tempo de preparo		Peso da porção	
Temperatura de cocção		Medida caseira da porção	
Temperatura de armazenamento		Custo total	
IC (se aplicável)		Custo da porção	
Rendimento		Preço de venda	
Nº de porções			

Perfil nutricional:

	Valor energético (kcal)	Carboidratos (g)	Proteínas (g)	Gorduras (g)	Outro(s) nutriente(s)
Preparação					
Porção					

Assinatura do responsável: _____

Figura 5.1 Modelo de ficha técnica.

Setor: _____

Nome da preparação culinária: _____

Foto

Número ou classificação: _____

Categoria da receita culinária (entrada, sopas, carnes, guarnição, sobremesa, lanche, bebida): _____

Ingredientes	Embalagem			Peso bruto (g)	Custo (R$)
	Unidade	Quantidade (kg ou ℓ)	Preço (R$)		
				Total	

Rendimento	Nº de porções	Peso da porção

Custo total (R$)	Custo da porção (R$)	Preço de venda (R$)

Figura 5.2 Modelo de ficha técnica para cálculo de custos.

Os tamanhos das porções estão indicados na Resolução RDC n. 359, de 23 de dezembro de 2003, sobre regulamento técnico de porções de alimentos embalados para fins de rotulagem nutricional, e na Resolução RDC n. 163, de 17 de agosto de 2006, sobre rotulagem nutricional de alimentos embalados.

RECEITUÁRIO PADRÃO

Também chamado de arquivo de receitas, o receituário padrão pode ser dividido por assuntos ou por importância de receitas, facilitando o manuseio e a localização da receita nos arquivos. Atualmente, as receitas podem ser apresentadas em fichas técnicas arquivadas eletronicamente ou ainda fazer parte do Manual de Boas Práticas da UAN como controle operacional das atividades.

Setor: _____

Nome da preparação culinária: _____

Foto

Número ou classificação: _____

Categoria da receita culinária (entrada, sopas, carnes, guarnição, sobremesa, lanche, bebida):_____

Rendimento: _____ g

Porção de referência (Resolução RDC n. 359/2003 ou RDC n. 163/2006): _____ g

Medida caseira (Resolução RDC n. 359/2003 ou RDC n. 163/2006): _____

Ingredientes	Peso líquido (g)	Valor energético (kcal)	Carboidratos (g)	Proteínas (g)	Gorduras totais (g)	Gorduras saturadas (g)	Gorduras trans (g)	Fibra alimentar (g)	Sódio (mg)
Total									

VALOR NUTRICIONAL								
Porção: ___g	kcal	g	g	g	g	g	g	mg

Figura 5.3 Modelo de ficha técnica para cálculo de valor nutricional.

A pictografia é uma forma de comunicação por meio de desenhos, sendo muito usada em embalagens de produtos e receitas divulgadas em campanhas de *marketing* (Figura 5.4). Torna-se um recurso importante na culinária infantil e para orientação na educação nutricional. Por exemplo, para representar tempo de preparo, utiliza-se a figura do relógio; para custo, cifrão.

Capítulo 5 • Elaboração da Receita Culinária e Ficha Técnica Padronizada 77

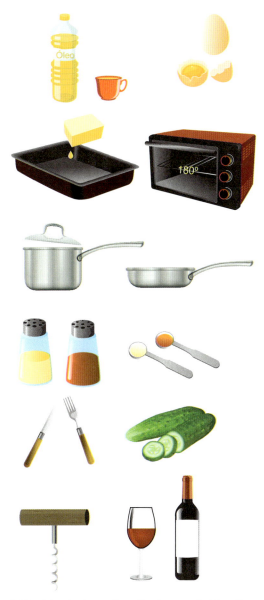

Figura 5.4 Modelos de pictografias utilizadas em culinária e alimentação.

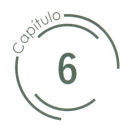

Engenharia de Cardápios

Rosana Benez Martins Freire • Silvia de Fatima Barreto Nogueira

INTRODUÇÃO

Em qualquer unidade de alimentação, comercial ou institucional, o conhecimento dos custos de produção, bem como dos itens e dos preços de venda que podem ser praticados a partir desses custos, é de fundamental importância para o sucesso financeiro do estabelecimento.

Uma ferramenta extremamente útil nesse processo é a engenharia de cardápios, que auxilia o estabelecimento do preço dos itens e das produções do cardápio levando em consideração as particularidades do estabelecimento.

A engenharia de cardápios foi abordada nos EUA por Smith e Kasavanas (1982), que propuseram uma matriz para análise dos custos e preços de venda de restaurantes. No Brasil, Jeolás e Santos (2000) adaptaram o modelo proposto para a realidade nacional. De acordo com Smith e Kasavanas (1982), a engenharia de cardápios é um sistema que tem por base o *marketing* do próprio restaurante, partindo de análises reais para avaliar o comportamento dos preços praticados atualmente e no futuro.

Os mesmos autores esclarecem que o sistema é fundamentado em três pontos principais:

- Demanda: quantidade total de vendas de itens/produções em determinado período
- Análise do *mix* de vendas: produções/itens vendidos pertencentes ao mesmo grupo e sua contribuição no total das vendas
- Margem de contribuição: fator necessário para estipular o preço de venda, lembrando que essa margem de contribuição deve cobrir os custos fixos e variáveis e viabilizar lucro.

O volume de vendas, o conhecimento dos valores obtidos com elas e sua contribuição na cobertura dos custos são necessários para a formação do preço de venda.

O importante é que o produto pode ser classificado de quatro formas (Champanhe, Uva, Pimenta e Abacaxi) a partir de diversos itens que englobam desde a ficha técnica (para obtenção do custo real da preparação) até a margem de contribuição obtida, e com base nessa classificação é que se define a conduta a ser adotada para a referida preparação.

INFORMAÇÕES DE VENDA

A planilha proposta por Jeolás e Santos (2000) e reproduzida na Tabela 6.1 torna possível a visualização completa das informações necessárias sobre as vendas, os custos, a margem de contribuição média (MCM) e a margem de contribuição individual (MCI). Algumas informações necessárias para o preenchimento dos campos podem ser transferidas de outras planilhas de controle utilizadas pelo restaurante.

Ao observar a Tabela 6.1, vê-se que:

- Coluna A: são listadas as preparações oferecidas que podem ou não ser agrupadas por categoria
- Coluna B: registra-se a quantidade de itens/produções do referido produto que foi vendida em determinado período. Essa quantidade permite saber o *mix* de vendas e a participação de cada item na venda total
  - Coluna O: totaliza os itens vendidos no período
- Coluna C: apresenta a participação de cada prato no total das vendas do período (informação que será usada no final para classificação de popularidade da produção)
- Coluna D: apresenta o comportamento de venda do item/produção dentro do próprio grupo. Nesse exemplo, ocorreu a repetição de valores percentuais por se tratar da apresentação de um só grupo
- Coluna E: apresenta o custo real (originário das fichas técnicas) de cada item. De acordo com Jeolás e Santos (2000), "[...] o sistema de engenharia de cardápios simulará o preço de venda por meio do percentual dos custos da mercadoria vendida [...], previamente escolhida pelo gestor". É importante salientar que os referidos autores sugerem a elaboração de uma planilha à parte, onde se faça uma simulação do preço de venda, com base no custo da ficha técnica, Imposto sobre Circulação de Mercadorias e Serviços (ICMS), custo com ICMS e várias simulações para os percentuais de custo de mercadoria vendida (CMV), além de um espaço para levantar e comparar o preço da concorrência. No exemplo apresentado na Tabela 6.1, foram usados percentuais sobre o CMV adicionado ao ICMS que variam de 65 a 125%
- Coluna F: valor simulado conforme o exposto na coluna E
- Coluna G: apresenta o valor da margem de contribuição da produção vendida, conforme a categoria
- Colunas H e J: demonstram o custo total das produções por meio do cálculo da quantidade vendida + custo unitário (coluna B × coluna E) e também o custo total das preparações vendidas por meio do somatório dos valores obtidos na coluna H
- Colunas I e K: apresentam a receita por item e o somatório das receitas com base nos valores propostos para a venda
- Coluna L: apresenta a relação percentual entre as receitas e os custos incorridos
- Colunas M e N: efetiva-se o cálculo da margem de contribuição total, para o qual se pode proceder de duas formas:
  - Subtraindo os valores encontrados na coluna J (custo total) da coluna K (receita total)
  - Multiplicando os valores encontrados na coluna G (margem de contribuição individual) pelo valor encontrado na coluna B (itens vendidos)
- Coluna N: apresenta o somatório das margens de contribuição dos itens
- Colunas O e P: oferecem informações relevantes para que seja executada a análise, pois com base nelas é possível que o administrador determine quanto o cardápio gerou de receita e o lucro por margem

de contribuição parcial, por item e pela margem de contribuição total do cardápio. Para se obter a MCM da coluna P, divide-se a margem de contribuição acumulada (valor oriundo da coluna N) pelo número de itens/produções vendidos (informação originária da coluna O)

- Coluna Q: um conceito introduzido por Jeolás e Santos (2000) é o índice geral de popularidade (IGP), a partir da ideia de que os itens do cardápio não apresentam a mesma vazão. Desse modo, é proposta a seguinte fórmula:

$$\frac{100\%}{\text{Número de itens ou produções do cardápio} \times 70\%}$$

No exemplo da Tabela 6.1, há quatro itens no cardápio: carne de ontem, frango de lá, peixe daqui (lagosta) e carne em tiras. O resultado é registrado na coluna Q e serve como parâmetro de avaliação posterior. Portanto, passam a ser considerados itens de grande popularidade aqueles que apresentam vendas superiores a 70% da média de desempenho do cardápio

- Coluna R: a margem de contribuição é classificada como alta ou baixa mediante a MCM apresentada na coluna P, sendo alta quando superior à margem e baixa quando inferior a esta
- Coluna S: esta coluna permite a classificação da preparação/item de acordo com o índice de popularidade média obtido na coluna Q. Desse modo, se o índice da coluna C for maior que o obtido na coluna Q, pode ser classificado como alto; e se for menor, pode ser classificado como baixo
- Coluna T: possibilita a classificação geral dos itens do cardápio, que se baseará na margem de contribuição e no percentual do *mix* do cardápio. A classificação proposta por Jeolás e Santos (2000) aparece na Tabela 6.2.

As denominações quanto à classificação podem variar (*stars, cow, piper, dog*). Na classificação estabelecida por Jeolás e Santos (2000), os termos foram escolhidos de acordo com os seguintes critérios (Tabela 6.2):

- Champanhe: sucesso total
- Uva: desempenho relacionado com o volume das vendas
- Pimenta: poucas vendas, mas que, quando acontecem, contribuem muito
- Abacaxi: poucas vendas, pouco retorno.

Com base nesses critérios, registra-se na coluna U da Tabela 6.1 a conduta a ser adotada com o item/produção em questão.

IMPORTÂNCIA DA ENGENHARIA DE CARDÁPIOS

No que se refere à engenharia de cardápio, a definição do preço do produto tem cunho científico e padronizado quanto aos procedimentos, mas cada componente é visto de maneira específica, evitando-se "achismos" e cópias de outros estabelecimentos na tomada de decisões que não refletem a realidade do local onde se está trabalhando.

Tabela 6.1 Engenharia de cardápios.

A	B	C	D	E	F	G	H	I	M	R	S	T	U
Descrição do item	Quantidade vendida no período analisado	Percentual no *mix* de venda ou popularidade (B/O%)	Percentual no *mix* do grupo (B/total de venda do grupo)	Custo da mercadoria vendida com ICMS	Preço de venda	Margem de contribuição	Custo total do item (ExB)	Receita total dos itens (FxB)	Margem de contribuição total do item	Categoria da MCI	Categoria do *mix* de vendas	Classificação geral	Ações corretivas
Carne de ontem	420	42%	42%	R$ 2,21	R$ 4,95	R$ 2,74	R$ 928,20	R$ 2.079,00	R$ 1.150,80	Baixa	Alta	Uva	Reformular
Frango de lá	360	36%	36%	R$ 4,50	R$ 8,50	R$ 4,00	R$ 1.620,00	R$ 3.060,00	R$ 1.440,00	Alta	Alta	Champanhe	Manter
Peixe daqui	150	15%	15%	R$ 4,95	R$ 9,50	R$ 4,55	R$ 742,50	R$ 1.425,00	R$ 682,50	Alta	Baixa	Pimenta	Reformular
Carne em tiras	70	7%	7%	R$ 4,00	R$ 6,45	R$ 2,45	R$ 280,00	R$ 451,50	R$ 171,50	Baixa	Baixa	Abacaxi	Substituir

O		J	K	N
Total de vendas (somatória B)		Custo total de itens (somatória H)	Receita total (somatória I)	MC total
1.000		R$ 3.570,70	R$ 7.015,50	R$ 3.444,80

L	P	Q
Potencial dos custos totais	Média da MCI (N/O)	IGP total de itens
50%	R$ 3,44	17,50%

ICMS: Imposto sobre Circulação de Mercadorias e Serviços; IGP: índice geral de popularidade; MCI: margem de contribuição individual.

Fonte: Jeolás e Santos (2000).

Tabela 6.2 Classificação de acordo com o percentual do *mix* do cardápio.

Margem de contribuição	Percentual do *mix* do cardápio	Classificação
Alta	Alto	Champanhe
Baixa	Alto	Uva
Alta	Baixo	Pimenta
Baixa	Baixo	Abacaxi

Fonte: Jeolás e Santos (2000).

O resultado da classificação final é uma ferramenta importante para a tomada de decisões, as quais podem ir da reformulação da receita da preparação (ficha técnica atualizada é indispensável para o processo) até promoções que aumentem a venda de determinados produtos ou a exclusão do item do cardápio.

Em unidades de alimentação e nutrição (UAN) que ofereçem prato do *chef* e/ou *grill*, esse instrumento deve ser usado para auxiliar na definição mais acurada do preço de venda.

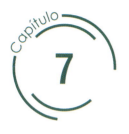

Interface dos Cardápios com Equipamentos e Projetos Arquitetônicos

Silvia de Fatima Barreto Nogueira • Rosana Benez Martins Freire

RELAÇÃO ENTRE PLANEJAMENTO DE CARDÁPIOS E RECURSOS FÍSICOS

Segundo o dicionário *Houaiss*, interface "é o elemento que proporciona uma ligação física ou lógica entre dois sistemas ou partes de um sistema que não poderiam ser conectados diretamente". Desse modo, o termo *interface* pode ser aplicado em várias situações, inclusive na administração de restaurantes.

É cada vez mais importante para quem pensa em administrar uma unidade de alimentação e nutrição (UAN) avaliar de maneira adequada a relação entre planejamento de cardápios e recursos físicos disponíveis. Isso está ligado diretamente ao planejamento da área da cozinha, uma preocupação constante dos profissionais da área.

Em grandes centros urbanos, os espaços disponíveis para empresas estão cada vez mais onerosos, comprometendo uma parcela importante do investimento, e, muitas vezes, a prioridade no momento da concepção do projeto é dada à atividade fim da empresa, e não aos serviços de apoio aos funcionários.

Portanto, os profissionais envolvidos com as UAN devem ter clareza do que é necessário à unidade em termos de equipamentos, para atender ao cardápio e aos funcionários da futura UAN, prezando por espaços condizentes com essas necessidades.

Diversos fatores afetam o planejamento da UAN e devem ser considerados durante o processo. Quando se pensa nos cardápios a serem oferecidos nas UAN, dá-se conta da variedade de preparações que os compõem e de quanto essas preparações dependem de um projeto eficaz e dos recursos materiais para serem executadas de modo adequado.

A Tabela 7.1 apresenta um exemplo de cardápio de padrão intermediário, a partir do qual é possível verificar preparações na semana que podem ser realizadas no mesmo equipamento, como as torradas de alho, o lombo assado, os minipães de queijo, a torta de limão, o frango assado, as minitorradas e o bife à parmegiana (finalização). Nesses casos, é de fundamental importância para a UAN que, no planejamento do espaço físico, se considere a instalação de um forno para a realização dessas preparações. A questão passa a ser, então, qual o tipo de forno mais indicado – convencional ou combinado – e onde deverá estar disposto, uma vez que diferentes setores poderão usá-lo.

Forno a vapor combinado

Multifuncional, esse tipo de forno possibilita gratinar, fritar, grelhas, assar e cozinhar. Ideal para assar carnes com rapidez, também é fácil de limpar.

As preparações demonstradas na Tabela 7.1 que classicamente são assadas não necessitam de outro equipamento que não seja o forno convencional (normalmente com três câmaras e que trabalha com calor seco exclusivamente, podendo usar como fonte energia o gás ou a eletricidade).

Em contrapartida, ao se pensar em um equipamento que realize essas preparações, mas que também possa servir para outras considerando ainda o mesmo cardápio (rolê de frango ao sugo, jardineira de legumes, rabada ao sugo, *penne* ao *pesto*), pode-se considerar mais indicado o **forno a vapor combinado**, uma vez que ele executa preparações que usam o calor seco e o calor úmido (levando em conta também o preparo de arroz e feijão).

A decisão sobre a aquisição do equipamento não se restringe só aos tipos de produções que ele pode executar, mas também ao volume a ser executado, o espaço que ocupa e a verba disponível.

No caso do cardápio da Tabela 7.1, há preparações de prato principal, guarnição, sobremesa e entrada que poderiam ser realizadas pelo forno a vapor combinado; portanto, a disponibilidade do utensílio é interessante tanto na ilha de cocção quanto no setor de sobremesas, além da execução das entradas. Como o cardápio proposto trabalha com dois tipos de sobremesa (fruta e doce), pode-se considerar a não realização de sobremesa confeitada, tornando o equipamento 100% adequado à demanda.

Conforme comentado anteriormente, a localização da UAN faz parte do orçamento e influencia o planejamento do espaço. Desse modo, equipamentos multifuncionais são mais indicados para áreas menores. Por outro lado, se houver maior disponibilidade de espaço para uma UAN mais ampla, as preparações citadas anteriormente também poderiam ser realizadas em mais de um equipamento, como indica a Tabela 7.2.

Deve-se lembrar de que a distinção entre o caldeirão americano e o caldeirão autoclavado se dá pelo modo de fechamento (presença ou não de pressão no interior do equipamento) e pela velocidade de cocção – o autoclavado é mais rápido.

Se o volume de refeições for pequeno, é possível que um fogão com chapa bifeteira acoplável e um forno convencional deem conta das preparações.

PRÉ-PREPARO

Quando se observam as guarnições oferecidas, verifica-se que em mais de um caso há necessidade de um corte específico do alimento usado (p. ex., batatas à francesa, couve à mineira e jardineira de legumes). No caso de batatas e legumes, é necessário descascá-los primeiro, atividade para a qual se recomenda um descascador de legumes que tenha caixa de decantação, de modo a reduzir o risco de entupimentos na rede de esgoto da unidade. Algumas observações se fazem necessárias sobre este equipamento:

- Deve ser colocado ao lado de uma cuba, de modo que a saída dos alimentos ocorra diretamente no local para a lavagem
- São necessárias uma instalação elétrica e uma instalação hidráulica, sem as quais não é possível que o funcionamento ocorra de modo adequado.

Tabela 7.1 Exemplo de cardápio | Padrão intermediário.

Primeira semana	Segunda-feira	Terça-feira	Quarta-feira	Quinta-feira	Sexta-feira
Entrada	Torradas de alho; escarola com cebola	Minipão de queijo; palmito com tomate	Patê de atum com minitorradas	Fundo de alcachofra em conserva; salada mista verde (agrião, rúcula e alface- crespa)	Folhados com gergelim; alface mimosa com cebola e pimentão vermelho
Prato principal	Filé-mignon grelhado ao molho rôti	Lombo assado ao molho agridoce	Bife à parmegiana	Rabada ao molho sugo	Linguado ao molho de alcaparras e cogumelo
Opção	Rolé de frango ao sugo	Espeto de alcatra com pimentão e cebola	Frango assado	Bife fricandole	Panqueca de carne ao sugo
Guarnição	Batatas à francesa coradas	Couve à mineira	Jardineira de legumes (cenoura, chuchu e vagem)	*Penne* ao pesto	Brócolis ao alho e óleo
Prato básico	Arroz + feijão	Arroz + feijão-preto	Arroz + feijão	Arroz + feijão	Arroz à grega + feijão
Sobremesa	Mamão em fatias	Salada de frutas	Manga fatiada	Melancia	Uvas rosadas
Opção de sobremesa	Pudim de leite	Torta de limão	Manjar com calda de ameixa	Sorvete crocante	Musse de maracujá
Complementos	Suco de acerola	Suco de laranja	Suco de morango	Limonada	Suco de goiaba

Segunda semana	Segunda-feira	Terça-feira	Quarta-feira	Quinta-feira	Sexta-feira
Entrada	*Minicroissant*; alface-crespa com beterraba ralada	Canapés com patê de cebola; escarola com tomate-caqui	Salpicão de frios; agrião com moyashi	Tomate seco; alface roxa com pepino	Minipizza de muçarela; almeirão com milho
Prato principal	Contrafilé grelhado	Coxa e sobrecoxa de frango crocante	Lagarto recheado com linguiça ao molho ferrugem	Filé de pescada à dorê	Pernil assado ao molho mostarda
Opção	Omelete de ervas finas	Canelone de presunto e queijo com molho ao sugo	Iscas de fígado	Bife de caçarola	Hambúrguer à Camões
Guarnição	Couve-flor gratinada	Ervilha-torta	Batatas coradas	Cenoura Vicki	Farofa
Prato básico	Arroz + feijão	Arroz + feijão-preto	Arroz + feijão	Arroz verde (com ervas) + feijão	Arroz + feijão
Sobremesa	Kiwi	Mamão papaia	Maçã verde	Ameixa vermelha	Abacaxi
Opção de sobremesa	Quindim	Goiaba em calda	Torteleta de morangos	Cocada branca	Mosaico de gelatina
Complementos	Suco de uva	Mate gelado	Suco de caju	Suco de melão	Suco de acerola

Tabela 7.2 Relação entre preparações apresentadas e equipamentos usados para cocção.

Preparação	Equipamento
Torradas de alho	Forno convencional
Minipão de queijo	Forno convencional
Minitorradas	Forno convencional
Lombo assado	Forno convencional
Frango assado	Forno convencional
Bife à parmegiana	Salamandra (só para finalização)
Torta de limão	Forno convencional
Rolê de frango ao sugo	Fogão ou caldeirão tipo americano
Jardineira de legumes	Caldeirão tipo americano/fogão
Rabada ao sugo	Caldeirão autoclavado/fogão
Penne ao pesto	Fogão ou caldeirão tipo americano

O setor de pré-preparo de vegetais também pode exigir algum equipamento de corte que facilite e agilize o processo, como um picador de legumes manual. No entanto, esse equipamento executa um único tipo de corte ("palito"). Com certa criatividade e inversão na forma de colocar o alimento, também se conseguem os cubos, que podem ser usados em temperos ou molhos, como o vinagrete.

Caso o número de refeições da unidade seja maior e o uso do picador constante, recomenda-se a aquisição de um multiprocessador, que tem diferentes tipos de lâminas e executa outros tipos de corte (p. ex., rodelas, *chips*). Esse equipamento funciona à base de energia elétrica, o que deve ser levado em conta no planejamento da área de preparação.

No caso da couve à mineira, pode-se usar a mesma peça que faz o corte de *chips*. Contudo, às vezes, a apresentação desse corte é melhor quando realizada por um funcionário treinado e experiente, que o execute de modo padronizado bem fino.

O corte dos buquês (ou separação) dos brócolis deve ser manual.

Não se pode esquecer que, no setor de pré-preparo de vegetais, é obrigatória a existência de cubas ou tanques para higienização dos alimentos, bem como placas de altileno e facas para cortes diversos.

A Tabela 7.3 relaciona tipos de preparo e utensílios necessários.

Tabela 7.3 Relação entre preparações apresentadas como guarnição e equipamentos usados para pré-preparo de vegetais.

Preparação	Equipamento
Batatas à francesa	Descascador de legumes e multiprocessador/picador de legumes manual
Jardineira de legumes	Descascador de legumes e multiprocessador/picador de legumes manual
Couve à mineira	Multiprocessador
Todos os alimentos	Tanque para higienização, cubas

Com relação às sobremesas apresentadas na Tabela 7.1, poderão ser usados, além dos equipamentos para cocção mencionados anteriormente, equipamentos de pré-preparo, como batedeira planetária e liquidificador, para a homogeneização dos produtos.

PREPARO DE CARNES

Nas UAN, recomenda-se uma área exclusiva, climatizada, para o pré-preparo de carnes, com mesas ou bancadas individuais para o processamento de cada tipo de carne (aves, peixes, bovinas, suínas). Caso não seja possível dispor de uma área exclusiva para o manuseio das carnes, deve haver placas de altileno em número suficiente para diminuir os riscos de contaminação.

Os equipamentos básicos para esse setor são: moedor, ou picador, de carne e amaciador de bifes.

No cardápio da Tabela 7.1, sugere-se bife duas vezes na semana. Se o volume oferecido for pequeno e houver mão de obra suficiente, podem-se adotar utensílios para executar o amaciamento manual das carnes; porém, se o volume de refeições for significativo, o mais viável pode ser a utilização de um amaciador de bifes elétrico.

No referido cardápio, só há uso de carne moída uma vez na semana (panqueca de carne ao sugo). Portanto, deve-se analisar o volume de refeições ofertadas e avaliar se é mais vantajoso adiquirir o produto já processado.

Para a execução do cardápio da Tabela 7.1, serão necessários ainda outros utensílios, como facas de corte (para legumes, carnes etc.), colheres, escumadeiras, entre outros. É importante salientar que todos os equipamentos mencionados devem ser desmontados para higienização adequada, mesmo que esse processo seja trabalhoso, como no caso do descascador de legumes.

PLANEJAMENTO DOS EQUIPAMENTOS NECESSÁRIOS À UAN

Cardápio

O item que norteia qualquer atividade da área de alimentação é o cardápio. Então, para determinar quais equipamentos serão necessários na UAN, é de suma importância estabelecer a estrutura básica do cardápio e se ele será único ou terá variações. Sem o conhecimento do que será servido pela UAN, corre-se o risco de haver conflito entre o planejamento e a execução, pois a falta de equipamentos pode resultar em pouca variedade de preparos. No planejamento da UAN, deve-se considerar também a distribuição das preparações e a área disponível para a função.

Número de refeições

Informação importante para planejar os equipamentos necessários, não só para determinar a quantidade de refeições, mas também a capacidade dos equipamentos, já que este é outro fator que pode resultar na monotonia do cardápio se não for devidamente planejado.

O número de refeições servidas tem reflexo direto sobre a determinação da área de salão e a quantidade de equipamentos, mesas, cadeiras e utensílios para uso dos clientes, itens que podem comprometer a avaliação de determinados aspectos referentes à unidade.

Tipo de combustível/energia adotado

Atualmente, existe a preocupação em variar os tipos de energia usados na UAN (entre gás e energia elétrica, pelo menos, podendo ainda se cogitar o uso de vapor), para que o local não sofra com restrições energéticas. O uso de energia elétrica é mais comum para os equipamentos de pré-preparo, enquanto o gás é mais eficiente e utilizado em fogões e caldeirões. Já os fornos podem ser a gás ou elétricos e ter bom desempenho nos dois casos. Se a UAN puder contar com caldeiras para o fornecimento de vapor, equipamentos como caldeirões (autoclavados ou não) são mais indicados, pois sua eficiência é garantida.

Diversificação de uso

A fim de otimizar espaços e custos, muitas vezes buscam-se equipamentos que desempenham mais de uma função, como, por exemplo, um utensílio que faça mais de um tipo de corte: ralado, *chips*, rodelas, cubos etc.; ou um equipamento de cocção que permita mais de um tipo de cozimento, como calor seco e úmido. A aquisição de equipamentos restritos a uma única finalidade (p. ex., fritadeira) deve ser bem avaliada, pois será vantajoso somente se for utilizado constantemente (no caso da fritadeira, se o cardápio oferece muitas preparações fritas, justifica a compra do equipamento; no entanto, se houver poucas preparações dessa maneira, o próprio fogão ou forno a vapor combinado podem ser escolhas melhores).

Espaço disponível

Alguns projetos têm apresentado uma quantidade maior de equipamentos verticais e modulares, de modo a aproveitar melhor o espaço disponível, evitando, assim, o superdimensionamento.

Formas de aquisição da matéria-prima

Este aspecto também deve ser bem avaliado antes do desenvolvimento do projeto. Saber se a matéria-prima será adquirida pré-processada ou até mesmo pronta impacta não somente na definição dos equipamentos da UAN, mas também no espaço necessário para setores de armazenamento, pré-preparo e preparo. Fazer uma boa avaliação significa economia em vários sentidos para a UAN.

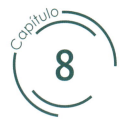

Unidades de Medida e Outras Especificações para Composição de Cardápios

Sílvia Martinez

INTRODUÇÃO

Na elaboração de cardápios, é importante definir os termos mais comumente usados durante o planejamento e a execução das preparações. Neste capítulo, serão utilizadas as definições aceitas pelo Ministério da Saúde e publicadas na Resolução da Diretoria Colegiada (RDC) n. 359/2003 da Agência Nacional de Vigilância Sanitária (Anvisa).

- Porção: quantidade média de alimento que deveria ser consumida por pessoas sadias, maiores de 36 meses de idade, em cada ocasião de consumo, com a finalidade de promover uma alimentação saudável
- Medida caseira: utensílio comumente utilizado pelo consumidor para medir alimentos (p. ex., colher e xícara)
- Unidade de alimento: cada um dos produtos alimentícios (iguais ou similares) contidos em uma mesma embalagem
- Fração de alimento: parte de um todo
- Fatia ou rodela: fração de espessura uniforme que se obtém de um alimento
- Prato preparado, semipronto ou pronto: alimento preparado, cozido ou pré-cozido, que não requer adição de ingredientes para consumo.

MEDIDAS CASEIRAS

Para efeito de elaboração de cardápios e dietas, declaração de rotulagem nutricional e outras aplicações, a RDC n. 359/2003 estabeleceu a medida caseira e sua relação com a porção correspondente em gramas ou mililitros, detalhando os utensílios geralmente utilizados, suas capacidades e dimensões aproximadas (Tabela 8.1).

Deve-se lembrar que não existe no Brasil uma regra definitiva para os conceitos de medida caseira, uma vez que utensílios de fabricantes diferentes podem ter capacidades volumétricas distintas. A partir do momento em que a Associação Brasileira de Normas Técnicas (ABNT) padronizar utensílios comercializados no território brasileiro, tais parâmetros devem ser reavaliados.

A Tabela 8.2 apresenta outras medidas e suas capacidades volumétricas baseadas em produtos disponíveis no comércio brasileiro e avaliadas pela autora ao longo das atividades desenvolvidas em cozinhas experimentais e restaurantes institucionais.

As outras formas de definição de medidas caseiras são estabelecidas na RDC n. 359/2003 (Anexo 3) para fatia, rodela, fração ou unidade. A determinação da porção, expressa em medidas caseiras, deve ser indicada em valores inteiros ou frações de acordo com o estabelecido nas Tabelas 8.3 e 8.4. A fim de contribuir para a melhor definição das porções, pode-se utilizar também a relação apresentada na Tabela 8.5.

Tabela 8.1 Relação entre medida caseira e sua capacidade ou dimensão.

Medida caseira	Capacidade ou dimensão
Xícara de chá	200 cm^3 ou mℓ
Copo	200 cm^3 ou mℓ
Colher de sopa	10 cm^3 ou mℓ
Colher de chá	5 cm^3 ou mℓ
Prato raso	22 mℓ
Prato fundo	250 cm^3 ou mℓ

Fonte: Brasil (2003).

Tabela 8.2 Relação de medidas caseiras específicas e suas capacidades volumétricas.

Medidas	Padrão em mℓ
1 copo grande nivelado	340
1 copo grande raso	250
1 copo (liso) grande nivelado	335
1 copo (liso) grande raso	250
1 copo (americano grande) cheio	262
1 copo (americano grande) raso	190
1 copo (americano médio) cheio	175
1 copo (americano médio) raso	132
1 copo (americano pequeno) cheio	140
1 copo (americano pequeno) raso	100
1 cálice para cerveja (cristal) cheio	440
1 cálice para cerveja (cristal) raso	370
1 cálice para água (cristal) grande cheio	280
1 cálice para água (cristal) grande raso	210
1 cálice para vinho tinto (cristal) médio cheio	200
1 cálice para vinho tinto (cristal) médio raso	170
1 cálice para vinho branco (cristal) pequeno cheio	140

(continua)

Capítulo 8 • Unidades de Medida e Outras Especificações para Composição de Cardápios **93**

Tabela 8.2 (*Continuação*) Relação de medidas caseiras específicas e suas capacidades volumétricas.

Medidas	Padrão em mℓ
1 cálice para vinho branco (cristal) pequeno raso	110
1 cálice para drinques (cristal) cheio	105
1 cálice para drinques (cristal) raso	65
1 cálice para licor (cristal) cheio	60
1 cálice para licor (cristal) raso	40
1 xíc. de café (medida de plástico)	236
½ xíc. de chá (medida de plástico)	120
⅓ xíc. de chá (medida de plástico)	80
¼ xíc. de chá (medida de plástico)	60
1 xíc. de café (lisa) cheia	250
1 xíc. de café (lisa) rasa	170
1 xíc. de chá (lisa) cheia	80
1 xíc. de chá (lisa) rasa	50
1 xíc. de café (porcelana) cheia	240
1 xíc. de café (porcelana) rasa	160
1 xíc. de chá (porcelana) cheia	70
1 xíc. de chá (porcelana) rasa	40
1 colher de sopa (medida de plástico)	18
½ colher de sopa (medida de plástico)	9
1 colher de chá (medida de plástico)	5,5
½ colher de chá (medida de plástico)	2,5
¼ colher de chá (medida de plástico)	1,8
⅛ colher de chá (medida de plástico)	0,8
1 colher de sopa (inox)	13
1 colher de sobremesa (inox)	8
1 colher de chá (inox)	2
1 colher de café (inox)	1,5
1 colher de sopa grande (tipo para arroz)	25
1 dosador de uísque	60

Tabela 8.3 Porções para valores menores ou iguais à unidade de medida caseira.

Percentual de medida caseira	Fração a indicar (medida caseira)
Até 30%	¼ de ... (medida caseira)
31 a 70%	½ de ... (medida caseira)
71 a 130%	1 de ... (medida caseira)

Fonte: Brasil (2003).

Tabela 8.4 Porções para valores maiores que a unidade de medida caseira.

Percentual de medida caseira	Fração a indicar (medida caseira)
131 a 170%	1½ de ... (medida caseira)
171 a 230%	2 de ... (medida caseira)

Fonte: Brasil (2003).

Tabela 8.5 Relação de alimentos e seus equivalentes em medidas caseiras e padrão.

Alimento	Medida caseira	Medida padrão
Achocolatado	Colher de sopa	20 g
	Xícara de chá	100 g
Açúcar	Colher de chá	5 g
	Colher de sopa	20 g
	Xícara de chá	200 g
Água, leite, óleo, líquidos e bebidas em geral	Colher de sobremesa	8 mℓ
	Colher de sopa	10 mℓ
	Colher de chá	4 mℓ
	Copo tipo americano	200 mℓ
	Copo tipo requeijão	250 mℓ
	Xícara de café	50 mℓ
	Xícara de chá	200 mℓ
Alho	Dente médio	4 g
	Cabeça	32 g
Amido de milho (maisena)	Colher de sopa	15 g
	Xícara de chá	100 g
Arroz (cru)	Xícara de chá	110 g
Café solúvel	Colher de café	1 g
	Colher de chá	2 g
	Colher de sopa	10 g
Caldo concentrado (carne, legumes etc.)	Tablete	10 g
Cogumelos em conserva	Colher de sopa	25 g
Creme de leite	Colher de sopa	12 g
	Xícara de chá	225 g
	Lata (comercial)	300 g
Farinha de milho	Xícara de chá	110 g
Farinha de rosca	Colher de sobremesa	10 g
	Colher de sopa	20 g
	Xícara de chá	160 g

(*continua*)

Tabela 8.5 (*Continuação*) Relação de alimentos e seus equivalentes em medidas caseiras e padrão.

Alimento	Medida caseira	Medida padrão
Farinha de trigo	Colher de sobremesa	8 g
	Colher de sopa	20 g
	Xícara de chá	150 g
Feijão (cru)	Xícara de chá	150 g
Fermento químico em pó	Colher de café	1 g
	Colher de chá	5 g
	Colher de sopa	10 g
Fermento biológico (fresco para pão)	Tablete	15 g
Gelatina em pó sem sabor	Envelope comercial	12 g
Ketchup	Colher de sopa	10 g
Leite condensado	Colher de sopa	15 g
	Xícara de chá	225 g
	Lata (comercial)	395 g
Leite em pó	Colher de sopa	15 g
	Xícara de chá	140 g
Margarina, manteiga e gordura hidrogenada	Colher de chá	5 g
	Colher de sobremesa	15 g
	Colher de sopa	25 g
	Xícara de chá	250 g
Mostarda	Colher de sopa	10 g
Páprica, pimenta-do-reino etc.	Colher de café	1 g
	Colher de chá	2 g
Queijo parmesão ralado	Colher de sopa	15 g
Refrigerante (qualquer tipo)	Lata (comercial)	350 mℓ
Sal	Colher de café	2 g
	Colher de chá	5 g
	Colher de sobremesa	10 g
	Colher de sopa	20 g
Salsinha, coentro, hortelã etc. (picados)	Colher de chá	1 g
	Colher de sobremesa	5 g
	Colher de sopa	7 g

Fonte: Bernardes (1997).

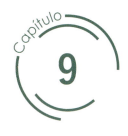

Recomendações Alimentares e Nutricionais para a Elaboração de Cardápios e Planos Alimentares

Andréa Fraga Guimarães Costa • Mônica Santiago Galisa

INTRODUÇÃO

Alimentação adequada e equilibrada não consiste apenas no consumo de alimentos que contenham os nutrientes necessários à subsistência do indivíduo, mas também em uma combinação agradável e apropriada ao estilo de vida de cada um, ou seja, deve atender a necessidades nutricionais, sociais, culturais, econômicas e emocionais.

Em 1937, o argentino Pedro Escudero definiu que a alimentação deve atender princípios que ficaram conhecidos como as Leis da Alimentação: lei da quantidade, da qualidade, da harmonia e da adequação. Em resumo, a alimentação deve ser quantitativamente suficiente, qualitativamente completa, além de harmoniosa em seus componentes e adequada à sua finalidade e ao organismo e indivíduo a que se destina.

Desse modo, para preservar o bom estado nutricional ao planejar um cardápio ou plano alimentar, o nutricionista deve considerar critérios qualitativos, semiquantitativos e quantitativos.

CRITÉRIOS QUALITATIVOS

São conceitos mínimos, porém importantes, para a garantia da qualidade nutricional do cardápio/plano alimentar. Entre os critérios qualitativos estão o respeito aos princípios de organização e/ou a categorização dos alimentos por grupo alimentar, como propõem diferentes guias alimentares e outras publicações.

A antiga Roda dos Alimentos, por exemplo, dividia os alimentos em três grupos alimentares – alimentos energéticos, construtores e reguladores – e preconizava a presença de pelo menos um alimento de cada grupo como base do planejamento de cardápios/planos alimentares (Tabela 9.1).

Ao especificar a qualidade da seleção dos alimentos para a elaboração de um cardápio/plano alimentar, o atual *Guia alimentar para a população brasileira* (Brasil, 2014) apresenta recomendações gerais que orientam a escolha de alimentos para compor uma alimentação nutricionalmente balanceada, saborosa e culturalmente apropriada, ao mesmo tempo promotora de sistemas alimentares social e ambientalmente sustentáveis. As categorias de alimentos foram definidas de acordo com o tipo de processamento empregado na sua produção, cujos princípios propostos pelo *Guia* devem ser considerados durante um planejamento alimentar (Tabela 9.2).

Tabela 9.1 Classificação e definição de grupos alimentares, segundo a Roda de Alimentos.

Grupo de alimentos	Definição	Exemplos
Construtores	Fontes de proteína e minerais que participam da formação de células e de tecidos no organismo	Carnes (bovina, suína, de aves, pescados), frutos do mar, miúdos ou vísceras, ovos, leite, queijos, iogurtes, leguminosas secas (feijões, grão de bico, lentilha, ervilha seca, soja) e oleaginosas (castanhas, nozes, amêndoa, avelã etc.)
Energéticos	Alimentos com alta concentração de carboidratos e gorduras, por isso, fontes de energia para as funções celulares e manutenção de reservas corporais	Cereais e subprodutos, como pães, biscoitos e massas em geral Raízes, tubérculos, açúcar de mesa, mel, melado, doces em geral, bebidas açucaradas, óleos vegetais, manteiga, margarina, banha etc.
Reguladores	Fontes de vitaminas, minerais, água e fibras que participam e regulam reações e processos orgânicos	Frutas, verduras e legumes em geral

Adaptada de Sá (1990).

Tabela 9.2 Categorias, definição e princípios segundo a proposta do *Guia alimentar para a população brasileira*.

Categoria	Definição	Princípio	Exemplos
Alimentos *in natura*	Alimentos obtidos diretamente de plantas ou de animais que são adquiridos para consumo sem terem sofrido qualquer alteração após deixarem a natureza	Devem ser a base da alimentação	Legumes, verduras, frutas, batata, mandioca e outras raízes e tubérculos *in natura* ou embalados, fracionados, refrigerados ou congelados; arroz branco, integral ou parboilizado, a granel ou embalado; milho em grão ou na espiga, grãos de trigo e de outros cereais; feijão de todas as cores, lentilhas, grão de bico e outras leguminosas; cogumelos frescos ou secos; frutas secas, sucos de frutas e sucos de frutas pasteurizados e sem adição de açúcar ou outras substâncias; castanhas, nozes, amendoim e outras oleaginosas sem sal ou açúcar; cravo, canela, especiarias em geral e ervas frescas ou secas; farinhas de mandioca, de milho ou de trigo e macarrão ou massas frescas ou secas feitas com essas farinhas e água; carnes de gado, de porco e de aves e pescados frescos, resfriados ou congelados; leite pasteurizado, ultrapasteurizado ("longa vida") ou em pó, iogurte (sem adição de açúcar); ovos; chá, café e água potável
Alimentos minimamente processados	Alimentos *in natura* que, antes de sua aquisição, foram submetidos a alterações mínimas		

(*continua*)

Capítulo 9 • Recomendações Alimentares e Nutricionais para a Elaboração de Cardápios e Planos Alimentares

Tabela 9.2 (*Continuação*) Categorias, definição e princípios segundo a proposta do *Guia alimentar para a população brasileira.*

Categoria	Definição	Princípio	Exemplos
Óleos, gorduras, sal e açúcar	Produtos extraídos de alimentos *in natura* e usados para temperar e cozinhar alimentos e criar preparações culinárias	Podem fazer parte de preparações culinárias, porém devem ser usados com moderação	Óleos de soja, milho, girassol ou oliva; manteiga; banha de porco; gordura de coco; açúcar de mesa branco, demerara ou mascavo; sal de cozinha refinado ou grosso
Alimentos processados	Produtos fabricados essencialmente com a adição de sal ou açúcar a um alimento *in natura* ou minimamente processado, como legumes em conserva, frutas em calda, queijos e pães	Podem fazer parte das refeições, mas não devem ser a base da alimentação	Cenoura, pepino, ervilhas, palmito, cebola ou couve-flor preservados em salmoura ou em solução de sal e vinagre; extrato ou concentrados de tomate (com sal e ou açúcar); frutas em calda e frutas cristalizadas; carne seca e toucinho; sardinha e atum enlatados; queijos; pães feitos com farinha de trigo, leveduras, água e sal
Alimentos ultraprocessados	Produtos cuja fabricação envolve diversas etapas e técnicas de processamento e vários ingredientes, muitos deles de uso exclusivamente industrial	Devem ser evitados	Biscoitos, sorvetes, balas e guloseimas em geral; cereais açucarados para o desjejum matinal; bolos e misturas para bolo; barras de cereal; sopas, macarrão e temperos instantâneos; molhos; "salgadinhos"; refrescos e refrigerantes; iogurtes e bebidas lácteas adoçados e aromatizados; bebidas energéticas; produtos congelados e prontos para aquecimento, como pratos de massas, pizzas, hambúrgueres e extratos de carne de frango ou peixe empanados do tipo *nuggets*; salsichas e outros embutidos; pão de forma; pão de hambúrguer ou *hot dog;* pão doce e produtos panificados, cujos ingredientes incluem substâncias como gordura vegetal hidrogenada, açúcar, amido, soro de leite, emulsificantes e outros aditivos

Adaptada de Ministério da Saúde (2014).

Em síntese, os critérios qualitativos para elaboração de cardápios ou planos alimentares são:

1. Respeitar as características dos clientes, como idade, sexo, estilo de vida, atividade ocupacional e/ou prática de atividade física, hábitos alimentares, religião, práticas culturais locais, sustentabilidade, acesso aos alimentos, disponibilidade, sazonalidade, produção local, custo dos alimentos e condições fisiológicas e/ou patológicas do indivíduo.
2. Selecionar alimentos e/ou preparações com características organolépticas que estimulem o apetite, como cor, aroma, sabor e textura agradáveis, contrastantes e harmoniosos.
3. Variar os alimentos e as preparações culinárias, evitando a monotonia, visando a garantir a oferta dos nutrientes necessários para uma vida saudável. Por isso, é importante as principais refeições terem alimentos energéticos, construtores e reguladores.
4. Preferir refeições e preparações culinárias baseadas em alimentos *in natura* ou minimamente processados.

Segurança microbiológica

Tem como objetivo a ampla distribuição de alimentos livres de microrganismos que possam disseminar doenças transmitidas por alimentos (DTA), com o objetivo de garantir a saúde da população.

5. Moderar o uso de alimentos, preparações e produtos alimentícios de baixo valor nutricional, evitando os ultraprocessados e priorizando alimentos pouco processados com mínima adição de sal, açúcar, gordura e aditivos químicos.

6. Garantir a **segurança microbiológica**.

CRITÉRIOS SEMIQUANTITATIVOS

Alguns guias alimentares, como as pirâmides alimentares, estabelecem o número de porções de cada grupo de alimentos que devem estar presentes na alimentação. Esses grupos são formados com base no valor nutricional dos alimentos e, portanto, na oferta de nutrientes ou na principal fonte de nutriente da cada alimento (Tabela 9.3). Ao seguir as recomendações desses guias alimentares, há grandes chances de se atender às recomendações nutricionais, porém, para isso, é necessário o ajuste do número de porções de cada grupo (Tabela 9.4).

CRITÉRIOS QUANTITATIVOS

Trata-se do atendimento às recomendações nutricionais, ou seja, é a análise efetiva da quantidade de nutrientes oferecidos pela dieta e, portanto, o cálculo da composição nutricional e sua relação com as publicações que definem as recomendações nutricionais.

Destacam-se a importância da coerência na escolha da metodologia e o juízo crítico na seleção das fontes utilizadas durante esses cálculos.

Para a população saudável, as principais referências para definição da composição nutricional recomendada estão listadas na Tabela 9.5.

De maneira geral, consideram-se as recomendações da WHO/FAO (2003), propostas em seu relatório sobre a relação entre dieta, nutrição e prevenção de doenças crônicas, visando à promoção e à manutenção da boa saúde ao longo de todo o ciclo de vida (Tabela 9.6).

Tabela 9.3 Organização dos grupos de alimentos de acordo com o valor nutricional e valor calórico equivalente por porção, segundo a Pirâmide Alimentar.

Grupo de alimentos	Valor nutricional	Valor calórico da porção
Cereais, raízes, tubérculos e massas	Aporte energético por meio de alimentos ricos em carboidratos complexos e vitamina do complexo B	150 kcal
Hortaliças (legumes e verduras)	Vitaminas, minerais e fibras	15 kcal
Frutas	Vitaminas, minerais e fibras	70 kcal
Leguminosas	Proteína de baixo valor biológico, vitaminas, minerais e fibras	55 kcal
Oleaginosas	Proteína de baixo valor biológico, gorduras monoinsaturadas e antioxidantes	
Carnes	Proteína de alto valor biológico, ferro, zinco e vitaminas	190 kcal
Lácteos	Proteína de alto valor biológico, cálcio e vitaminas lipossolúveis	120 kcal
Óleos e gorduras	Ácidos graxos essenciais e vitaminas lipossolúveis	73 kcal
Açúcar e doces	Carboidratos simples	110 kcal

Adaptada de Philippi (2014).

Capítulo 9 • Recomendações Alimentares e Nutricionais para a Elaboração de Cardápios e Planos Alimentares

Tabela 9.4 Exemplo de adequação do número de porções recomendadas, para cada grupo de alimentos, de acordo com a necessidade energética de indivíduos a partir de 10 anos.

Grupos de alimentos	Valor calórico do grupo	Número de porções recomendadas				
		1.600 kcal	1.800 kcal	2.000 kcal	2.400 kcal	3.000 kcal
Cereais, pães, massas, tubérculos e raízes	150	4	5	6	7	9
Hortaliças (verduras e legumes)	15	2,5	3	3	4	5
Frutas	70	2,5	3	3	4	5
Leguminosas e oleaginosas	55	1	1	1	1,5	2
Carnes e ovos	190	1	1	1	1,5	2
Leite, queijos e iogurtes	120	3	3	3	3	3
Óleos e gorduras	73	1	1	1	1,5	2
Açúcares e doces	110	1	1	1	1,5	2

Adaptada de Philippi (2014).

Tabela 9.5 Principais referências para adequação quantitativa individualizada.

Critério	Referência
Valor calórico	FAO/WHO/UNU (2004) IOM (2005)
Macronutrientes	WHO (2003) IOM (2005) FAO/WHO/UNU (2007) FAO/WHO (2010)
Micronutrientes	IOM (Tables and reports) 2016 FAO/WHO (2002)
Sal e sódio	WHO (2003 e 2012) IOM (2004) MS (2012) USDHSS/USDA (2015)

Tabela 9.6 Variações das metas de consumo de nutrientes na população, segundo WHO/FAO (2003).

Variável dietética	Recomendação de ingestão
Proteína	10 a 15% do VET
Gordura total	15 a 30% do VET
Gordura saturada	< 10% do VET

(continua)

Tabela 9.6 (*Continuação*) Variações das metas de consumo de nutrientes na população, segundo WHO/FAO (2003).

Variável dietética	Recomendação de ingestão
Gordura poli-insaturada	6 a 10% do VET
Ácidos graxos ômega-6	5 a 8% do VET
Ácidos graxos ômega-3	1 a 2% do VET
Ácidos graxos trans	< 1% do VET
Gordura monoinsaturada	Pela diferença
Colesterol	< 300 mg
Carboidratos totais	55 a 75% do VET
Açúcar livre	< 10% do VET
Frutas e legumes	≥ 400 g/dia
Sal (sódio)	< 5 g (< 2.000 mg/dia)

VET: valor energético total.
Adaptada de WHO (2003).

Vale lembrar que, para grupos populacionais diferenciados e/ou doentes, recomendações nutricionais específicas devem ser utilizadas. Para cardápios institucionais, em especial, é importante atender os critérios quantitativos do Programa de Alimentação do Trabalhador (Tabela 9.7).

Tabela 9.7 Parâmetros nutricionais para a alimentação do trabalhador.

Nutrientes	Valores diários
Valor energético total (VET)	Almoço e jantar: 600 a 800 kcal (ou + 20%) Desjejum e lanches: 300 e 400 kcal (ou + 20%)
Carboidrato	55 a 75%
Proteína	10 a 15%
Gordura total	15 a 30%
Gordura saturada	< 10%
Fibra	> 25 g
Sódio	≤ 2.400 mg
NDPCal%*	6 a 10%

*NDPCal%: valor percentual do VET de uma dieta/refeição na forma de proteína utilizável.
Adaptada de Brasil (2005).

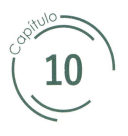

Sugestões para Preparação de Cardápios e sua Composição

Edenir Gomes Fernandes Paulino • Solange Santiago Galisa • Robert K. Falck • Rosana Benez Martins Freire

SUGESTÕES PARA CARDÁPIOS

Para evitar a monotonia e diversificar os preparos na elaboração de cardápios, são listadas a seguir diversas opções de preparações.

Carne bovina

Almôndega. Bolinhas de patinho moído, cebola, salsa, ovo.
Assado vienense. Carne moída recheada com ovos, levada ao forno.
Bife à Catarina. Bife grelhado, servido com molho de tomate e ervilha.
Bife a cavalo. Bife grelhado, servido com dois ovos fritos.
Bife à chinesa (oriental). Bife grelhado, servido com refogado de moyashi, cubos de pimentão, cubos de cebola, molho shoyu, amendoim, cogumelos, óleo de gergelim e espessado com amido de milho.
Bife *à cordon bleu*. Bife recheado com presunto e muçarela, à milanesa, frito por imersão ou coberto com presunto e queijo e levado ao forno.
Bife à crioula (*créole*). Bife grelhado, servido com molho de alho e cebola, salsa picada, tomate e pimentões, mais óleo.
Bife à Daniel. Bife grelhado, servido com molho *demi-glace* e cogumelos.
Bife à francesa. Bife grelhado, servido com refogado de presunto à *julienne*, batata palha, ervilha, cebola picada e cogumelos.
Bife à milanesa. Primeira definição: bife passado no ovo e na farinha de rosca e, depois, frito. Segunda definição: *julienne* de língua de boi, presunto e cogumelo-de-paris, acompanhando espaguete com molho de tomate e parmesão.
Bife à parmegiana. Bife à milanesa, coberto com fatias de muçarela e molho de tomate. Leva-se ao forno para finalizar.
Bife à *parmentier*. Bife grelhado e servido com qualquer preparação de batatas.
Bife à pizzaiolo. Bife grelhado, coberto com fatia de muçarela e molho de tomate com orégano. Leva-se ao forno.
Bife à rolê. Escalope recheado normalmente com tiras de cenoura, cebola, *bacon* e pimentão, enrolado e cozido em molho de tomate.
Bife acebolado. Bife grelhado, acompanhado com cebola refogada.
Bife com molho de pimentão. Bife grelhado, servido com molho de tomate e *julienne* de pimentão.

Bife folhado. Dois bifes regulares e, entre eles, recheio de muçarela e presunto, à milanesa e fritos.

Bife grelhado. Bife simples, grelhado.

Bife holandês. Bife grelhado, servido com molho de tomate, cenoura ralada e presunto à *julienne*.

Brochete de filé à gaúcha. Espetos com cubos grandes de carne, linguiça e *bacon* à gaúcha acompanhados de farofa, batatas fritas e salada de alface com tomate.

Brochete de filé rio-grandense. Espeto com filé em cubos grandes, pimentão, linguiça e *bacon*, acompanhados de farofa, batatas fritas e salada de cebola.

Brochetes à oriental. Espetos de carne bovina, suína, cebola, pimentão e *bacon*.

Brochetes de filé. Espetos de filé enrolados com *bacon*, cenoura e pimentão.

Carne com molho verde. Filé grelhado, coberto com molho de alcaparras, alho, cebola, salsa e anchovas.

Charque à brasileira. Carne-seca em cubos grandes com abóbora em cubos grandes.

Charuto de folha de uva. Folha de uva recheada com carne moída, arroz, cebola e hortelã (pode-se finalizar com molho de tomate).

Chateaubriand. Filé de altura dupla grelhado, temperado com sal e pimenta-do-reino. Servir com molho *bérnaise* e batatas.

Chuleta à brasileira. Chuleta grelhada, farofa, batatas fritas, presunto grelhado e banana à milanesa.

Chuleta gaúcha. Chuleta grelhada, farofa, batatas fritas, salada de alface e tomate.

Churrasco à Rio Grande. Contrafilé com um pouco de gordura. Bater, temperar com sal e pimenta-do-reino, óleo e um pouco de vinagre e grelhar.

Crepe de carne. Panquecas finas, recheadas com patinho moído refogado e temperadas com salsinha, cebola e azeitona; acompanha molho de tomate.

Delícias de filé Luxemburgo. Filé grelhado na manteiga, cogumelo, molho madeira, abacaxi e purê.

Ensopado de alcatra com cebola. Alcatra, cebola, alho, sal, banha ou óleo, páprica doce, pimenta, vinagre, massa de tomate, caldo de carne.

Entrecôte Bercy. Cortar o contrafilé em fatias de 180 a 200 g. Temperar com sal e pimenta-do-reino, saltear na manteiga ou passar no óleo e grelhar. Servir com cebolas pequenas suadas na manteiga, reduzidas com vinho branco e fundo de galinha. O molho é espessado com gemas e creme batido. Finalizado com cerefólio.

Escalope à saltimbocca. Bife grelhado com uma folha de sálvia e uma fatia de presunto cru.

Escalope ao madeira. Escalopinhos de filé-mignon grelhados, servidos com molho madeira (*demi-glace* com madeira).

Escalope de filé ao cogumelo. Feito com pedaços da ponta do filé-mignon. Temperar com sal e pimenta, passar em óleo e grelhar. Servir com molho de cogumelo.

Escalope de limão. Escalopinho de vitela, farinha de trigo, manteiga, caldo de carne quente, vinho branco, caldo de limão e salsinha para guarnecer.

Espeto à gaúcha. Carnes bovina e suína, linguiça e salsicha.

Espeto à oriental. Carnes bovina e de frango, cação, cebola e pimentão.

Espeto vienense. Carnes bovina, de frango, toucinho, salsicha, pimentão e cebola.

Estrogonofe de carne. Carne bovina macia à *emincé* e refogada na manteiga. Cebola ralada, *ketchup* (ou molho de tomate), mostarda, molho inglês, cogumelo e creme de leite. Acompanhado de batata palha e arroz.

Filé à avenida. Filé grelhado, ovo frito, batata frita e ervilha.

Filé à *belle Grenobloise*. Filé grelhado, servido com manteiga, ervas finas e ervilha.

Filé à bordalesa (*bordalaise*). Filé acompanhado de fundo escuro (reduzido com vinho tinto e *mirepoix*), salsinha picada finamente.

Filé à Curitiba. Filé grelhado, ovo frito sobre o filé, ervilhas, palmito e aspargos na manteiga, batata frita, tomate com queijo parmesão ao forno e arroz.

Filé à delícia. Filé grelhado, batata palha, banana frita na manteiga, arroz com ervilhas, pêssegos e calda de pêssegos.

Filé à jardineira. Filé grelhado, toucinho defumado, óleo, sal, margarina, vinho branco, vagem, manteiga, tomate, ervilha, cenoura e pontas de aspargos (ou outros vegetais frescos cozidos).

Filé à Paraná. Filé grelhado com queijo e presunto à milanesa, ervilha, aspargos, batata palha, molho rôti.

Filé à Wellington. Filé inteiro, limpo e aberto ao meio. Primeira definição: rechear com patê de fígado, amarrar com barbante, temperar com sal e pimenta, levar ao forno e deixar corar (corado por fora e rosado por dentro). Esfriar, retirar o barbante e envolver em massa folhada, voltar ao forno para corar. Segunda definição: cobrir com *duxelles* (preparação feita com cogumelos-de-paris), selar, enrolar em massa folhada e assar.

Filé água na boca. Bife grelhado, com molho à base do próprio suco da carne, creme de leite, nozes e passas brancas.

Filé *emmental*. Filé à milanesa, recheado com presunto, recoberto com muçarela, tomate recheado com queijo ralado e gratinado. Acompanha batata palha e ervilha na manteiga.

Filé-mignon à açorianos. Filé grelhado, *julienne* de cenouras e chuchu, purê de maçá e ovos cozidos picados.

Filé-mignon à Bruxelas. Filé grelhado, couve-de-bruxelas e molho de mostarda.

Filé-mignon à cubana. Filé grelhado, arroz mexido com ovos, batata palha, banana à milanesa, palmito à milanesa e ervilha.

Filé-mignon à Dubarry. Filé grelhado, com couve-flor à dorê, e gratinado com molho *mornay*. Servir com batatas *château*.

Filé-mignon à florentina. Filé grelhado, com creme de espinafre, coberto ou não com molho *mornay*.

Filé-mignon à *forestière*. Filé grelhado, servido com cogumelos salteados, *bacon* em cubos pequenos e batatas em cubos pequenos salteadas na manteiga.

Filé-mignon à Havaí. Filé grelhado, com ervilhas, aspargos, batata palha e abacaxi grelhado.

Filé-mignon à moda do chef. Filé grelhado, fundo de alcachofras e legumes salteados na manteiga.

Filé-mignon à Oignon. Filé grelhado, fatias de cebola à dorê, purê de batata.

Filé-mignon à palácio. Filé grelhado, cenoura, ervilhas, vagem, batata palha.

Filé-mignon à palácio real. Filé grelhado, cenoura, ervilhas, vagem, batata palha e molho de cogumelos.

Filé-mignon à portuguesa. Filé grelhado, molho acebolado, azeitonas, ovos cozidos e batatas portuguesas.

Filé-mignon à romana. Primeira definição: filé grelhado com *julienne* de presunto, espinafre, alho e óleo e batatas no vapor. Segunda definição: filé grelhado com molho à base de glacê de carne com caramelo de açúcar e uvas-passas brancas.

Filé-mignon à Rossini. Filé grelhado, escalope de *foie gras*, molho madeira bem condimentado e fatias de trufas.

Filé-mignon à siberiana. Filé grelhado, molho *mornay*, cogumelos, batata suíça.

Filé-mignon à soberana. Filé grelhado, molho de cogumelos e batatas *noisette*.

Filé-mignon à suíça. Filé grelhado, espinafre e omelete de queijo.

Filé-mignon à tirolesa. Filé grelhado, com tomates recheados, cebolas fritas e ervas finas picadas. Acompanha molho de tomate.

Filé-mignon à turca. Filé grelhado, espinafre na manteiga, *julienne* de presunto, alho, óleo, batatas no vapor.

Filé-mignon à Vichy. Filé grelhado, com cenouras cortadas em rodelas e cozidas em água, sal e açúcar e glaceadas com manteiga e ervas finas.

Filé-mignon andaluz. Filé grelhado, molho *demi-glace*, berinjela recheada com presunto à dorê e tomate *concassé*.

Filé-mignon bizantino. Filé grelhado, couve-flor à milanesa, purê de batata, molho de cogumelo.

Filé-mignon diplomata. Filé grelhado, creme de milho e arroz à piamontesa.

Filé-mignon garni. Filé grelhado, acompanhado de legumes na manteiga.

Filé-mignon Ipanema. Filé grelhado, jardineira de legumes, bolinhos de arroz com cheiro-verde.

Filé-mignon Itamarati. Filé grelhado, torradas de pão com creme de espinafre, queijo ralado, rodelas de ovo cozido.

Filé-mignon lorde George. Filé grelhado, com tiras de *bacon*, maçã assada, batata *noisette*, molho holandês.

Filé-mignon Monte Cassino. Filé grelhado, recheado com queijo e presunto, palmito, aspargos, cogumelos ao creme, ervilhas.

Filé-mignon moscovita. Filé grelhado, com molho à base de fundo de vitelo reduzido, espessado com gemas, montado com creme fresco e finalizado com erva-doce.

Filé-mignon Oswaldo Aranha. Filé grelhado, alho e óleo, farofa com ovos mexidos e batata palito.

Filé-mignon rei momo. Filé grelhado, batatas e beterrabas *noisette*, espinafre e molho de cogumelos.

Filé-mignon São Domingos. Filé grelhado, frutas da época, banana à milanesa e batata palha.

Filé-mignon *surprise*. Filé recheado com presunto e queijo, à milanesa, batata *sautée*.

Filé-mignon vitória-régia. Filé grelhado, arroz verde, milho *sauté*.

Fricassé espanhol. Alcatra, lombo de porco, óleo, sal, pimenta, páprica, louro, batata, cebola, creme de leite e manteiga.

Hambúrguer à Camões. Hambúrguer grelhado, servido com ovo frito.

Hambúrguer à francesa. Hambúrguer grelhado; sobre o hambúrguer, um refogado de batata palha, cogumelos, ervilha e cebola.

Hambúrguer à parmegiana. Hambúrguer à milanesa e coberto com muçarela e molho de tomate. Leva-se ao forno para finalizar.

Hambúrguer à pizzaiolo. Hambúrguer grelhado e coberto com muçarela e molho de tomate. Leva-se ao forno para finalizar.

Hambúrguer grelhado. Patinho moído, temperado, moldado e grelhado.

Iscas chinesas. Iscas salteadas na manteiga, *julienne* de cebola, arroz *chop suey*.

Iscas de carne aceboladas. Cortar os bifes em *emincé*, refogar os pedaços e servir com cebola grelhada.

Kafta no espeto. Massa de carne moída, com cebola, salsa e pimentão, frita no espeto.

Lagarto à Trianon. Lagarto recheado com ovo cozido.

Lagarto ao vinagrete. Fatias finas de lagarto com molho vinagrete.

Lagarto *piqué*. Lagarto recheado com toucinho e linguiça.

Medalhões de filé Mister Jones. Medalhões grelhados, acebolados, com páprica, cogumelos e purê de batatas.

Medalhões de filé Saint-Jacques. Medalhões grelhados, com ervas finas, vinho branco, *duxelles* (preparação feita com cogumelos-de-paris), manteiga Bercy e, por fim, gratinados.

Medalhões de filé tropical. Medalhões grelhados, com banana, abacaxi e maçã em cubos e molho branco.

Picadinho à brasileira. Carne picada, cebola, batata, cenoura, molho de tomate e salsa.

Picadinho à Luiz Inácio. Carne *sauté*, com molho *demi-glace*, uvas-passas, milho-verde e cogumelo.

Picadinho à primavera. Carne picada com legumes (batata, cenoura, vagem etc.).

Picadinho água na boca. Carne picada com milho e cenoura.

Picadinho independência. Filé, farofa, ovo *poché*, azeitonas e arroz.

Picadinho Maria Luiza. Ovos mexidos com ervilha e alface, batata palito e farofa.

Picanha à rio-grandense. Picanha grelhada, farofa, salada de cebola e tomate e batatas fritas à francesa.

Quibe ao forno. Trigo integral, patinho moído, temperado com hortelã, salsinha, cebola e limão.

Rolinho picante. Coxão duro recheado com pimentões verdes e vermelhos, molho de pimenta e ervilha.

Rosbife. Lagarto preparado por inteiro. Temperar com sal e pimenta-do-reino e corar rapidamente na frigideira. Amarrar e levar para dourar no forno (corado por fora e rosado por dentro) com cebola, tomate, cenoura picada e folha de louro. Servir com molho próprio ou, se estiver frio, molho tártaro.

Rump steak grelhado. Contrafilé ou alcatra cortado em fatias. Temperar com sal e pimenta-do-reino e grelhar. Servir com molho *béarnaise* ou manteiga *maitre d'hôtel*.

Steak à Diana. Filé bem batido. Temperar com sal e pimenta, passar na frigideira ou chapa. Servir com molho Diana (*mirepoix* salteado na manteiga, reduzido com um pouco de vinagre e bastante *demi-glace*, misturado com creme fresco).

Surpresa de carne. Pequenos rocamboles de patinho moído, recheados com presunto e queijo, cobertos com molho de tomate.

Turnedô *beaugency.* Temperar o filé com sal e pimenta-do-reino, saltear na frigideira ou na panela com manteiga. Servir com molho de tomate e *béarnaise*, misturados em partes iguais. Servir com alcachofra e moela de galinha.

Turnedô *belle Hélène.* Temperar o filé com sal e pimenta-do-reino, passar no óleo e saltear. Servir com molho deglaceado da própria frigideira, além de cogumelos e tomate *concassé*.

Turnedô *niçoise.* Temperar o filé com sal e pimenta-do-reino e saltear na manteiga. Servir com molho misto (em partes iguais) de tomate e glacê bovino. Acompanha tomates salteados com alho, vagens na manteiga e batatas *château*.

Turnedô parisiense. Amarrar o filé com barbante, como é feito no turnedô Rossini, temperar com sal e pimenta-do-reino, grelhar e retirar o barbante. Servir com uma redução de vinho branco e cebolas pequenas.

Turnedô Rossini. Filé grosso amarrado com barbante. Grelhar, retirar o barbante, colocar uma fatia de patê de fígado sobre o filé. Servir com molho *demi-glace*.

Carne de aves

Cassoulet. Feijão-branco, molho bechamel, peito de frango, paio, cenouras e cebolas.

Chester ensolarado. Peito, coxa e sobrecoxa assados com suco e geleia de laranja.

Chicken curry (frango indiano). Frango em pedaços, temperado com sal e empanado com farinha de trigo. Fritar e cozinhar com manteiga, cebola, maçã-verde picada, pó de *curry*, vinho branco, creme de leite, amido de milho e leite de coco.

Coq au vin. Peito, coxa e sobrecoxa de frango braseados no vinho tinto, com cebola, cogumelos e *bacon*.

Crepe de frango. Panquecas finas com frango desfiado refogado com tomate e temperos.

Escalope de peru à grega. Peru à milanesa, recheado com queijo. Acompanha arroz à grega e batata palha.

Espetinho de peru. Peito de peru, *bacon*, pimentão e cebola.

Estrogonofe de frango. Ver *Estrogonofe de carne* e substituir a carne bovina por frango.

Filé de frango grelhado. Filé de peito ou coxa desossada grelhados.

Frango à americana. Frango grelhado, tomate grelhado e batata palha.

Frango à Bourguignonne. Frango braseado em molho de vinho tinto, cogumelo, *bacon* em cubos e cebolas pequenas.

Frango à brasileira. Frango grelhado, farofa, banana à milanesa, batatas fritas e presunto grelhado.

Frango à Califórnia. Frango grelhado, purê de batata e frutas em compota.

Frango à cocote. Frango ensopado, com batatas *noisette* e ervilhas.

Frango à espanhola. Frango, azeite, manteiga, farinha de trigo, salsa, água quente, caldo de galinha, vinho, cogumelos frescos, purê de tomates, cebola, alho, sal e pimenta-do-reino.

Frango à florentina. Ver *Filé-mignon à florentina*.

Frango *à fromage*. Frango grelhado, lâminas de queijo e gratinado. Servido com milho-verde e ervilhas.

Frango à grega. Espeto com cubos de filé de peito e queijo muçarela à milanesa.

Frango à guarani. Frango grelhado, aspargos, abacaxi grelhado, ameixas pretas.

Frango à húngara. Frango grelhado, acompanhado de couve-flor com molho *mornay* e presunto picado, além de molho de páprica (cebola suada em manteiga com *velouté* e fundo de vitelo, bastante páprica e creme de leite).

Frango à independência. Frango grelhado, arroz à jardineira, batata palito, abacaxi grelhado e banana à milanesa.

Frango à jardineira. Ver *Filé à jardineira*.

Frango a *king*. Frango grelhado, *julienne* de pimentão e cebola, páprica, molho branco, ervilhas e gratinado.

Frango à *maitre d'hôtel*. Frango grelhado, acompanhado de molho *velouté* montado com manteiga *maitre d'hôtel*.

Frango à marechal. Frango grelhado, ervilhas, palmito e couve-flor à dorê, batata palha, milho-verde.

Frango à parisiense. Ver *Turnedô parisiense*.

Frango à passarinho. Frango frito em pedaços, servido com batatas fritas, salada de tomate, palmito e alface.

Frango à rainha. Frango grelhado, palmito, molho branco, queijo ralado e gratinado.

Frango à Santos Dumont. Frango grelhado, batata palito, palmito e molho aurora.

Frango à Sissi. Frango grelhado com molho de páprica e cogumelos.

Frango à Tostão. Frango grelhado, servido com palmito e berinjela à milanesa, batatas, couve à mineira.

Frango ao Catupiry®. Peito, coxa e sobrecoxa de frango desfiados, temperados com molho de tomate e servidos com Catupiry®.

Frango ao *curry*. Peito, coxa e sobrecoxa de frango refogados e cozidos ao molho *curry*.

Frango ao forno com milho. Frango, manteiga, sal, milho, leite, farinha de trigo, creme de leite, gemas, noz-moscada, claras, farinha de rosca e pimenta.

Frango aristocrata. Frango grelhado, molho de cogumelos, ervilhas, batatas *noisette* e creme de espinafre.

Frango assado. Antes de assar, amarrar o frango e temperar com sal, pimenta, manjerona, alecrim, cebola, tomate, folha de louro e cenoura.

Frango assado em suco. Frango, suco de laranja, sal, mostarda, páprica, casca de laranja.

Frango assado no espeto. Temperar com sal, pimenta, manjerona e alecrim.

Frango à Borgonha. Frango em pedaços, temperado com sal e pimenta, passado na farinha de trigo e corado. Cozinhar com cebola, cebolinha, cenoura e toucinho picados, vinho tinto, água e cogumelos inteiros.

Frango cardinal. Frango grelhado, servido com tomate recheado com patê, ervilhas e molho aurora.

Frango chileno. Frango grelhado, salteado na manteiga, com legumes e molho branco, gratinado.

Frango grelhado *à bouquetiere.* Frango desossado, servido com legumes na manteiga (p. ex., vagens, cenouras e couve-flor) e verduras frescas.

Frango *grisette.* Frango grelhado, batatas *noisette*, ervilhas.

Frango imperial. Frango grelhado, purê de batata, ervilhas, aspargos.

Frango Itamarati. Frango grelhado, servido com torradas com creme de espinafre, ovo cozido, e gratinado com queijo.

Frango paulistano. Frango grelhado, milho, batatas *sautées* e arroz à grega.

Frango primavera. Frango à milanesa com frutas naturais.

Frango São Joaquim. Frango grelhado servido com purê de maçã, arroz à jardineira e batata palha.

Frango serrano. Frango grelhado, servido com vagens na manteiga e polenta frita recheada com linguiça e queijo.

Frango xadrez. Frango em cubos com pimentão, cebola, amendoim e molho chinês.

Fricassê de frango. Cebola, peito e coxas de frango, vinho branco, cenoura, alho-poró, salsa e *velouté* de frango.

Marreco à bordalesa. Ver *Filé à bordalesa.*

Marreco à Califórnia. Marreco assado, servido com purê de batata e compota de frutas.

Marreco à L'Orange. Marreco assado, com molho e quartos de laranja e molho bigarade (glacê de marreco com suco de laranja, vinho branco e zestes branqueadas de laranja).

Marreco à Normandie. Ver *Peru à Normandie.*

Marreco à Saint-Germain. Marreco assado, acompanhado de batata *noisette*, purê de ervilha (ou *petit pois* salteada) e vagens.

Marreco Porto Alegre. Marreco assado, com palmito, cereja, compota de abacaxi, cubos médios de queijo, molho branco e gratinado.

Peito de peru à brasileira. Peru assado, banana à milanesa, presunto grelhado, farofa e batata frita.

Peito de peru ao cogumelo. Peru assado, molho de cogumelo e purê de batata.

Peru à brasileira. Peru assado, farofa, batata frita, banana à milanesa e presunto grelhado.

Peru à Califórnia. Peru assado, servido com abacaxi, ameixa-preta, farofa de nozes e batata palha.

Peru à Normandie. Peru assado, servido com molho bechamel reduzido com glacê de ave ou pescado, ligado com gemas ou creme e finalizado com suco de limão.

Peru à rainha. Peru grelhado, molho branco, gratinado, servido com aspargos.

Peru à Rio Branco. Peru assado, servido com arroz com leite de coco, cogumelo, molho branco, queijo ralado e gratinado.

Peru à vitória-régia. Peru assado, arroz verde e milho *sauté*.

Peru ao madeira. Peru assado, molho madeira e purê de batata.

Peru Polinésia. Peru assado, com melão, picles e arroz à jardineira.

Peru Porto Alegre. Peru assado, com cebolinha, milho, ervilha na manteiga, molho branco e gratinado.

Peru rodesiano. Peru grelhado, tomates recheados com patê de fígado de frango, pato ou ganso, molho *béarnaise*.

Pimentões Boa Vista. Pimentões recheados, cubos médios de frango, jardineira de presunto e queijo e gratinado.

Silveira de frango. Frango cozido, mexido com ovos e ervilhas, molho de tomate com salsinha, batata palha e uma flor de tomate para enfeitar.

Supremo à *cordon bleu.* Ver *Bife à cordon bleu.*

Supremo à Ellen. Filé de frango à milanesa coberto com molho branco, muçarela e levado ao forno.

Supremo à francesa. Filé de peito grelhado, coberto por um refogado de batata palha, cogumelo, ervilha, cebola e presunto em *julienne*.

Supremo à Kiev. Frango à milanesa recheado com manteiga *maitre d'hôtel*, legumes e batata palha.

Supremo à milanesa. Filé de peito passado em ovo e farinha de rosca e, depois, frito.

Supremo à parmegiana. Filé de peito de frango à milanesa, coberto com molho de tomate e muçarela. Leva-se ao forno para finalizar.

Supremo à provençal. Filé de frango com molho de tomates salteados com azeite e alho, salsinha e açúcar.

Supremo à suíça. Ver *Filé-mignon à suíça.*

Supremo ao Catupiry®. Filé de peito à milanesa coberto com Catupiry® e levado ao forno.

Supremo de frango à *fromage.* Frango grelhado, com queijo em fatias, milho e ervilhas.

Supremo de frango à Maryland. Frango à milanesa, ervilhas, creme de milho e batata palha.

Supremo de frango ao cogumelo. Frango grelhado na manteiga, com cogumelos, molho branco e champanhe.

Supremo de frango ao *curry.* Frango grelhado, com molho *curry* e arroz à indiana.

Supremo de frango Itamarati. Ver *Filé-mignon Itamarati.*

Supremo de frango porto de casais. Frango à milanesa, *julienne* de cenouras, vagens e banana frita na manteiga.

Supremo de frango da Época. Frango à milanesa, acompanhado de frutas da primavera.

Torta de frango. Peito de frango picadinho ou desfiado, molho de tomate, manteiga, salsinha e cebola em massa de torta.

Carne suína

Bisteca à brasileira. Bisteca grelhada, farofa, batata frita, banana à milanesa.

Bisteca Belo Horizonte. Bisteca grelhada, couve à mineira, aipim frito, tutu de feijão.

Costelas de porco. Costelas assadas, molho de passas, *ketchup*, tomate e mostarda.

Eisbein (joelho de porco). Joelho de porco cozido ou grelhado, com chucrute e batata natural.

Feijoada. Feijão-preto, paio, linguiça, costela seca, carne seca, lombo, pé, rabo, orelha e *bacon*. Acompanha molho de feijão, arroz, couve, farofa e laranja em fatias.

Lombinho à chinesa. Ver *Bife à chinesa.*

Lombinho à *cordon bleu*. Ver *Bife à cordon bleu.*

Lombinho à cubana. Ver *Filé-mignon à cubana.*

Lombinho ao Havaí. Lombo grelhado, aspargos, abacaxi grelhado, batata palha e ervilha.

Lombinho canadense. Lombo grelhado e servido com creme de milho.

Lombinho Porto Alegre. Lombo grelhado, palmito, cerejas, compota de abacaxi, fatias de queijo. Gratinar antes de servir.

Lombo à carioca. Lombo grelhado, farofa, batata frita e banana à milanesa.

Lombo à *charcutière*. Lombo grelhado, molho Robert (cebolas branqueadas e suadas na manteiga, com vinho branco, glacê de ave e mostarda) e pepininhos em conserva.

Lombo à guarani. Lombo grelhado, ameixas, aspargos, abacaxi grelhado.

Lombo à provençal. Ver *Supremo à provençal.*

Lombo à Robert. Lombo grelhado com molho Robert (ver *Lombo à charcutière*).

Lombo à Saint Germain. Ver *Marreco à Saint-Germain.*

Lombo fatiado. Lombo assado e fatiado, com vinho branco.

Lombo gaúcho. Lombo grelhado, farofa, batata frita, cebola e tomate.

Lombo guaíba. Lombo grelhado, couve-flor à milanesa, ervilha.

Lombo húngaro. Ver *Frango à húngara.*

Lombo recheado. Lombo assado, recheado com presunto e ameixas.

Lombo São João Del Rei. Lombo grelhado, fatias de cebola, cogumelos, molho *mornay* e gratinado.

Lombo vitória-régia. Lombo à milanesa, arroz verde, milho *sauté.*

Lombo Yorkshire. Lombo à milanesa, com molho de vinho do Porto e zestes de laranja.

Pernil *à boulangère*. Pernil assado com batata e cebola refogadas na gordura do pernil e folha de louro.

Pernil à Califórnia. Pernil assado, compotas de frutas e purê de batata.

Pernil Amsterdã. Pernil assado, repolho-roxo, batata ao vapor e molho mostarda.

Pernil berlinense. Pernil assado, batatas ao vapor, repolho-roxo e molho de raiz-forte.

Pernil *strasbourgeoise*. Pernil assado, chucrute braseado, toucinho defumado, salsichão braseado e *foie gras* salteado; à moda de Estrasburgo.

Pernil Tourangelle. Pernil assado, feijão-branco e vagens cortadas em bastonete, com molho *velouté.*

Virado à paulista. Linguiça, costela de porco, ovo frito, tutu de feijão.

Pescado

Bacalhau à brasileira. Cozinhar o bacalhau, cobrir com pimentões verdes e vermelho, e cebola, levar ao forno.

Bacalhau ao comendador. Camadas de bacalhau, batata, brócolis, ovo cozido e azeitona preta.

Caçarola martinica. Peixe ensopado, cebola, azeitonas, palmito, cenouras, ervilhas, molho *demi-glace*.

Caçarola mexicana. Filé de peixe ensopado, molho de tomate, pimentões, vagens, cebolas, queijo em fatias, gratinado.

Camarão à Angra. Alface, tomates, camarão refogado, batata, mariscos temperados e maionese.

Camarão à Flórida. Camarão miúdo na manteiga, ervilhas, palmito, azeitonas, molho de tomate.

Camarão à grega. Espetinhos de camarão médio à milanesa, intercalados com cubos de queijo e guarnecidos com arroz à grega.

Camarão à paulista. Camarões ao alho e óleo e batatas *sautées*.

Camarão à Pernambuco. Camarão salteado na manteiga, molho branco, milho e arroz com leite de coco.

Camarão à polonesa. Camarões na manteiga, flambados com conhaque e servidos com manteiga *noisette* composta à base de ovos cozidos e miolo de pão.

Camarão à provençal. Camarões na manteiga, alho, tomates, cogumelos, cebolas, alcaparras, filé de anchova e *demi-glace*.

Camarão à província de São Pedro. Camarões com molho de tomate e ervilha.

Camarão à Thermidor. Camarão cozido em *court-bouillon* e servido com molho de cebolas, vinho branco, *velouté* de peixe e creme, gratinado com queijo e manteiga.

Camarão à Tourangelle. Camarão salteado na manteiga, com vagens e molho *velouté*.

Camarão ao Catupiry®. Camarões cozidos com molho de tomate e cobertos com Catupiry®.

Camarão ao forno à belga. Ovos cozidos, camarão, sal, pimentão vermelho, manteiga, salame, creme de leite, mostarda, pimenta, queijo ralado, salsinha e alho.

Camarão Príncipe de Gales. Camarão "pocheado", acompanhado de ostras e mexilhões fritos e croquetes de batata. Servido napeado em molho de champanhe, *curry* e manteiga de caranguejo.

Camarão Punta del Leste. Camarões na manteiga, *julienne* de presunto, azeitonas, molho branco e gratinado.

Camarão São Salvador. Camarões na manteiga, palmito, ervilha, molho de tomate e arroz.

Camarões à baiana. Camarões na manteiga e acebolados, molho de tomate, azeite de dendê, leite de coco, pirão e pimenta à parte.

Camarões à carioca. Camarões com molho de tomate, ervilhas e palmitos.

Camarões beira-mar. Camarões salteados na manteiga, cubos médios de queijo, molho provençal (ver *Camarão à provençal*), gratinado.

Camarões Itapeva. Camarões ensopados com quiabo, pirão e pimenta vermelha.

Camarões marajá. Camarões miúdos na manteiga, ovos cozidos picados, tempero verde, azeitonas, acompanhados de maçã assada, cobertos com molho ao *curry* e gratinados.

Caruru. Quiabo, camarão seco, amendoim, castanha de caju, azeite de dendê, coentro e cebola.

Cavalinha à francesa. Cavalinha, sal, pimenta-branca, farinha de trigo, azeite de oliva, alho, cebola, cogumelos, vinho branco, tomate, orégano, limão e salsa.

Estrogonofe de camarão. Camarões ao molho de creme de leite, cogumelo, mostarda e *ketchup* (ou molho de tomate).

Filé de peixe *à la bonne femme*. Filé de peixe grelhado, acompanhado de cebolas pequenas e cogumelos, com molho à base de vinho branco e suco de limão.

Filé de peixe à brasileira. Peixe ensopado, pirão, camarões miúdos, ovo cozido e picado, salsa e arroz.

Filé de peixe à Cecília. Peixe grelhado, aspargos, molho branco, queijo ralado e gratinado.

Filé de peixe à Cleópatra. Peixe grelhado, cogumelo, camarões, aspargo *sauté* e batatas no vapor.

Filé de peixe *à cordon bleu*. Ver *Bife à cordon bleu*.

Filé de peixe à espanhola. Peixe grelhado, legumes, molho de tomate, cebola e pimentão.

Filé de peixe à florentina. Ver *Filé-mignon à florentina*.

Filé de peixe *à grenoblois*. Peixe *sauté*, como no filé *à belle meuniére*, com adição de limão taiti cortado em quartos.

Filé de peixe a *king*. Ver *Frango a king*.

Filé de peixe à *maître d'hôtel*. Ver *Frango à maître d'hôtel*.

Filé de peixe à Miami. Peixe grelhado, cubos de laranja, uvas-passas e batatas no vapor.

Filé de peixe à moda do *chef*. Peixe grelhado, *julienne* de legumes e banana à milanesa.

Filé de peixe à Monte Carlo. Peixe salteado, servido com molho de vinho branco e ostras.

Filé de peixe ao ninho. Peixe grelhado, croquetes de milho, tomates recheados, batata portuguesa, manteiga *grenobloise*.

Filé de peixe à Pernambuco. Peixe à dorê, jardineira de legumes salteados no *bacon* e palmitos.

Filé de peixe à Porto dos Casais. Peixe à dorê, molho de camarões e *panaché* de legumes.

Filé de peixe à romana. Peixe à dorê, queijo ralado, tempero verde e batata-inglesa.

Filé de peixe à roquefort. Peixe grelhado, queijo roquefort, batata no vapor.

Filé de peixe à suíça. Peixe grelhado, lâminas de queijo, aspargos, molho branco e gratinado.

Filé de peixe à Wasca. Peixe grelhado, camarão miúdo, aspargos, molho bechamel, purê de batata, gratinado.

Filé de peixe ao molho de camarões. Peixe à dorê, molho de camarões, batata no vapor.

Filé de peixe com molho primavera. Peixe acompanhado de molho de pimentão, cebola, tomate ao vinagrete.

Filé de peixe Florianópolis. Peixe grelhado, cubos de laranja e abacaxi, molho branco e gratinado.

Filé de peixe garni. Peixe grelhado e legumes na manteiga.

Filé de peixe Havaí. Peixe grelhado, batata palha, abacaxi grelhado, *julienne* de vagens e cenouras na manteiga.

Filé de peixe Itaparica. Peixe em cubos, ensopado com quiabo.

Filé de peixe Nova Orleans. Peixe à dorê, aspargos, ervilhas, molho tártaro.

Filé de peixe rolê. Filé de peixe enrolado com cenoura, pimentão e galho de salsa. Cobrir com molho de tomate e levar ao forno.

Filé de pescada à dorê. Filé de pescada branca, temperado com sal e limão, passado no leite, na farinha de trigo e em ovos batidos, frito em óleo.

Filé de robalo com uvas. Filé grelhado com molho de uvas Itália, cogumelos, alcaparras e creme de leite.

Linguado à Finkenwerder. Linguado, sal, pimenta, suco de limão, toucinho defumado, farinha de trigo, salsa e limão para guarnecer.

Linguado à *grenobloise*. Ver *Filé à belle Grenobloise*.

Lulas recheadas. Lulas recheadas com parmesão, salsa, cebola e anchovas.

Moqueca de cação. Cação ao molho de tomate, leite de coco e legumes em azeite de dendê.

Moqueca de peixe. Filé de namorado, leite de coco, pimentões verdes e vermelhos, azeite de dendê e cebola.

Musse de atum. Atum enlatado, creme de leite, cebola e claras em neve.

Peixe à portuguesa. Peixe ensopado, azeitonas, ovos mexidos e batata no vapor.

Peixe *au gratin*. Peixe grelhado, batata no vapor, molho branco e gratinado.

Pescadinha à Colbert. Pescada batida em escalope, temperada com sal e pimenta, passada em farinha de trigo, ovos batidos e farinha de rosca, frita e servida com glacê de peixe ligeiramente montada com manteiga *maître d'hôtel*.

Vatapá. Pão amanhecido, camarão seco, amendoim, leite de coco, azeite de dendê, castanha de caju, fubá, cebola, alho, gengibre e pimenta.

Manteigas compostas

Manteiga Bercy. Cebolas em *brunoise* com vinho branco reduzido, manteiga em ponto de pomada, glacê de carne, sal, pimenta, suco de limão e ervas finas.

Manteiga de crustáceos. Dourar as cascas em forno, pilar, misturar à manteiga, adicionar mostarda, sal, pimenta e limão; passar a mistura por pano fino (etamine).

Manteiga de legumes. Qualquer legume cozido, processado e misturado com manteiga em ponto de pomada.

Manteiga *maître d'hôtel*. Manteiga temperada com suco de limão, sal, pimenta e salsa.

Manteiga *grenobloise*. Manteiga *noisette*, com adição de suco de limão.

Manteiga *noir*. Aquecer a manteiga até escurecer, sem fumegar, e adicionar suco de limão.

Manteiga *noisette*. Aquecer a manteiga com cuidado até dourar; o aroma lembra nozes torradas, avelãs.

Marchand de vin. *Demi-glace*, vinho tinto, cebolas suadas na manteiga e manteiga em pomada.

Fundos/caldos

Caldo. Fundo com adição de carne.

Court bouillon. Carcaças de peixes ou carnes brancas (ou mesmo legumes) cozidas em água, vinagre, vinho e ervas aromáticas, e depois coadas. É um fundo acidulado, utilizado como base para molhos e como líquido de cocção.

Fumet de peixe. Fundo de peixe com adição de ácido, além de a carcaça ser necessariamente suada.

Fundo claro. Líquido aromático, obtido por meio da cocção de carcaça de boi, ave, peixe, crustáceo etc., suados ou não, durante cerca de 4 a 5 h, com adição de *mirepoix*, *sachet d'épices* e água fria.

Fundo escuro. Similar ao fundo claro, porém com mais água, tempo de cocção maior (até 15 h), *mirepoix* caramelizado, *pinçage* e adição de cebola *brûlé*.

Remouillage. Reaproveitamento de um fundo coado (apenas os sólidos) adicionando água fria. O nome em francês significa "remolhagem". O resultado é um fundo mais suave.

Molhos quentes

Alcaparra. Molho holandês com alcaparras.

Americano. Metade molho de tomate e metade manteiga de lagosta.

Aurora. Bechamel com purê de tomates (com adição opcional de consomê de galinha) – bechamel atomatado.

Béarnaise. Molho holandês com estragão e cerefólio.

Bechamel. Leite espessado com *roux* claro e aromatizado com noz-moscada e uma cebola *piqué*.

Bolonhesa. *Demi-glace*, carne moída e molho de tomate.

Bonne femme. Cebola em *brunoise* suada na manteiga; reduzido com fundo de peixe, ligado com gemas, montado com creme de leite levemente batido e finalizado com suco de limão.

Bordelaise. Metade *demi-glace* e metade à base de redução de vinho tinto com estragão e cebola.

Bourguignonne. Vinho tinto reduzido com cebolinhas e aromáticos, espessado com *roux* e montado com manteiga. Também conhecido como molho *vin rouge* (vinho tinto).

Branco. Sinônimo de bechamel.

Camarão. Alho e cebola corados, tomate, sal, pimenta-do-reino, louro, extrato de tomate e camarão.

Cardinal. Bechamel e *fumet* de peixe, montado com manteiga de crustáceos.

Cogumelo. Cebola, manteiga, caldo de cogumelos ou vinho branco, molho básico e cogumelos cortados.

Chateaubriand. Cebolinhas douradas na manteiga, glacê de carne, molho madeira, suco de limão, montado na manteiga e finalizado com ervas finas.

Colbert. Glacê (carne, ave, peixe) montado com manteiga *maître d'hôtel*.

Cumberland. Vinho madeira, geleia de groselha ou goiaba, casca de laranja ralada e suco de laranja, gengibre, páprica, mostarda e vinagre.

Curry. Cebola, bechamel (ou *velouté*) e *curry*, finalizados com creme de leite.

Demi-glace. 50% de molho espanhol reduzido à metade e 50% de fundo de carne reduzido.

Espanhol. Fundo escuro fortificado (com *mirepoix* dourado e *pinçage*) e espessado com *roux*.

Fond lié. Aparas de carnes (aves, vitelo, boi), cebola, cenoura, aipo, folhas de louro, cravo, água fria e *roux* dourado.

Glacê de viande (extrato de carne). Fundo (carne, ave, pescado) reduzido a um produto brilhante, gelatinoso e dourado, coado em seguida.

Holandês. Gemas, manteiga, suco de limão em banho-maria.

Madeira. *Demi-glace*, vinho madeira (ou Jerez).

Maître d'hôtel. *Velouté* montado com manteiga *maître d'hôtel*.

Mornay. Bechamel, queijo ralado, gemas.

Mousseline. Creme de leite e molho holandês.

Provençal. Redução de vinho branco, ervas finas, cogumelos, alho, azeitonas, tomate *concassé* e filé de anchovas (ou manteiga de anchovas).

Raifort (raiz-forte). *Velouté* de galinha, raiz-forte ralada e suco de limão ou vinagre.

Ravigote. Bechamel reduzido com vinagre, cebola, estragão, tomilho, cerefólio, pimenta caiena e louro, ligado com gemas e montado na manteiga.

Rosado. Molho bechamel, *ketchup*, creme de leite, sal.

Soubise. Bechamel, cebola branqueada e suada na manteiga, com adição de fundo de ave.

Velouté. Manteiga, farinha de trigo, fundo de ave e *sachet d'épices*.

Molhos frios

Argentino. Sal, tomate sem pele, pimentão descascado, alho, azeite, vinagre, salsa e cebola.

Campanha. Azeite, vinagre, cebola, tomate, pimenta.

Escabeche. Vinagre, cebola, louro, pimentão e temperos.

Hortelã. Açúcar derretido, vinagre e hortelã fresca.

Maionese. Gemas, óleo, mostarda, vinagre.

Rémoulade. Maionese, mostarda, alcaparras e pepino em conserva.

Tártaro. Maionese, picles cortado fino, cebolinha e alcaparras.

Vinagrete. Suco de limão, azeite de oliva, sal e pimenta.

Sopas*

Batata. Cebola, batata e caldo de galinha; peneirar ou liquidificar, ligar com gema de ovo ou creme de leite; acompanha *croûton*.

Bouillabaisse. Peixes e frutos do mar variados, vegetais e ervas aromáticas.

Caldo verde. Sopa de batata, paio, couve.

Canja. Galinha, água, sal, cenoura (ou outros legumes), arroz.

Cebola. Cebola, manteiga, caldo de carne, sal, noz-moscada; acompanha pão dourado na manteiga e queijo ralado.

Consomê. Caldo de carne concentrado e clarificado.

Consomê básico. Caldo de carne, carne moída, cenoura, folhas de aipo, alho-poró, tomate e clara de ovo; coar após cozimento.

Ervilha. Cebola, cenoura, toucinho defumado, ervilha seca, batata, alho-poró, água ou caldo de carne; liquidificar, ligar com gema de ovo; acompanha *croûton*.

---

* Pratos feitos à base de caldo de variada composição e consistência, com diferentes alimentos cozidos. Servidos geralmente como entrada.

Gaspacho. Sopa fria de tomate cru, alho, azeite, pão, vinagre e água fria.

Goulash. Braseado de carne (normalmente bovina), cebolas, batatas e bastante páprica.

Legumes. Legumes variados, preparados com caldo de carne ou de frango.

Minestrone. Sopa de vegetais com caldo de carne, massa, parmesão.

Parisiense. Alho-poró à *julienne*, batata, farinha de trigo, caldo de carne e salsa.

Vichyssoise. Batata, alho-poró, cebola; servida fria.

Cremes*

Básico (*velouté*). Manteiga, farinha de trigo (*roux*), caldo de carne, ligado opcionalmente com gema de ovo e creme de leite.

Creme a cardinal. *Velouté* de peixe, creme de tomate, camarões miúdos.

Creme albino. Creme de feijão-branco.

Creme Aurora. Purê de tomate e *julienne* de aves em *velouté*.

Creme Caroline. Creme de arroz.

Creme *crécy.* Creme de cenouras e arroz com *croûtons*.

Creme de aspargos. Aspargos cozidos e *velouté*.

Creme de ervilha. Ervilha cozida liquidificada e *velouté*.

Creme de galinha. Galinha cozida e *velouté*.

Creme de milho. Liquidificar o milho cozido com o *velouté*.

Creme de tomate. Tomates suados com *mirepoix*, vinho branco, consomê e *velouté* de aves, com *croûtons*.

Creme Du Barry. Creme de couve-flor, incluindo seus floretes.

Creme florentina. Creme de espinafre.

Creme Jaqueline. *Velouté* de peixe, jardineira de cenoura, ervilha, pontas de aspargos e arroz.

Creme Maryland. Creme de milho-verde.

Creme *niçoise.* Consomê de ave, purê de tomate, vagens e batatas branqueadas.

Massas

Canelone à Chopin. Canelone recheado com frango desfiado, palmito, milho-verde, cogumelo e molho branco.

Canelone à italiana. Recheio do canelone à la Reine, coberto com molho básico misturado com molho de tomate.

Canelone à la Reine. Canelone recheado com carne moída, vinho branco, molho básico, molho de tomate, salsa picada, queijo ralado e purê de espinafre. Cobrir com molho bechamel misturado com creme de leite e uma gema de ovo, manteiga derretida com queijo ralado; gratinar.

Canelone de presunto e queijo. Canelone recheado com fatias de presunto cozido e queijo prato ou muçarela, coberto com molho de tomate.

Canelone de ricota e nozes. Canelone recheado de ricota, temperado com queijo parmesão e pedacinhos de nozes, coberto com molho bechamel.

Capelete Caruso. Molho de tomate, presunto, cogumelo, creme de leite, glacê de carne.

---

* Sopa de legumes passados na peneira ou no liquidificador, acrescida (opcionalmente) de gemas de ovos e leite ou apenas creme de leite.

Capelete Don Corleone. Capelete na manteiga, com rodelas de linguiça, cenouras, tiras de queijo, molho branco e gratinado.

Capelete Gabriela. Capelete com iscas de frango, creme de espinafre, molho branco e gratinado.

Capelete parisiense. Capelete com frango desfiado, cogumelo, presunto, ervilha, molho branco e gratinado.

Crepe de queijo. Panquecas finas com queijo prato, acompanhadas de molho bechamel.

Espaguete à bolonhesa. Espaguete salteado na manteiga, molho de tomate e cubos médios de carne.

Espaguete à carbonara. Espaguete, ovos mexidos, *bacon*, tempero verde.

Espaguete à napolitana. Espaguete, cubos médios de carne, linguiça, *bacon*, *demi-glace*.

Espaguete à siciliana. Espaguete com molho de tomate, cogumelo e *bacon*.

Espaguete com atum ao forno. Sal, óleo, espaguete, margarina, atum, tomate, creme de leite, leite, ovos, parmesão ralado, pimenta, salsinha, alho.

Espaguete *soubise*. Espaguete gratinado com molho bechamel e purê de cebola.

Lasanha "água na boca". Recheio de tomate com pedacinhos de presunto e cogumelo, creme de Catupiry® e parmesão ralado.

Macarrão à napolitana. Macarrão com molho de cebola, cogumelo, *bacon*, salsa e alho.

Macarrão com molho de ricota. Macarrão, azeite de oliva, toucinho, cebola, purê de tomate, alho, sal, orégano, manjericão, ricota (seca ralada, defumada e picada).

Macarrão gratinado. Macarrão misturado em molho bechamel e queijo ralado, gratinado.

Nhoque de forno. Leite, semolina, sal, pimenta, noz-moscada, queijo ralado, óleo e gema.

Nhoque à piemontesa. Nhoque cozido, coberto com molho de tomate ou molho à bolonhesa, gratinado ou não.

Panqueca Carlos Gomes. Panqueca recheada com camarões, queijo em cubos médios, aspargos, molho branco; gratinada.

Panqueca crioula. Panqueca recheada com picadinho, molho de tomate.

Panqueca Gabriela. Panqueca recheada com iscas de frango, creme de espinafre e molho branco; gratinada.

Panqueca moinho de vento. Panqueca recheada com picadinho de carne, vagens salteadas na manteiga, queijo em fatias; gratinada.

Ravióli à camponesa. Ravióli na manteiga, jardineira de vegetais, *bacon* frito, queijo parmesão; gratinado.

Ravióli Capri. Ravióli com frango desfiado, molho branco com *demi-glace*; gratinado.

Ravióli Gabriela. Ravióli com molho branco, iscas de frango, creme de espinafre; gratinado.

Ravióli parisiense. Ravióli com *julienne* de presunto, frango desfiado, cogumelo, ervilha, molho branco.

Ravióli *soubise*. Ver *Espaguete soubise*.

Rondelli à crema. Massa de lasanha, ricota, creme de leite, parmesão.

Rondelli de espinafre. Rondelli com recheio de espinafre, ricota, parmesão ralado, creme de leite e molho.

Talharim à granjeira. Talharim, frango desfiado, salsicha, molho de tomate.

Talharim a *king*. Talharim gratinado, camarões salteados na manteiga, cogumelos, pimentões, molho branco.

Talharim à la Reine. Talharim, iscas de frango, aspargos e molho branco.

Talharim à romana. Talharim salteado na manteiga com molho de atum.

Talharim Capri. Talharim na manteiga, cubos médios de frango, ervilhas, tiras de queijo, molho branco; gratinado.

Talharim cremoso à florentina. Macarrão verde com molho de espinafre e creme de leite.

Talharim parisiense. Talharim gratinado, molho bechamel, creme de leite, queijo ralado, presunto, peito de galinha à *julienne*.

Saladas

Frio alemão. Macarrão cozido e frio (pene ou parafuso), maionese, azeitona, pimentão, cebola, cenoura crua ralada, presunto e queijo em cubos.

Salada à francesa. Abacaxi, presunto, maçã, chucrute, maionese, creme de leite, suco de limão, cheiro-verde, açúcar e sal.

Salada à grega. Chicória, alface, pepinos, tomates, azeitonas pretas, ricota, anchovas no óleo, cebolinha verde, alcaparras e tempero.

Salada à *julienne*. Cenoura cozida, vagens e batatas cortadas em *julienne*, palmito, folhas de alface e/ou agrião e tempero.

Salada agreste. *Julienne* de vagem, chuchu, cenoura, couve-flor e molho maionese.

Salada americana. Tomate, alface, *bacon*, cebolinha verde, queijo parmesão ralado e tempero.

Salada ametista. *Julienne* fina de repolho roxo e presunto, maçã ácida ralada, molho francês em folhas de alface.

Salada andalouse. Arroz, *julienne* de pimentão vermelho e cebola, alho dourado na manteiga, salsa picada e molho vinagrete.

Salada árabe. Pepino, pimentão, cebolinha, azeitona, azeite, vinagre, iogurte, pimenta-do-reino.

Salada Bahamas. Em duas metades vazias de abacate, *noisettes* de polpa de abacate, siri, cubos médios de tomate, molho *rémoulade*.

Salada Barra da Tijuca. Buquê de couve-flor, *julienne* de língua e cenouras, molho tártaro.

Salada beira-mar. Iscas de carne branca de peixe, cebola e alho ralados, *julienne* de pimentões verdes e vermelhos, fatias muito finas de rabanete, molho americano.

Salada Búzios. Em meio abacaxi esvaziado em sentido horizontal, cubos médios de abacaxi, camarões miúdos, cereja e molho maionese sobre folhas de alface.

Salada *caesar*. Alface-americana, parmesão, molho aioli (maionese de alho), *croûtons* com alho.

Salada Camboriú. Fatias muito finas de pepino, maçã, banana, *julienne* de presunto cru, molho francês.

Salada carnaval. Milho-verde, cebola ralada, tempero verde finamente picado, molho maionese, gomos de tomate e folhas de alface.

Capítulo 10 • Sugestões para Preparação de Cardápios e sua Composição **121**

Salada com ricota. Pera, banana, tomate, pepino, cenoura, milho, temperos, ricota, maionese, limão e passas.

Salada cumparsita. *Julienne* fina de alface, fatias finas de rabanete, palmito, molho vinagrete, fatias de pão preto.

Salada de agrião com laranja. Agrião, pimentão verde e vermelho, tomate, laranja e tempero.

Salada de alface à holandesa. Alface, pepino, beterraba, ovo, creme de leite, cebola, salsa, açúcar e demais temperos comuns.

Salada de cenoura. Cenoura cozida e em fatias, cebola picada e molho vinagrete.

Salada de feijão-branco. Feijão-branco, salsa picada, tomate, alface para guarnecer. O feijão-branco deve ficar dentro dos tomates, formando uma cestinha.

Salada de frango 1. Frango com maionese, maçã, salsão, cebolinha, uvas verdes, alface, nozes e *curry*.

Salada de frango 2. Fina jardineira de batatas e frango com molho de maionese.

Salada de frutas. Frutas diversas picadas em cubos, salpicadas ou não com açúcar.

Salada de peixe e legumes. Filé de badejo cozido, vinho branco, louro, cebola, vagem, cenoura, pimentão e salsão.

Salada elegante. *Curry*, iogurte, salsão, queijo branco, tâmaras e maçãs.

Salada escandinava. Ovos cozidos, atum, azeitonas pretas, pimentão verde e tomate.

Salada faraó. Grão-de-bico, tempero verde picado, ovos cozidos picados, molho maionese e agrião.

Salada Guadalupe. Em metade de um abacate esvaziado, cubos médios de abacate, molho vinagrete, camarões miúdos, maionese com *ketchup* à parte.

Salada guarita. Jardineira de vagens, camarões miúdos, azeitonas, pontas de aspargos, molho tártaro.

Salada Guarujá. Cubos médios de maçã ácida, vagens, atum e palmito sobre folhas de alface, molho vinagrete.

Salada havaiana. Alface, chicória, coco fresco ralado, salsão, tomates, cenoura ralada, pimentão verde e tempero.

Salada Luar do Sertão. Cenouras cruas raladas, ervilhas, ovo cozido picado, molho maionese, limão taiti em filés; servir gelada em taças baixas.

Salada macedônia de legumes. Legumes com molho vinagrete à parte.

Salada maionese de atum. Fina jardineira de batatas e atum com molho de maionese.

Salada maionese de batata. Batata cozida e amassada, pepino e cenoura crus em tiras finas, maionese, cebola e temperos.

Salada maionese de camarão. Fina jardineira de batatas e camarão com molho de maionese.

Salada Maré Alta. Lulas picadas, jardineira de tomates, cebolas e picles de pepino, azeitonas recheadas, molho francês; servir bem gelada em taças altas, com molho de maionese em pitanga.

Salada Mercedes. *Julienne* fina de aipo e beterrabas, tomates sem pele, molho vinagrete; polvilhar ovo cozido passado pela peneira.

Salada miscelânea. Alface, palmito, ervilha, cenoura, batata, uvas-passas sem caroço, milho-verde, rabanete, azeitona preta e tempero.

Salada misturinha de repolho. Escaldar o repolho cortado em cubos ou tiras finas, esfriar, acrescentar mortadela e maionese.

Salada ninhos de alface. *Julienne* fina de alface, ovos cozidos picados, molho de maionese com *ketchup*.

Salada oriental. Arroz, tomates salteados no alho, filé de anchovas, jardineira miúda de pimentões verdes e vermelhos, ervilhas, molho vinagrete – ou legumes crus ralados com molho francês.

Salada outonal. Purê de batata, cenoura ralada crua, *julienne* fina de maçã e banana, molho maionese; servir bem gelada.

Salada Pampulha. Jardineira de lombinho de porco, batata, cenoura, ervilha, molho tártaro, limão taiti em filés.

Salada picante. Pimentões verdes e vermelhos, rosbife, tomate, cebola, ovos cozidos, pepinos, *ketchup*, maionese, vinagre, pimenta-do-reino, páprica doce, açúcar, *curry* e molho de pimenta.

Salada Poeira de Estrelas. Gomos de laranja sem pele, atum, *brunoise* de cebola, ovo cozido passado pela peneira, tempero verde picado (usar a casca da laranja como base).

Salada *polonaise*. Cubos de cenoura, nabo, beterraba, pepino natural, batata, ovo cozido, filé de arenque, molho de maionese.

Salada popular. Alface, escarola, almeirão, salsão, agrião, tomate, palmito, ovos cozidos e orégano.

Salada portuguesa. *Julienne* fina de frango ou bacalhau, pimentões verdes e vermelhos, cebola ralada, cenoura, azeitona preta, molho maionese, mostarda.

Salada primavera 1. Cubos médios de vegetais sortidos, queijo, presunto, molho vinagrete.

Salada primavera 2. Alface-crespa, repolho roxo cortado fino, cenoura ralada, cogumelos, rabanete, pimentão e tomate.

Salada russa. Jardineira miúda de legumes coloridos, molho de maionese (beterraba e maçã podem ser incluídas).

Salada Samba, Carnaval e Cinzas. Buquês pequenos de agrião, *bacon* levemente frito, peito de peru defumado em *julienne* bem fina, *croûtons*, molho vinagrete.

Salada serrana. *Julienne* fina de repolho, molho vinagrete, pimenta, molho de maionese com *ketchup* à parte, *bacon* frito.

Salada siciliana. Tomates grandes recheados com atum, cebola picada, picles de pepino, tempero verde, *julienne* de alface, molho maionese.

Salada surpresa. Massa de sopa (argolinha) bem escorrida e fria, jardineira de cenoura, pimentões, tomates, picles de pepino, ervilha, salsicha, tempero verde picado, molho de maionese.

Salada Taiti. Meio mamão pequeno esvaziado, cubos médios de mamão, ervilha, molho de maionese e amendoim torrado polvilhado por cima.

Salada tropical. Laranja, cebola, tomate, agrião e anchovas em óleo.

Salada tropicana. Maçã, laranja, salsão, salame, cebolinha, castanha de caju, maionese.

Salada veneziana. Presunto, salame, queijo, pimentões verde e vermelho, aipo e alface.

Salada verde mista. Aipo, chicória, pepinos, agrião, tempero e ovo para guarnecer.

Salada Waldorf. Maçã, salsão, nozes picadas, molho de maionese.

Tabule. Trigo hidratado e escorrido, jardineira de pepino, pimentão verde, cebola, tomate verde, temperos verdes e hortelã, molho vinagrete; servido sobre folhas de alface.

Pratos frios

- Abacaxi com presunto
- Carnes variadas em vinagrete
- *Carpaccio*: carne crua (normalmente lagarto) em fatias bem finas (transparentes), acompanhadas de molho à base de azeite, alcaparras, limão, mostarda e queijo parmesão ralado
- *Grapefruit* com presunto cru
- Melão com presunto
- Palmito com molho de maionese e *ketchup*
- Peixe à escabeche
- Presunto em vinagrete
- Rocambole de palmito: pão de ló salgado enrolado com recheio de palmito; molho americano ou maionese à parte
- Rosbife com aspargos e molho de maionese com *ketchup*
- Rosbife com palmito e molho de maionese com *ketchup*
- Salpicão de presunto: legumes variados (corte *julienne*) com presunto e molho de maionese
- Salpicão misto: legumes variados (corte *julienne*) com aves ou peixes desfiados e molho de maionese.

Batatas

À Riviera. Batatas cortadas em rodelas, cozidas com sal, dispostas em camadas com cebolas em rodelas, tomate temperado, azeitona preta e queijo ralado; levar ao forno.

Allumette, palito ou francesa. Batatas cortadas em *julienne* e fritas.

Boulangère. Batatas cortadas em fatias e assadas com cebolas em fatias.

Chateau. Batata torneada com sete lados iguais, dourada na manteiga.

Chips. Batatas cortadas em rodelas bem finas e fritas.

Croquetes. Purê de batata com gema de ovo, em forma de croquete, empanado e frito.

Duquesa. Purê de batata e gema de ovo; coloca-se em manga de confeitar (bico de pitanga) para guarnição de pratos ou assadas como "bombas".

Inglesa. Batata no vapor.

Lionesa (*lyonnaise*). Batata cozida e refogada com cebola bem dourada.

Na frigideira. Salsinha, margarina, batata, sal, caldo de carne, creme de leite, cominho e salsa.

Noisette. Batata moldada em pequenas bolinhas (boleador), cozida e frita.

Palha ou *julienne* fina. Tirinhas bem finas e fritas por imersão.

Parisiense. Cortada (*noisette* grande), corada na manteiga e temperada com ervas finas.

Parmentier. Cortada em cubos grandes e frita; finalizada com salsinha.

Portuguesa. A vapor com cebolas (redondas).

Purê de batata. Creme de batata cozida com manteiga e parmesão.

Sautée. Batata cozida inteira e passada na manteiga; salpicar salsa.

Soufflé. Batata cortada em rodela, passada por duas frituras (uma em óleo morno, outra em óleo bem quente).

Suíça (rosti). Batata ralada, assada, com queijo para gratinar, *bacon* em ninho.

Ovos

À Cumberland. Ovos cozidos recheados com purê de maçã e cubos médios de lombinho de porco com molho americano.

Benedict. Ovo cozido em pequenos potes de porcelana, com adição de *duxelles* (preparação feita com cogumelos-de-paris) e redução de creme de leite fresco.

Cocotte. Ovo cozido em molho em pequenos potes de porcelana.

Duros ou cozidos. Ovo cozido na casca em água fervente por 10 min.

Fritos. Ovos fritos em óleo bem quente.

Mexidos (*scrambled*). Ovos batidos, fritos em frigideira, mexidos rapidamente.

Omelete. Ovos batidos levemente e fritos na frigideira sem mexer.

Omelete carême. Omelete com frango desfiado, patê, cogumelos e cheiro-verde.

Omelete Dom Casmurro. Omelete com milho-verde, frango desfiado, temperados com queijo.

Omelete gaúcho. Omelete com cebolas douradas na manteiga.

Poché. Ovos cozidos em água acidulada.

Quentes. Ovos cozidos na casca em água fervente por 3 min.

Arroz

À Califórnia. Cebola, alho, cogumelos, azeite, arroz, caldo de galinha, uva-passa, extrato de tomate, sal e pimenta.

À grega. Arroz com cubos pequenos de cenoura, pimentão verde e salsinha.

À jardineira. Arroz com cubos pequenos de legumes cozidos.

À lionesa. Arroz com cebolas ou *lyonnaise.*

À milanesa. Arroz com açafrão, ligado com manteiga, creme de leite e queijo ralado.

Ao forno à portuguesa. Arroz, *bacon*, carne bovina moída, presunto, ervilha, vinho branco e molho bechamel.

Arco-íris. Arroz em camadas com ovos mexidos e tomate, atum com maionese e salsa.

Au gratin. Arroz gratinado, com molho de creme de leite, muçarela, provolone, queijo fundido.

Branco. Arroz refogado em cebola ralada, soltinho.

Com amêndoas. Arroz branco com amêndoas sem pele picadas.

Com passas. Arroz branco com uvas-passas brancas.

De festa. Arroz com salsa, queijo ralado e cebolinha.

De hauçá. Arroz cozido até engrossar, com cebola, alho e charque.

De maçã. Arroz, cebola, caldo de galinha, manteiga, maçã ácida, ovos batidos e salsa.

Egípcio. Arroz com salpicão de fígado de frango, presunto, cogumelos e açafrão.

Italiano. Arroz ligado com manteiga e queijo ralado.

À piemontesa. Arroz com manteiga, creme de leite, queijo ralado e trufas brancas.

Primavera. Arroz, cebola, alho, cenoura, ervilha, salsa, pimentões verde e vermelho e temperos.

Provençal. Arroz, alho e azeite de oliva.

Risoto à húngara. Pimentões verde e vermelho, cebola, óleo, presunto cozido, arroz, vinho branco, páprica doce, massa de tomate, sal, molho de pimenta e ovo.

Risoto amarelo. Arroz, palmito, ervilhas e açafrão.

Risoto caipira. Arroz, carne moída, presunto, queijo, cogumelo e molho de tomate.

Risoto de azeitona. Arroz com refogado de azeitonas verdes, cebola e salsa.

Risoto de frango. Arroz branco, peito de frango desfiado, molho de tomate, ervilhas e parmesão ralado.

Russo. Arroz com patinho moído, presunto e muçarela em cubos pequenos, uvas-passas brancas, coberto com fatias de muçarela.

Sírio. Arroz refogado com hortelã, cebola, manteiga, salsa.

Tropeno. Arroz cozido com pimentão, tomate, milho-verde, uvas-passas, castanha de caju.

Turco. Arroz com açafrão e purê de tomate.

Preparações diversas

Abobrinha à sertaneja. Fritar toucinho, juntar carne-seca, linguiça, alho, pimentão em tiras, tomate, cebola, extrato de tomate; acrescentar a abobrinha cozida ao molho.

Abobrinha recheada. Recheada à moda síria, com carne moída, hortelã e cravo.

Alcachofra à Bela Vista. Alcachofra cozida e coberta com uma massa de alho, manjericão, queijo parmesão e levada ao forno.

Berinjela à dorê. Cortar a berinjela em fatias, temperar com sal; passar no leite, na farinha de trigo, no ovo e fritá-la.

Berinjela à parmegiana. Fatias de berinjela empanadas e fritas, cobertas com queijo muçarela, molho de tomate e parmesão ralado, levadas ao forno.

Berinjela portuguesa. Berinjela com ou sem casca, em rodelas, sal, passar no leite e na farinha, fritar com pouco óleo. Arrumar em assadeira a berinjela, rodelas de tomate sem pele, queijo ralado, cubos de manteiga, passar na salamandra para gratinar.

Cenoura Clamart. Igual à Vichy, acrescentando ervilha e cebola picada, molho bechamel e creme de leite.

Cenoura Vichy. Cozinhar a cenoura em rodelas, manteiga, sal e uma pitada de açúcar.

Coquetel de camarão. Camarão, vinho branco, molho de tomate e maionese.

Couve refogada. Couve-manteiga cortada fina, refogada com azeite, alho e cebola ralada.

Couve-flor *au gratin*. Couve-flor coberta com molho bechamel e queijo parmesão.

Couve-flor polonesa. Passar a couve-flor na manteiga e no óleo, levar ao forno com queijo ralado e ovos cozido picados. Dourar farinha de rosca com manteiga e óleo e colocar por cima com salsa.

Couve-flor rissole. Corar a couve-flor na manteiga, levar ao forno com manteiga *noisette* e salsa picada.

Creme de aspargos. Aspargos, leite, creme de leite, cebola dourada na manteiga e pontas de aspargos.

Creme de beterraba. Beterraba, caldo de carne, creme de leite.

Creme de espinafre. Folhas selecionadas de espinafre branqueadas e batidas com molho bechamel e creme de leite.

Creme de milho. Feito com molho bechamel, creme de leite, milho batido, salsinha e milho-verde em grãos.

Creme de palmito. Palmito, leite, creme de leite, cebola dourada na manteiga e cubos pequenos de queijo.

Creme de tomates. Tomate peneirado e cozido com creme de leite levemente batido.

Croûtons. Pequenos cubos de pão de forma fritos em azeite.

Éclair. Bomba recheada com pasta (sugestão: queijo fundido, manteiga, manjericão, orégano e salsa).

Ervilhas à Parmentier. Batata, ervilha, margarina, presunto, cebola, farinha de trigo, caldo de carne, leite, noz-moscada, sal, açúcar, queijo parmesão ralado.

Escarola refogada. Folhas novas de escarola refogadas com azeite, alho e cebola *brunoise*.

Espinafre refogado. Folhas novas de espinafre refogadas com azeite, alho e cebola *brunoise*.

Farofa de carne-seca. Carne-seca desfiada, farinha de mandioca, cebola, salsinha e cebolinha.

Farofa doce. Farofa incrementada com ameixas-pretas e uvas-passas brancas.

Farofa salgada. Farofa temperada com *bacon*, presunto em cubos pequenos.

Korost. Pimentão cru recheado com patê de ricota com manteiga, páprica, cebola, mostarda, e depois cortado em rodelas.

Legumes à Milão. Toucinho defumado, cebola, salsão, cenoura, alho-poró, pimentão vermelho, ervilha, caldo de carne, sal, molho de pimenta e cheiro-verde picado.

Legumes crus na pasta de ricota. Cenoura, salsão, tomate, pepino, rabanete e couve-flor; pasta de ricota, iogurte, cebola e pepino em conserva.

Miúdos de aves com ervilhas. Miúdos, cebola, sal, pimenta, cogumelos frescos, manteiga, farinha de trigo, creme de leite, noz-moscada, suco de limão, ervilhas e salsa.

Quiche lorraine. Torta aberta com recheio de cubos pequenos de *bacon*, creme de leite, ovos e parmesão ralado.

Repolho roxo agridoce. Repolho roxo cortado em *julienne*, preparado com calda de abacaxi, abacaxi em cubos e uvas-passas.

Tomate à provençal. Cortar os tomates ao meio, sem sementes, rechear com miolo de pão amassado com manteiga, salsa e alho picados, sal e pimenta-do-reino; levar ao forno para corar.

Tomate grelhado. Passar o tomate no óleo, temperar com sal e pimenta-do-reino e grelhar.

Tomate recheado. Tomate recheado com *bacon*, cogumelo, cebola e ovos.

Torta de camarão (recheio). Camarões pequenos inteiros, molho de tomate, temperados com cebola dourada na manteiga.

Torta de cebola (recheio). Cebola dourada, queijo parmesão ralado, creme de leite e ovos.

Torta de palmito (recheio). Palmito temperado com manteiga e salsinha.

Vagem na manteiga. Vagem cozida e fria, passada na frigideira com manteiga.

***Vol-au-vent* de frango/palmito/camarão.** Massa folhada com recheio de frango ou palmito ou camarão.

Purês

Purê de abóbora. Abóbora, manteiga, sal e leite.

Purê de alho-poró. Alho-poró, manteiga, farinha de trigo, leite e sal.

Purê de batata com cebola. Batata, óleo, cebola, creme de leite e sal.

Purê de batata-doce. Manteiga, batata-doce, casca de laranja ralada, suco de laranja e sal.

Purê de beterraba. Beterraba cozida, batata, leite, vinagre, azeite e sal.

Purê de feijão. Feijão-mulatinho cozido e passado na peneira com manteiga e sal.

Purê de maçã. Maçã verde, açúcar, manteiga e sal.

Purê de mandioquinha. Mandioquinha, manteiga, leite e sal.

Purê de rúcula. Rúcula, azeite, pão de fôrma sem casca esmagado e sal.

Sobremesas

Abacaxi com chantili. Abacaxi, creme chantili e cerejas em calda.

Abacaxi real. Abacaxi, licor marasquino, sorvete de morango, chantili e morangos.

Abóbora com coco. Abóbora, coco e canela em pó.

Ambrosia. Ovos, leite, cravo, canela.

Apfelstrudel. Folhado recheado com maçã, passas e canela em pó.

Bolo de chocolate. Bolo umedecido com calda de chocolate, sendo o recheio e a cobertura com musse de chocolate.

Bolo de maçã. Massa leve com pedaços de maçã, canela e açúcar.

Charlote de damasco. Pão de ló recheado com creme de geleia de damasco, leite, vinho do Porto, ovos e levado para gelar.

Charlote de pêssego. Biscoito inglês umedecido com vinho Marsala, leite, creme de baunilha com pêssego picado e chantili.

Crepe de cerejas. Crepes finos com recheio de creme de cerejas. Calda de Cherry Brandy e cerejas em conserva.

Crepe de maçã. Crepes finos com recheio de purê de maçã. Calda de maçã com vinho branco e passas.

Crepe Suzette. Crepes finos salteados na manteiga com suco de laranja e flambados com licor de laranja.

Espetinhos de frutas. Maçã, pera, banana e cereja picadas no espeto, banhadas com calda de vinho branco, mel, limão e canela.

Maçã ao conhaque. Maçãs flambadas com molho de conhaque, açúcar, limão e mel.

Maçã delicada. Maçã, leite, amido de milho, açúcar, baunilha, gemas, claras e limão.

Maçã esquimó. Maçã vermelha, suco de limão, morango, açúcar, licor de framboesa, biscoito esfarelado, amêndoas picadas e creme de leite.

Macedônia à Normanda. Sorvete de creme coberto com cerejas em calda e conhaque.

Manjar branco com calda de ameixa. Leite espessado com amido de milho e açúcar; guarnecido com calda de açúcar e ameixas secas.

Merengue de chocolate. Suspiro, chantili com chocolate, chocolate granulado, leite condensado.

Mingau de frutas. Leite, açúcar, sal, essência de baunilha, maisena, gema, clara, laranja, banana, suco de limão, pêssego, morango e abacate.

Musse de chocolate. Musse leve e espumante feita com creme chantili e claras em neve.

Pavê água na boca. Biscoito inglês embebido em leite, vinho branco, em camadas cobertas com damascos, chantili e amêndoas.

Pêssego Melba. Pêssego em calda com creme de ovos.

Savarin de peras. Creme de peras coberto com chantili.

Torta de limão. Massa fina de biscoito, creme de leite, leite condensado, suco de limão, cobertura de suspiros.

Torta de nozes. Nozes na massa e na cobertura; recheio de baba de moça.

Torta de ricota. Massa feita com torradas doces, ricota e creme de leite.

GLOSSÁRIO

Açafrão, açafrão verdadeiro. Não confundir com o açafrão brasileiro, também conhecido como cúrcuma ou colorau. Trata-se de uma especiaria extremamente cara, de difícil produção. Para elaborar um quilo são necessárias cerca de 65.000 flores, pois são utilizados apenas os estigmas destas (três por flor). É mais caro do que ouro.

Água acidulada. Água com adição de ácido; muito utilizada para manter a coloração e as características de itens cortados, especialmente daqueles que oxidam, como peras, maçãs, abacates etc.

Alongar. Acrescentar líquido à determinada preparação, visando torná-la mais fluida.

Aparelho. Preparação que serve de base para outras preparações. Um exemplo clássico de aparelho é a *duxelle*.

Assar. Método de cocção normalmente prolongado, que propicia uma cocção uniforme de toda uma peça (em geral, peças grandes).

Bater a carne. Preferencialmente com martelo e entre camadas de filme plástico, para abertura homogênea da carne, que se tornará um escalope.

Buquê garni. Um buquê de ervas amarradas com barbante. Trata-se de uma "canoa" de alho-poró, recheada com um ramo de tomilho, alguns talos de salsinha, um talo de salsão e uma folha de louro. Normalmente é adicionado à preparação 1 h antes da finalização, a fim de evitar amargor.

Branquear. Processo de semicocção, normalmente aplicado a vegetais. É um tipo de pré-cocção, quando se sabe que determinado produto terá um segundo ou terceiro processo de cocção. Deve-se sempre interromper o processo com um banho-maria de gelo, a fim de evitar cocção residual.

Brunoise. Cubo de 3 × 3 × 3 mm. Ver *Cortes de legumes*.

Cebola *brûlé*. Cebola muito utilizada no preparo de fundo escuro, pois adiciona cor e sabor à preparação. Trata-se simplesmente de uma cebola dourada, sem gordura, em frigideira. Recomenda-se colocar uma folha de papel-alumínio entre a cebola e a frigideira, para que o açúcar da cebola não marque a superfície da frigideira.

Cebola piqué. Folha de louro espetada com cinco a seis dentes de cravo contra a superfície de 1/2 cebola. Muito utilizada para aromatizar o molho bechamel.

Chateaubriand. Corte muito alto de carne, raro em restaurantes, com cerca de 6 a 10 cm de altura e aproximadamente 400 g de peso.

Cortes de legumes. Entre centenas, alguns deles são: *julienne* (3 × 3 × 25 a 50 mm), *brunoise* (3 × 3 × 3 mm), cubos pequenos (6 × 6 × 6 mm), médios (9 × 9 × 9 mm) e grandes (12 × 12 × 12 mm), *paysanne* (3 × 9 × 9 mm).

Cortes de carne. Basicamente, as alturas de corte são escalope, medalhão, turnedô e *chateaubriand*.

Deglacear. Colocar algum tipo de líquido em uma superfície que tenha algo grudado sobre ela (como uma frigideira após fritar carne). Se as partículas aderidas não estiverem queimadas, pode-se utilizar o deglaceado para aromatizar ou criar um molho.

Duxelle. Preparação clássica francesa utilizada para originar outros subprodutos. Trata-se de um salteado de cogumelos finamente picados, que pode ser finalizado com vinho branco.

Emincé. Corte aplicado a carnes e aves. São as populares iscas de carne.

Ervas finas. Mistura clássica de ervas, normalmente salsinha, cerefólio, estragão e cebolinha. Existem outras combinações.

Escalope. Um corte de carne baixo, com cerca de 0,5 a 1 cm de altura. Ver *Bater a carne*.

Etamine. Tecido muito fino, conhecido antigamente como tecido de fralda, utilizado na cozinha para coar e preparar *sachets d'épices*.

Fervura. Existem basicamente quatro níveis de fervura: *simmer* é apenas a ondulação da superfície, próxima ao ponto de ebulição; seguida pelas fervuras baixa, média e alta.

Filé. Corte de carne: pode definir qualquer tipo de corte de carne, seja bovino, de ave etc. De cítricos: trata-se de um corte de cítrico sem qualquer parte branca da casca, inclusive das divisões internas.

Finalizar. Ao terminar determinada preparação, pode-se colocar um último item antes do serviço imediato, que serviria para adicionar sabor e complexidade à preparação.

Foie gras. Fígado superdesenvolvido de ganso ou pato. O preço do quilo parte de US$ 150 e chega a custos estratosféricos. O animal é superalimentado por cerca de 15 dias em um método utilizado desde a Roma Antiga: um longo funil que chega até o estômago do animal imobilizado. Somente o fígado pode ser utilizado, pois a carne fica inconsumível em razão da gigantesca quantidade de gordura formada.

Fritura. Pode ser realizada com pouca gordura (saltear), fritura à meia altura e muita gordura (fritura por imersão). Deve-se ficar atento à boa qualidade da gordura, à não reutilização da gordura, aos locais de armazenamento etc.

Glacê. Redução de fundo, por meio do aquecimento prolongado, para espessá-lo naturalmente. Cria-se uma espécie de gelatina a partir deste processo.

Gratinar. Processo muito rápido de cocção, no qual é utilizado um equipamento de cozinha conhecido como salamandra. A preparação é colocada sob um calor muito intenso, fazendo a superfície dourar rapidamente. Em geral, o processo leva menos de 30 s (depende apenas da intensidade da salamandra).

Grelhar. Método de cocção aplicado a chapas ou grelhas. O calor muito intenso leva à caramelização de parte do sabor do item grelhado. O resultado prático é a criação de novos níveis de sabor.

Guarnecer. Decorar.

Hidratar. Colocar um item seco em água ou outro líquido, para que este absorva o líquido e volte parcialmente às características originais.

Ingredientes aromáticos. Composições clássicas de produtos, proporcionando sabor e aroma muito equilibrados: *mirepoix*, *sachet d'épices*, buquê garni, cebola *piqué*, cebola *brûlé*, entre outros.

Julienne. Corte longo, com 3 × 3 × 25 a 50 mm de comprimento. Ver *Cortes de legumes*.

Manteiga clarificada. Manteiga cujos sólidos de leite e água são removidos por meio de fervura. O ponto de fumaça sobe, permitindo que a manteiga possa ser utilizada em grelhados ou salteados.

Manteiga composta. Manteiga cujo item principal de sabor é transformado em purê, temperado e misturado com manteiga em ponto de pomada.

Medalhão. Corte de carne com cerca de 2 a 3 cm de altura.

Milanesa. Processo de cobertura individual de itens para fritura. Normalmente consiste em uma camada muito fina de farinha de trigo (chamada Singer), uma camada de ovo batido (ou ovo misturado com leite, água ou creme de leite) e uma última camada mais espessa, em geral de farinha de rosca ou panko. A finalidade da milanesa é proteger o alimento do contato direto com o óleo, adicionar cor, sabor e textura.

Mirepoix. Mistura, em peso, de 50% de cebola, 25% de cenoura e 25% de salsão. É um dos ingredientes aromáticos clássicos. Existem variantes, como o *matignon* (com *bacon* na composição) e o *mirepoix* branco (25% de salsão, 25% de cebola, 25% de alho-poró e 25% de nabo – a finalidade é não adicionar cor à preparação em que for empregado).

Montar um molho; montar na manteiga. Processo utilizado na finalização de um molho imediatamente antes de servi-lo. Coloca-se manteiga integral sem sal gelada no molho e mistura-se com cuidado. A finalidade é aveludar e dar brilho ao molho.

Panko. Espécie de farinha de rosca de origem oriental.

Petit pois. Ervilha fresca, fora da vagem.

Picar finamente. Processo normalmente aplicado a ervas, o qual transforma determinado produto em um pó muito fino. Também chamado de areia (p. ex., salsa areia).

Pimentões sem pele. A pele dos pimentões pode ser retirada diretamente sobre o fogo (até a pele carbonizar); em forno (para grandes quantidades); por meio de maçarico (extremamente eficiente, porém, caro) e com o pimentão cru (o que demanda habilidade manual). Todas as maneiras, com exceção da última, exigem que o pimentão seja colocado em saco plástico por 15 min após sair do calor, para que a pele se desprenda com mais facilidade.

Pomada. Ponto da manteiga em temperatura ambiente.

Ponto de fumaça. Temperatura em que determinada gordura começa a se quebrar quimicamente de maneira acelerada, fazendo com que uma fumaça branca comece a sair dela. A partir deste momento, todas as gorduras começam a ficar extremamente danosas ao organismo humano.

Posta. Corte transversal de pescados através da coluna, com pele e espinhas.

Reduzir. Concentrar determinada preparação líquida por meio de evaporação (fervura).

Refogar. Método tipicamente brasileiro de cocção; consiste em suar determinado item por tempo relativamente longo.

Roux. Espessante clássico, tradicionalmente à base de manteiga integral ou clarificada e farinha de trigo. Os graus de cor e sabor são: claro, dourado, escuro e negro.

Sachet d'épices. Ingrediente aromático clássico, trata-se de um "saquinho de especiarias" (tradução literal) com cinco a seis pimentas pretas ou brancas esmagadas, três talos de salsinha, um ramo de tomilho, uma folha de louro e dois ou três dentes de cravo (além de um dente esmagado de alho, opcional). Tudo é amarrado com barbante em um pedaço de etamine, e geralmente adicionado 1 h antes do final da preparação para não amargar.

Saltear. Método rápido de cocção em que fogo alto, pouca gordura e pouca quantidade de itens são utilizados.

Selar. Normalmente aplicado a carnes, trata-se de um processo que visa, mediante selamento dos poros da superfície, manter os sucos da carne dentro dela, evitando perdas de sabor.

Simmer. Ver Fervura.

Suar. Fritar em fogo baixo, de modo que a preparação possa liberar todo o sabor, sem dourar ou queimar.

Tomate concassé. Tomate sem pele ou sementes, retiradas por meio de mergulho rápido em água fervente e corte em quartos.

Turnedô. Corte de carne alto, com cerca de 3 a 5 cm de altura.

Trufas. Espécie de cogumelos que existe em poucos lugares do mundo e de custo altíssimo (grande demanda versus pouca oferta). Não confundir com a preparação de confeitaria, cuja única semelhança está no formato e na coloração.

Zeste. Corte da casca de cítricos sem a parte branca. A finalidade é adicionar sabor sem amargor, pois boa parte do sabor de um cítrico está localizada na casca (os óleos essenciais).

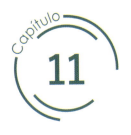

Uso de Cortes, Bases e Fundos na Elaboração de Cardápios

Robert K. Falck • Rosana Benez Martins Freire

CORTES

Os cortes são executados por duas razões: uniformidade de cocção e estética da montagem. Há uma série de cortes que podem ser executados somente à mão, pois não existem equipamentos capazes de reproduzi-los. Desse modo, valoriza-se o prato de acordo com o tempo de trabalho sobre o produto.

Com relação à uniformidade de cocção dos alimentos, esta é uma questão fundamental, mas sempre negligenciada: alimentos de tamanho igual cozinham de maneira homogênea, e alimentos de tamanhos diferentes cozinham de modo não uniforme.

O emprego de cortes variados nas preparações possibilita maior diversidade de pratos, devendo-se incluir o nome do corte no nome do prato. Por exemplo: arroz com legumes à jardineira.

Outro aspecto interessante relacionado aos cortes é a questão cultural. Cada corte deriva imediatamente da cultura em que está inserido. Ao analisar a cozinha japonesa, por exemplo, os cortes são influenciados até mesmo pela época do ano, já que a base da cozinha japonesa é a sazonalidade dos produtos.

Tipos de cortes
Cortes padronizados

- Longos ou bastões: corte em retângulo grande (ou um cubo), sem arestas curvas, no comprimento máximo do alimento. Cortam-se fatias na espessura de um dos lados, e cada fatia é cortada novamente com a espessura do lado restante. A seguir, algumas medidas de cortes longos:
    - *Pont-neuf* (Figura 11.1 A): 12 mm × 12 mm × 50 mm. Corte utilizado originalmente para acompanhar os turnedôs de Henrique IV, seu nome se originou provavelmente da ponte homônima da capital francesa, onde há uma estátua daquele rei
    - *Frites* (ou fritas; Figura 11.1 B): 10 mm × 10 mm × 50 a 80 mm
    - *Batonnet* (ou bastonete; Figura 11.1 C): 9 mm × 9 mm × 25 a 50 mm
    - *Allumette* (ou fósforo; Figura 11.1 D): 6 mm × 6 mm × 25 a 50 mm

- *Julienne* (ou Juliana; Figura 11.1 E e F): 1 a 3 mm × 1 a 3 mm × 25 a 50 mm. Um dos cortes mais clássicos, de origem desconhecida. Sabe-se que aparece na edição de 1722 do livro francês *Le Cuisinier Royal*
- Cubos: elaborados a partir de corte longo. Por exemplo, a *brunoise* é elaborada a partir de uma *julienne*, cortada a intervalos de 3 mm (Figura 11.2). São eles:
  - *Brunoise* (Figura 11.2 A): 3 mm × 3 mm × 3 mm
  - Cubos pequenos (Figura 11.2 B): 6 mm × 6 mm × 6 mm
  - Cubos médios (Figura 11.2 C): 9 mm × 9 mm × 9 mm
  - Cubos grandes (ou *mirepoix*; Figura 11.2 D): 12 mm × 12 mm × 12 mm (ou maior, no limite do tamanho de uma mordida)
- *Paysanne* (ou azulejo): elaborado a partir do *pont-neuf*, porém com intervalo de 3 mm. A medida é 12 mm × 12 mm × 3 mm (Figura 11.3)
- Losangos (ou diamante): corte em forma de losangos, com espessura média de 3 mm e lados de 10 mm (Figura 11.4)
- Torneado: alimentos sólidos (p. ex., batatas ou cenouras) cortados no formato de bola de futebol americano, com sete lados e comprimento variável:
  - *Olivettes*: cerca de 20 mm de comprimento (Figura 11.5 A)
  - *Cocotte*: 40 mm (Figura 11.5 B)
  - Inglesa: 55 a 60 mm (Figura 11.5 C)
  - *Château*: 70 mm (Figura 11.5 D)
  - *Fondant*: 80 mm (Figura 11.5 E)
- Barquete: torneado com casca, sendo o lado externo no formato de uma folha, e o interior, torneado. Comprimento variável
- Boleado: elaborados com um boleador de legumes, com diferentes diâmetros e formatos (Figura 11.6):
  - *Royale*: 6 mm de diâmetro
  - *Printanière*: 8 mm de diâmetro
  - *Noisette*: 10 mm de diâmetro
  - *Pariesienne*: 15 mm de diâmetro
  - *Olive*: cerca de 10 mm de largura e 15 a 20 mm de comprimento, oval
- Macarrão de legumes: elaborado com mandolin, fatiador ou descascador de *julienne*, são longas tiras de algum legume sólido, no formato de *linguine*, cabelo de anjo etc.
- Fitas de legumes: elaboradas com mandolin ou descascador, trata-se de longas tiras de algum alimento sólido, normalmente branqueadas rapidamente. Podem ser amarradas como pequenos nós.

Capítulo 11 • Uso de Cortes, Bases e Fundos na Elaboração de Cardápios 135

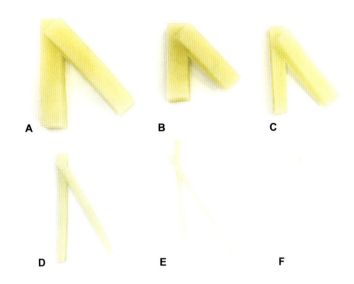

Figura 11.1 A. *Pont-neuf.* **B.** Fritas. **C.** *Batonnet.* **D.** *Allumette.* **E.** *Julienne.* **F.** *Julienne* fina.

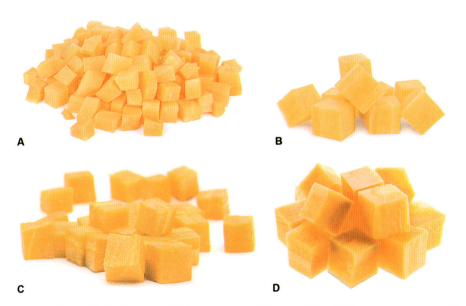

Figura 11.2 A. *Brunoise.* **B.** Cubos pequenos. **C.** Cubos médios. **D.** *Mirepoix* ou cubos grandes.

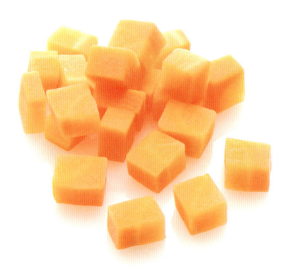

Figura 11.3 *Paysanne.*

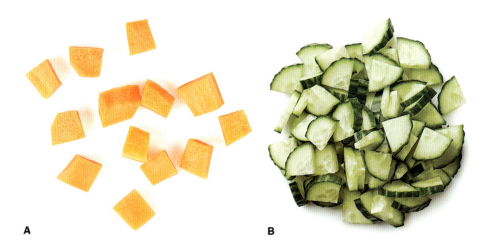

Figura 11.4 Ornamentais. **A.** Losangos (ou diamante). **B.** *Fermiére.*

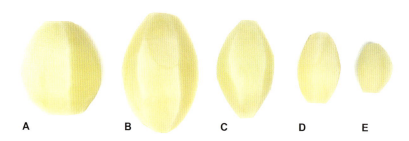

Figura 11.5 A. *Olivette.* **B.** *Cocotte.* **C.** Inglesa. **D.** *Château.* **E.** *Fondant.*

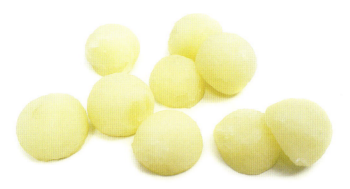

Figura 11.6 Boleados.

Cortes sem padrão

- Picado fino (ou areia): o alimento é picado até ficar similar à areia
- *Concassé*: tomate sem pele e sem sementes, cortado em cubos pequenos ou médios
- Rodela (*rondelli* ou fatias): corte em círculo transversal de um vegetal cilíndrico:
  - Padrão: corte perpendicular, normalmente com 3 mm de espessura (Figura 11.7 A)
  - Inclinada (diagonal ou oblíqua): corte inclinado, vertical, normalmente a 45°; usado para legumes longos e cilíndricos (Figura 11.7 B)
  - Flores: rodelas padrão ou inclinadas, cortadas a partir de um legume com sulcos no comprimento (normalmente feitos com uma faca *canelle*; Figura 11.7 C)
  - *Chips* (ou *emincer*): rodelas muito finas, normalmente de 1 mm (Figura 11.8 A)
  - Portuguesa: corte de rodela padrão, um pouco mais espessa (Figura 11.8 B)
  - Meia-lua: rodelas padrão cortadas no meio. Em geral, corta-se o alimento longitudinalmente
  - Meia-lua inclinada: rodelas inclinadas cortadas no meio, seguindo o processo anterior
  - Ondulada: rodelas com um padrão ondulado elaboradas com um mandolin ou uma faca específica

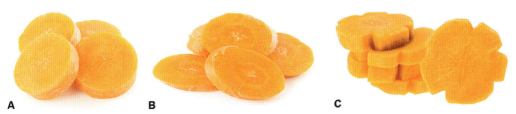

Figura 11.7 A. *Rondelli.* **B.** *Oblique.* **C.** Flores.

- *Fermiére*: similar ao *paysanne*, mas sem medidas precisas. Corte rústico, utilizado em cozinhas mais simples. Típico do *mirepoix* (ver Figura 11.4 B)
- Oblíquo (ou ponta de lápis): utilizado em legumes cilíndricos, o corte é feito com dois lados em ângulos diferentes. Apresenta diversas formas, ângulos, tamanhos e diâmetros
- *Wedges*: corte em gomos, muito comum com batatas com casca
- Coroa: em geral, corte feito em frutas, seccionando o alimento em duas metades; porém, este corte é feito em zigue-zague, com o auxílio de uma faca de legumes ou um instrumento específico de decoração
- *Gaufrette*: elaborada apenas com o mandolin, da mesma maneira que a rodela ondulada. Porém, a cada fatia, o alimento deve ser girado 90°, e na próxima fatia, voltar à posição original. Dessa maneira, cria-se uma grade com o alimento (Figura 11.8 C)
- Leque: cortes paralelos, mantendo uma extremidade intacta. O corte é feito por meio de incisões verticais produzindo lâminas finas presas pela base. Com cuidado, abre-se o alimento em formato de leque. Possível apenas em alimentos macios e flexíveis (como *cornichon*s, morangos ou peras cozidas; Figura 11.9)
- *Supremes* (ou supremos): gomos de cítricos sem casca, elaborados com faca de legumes. Realizam-se cortes em cunha do alimento completamente descascado, sem nenhuma parte branca. Mantém-se dentro do próprio suco da fruta por até 2 dias
- Zeste: especificamente de cítricos. São finas tiras da casca do cítrico, utilizadas para dar sabor ao alimento, sem adicionar ácido ou água ao alimento preparado. Podem ser feitas com um *zester* ou faca de *chef*
- *Flûte* (ou canelado): um dos cortes mais complicados e raros de cozinha. Especificamente para cogumelos Paris ou Portobello, são finos canais sobre a superfície do chapéu, feitos com a faca bem inclinada na lateral, o procedimento se repete por toda extensão
- *Chiffonade*: corte utilizado especificamente em folhas. Para realizá-lo, é necessário utilizar dois procedimentos distintos para folhas de diferentes tamanhos: no caso de folhas grandes, enrolar na forma de um charuto; no caso de folhas pequenas, empilhar as folhas umas sobre as outras. Em ambos os casos, as folhas devem ser fatiadas finamente, como a couve-manteiga para feijoada (Figura 11.10)
- *Chatouillard*: outro corte raro de cozinha. Especificamente utilizado em legumes cilíndricos. Com a ponta de uma faca de legumes, realiza-se um corte contínuo, girando o alimento e cortando enviesado quase até o centro do alimento (Figura 11.11).

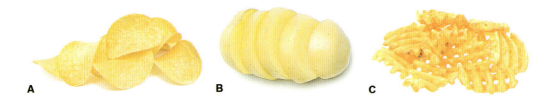

Figura 11.8 A. *Chips.* **B.** Portuguesa. **C.** *Gaufrettes.*

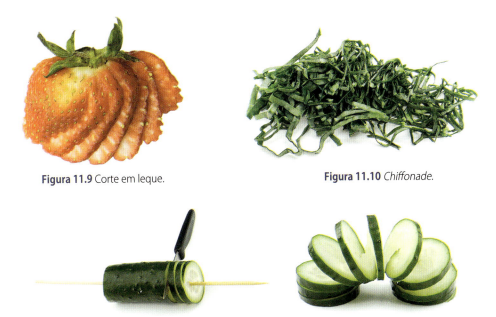

Figura 11.9 Corte em leque.

Figura 11.10 *Chiffonade.*

Figura 11.11 *Chatouillard* (rodelas em espiral).

Existem dezenas de outros cortes, principalmente decorativos. Na culinária japonesa, por exemplo, é possível encontrar o *twist* simples, nó japonês, nó da sorte, folha de bordo (*maple*), copo tulipa, coroa do rei, canapé de barco de folhas, leque japonês, diamante bruto, dados, cata-vento, pentagonal, botão de cerejeira, estrela cadente, folha, armadilha de peixe, borboleta, cisne, botão de rosa e um dos mais emblemáticos e complicados cortes que existe: o *Katsura-muki*.

Katsura-muki

Uma fatia, normalmente de nabo, feita com a faca muito inclinada; essa fatia tem cerca de 1 a 2 mm de espessura, é transparente e pode chegar até 20 m de comprimento, em um nabo de 10 cm de diâmetro.

AROMÁTICOS

Mistura de ingredientes (normalmente ervas, legumes e especiarias) utilizada para adicionar sabor e aroma às preparações culinárias. Criada por meio de tentativa e erro, presta-se aos mais diversos fins. O sabor pode se adequar ao gosto de quem o prepara, substituindo-se ou adicionando-se ingredientes. As combinações clássicas são: *mirepoix*, *mirepoix* branco, *matignon*, cebola *brulée*, cebola *piqué*, buquê garni e *sachet d'épices*.

A quantidade de cada ingrediente deve ser respeitada, pois o aromático complementa a preparação, e não a domina. Em geral, os aromáticos são retirados após terem liberado o sabor desejado à preparação. Caso haja ervas frescas no aromático, recomenda-se a retirada após 1 h de cocção.

A seguir, são apresentados alguns exemplos de aromáticos, cujas proporções indicadas são para aromatizar 1 ℓ de líquido.

- *Mirepoix*: tradicionalmente, é composto por 50% de cebola, 25% de cenoura e 25% de salsão, medidos em peso. É o aromático mais conhecido, utilizado há muito na cozinha francesa para aromatizar fundos, molhos, fundos de panela etc. Ao final da preparação, o líquido é coado, e o *mirepoix* descartado. O tamanho dos vegetais é diretamente proporcional ao tempo de cocção e ao tipo de produto final (Figura 11.12)

- *Mirepoix* branco: similar ao *mirepoix*, porém, sem cenoura, para evitar que o caroteno escureça a preparação. A composição clássica é de 25% de cebola, 25% de alho-poró, 25% de salsão e 25% de nabo, medidos em peso. Pode-se adicionar 20% de cogumelos para realçar sabor, já que os cogumelos são ricos em ácido glutâmico, um realçador natural de sabor. O tamanho dos vegetais é diretamente proporcional ao tempo de cocção e ao tipo de produto final
- *Matignon*: similar ao *mirepoix*, porém, com adição de 25% de bacon (ou *pancetta*, ou presunto). Também é conhecido como "*mirepoix* comestível", pois, ao contrário do *mirepoix*, ele não é retirado ao final da preparação
- Cebola *brulée*: cebola cortada ao meio e caramelizada lentamente sobre fogo baixo, em uma frigideira ou chapa. Tradicionalmente utilizada para dar cor e sabor a fundos e consomês. Recomenda-se o uso de papel-alumínio no fundo das frigideiras, pois o açúcar queimado resultante é extremamente difícil de se retirar na lavagem. Utiliza-se meia cebola média por litro de líquido a ser aromatizado. A cebola *brulée* é retirada ao final da preparação (Figura 11.13)

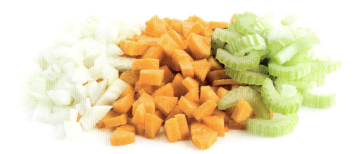

Figura 11.12 *Mirepoix*.

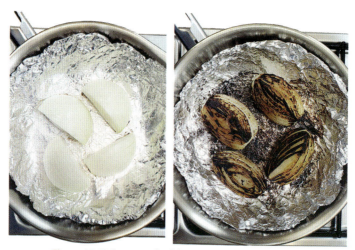

Figura 11.13 Processo de elaboração da cebola *brulée*.

- Cebola *piqué*: meia cebola (cortada no comprimento), com uma folha de louro na superfície presa por 6 cravos. Característica do molho bechamel, também pode ser utilizada em sopas e outros molhos. A cebola é retirada ao final da preparação (Figura 11.14)
- Buquê garni: amarrado de ervas – tradicionalmente 1 talo de salsão, 5 talos de salsinha, 1 ramo de tomilho e 1 folha de louro, enrolados em 1 folha de alho-poró (como uma canaleta). O buquê é retirado ao final da preparação (Figura 11.15)
- *Sachet d'épices*: trouxa de pano fino (etamine) com 1 folha de louro, 1 ramo de tomilho, 6 pimentas *mignonette* (quebradas com a lateral da faca) e 5 talos de salsinha. Opcionalmente, podem ser adicionados 1 dente de alho e/ou 6 cravos inteiros. O sachê é retirado ao final da preparação (Figura 11.16).

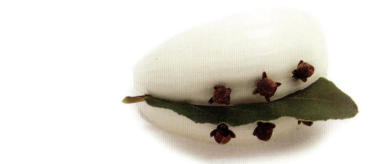

Figura 11.14 Cebola *piqué*.

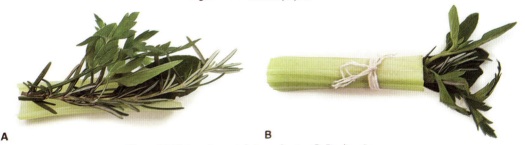

Figura 11.15 Buquê garni. **A.** Ingredientes. **B.** Finalização.

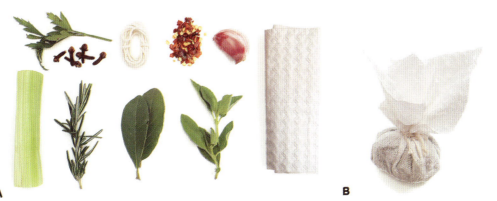

Figura 11.16. *Sachet d'épices*. **A.** Ingredientes. **B.** Finalização.

ESPESSANTES

Servem para adensar molhos, sopas, cozidos e braseados. O tipo de espessante utilizado em cada preparação terá um efeito definitivo no prato final. Os principais são: *roux*, *slurry*, *beurre manié*, *liaison* (ligação), legumes, gelatina, sangue, gema de ovo, purê de fígado, ágar-ágar, farinha de rosca, manteiga, creme de leite e redução.

Roux

Mistura cozida em proporções iguais de um amido e uma gordura (quase sempre farinha de trigo e manteiga), utilizada para espessar diversos molhos clássicos. O tipo de gordura influenciará sutilmente o prato final.

Normalmente, deve-se combinar o *roux* ao líquido da seguinte maneira: *roux* frio em líquido quente ou *roux* quente em líquido frio. Esse procedimento deve ser realizado lentamente, sem parar de mexer, a fim de evitar a formação de grumos. O tempo de cocção varia, dependendo do tipo de *roux* desejado. Após a adição do *roux* a um líquido, deve-se cozinhar a preparação por pelo menos 20 min, mexendo ocasionalmente, para todo o sabor do amido desaparecer (Figura 11.17).

Principais tipos de *roux* (Figura 11.18)

- Branco: não é muito utilizado, pois, nessa etapa, o amido não foi dextrinizado por tempo suficiente e o sabor residual é muito forte
- Amarelo: o mais utilizado, pois o amido já dextrinizou por tempo suficiente para diminuir o sabor residual
- Escuro: também conhecido como *marrom*, é utilizado para espessar alguns molhos clássicos, como o espanhol ou o *demi-glace*
- Negro: uso incomum, por seu forte sabor e amargor decorrentes da queima do amido. É utilizado na culinária Cajun, principalmente no preparo de gumbos.

Slurry

Amido (araruta, amido de milho ou farinha de arroz) dissolvido em líquido frio na proporção 1:2 e espessado sob calor. A aparência e a textura do *slurry* devem ser de creme de leite fresco, e a mistura deve sempre ser adicionada lentamente a um líquido quente, mexendo-se constantemente para evitar a formação de grumos. Deve-se cozinhar o *slurry* na

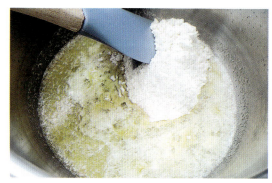

Figura 11.17 Processo de preparação do *roux*.

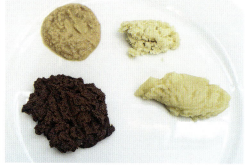

Figura 11.18 Diferentes tipos de *roux*.

preparação apenas até que se atinja a consistência desejada. Ao se preparar um *slurry* com araruta, a mistura atinge o ponto máximo de espessamento sob calor e, quando resfriada, perde textura, ficando mais rala. Por isso, não deve ser utilizada para o preparo de brilhos de confeitaria, que são resfriados após fervura.

Beurre manié

Literalmente, quer dizer "manteiga trabalhada". É uma mistura de manteiga em ponto de pomada e farinha de trigo (50% cada), utilizada fria (em pequenas bolinhas) para espessar líquidos em *simmering*. A cada adição, o líquido deve ser batido com *fouet* vigorosamente. Após adicionar todo o espessante, o líquido deve ser fervido e escumado durante alguns minutos. Deve-se tomar muito cuidado com o uso desse espessante, pois o sabor residual do amido é muito acentuado (ocorre gelatinização de amido, em vez de dextrinização). Também é conhecido como "*roux* cru".

Liaison (ligação)

Mistura de 20% de gemas e 80% de creme de leite, sendo utilizada na finalização de preparações. Não deve ser diretamente adicionada ao líquido quente, mas gradualmente, para evitar que as gemas talhem (processo conhecido como temperagem do líquido). Espessante muito empregado para ajuste de textura e para enriquecer produções.

Legumes

Alguns legumes em forma de purê também atuam como agentes espessantes.

Gelatina

Utilizada para adensar líquidos ou preparações que são servidas frias. Quanto maior a quantidade de açúcar ou de ingredientes ácidos, maior a quantidade de gelatina necessária.

Sangue, gema de ovo ou purê de fígado

Utilizados como agentes espessantes em diversos pratos. Sopas e molhos espessados com algum desses ingredientes devem permanecer por volta de 80°C e jamais alcançarem o ponto de fervura. Exemplos: galinha ao molho pardo, embutidos específicos (chouriço, morcela) etc.

Ágar-ágar

Agente estabilizante preparado a partir de algas marinhas, ricos em sais minerais e fibras. Encontrado em pó ou em tiras quando dissolvido em água aquecida e depois resfriado, gelifica, espessando a preparação, que será servida fria.

Farinha de rosca

Somente a farinha de rosca recém-fabricada, não torrada, serve como espessante. Há duas maneiras de trabalhar a farinha de rosca: a quente ou a frio. A quente, a farinha deve ser batida com *fouet* em líquidos quentes

Purê

Batata-doce, mandioquinha (batata-baroa) e milho, por serem ricos em amido, são ótimas opções de espessante.

e misturada até espessar. A frio, a farinha deve ser processada com os outros ingredientes, que depois serão resfriados e espessarão.

Manteiga

Utilizada como espessante clássico em diversos pratos, principalmente como finalização. Pequenas quantidades de manteiga gelada são adicionadas a um líquido ou molho em *simmering*, que devem ser servidos imediatamente. Essa mistura nunca deve ser fervida, pois pode separar ("cortar", no jargão profissional) a gordura da manteiga do líquido a ser espessado. Processo conhecido como "montar na manteiga", do francês "*monter au beurre*".

Creme de leite

O creme serve para dar textura a molhos leves e sopas, pois espessa delicadamente e aveluda essas preparações. Deve ser adicionado ao final da cocção, e a mistura deve ser aquecida leve e brevemente. A fervura pode talhar a preparação.

Redução

A maneira mais utilizada, nos dias de hoje, para espessar algum líquido. A fervura contínua de líquidos de cocção evapora a maior parte da água, resultando em um produto final similar a um xarope. O sabor é acentuado exponencialmente, guardando as características do alimento cozido.

FUNDOS

Líquidos aromatizados utilizados como base para o preparo de molhos, guisados, braseados e líquidos de cocção. Fundo é um líquido saboroso produzido pelo cozimento lento de ossos, *mirepoix* e aromáticos em água ou *remouillage* (fundo mais brando, feito com ossos que já foram usados no preparo de outro fundo).

Um fundo claro é elaborado colocando-se diretamente todos os ingredientes no líquido de cocção (Figura 11.19). Em um fundo escuro, os ingredientes são dourados em gordura antes de serem misturados (a coloração é decorrente da caramelização dos açúcares desses ingredientes,

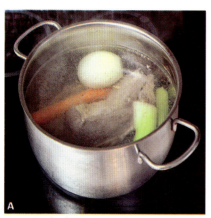
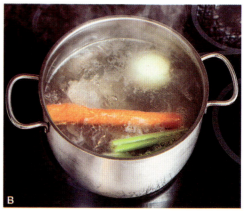

Figura 11.19 Fundo claro. **A.** Ingredientes colocados em água fria (ou uma *remouillage* fria). **B.** Aquecimento lento, evitando fervura (e consequente turvamento do líquido). Obs.: escumar ocasionalmente também impede que o líquido turve.

conhecida como reação de Maillard; Figura 11.20). Há uma classificação clássica francesa de molhos que os separa de acordo com a cor do fundo utilizado: molhos claros (ou brancos) e molhos escuros (ou marrons).

Atualmente, grande parte das cozinhas utiliza fundos industrializados, apesar da gritante diferença entre estes e os fundos de produção própria. Por demandarem muitas horas de cocção, é mais comum encontrar fundos preparados de maneira clássica em restaurantes mais tradicionais.

Os fundos podem ser divididos em duas principais categorias: cor e ingredientes.

- Cor:
    - Clara: ossos + água + *mirepoix* + aromáticos
    - Escura: ossos assados + água + *mirepoix* caramelizado + purê de tomate + aromáticos
- Ingredientes:
    - Fundo de vegetais: elaborado com vegetais e ervas fervidos em água, previamente salteados em gordura para abrir o sabor
    - Fundo claro: carne de aves, ossos de vitelo, carcaças de aves e/ou aromáticos, fervidos lentamente em água
    - Fundo escuro: carne bovina, vitelo, carne de aves, ossos e aromáticos previamente dourados em gordura e fervidos lentamente em água fria. Um processo conhecido como *pinçage* (caramelização de extrato de tomate sobre o *mirepoix* dourado) é normalmente adicionado
    - Fundo de peixes: elaborado sem olhos ou guelras, pois turvam o líquido. Carcaça, espinhas, rabos, carne e/ou cabeças são misturados a aromáticos e água fria, e fervidos lentamente.

Cuidados

- Salgar pouco os fundos, pois servem de base para outras preparações
- Começar com líquido frio (água ou *remouillage*), para possibilitar a liberação de sucos e nutrientes no fundo produzido
- Cozinhar em fogo lento, sem deixar ferver, para não turvar o líquido e não reduzi-lo antes que todos os sabores tenham sido extraídos dos componentes
- Retirar as impurezas sempre que necessário, escumando
- Não tampar e não mexer. Qualquer um desses processos pode turvar o fundo
- Coar, resfriar, etiquetar e armazenar adequadamente o fundo, pois se trata de um líquido extremamente nutritivo, mas em temperatura adequada para a proliferação de microrganismos. Idealmente, deve-se coar o fundo em etamine (tecido muito fino para uso em cozinha).

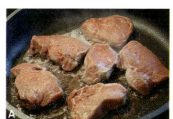 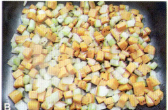 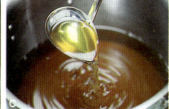

Figura 11.20. A. Selagem da carne. **B.** Caramelização do *mirepoix* e *pinçage*. **C.** Resultado de um bom fundo escuro.

Proporção clássica de fundos

A Tabela 11.1 apresenta a quantidade recomendada de ingredientes para preparo de fundos.

OUTRAS BASES DE COZINHA

Fumet de peixe

Preparação em que a carcaça do peixe e o *mirepoix* são suados em gordura antes da adição de água fria e de um ácido (vinho branco). A sequência de preparo é idêntica à do fundo de peixe. O *fumet* ("aroma") é bem mais saboroso do que o fundo de peixe, porém, o resultado final não é tão claro.

Devido à estrutura frágil, as carcaças de peixes e crustáceos requerem um tempo de cozimento curto, cerca de 30 a 45 min, tempo suficiente para extrair todo o seu sabor. Para esse tipo de preparação, o *mirepoix* deve ser cortado em pedaços pequenos, para poder transferir suas propriedades para o fundo em um curto período de cozimento.

Classicamente, há uma outra variedade de *fumet*, a de cogumelos: um fundo de cogumelos concentrado, elaborado a partir de cogumelos, água acidulada (com limão), sal e manteiga. O ácido glutâmico dos cogumelos é um realçador natural de sabor (ao contrário do glutamato monossódico industrializado).

Court bouillon

Líquido saboroso, cozido com vegetais e ervas aromáticas, especiarias, ácido (que pode ser vinho, suco de frutas cítricas, vinagre etc.) e água. Normalmente, é resfriado antes do uso. Serve para cozinhar determinados alimentos, principalmente peixes e crustáceos, além de carnes brancas e vegetais, que absorvem o sabor dos ingredientes aromáticos do líquido. Depois, esse líquido pode ser usado em outras preparações, coado e reduzido, ou mesmo para cozinhar outras preparações (o líquido vai enriquecendo progressivamente).

Consomê

Caldo preparado com base em um fundo de carne, ave ou peixe, reduzido, fortificado e clarificado. Tem por característica ser cristalino, saboroso e livre de gordura. Geralmente é servido no início da refeição, podendo ser quente ou frio. Também pode servir como base para outras preparações ou mesmo como líquido de cocção.

Tabela 11.1 Quantidade de ingredientes para preparo de fundos.

Tipo de osso	Tempo	Líquido	*Mirepoix*	Ossos	Sachet d'épices
Boi/vaca	8 h	5,750 ℓ	450 g	3,600 kg	1
Vitela	6 h	5,750 ℓ	450 g	3,600 kg	1
Frango	5 h	5,750 ℓ	450 g	3,600 kg	1
Peixe	30 a 45 min	5,750 ℓ	450 g	3,600 kg	1
Carneiro/porco	5 h	5,750 ℓ	450 g	3,600 kg	1

A decoração deve ser condizente com o tema do consomê. Alguns exemplos são *quenelles* de pescados, *brunoise* de legumes, carnes finamente fatiadas, pastas diversas, tutano, ovo *poché*, queijo ralado, *croûtons* etc.

O preparo do verdadeiro consomê é lento e complicado, pois envolve um processo cuidadoso. O líquido é filtrado por meio de clara de ovo coagulada, que pode ser adicionada na forma "em neve" ou ligeiramente batida. A clara poderá ser misturada ou não com alguma proteína (carne de vaca, ave, pescados) correspondente ao fundo utilizado, aromáticos (tradicionalmente *mirepoix* cortado em *julienne* e uma cebola *brulée*) e um ácido (um tomate em *julienne*). O ácido auxilia na cogulação da proteína. Ao adicionar gelatina ao consomê, este se transforma em um *aspic*.

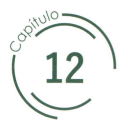

Utilização de Alimentos Funcionais na Elaboração de Cardápios

Carina Pioli

INTRODUÇÃO

Inúmeras transformações sobre dietas, alimentação e nutrição são divulgadas diariamente no sentido de esclarecer a população sobre hábitos de vida saudável e qualidade de vida. Algumas vezes, porém, essas informações são controversas e pouco fundamentadas, o que acaba gerando muitas dúvidas e confusões.

Vem ocorrendo grande aumento da demanda de consumidores interessados no papel dos alimentos funcionais, pois é crescente, também, a consciência e o interesse na relação qualidade de vida e saúde × alimentação.

Por conta dessa constatação, a indústria de alimentos tem desenvolvido e introduzido um número de produtos alimentares que, de um modo ou de outro, são supostamente mais saudáveis e mais nutritivos do que os produtos alimentares convencionais.

Consumidos regularmente como parte de uma dieta variada e em níveis eficazes, os alimentos funcionais têm efeito potencialmente benéfico sobre a saúde.

Com a abertura do mercado brasileiro, a partir dos anos de 1990, o país passou a receber novos produtos com qualidade superior, que forçaram o mercado interno a alcançar esse padrão, permitindo que o Brasil absorvesse novas tecnologias e materiais.

Com maior acesso às informações, o consumidor passou a exigir novidades e personalização, ou seja, queria ser tratado como alguém único e ter suas necessidades e desejos atendidos, e as empresas otimizaram a habilidade de ouvir os clientes. O foco passou a ser o cliente, o que deu a ele alternativas muito maiores.

Aliado a essas modificações, tanto o aumento da expectativa de vida quanto o de doenças crônico-degenerativas têm levado a maior preocupação com a saúde, a estética e a qualidade de vida. O aspecto de "saúde" passa a ganhar força dentro dos restaurantes industriais: nutricionistas e clientes passam a buscar uma alimentação que, além de saborosa, bem apresentada e higienicamente preparada, seja mais saudável, com redução no fornecimento de gorduras, açúcar e sal, e maior ênfase no fornecimento de saladas, verduras, frutas e legumes. Os conceitos *light* e *diet* definitivamente se instalaram, culminando em maior atenção ao fornecimento de alimentos funcionais e até mesmo orgânicos.

Light

Termo utilizado para representar um alimento que tenha algum nutriente reduzido, como gorduras e carboidratos.

Diet

Termo utilizado para alimentos isentos de algum ingrediente, açúcar, gordura e sal.

A conscientização do nutricionista enquanto profissional de saúde em uma unidade de alimentação e nutrição (UAN) pode levar a mudanças de conceitos e até mesmo hábitos.

Com o aumento da expectativa de vida da população, aliado ao crescimento exponencial dos custos médico-hospitalares, a sociedade necessita desenvolver novos conhecimentos científicos e de novas tecnologias que resultem em modificações importantes no estilo de vida das pessoas. A nutrição precisa se adaptar a esses novos desafios, e a nutrição otimizada é um desses novos conceitos. É dirigida para maximizar as funções fisiológicas de cada indivíduo, de maneira a assegurar tanto o bem-estar quanto a saúde, e também o risco mínimo de desenvolvimento de doenças ao longo da vida. Para tanto, os alimentos funcionais são conceitos novos e estimulantes.

TRANSIÇÃO EPIDEMIOLÓGICA BRASILEIRA

Com a urbanização da população, os padrões de trabalho e lazer mudaram e exigem gasto energético menor. Além disso, o aumento do consumo de alimentos ultraprocessados, ricos em gorduras, açúcar e sal, associado ao menor gasto energético diário, em virtude da redução da atividade física, explicam as tendências crescentes de sobrepeso e obesidade na população brasileira e das doenças crônicas não transmissíveis (DCNT) associadas.

Até poucos anos atrás, os principais desafios em saúde pública relacionados com a alimentação eram a desnutrição e as deficiências de micronutrientes entre crianças, bem como as doenças infecciosas, principalmente na infância e na adolescência. No entanto, a evolução das DCNT coloca-se como desafio adicional à segurança alimentar e nutricional, o qual deve ser conjugado com os esforços para reversão da prevalência da desnutrição infantil e no controle e prevenção das deficiências de micronutrientes, que ainda acometem milhões de indivíduos de diferentes cursos de vida.

ALIMENTOS FUNCIONAIS PARA A SAÚDE

Os maiores especialistas do mundo reuniram-se na Finlândia em maio de 1999 e foram unânimes em concordar que alguns alimentos reduzem os riscos de doenças como diabetes, doenças cardiovasculares e até mesmo câncer.

Licopeno

Antioxidante capaz de proteger as células dos danos causados pelos radicais livres.

O licopeno presente no tomate é capaz de deter e até mesmo reverter processos cancerígenos. A substância só não age quando o processo carcinogênico (metástase) já está instalado. Os isoflavonoides presentes na soja são capazes de impedir ou reduzir o desenvolvimento do tumor cancerígeno, especialmente o de mama e próstata. Portanto, o tomate e a soja têm grandes funções protetoras para o organismo.

Uma dieta rica em vegetais e frutas pode prevenir de 20 a 30% dos casos de câncer. Somente a redução do consumo de álcool seria capaz de diminuir em 20% os tipos de câncer de boca, faringe, esôfago, intestino e cólon.

Os alimentos funcionais têm sido muito estudados e, apesar de não curarem doenças, apresentam componentes ativos que podem ser capazes de prevenir ou reduzir o risco de algumas delas. Entre as doenças mais investigadas estão as cardiovasculares, o câncer, a hipertensão, o diabetes, as doenças inflamatórias intestinais e certas doenças reumáticas.

Definições

O termo *alimento funcional* foi primeiramente introduzido no Japão por volta de 1980 e significa alimentos processados que contêm ingredientes que auxiliam em funções específicas do corpo, além de serem nutritivos.

Alimentos funcionais provêm da hipótese de que a dieta alimentar pode controlar e modular várias funções orgânicas, contribuindo para a manutenção da saúde e reduzindo o risco do aparecimento de doenças. A Resolução n. 18 de 30/04/1999 da Agência de Vigilância Sanitária (Anvisa) do Ministério da Saúde relata sobre alimento funcional: "alimento ou ingrediente que alegar propriedades funcionais ou de saúde pode, além das funções nutricionais básicas, quando se tratar de nutriente, produzir efeitos metabólicos e/ou fisiológicos e/ou efeitos benéficos à saúde, devendo ser seguro para consumo sem supervisão médica".

Antes dessa resolução, o Japão era o único país que havia formulado um processo de regulação específico para os alimentos funcionais. Conhecidos como Alimentos para Uso Específico de Saúde (FOSHU), foram qualificados e traziam um selo de aprovação do Ministério de Saúde e Previdência Social japonês (Arai, 1996). Atualmente, cem produtos estão licenciados como FOSHU no Japão. Nos EUA, a categoria de alimentos funcionais não é reconhecida legalmente. As novas gerações mais preocupadas com a saúde têm feito dos alimentos funcionais o carro-chefe da indústria alimentícia dos EUA. Entretanto, as estimativas da magnitude desse mercado variam significativamente, por não haver consenso no que constitui um alimento funcional. O valor de mercado dos alimentos funcionais é estimado em US$ 28,9 bi. Mais significativo, talvez, é o potencial dos alimentos funcionais de mitigar doenças, promover a saúde e reduzir os custos da assistência à saúde.

Alegação de propriedade funcional

Relativa ao papel metabólico ou fisiológico que o nutriente ou não nutriente tem no crescimento, desenvolvimento, manutenção e outras funções normais do organismo humano.

Alegação de propriedade de saúde

Afirma, sugere ou implica a existência da relação entre o alimento ou ingrediente com doença ou condição relacionada com a saúde.

Em 2005, a Anvisa revisou as alegações de propriedades funcionais e/ou de saúde dos alimentos, de novos alimentos/ingredientes, substâncias bioativas e probióticos. Com essa revisão, alguns produtos deixaram de ter alegações e outros tiveram as suas alegações modificadas, com o intuito de aprimorar o entendimento dos consumidores quanto às propriedades desses alimentos.

Atualmente, os alimentos liberados são: ácido graxo ômega-3, carotenoides (licopeno, luteína), fibras alimentares (betaglucana, fruto-oligossacarídios, inulina, *psyllium*, quitosana, lactulose), fitoesteróis, probióticos e a proteína de soja.

Alimentos funcionais de fontes vegetais

Evidências epidemiológicas *in vivo*, *in vitro* e em ensaios clínicos indicam que dietas balanceadas em vegetais podem reduzir o risco de doenças crônicas, particularmente o câncer. Em 1992, estudos já mostravam que o risco de câncer em pessoas consumindo dietas ricas em frutas e vegetais era 50% menor em relação ao risco de pessoas que consumiam pouco desses alimentos.

Atualmente, já se sabe que existem outros componentes em tais alimentos vegetais, além de nutrientes tradicionais, que podem reduzir o risco de câncer. Foram identificados mais de 12 classes desses químicos vegetais biologicamente ativos, conhecidos como fitoquímicos.

Dentre os alimentos vegetais com efeitos benéficos à saúde das pessoas, destacam-se: soja, tomate, aveia, alho, crucíferas, frutas cítricas, chá-verde e uvas (vinho) (Tabela 12.1).

Tabela 12.1 Alimentos funcionais (vegetais), componentes ativos e influência sobre a saúde.

Fonte vegetal	Substância ativa	Benefícios comprovados	Autor do estudo e data
Soja	Fitoestrógenos isoflavonas: genisteína e daidzeína	Redução de LDL-colesterol, colesterol total e triglicerídios Prevenção do câncer de mama, cólon, reto, estômago e próstata Diminuição da intensidade dos sintomas da menopausa Prevenção da osteoporose	Anderson *et al.* (1995) Riaz (1999) Albertazzi *et al.* (1998) Erdman e Porter (1997)
Tomate	Carotenoides (licopeno)	Antioxidante Prevenção de aterogênese e carcinogênese Prevenção do câncer de próstata	Gester (1997) Clinton (1998) Giovannuci *et al.* (1995)
Crucíferas (repolho, couve, brócolis, couve-flor)	Glicosinolatos (isotiocianatos e indóis)	Prevenção do câncer de mama	Michnovicz e Bradlow (1991) Hecht (1995)
Linhaça	Lignanas (precursoras de enterodiol e enterolactona = lignanas mamíferas)	Redução da probabilidade de câncer induzido por hormônio estrogênico	Phipps *et al.* (1993)
Alho	Compostos sulfurados produzidos da decomposição da alicina	Anticolesterolemia Anti-hipertensivo Anticancerígeno	Srivastava *et al.* (1995) You *et al.* (1988)
Frutas cítricas	Limonoides	Anticancerígeno	Gould (1997) Crowell (1997)
Chá-verde	Polifenóis (catequinas)	Anticancerígeno	Nakashi *et al.* (1998)
Uvas (vinho)	Compostos fenólicos (flavonoides) Resveratrol	Redução na taxa de oxidação do LDL-colesterol Redução da incidência de doenças cardiovasculares Antiaterogênico Anticarcinogênico	Frankel *et al.* (1993) Gehm *et al.* (1997) Jang *et al.* (1997)
Cereais	Fibra solúvel betaglucana	Redução na taxa de colesterol total e LDL-colesterol; redução no risco de câncer colorretal e gástrico	Bell *et al.* (1999) Andlauer e Furst (1999)

Alimentos funcionais de fontes animais

Além dos alimentos vegetais, os alimentos animais também têm componentes fisiologicamente ativos. Alguns produtos de origem animal merecem atenção por apresentarem componentes com papel potencial na otimização da saúde (Tabela 12.2). Dentre as fontes animais que se enquadram no quesito de alimento funcional, destacam-se: peixe e óleos de peixe (ácidos graxos ômega-3) e produtos de laticínios (probióticos).

HÁBITOS E COSTUMES À MESA

Comer bem e de maneira saudável é um desafio na vida de todos, especialmente em tempos de *fast-food* e alimentos ultraprocessados que facilitam a vida e equalizam o pouco tempo disponível. Para uma alimentação adequada, deve-se ir além de receitas prontas e relacionar costumes, práticas e valores pessoais. Não se trata de considerar somente aspectos exclusivamente nutricionais, mas propor mudanças que sejam ajustadas aos aspectos culturais de cada indivíduo. Há uma infinidade de combinações alimentares e formas de preparar ou servir a alimentação que é particular da nossa cultura. É comum observar que as pessoas costumam sentir falta daqueles pratos que as fazem lembrar quem e de onde são.

Fast-food

Refeições que podem ser preparadas e consumidas rapidamente, como sanduíches, pizzas, pastéis etc.

MODOS DE VIDA SAUDÁVEIS

Evidências científicas recentes mostram que a saúde pode estar muito mais relacionada com o modo de viver das pessoas do que a ideia, anteriormente hegemônica, da sua determinação genética e biológica. Na abordagem da promoção de modos de vida saudáveis, identificam-se duas dimensões: uma que se propõe a estimular e incentivar práticas

Tabela 12.2 Alimentos funcionais (animais), componentes ativos e influência sobre a saúde.

Fonte animal	Substância ativa	Benefícios comprovados	Autor do estudo e data
Peixe e óleos de peixe	Ácidos graxos ômega -3 Ácido eicosapentaenoico (EPA) Ácido docosa-hexaenoico (DHA)	Redução de casos de hipertensão, doenças cardiovasculares, distúrbios inflamatórios e autoimunes	Daviglus *et al.* (1997) Albert *et al.* (1998)
		Redução da ocorrência de câncer de mama, cólon, pele, pâncreas, próstata, pulmão e laringe	Simopoulos (1994) Nettleton (1995)
Laticínios	Probióticos: bifidobactérias *Lactobacillus*	Redução de casos de diarreia, câncer de cólon, hipertensão, intolerância à lactose, colesterol, infecções no trato urinário de mulheres Melhora na integridade da mucosa intestinal e resistência à infecção (modulação do sistema imunológico)	Mital e Garg (1995) Sanders (1998)
	Prebióticos (amidos, açúcares, fibras não solúveis, oligossacarídios)	Idem aos benefícios relacionados aos probióticos	Ziemer e Gibson (1998)

saudáveis, a alimentação saudável e a atividade física regular; e outra que objetiva a inibição de hábitos e práticas prejudiciais à saúde, como o consumo de tabaco e álcool. A alimentação saudável tem início com a prática do aleitamento materno e se prolonga pela vida com adoção de bons hábitos alimentares. Desse modo, a nutrição adequada de gestantes e crianças deve ser entendida e enfatizada como elemento estratégico de ação, com vistas à promoção da saúde também na vida adulta.

Em geral, as escolhas alimentares são determinadas não tanto pela preferência e pelos hábitos, mas muito mais pelo sistema de produção e de abastecimento de alimentos. Se esses sistemas produzem alimentos que são inadequados ou inseguros e que aumentam os riscos de doenças, eles precisam ser mudados. O Estado, por intermédio de suas políticas públicas, tem a responsabilidade de fomentar mudanças socioambientais, em nível coletivo, para favorecer as escolhas saudáveis em nível individual ou familiar. Assim, é pressuposto da promoção da alimentação saudável ampliar e fomentar a autonomia decisória dos indivíduos e grupos, por meio do acesso à informação para a escolha e a adoção de práticas alimentares (e de vida) saudáveis.

Uma alternativa de ação para a alimentação saudável deve favorecer, por exemplo, o deslocamento do consumo de alimentos pouco saudáveis para alimentos saudáveis. Supervalorizar ou mistificar determinados alimentos em função de suas características nutricionais ou funcionais também não deve constituir uma prática da promoção da alimentação saudável. Alimentos nutricionalmente ricos devem ser valorizados e entrarão naturalmente na dieta adotada, sem que se precise mistificar uma ou mais de suas características, tendência esta muito explorada pela propaganda e publicidade de alimentos funcionais e complementos nutricionais.

De acordo com os princípios de uma alimentação saudável, todos os grupos de alimentos devem compor a dieta diária. A alimentação saudável deve fornecer água, carboidratos, proteínas, lipídios, vitaminas, fibras e minerais, os quais são insubstituíveis e indispensáveis ao bom funcionamento do organismo. A diversidade dietética que fundamenta o conceito de alimentação saudável pressupõe que nenhum alimento específico (ou grupo deles isoladamente) é suficiente para fornecer todos os nutrientes necessários a uma boa nutrição e consequente manutenção de saúde.

O ato da alimentação deve estar inserido no cotidiano das pessoas como um evento agradável e de socialização. A estratégia para a promoção da alimentação saudável também deve levar em consideração modificações históricas importantes, como o crescente consumo de alimentos industrializados e pré-preparados, que responde a uma demanda de praticidade.

Recomenda-se consumir habitualmente verduras, legumes, frutas, cereais integrais, principalmente a soja, e peixes ricos em ômega-3 (atum, sardinha, salmão e truta).

Alimentos funcionais podem apresentar resultados realmente positivos quando fazem parte da alimentação equilibrada e balanceada, ou seja, não é adequado, por exemplo, comer carnes gordurosas acompanhadas de saladas de soja, acreditando que a soja protegerá o organismo contra o aumento do colesterol.

Alimentação saudável resguarda o valor nutritivo e os aspectos sensoriais dos alimentos, os quais devem ser qualitativamente adequados aos hábitos alimentares e capazes de promover uma vida saudável, que previna o aparecimento de doenças provenientes de hábitos alimentares inadequados.

A maioria das pessoas não pensa na alimentação como uma fonte de energia para a execução de suas atividades diárias, ou de nutrientes para a constituição do seu corpo, mas fundamentalmente em termos de prazer gustativo, olfatório e visual. Felizmente essa afirmação tem sido modificada, e, atualmente, boa parte dessas pessoas tem uma grande preocupação com saúde e qualidade de vida, além de buscarem uma alimentação com a qual tenham prazer gustativo, olfatório, visual e até tátil.

Nos dias de hoje, existe um interesse crescente em consumir alimentos mais saudáveis, o que tem conduzido a indústria alimentícia ao desenvolvimento de produtos utilizando alimentos funcionais.

CARDÁPIOS COM ÊNFASE EM ALIMENTOS FUNCIONAIS

Exemplos de cardápio

- Exemplo 1: *bruschetta* de tofu e cogumelos + salmão com molho de maracujá + cuscuz de vegetais (brócolis, couve-flor, cenoura e nozes) + bananas assadas com calda de cacau
- Exemplo 2: gaspacho (sopa fria de tomates) + peito de peru recheado com damasco, hortelã e castanha-do-pará + purê de ervilhas com cominho + biscoito de granola com pasta de *blueberry* e iogurte
- Exemplo 3: minitrio (quinoa, *pesto* de manjericão e tomates) + manta de filé recheada com pera, sálvia e castanha-do-pará + arroz 7 cereais + manga laminada com zeste de limão
- Exemplo 4: salada verde (chicória, aspargos e alface-romana) com sementes de abóbora + camarão marinado nos cítricos, salteado com shitake + purê de cúrcuma e umê + musse de tofu com cacau
- Exemplo 5: escabeche de sardinha + polenta mole com ragu de alcachofras e soja crocante + kiwi com sorvete de açaí
- Exemplo 6: aspargos salteados com laranja e cebola roxa + peito de peru recheado com tofu e nozes ao molho de frutas vermelhas + arroz de camomila com linhaça + sopa de melões, manjericão e hortelã
- Exemplo 7: tomates recheados (7 grãos e *wasabi*) + medalhão de filé na crosta de amêndoas + massa fresca integral de pequi + peras cozidas em suco de uva integral.

RECOMENDAÇÕES DE CONSUMO DOS ALIMENTOS FUNCIONAIS

As propriedades desses alimentos funcionais podem ser potencializadas pelas técnicas e maneiras de preparo:

- Soja: ingestão sugerida de proteína de soja diária deve ser em torno de 25 g para auxiliar a diminuição de LDL-colesterol e de 60 g para auxiliar a diminuição dos sintomas de menopausa
- Peixes: o consumo deve ser de 3 porções por semana
- Chá-verde: o consumo de 4 a 6 xícaras (chá) por dia pode favorecer a diminuição dos riscos de câncer esofágico e gástrico

- Tomate e goiaba: não há consenso quanto à quantidade. Resultados positivos quanto à ação antioxidante. O licopeno dos tomates crus não tem boa biodisponibilidade, sendo mais bem absorvido quando o fruto está cozido ou na forma de molhos
- Espinafre e couve (folhas verdes em geral): o consumo de 4 a 7 porções de hortaliças por dia pode favorecer a diminuição da degeneração macular e catarata
- Cenoura, manga e abóbora: em relação ao betacaroteno, é importante observar que existem alguns fatores que alteram sua absorção. Por exemplo, nas cenouras cruas, a absorção é melhor do que nas cozidas, e de todas as formas de cozimento, o que melhor preserva os nutrientes é o cozimento a vapor
- Aveia: dietas que contenham cerca de 3 g/dia de betaglucanas (equivalente ao consumo de 40 g de farelo de aveia ou 60 g de farinha de aveia)
- Alho: um dente de alho cru por dia pode auxiliar na diminuição da pressão arterial e dos níveis de colesterol
- Maçã: há evidências epidemiológicas envolvendo consumo de maçã com diminuição de eventos cardiovasculares, trombose e até câncer de pulmão; 1 unidade/dia.

O profissional nutricionista, além de assegurar a qualidade final da refeição, realizar a aquisição dos gêneros alimentícios de qualidade, a boa apresentação, o sabor característico e agradável, as regras de higiene e técnicas dietéticas e todo o trabalho administrativo a fim de obter bons resultados em relação à aceitabilidade pelos comensais, é responsável também pela saúde de seus clientes.

O *chef* de cozinha também tem atribuições que são comuns ao profissional nutricionista, porém, atualmente, está incluído o desafio de propor a arte da culinária, a gastronomia, aliada ao desenvolvimento de preparações com ingredientes saudáveis, e que ainda forneçam benefícios à saúde, à estética e ao bem-estar. Este é o perfil do consumidor exigente no século 21, que busca a modificação e melhora em seu estilo de vida.

Para tanto, são considerados a união e o fortalecimento do nutricionista e *chef* de cozinha (nutrição e gastronomia), além da utilização dos alimentos funcionais, como parte da composição de várias preparações em que é possível se beneficiar do prazer e das propriedades funcionais e de saúde de vários alimentos (Tabela 12.3).

Tabela 12.3 Nutrientes ou ingredientes funcionais (e suas atividades) e principais fontes alimentares.

Nutrientes funcionais	Atividades	Fontes alimentares
Ácido ascórbico	Antioxidante, anticancerígena	Frutas cítricas, kiwi, tomate, batata, brócolis
Ácidos graxos ômega -3 (EPA e DHA)	Anti-inflamatória, influência positiva no perfil lipídico plasmático	Peixes marinhos, como sardinha, salmão, atum, anchova, arenque etc.
Ácido fólico	Cardioprotetora (diminui os níveis circulantes de homocisteína)	Hortaliças
Ácidos graxos monoinsaturados	Influência positiva no perfil lipídico plasmático	Castanhas e azeite de oliva extravirgem

(continua)

Capítulo 12 • Utilização de Alimentos Funcionais na Elaboração de Cardápios

Tabela 12.3 (*Continuação*) Nutrientes ou ingredientes funcionais (e suas atividades) e principais fontes alimentares.

Nutrientes funcionais	Atividades	Fontes alimentares
Ácido alfalinolênico	Estimula sistema imunológico e ação anti-inflamatória	Óleos de linhaça, soja, nozes e amêndoas
Ácido linoleico conjugado (CLA)	Antioxidante, anticancerígena, de proteção óssea	Carne de boi e produtos lácteos
Antocianatos	Antioxidante, anticancerígena	Vinho tinto
Arginina	Cardioprotetora	Proteína de soja, produtos lácteos, carnes, aves, peixes, salmão, castanhas e sementes
Betacaroteno	Antioxidante, anticancerígena	Frutas cítricas, cenoura, abóbora, leguminosas
Cálcio	Osteogênica ou de proteção óssea, hipolipidêmica	Leite e derivados
Catequinas	Antioxidante, anticancerígena e estimulam sistema imunológico	Chá-verde, cerejas, amoras, framboesas, mirtilo, uva-roxa e vinho tinto
Escaleno	Antioxidante, anticancerígena	Óleo de peixe, azeite de oliva virgem
Fibra insolúvel e solúvel	Influência positiva na função gastrintestinal cardioprotetora (influência positiva no perfil lipídico plasmático; controle da glicemia), saciedade	Cereais integrais: cevada, trigo, arroz, gérmen de trigo, feijão, ervilha, soja, aveia, algumas frutas e hortaliças
Flavonoides	Anticancerígena, anti-inflamatória, vasodilatadora e antioxidante	Frutas cítricas, soja, tomate, alcachofra, cereja, salsa, pimentão etc.
Prebióticos: fruto-oligossacarídios, inulina	Ativam a microflora intestinal, favorecem o bom funcionamento do intestino	Alcachofra, chicória, grãos integrais, batata *yakon*
Isoflavonas	Antioxidante, proteção óssea, anticancerígena, anti-inflamatória, contribui para diminuir sintomas de transtorno pré-menstrual (TPM) e menopausa	Soja e derivados
Probióticos: bifidobactérias e lactobacilos	Favorecem as funções gastrintestinais, reduzindo o risco de constipação intestinal e câncer de cólon	Iogurtes e outros produtos lácteos
Licopeno	Antioxidante, anticancerígena	Tomate e derivados, goiaba vermelha, pimentão vermelho, melancia
Lignanas	Inibição de tumores hormônio-dependentes	Linhaça, noz-moscada
Luteína e zeaxantina	Antioxidantes; protegem contra degeneração macular	Folhas verdes (luteína) Pequi e milho (zeaxantina)
Indóis e isotiocianatos	Indutores de enzimas protetoras contra o câncer, principalmente de mama	Couve-flor, repolho, brócolis, couve-de-bruxelas, rabanete
Peptídios bioativos	Atividade hipotensiva	Produtos lácteos fermentados
Polifenóis	Antioxidante	Leguminosas, frutas e chá-verde
Potássio	Cardioprotetora (contribui para diminuir a hipertensão arterial)	Leguminosas, hortaliças e frutas
Resveratrol	Influência positiva no perfil lipídico, antioxidante, anticancerígena	Vinho tinto, uva, suco de uva integral e frutas vermelhas
Saponinas	Influência positiva no perfil lipídico	Leguminosas

(*continua*)

Tabela 12.3 (*Continuação*) Nutrientes ou ingredientes funcionais (e suas atividades) e principais fontes alimentares.

Nutrientes funcionais	Atividades	Fontes alimentares
Sulfetos alílicos (alil sulfetos)	Contribuem para diminuir colesterol e pressão arterial, melhoram sistema imunológico e auxiliam na redução de câncer gástrico	Alho e cebola
Taninos	Antioxidantes, antisséptico, vasoconstritor	Maçã, sorgo, manjericão, manjerona, sálvia, uva, caju, soja etc.
Tocoferol	Antioxidante, anticancerígena	Óleo de palmeira, girassol, milho, soja, oliva, sementes de girassol, kiwi, gérmen de trigo, grãos integrais, peixe, amendoim, manteiga, leite de cabra, hortaliças verde-escuras
Zinco	Antioxidante	Carnes, mariscos, fígado, ovos, produtos integrais

Fonte: Sociedade Brasileira de Alimentos Funcionais (2007).

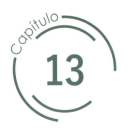

Recursos Gastronômicos na Área Hospitalar

Rosana Benez Martins Freire • Larissa Lins

GASTRONOMIA E NUTRIÇÃO

A gastronomia é um dos principais agregadores da sociedade, pois o ato de comer sempre está relacionado com acontecimentos da vida das pessoas que ampliam os laços de amizade ou espírito de convivência, como nascimento, casamento, morte, trabalho etc. Apesar dos fatores social, psicológico e até religioso que envolvem o ato de comer, esses aspectos não se sobrepõem à necessidade fisiológica.

A nutrição é um processo intrínseco, ou seja, inicia-se no momento em que o alimento entra em contato com o sistema fisiológico, e será adequada ou não, dependendo da combinação e da quantidade de alimentos escolhidos pelo indivíduo. São os nutrientes provenientes da alimentação que servirão de substrato para o bom funcionamento do organismo.

Para haver consumo, é preciso existir qualidade na alimentação, o que não se limita apenas ao aspecto nutricional, mas também ao higiênico-sanitário e sensorial. Nesse ponto, o alimento deve provocar prazer, resultante de sensações visuais, táteis, gustativas e olfatórias. Assim, o conhecimento e a aplicação de técnicas gastronômicas corretas viabilizam e podem assegurar que as recomendações nutricionais sejam seguidas.

Portanto, apesar de gastronomia e nutrição terem conceitos diferentes, ambas se complementam. Não adianta desenvolver ou se submeter a uma dieta absolutamente balanceada se esta não for atrativa, adaptada ao estilo de vida ou padrões culturais das pessoas, corretamente preparada e prazerosamente servida e degustada.

Por outro lado, é impossível a aplicação exclusiva dos conceitos da gastronomia, uma vez que hoje é imprescindível zelar pela saúde de todos mediante oferta de preparações saudáveis e seguras do ponto de vista microbiológico.

A interação entre nutrição e gastronomia se faz com a cooperação entre nutricionistas e *chefs* de cozinha, unindo a arte e a ciência para oferta de prazer em refeições saudáveis.

Por todos esses motivos, tornam-se necessários o conhecimento e a aplicação conjunta desses dois conceitos para a contribuição na promoção, manutenção e recuperação da saúde.

A Organização Mundial da Saúde (OMS) define saúde como "um estado de completo bem-estar físico, mental e social, e não meramente a ausência de doença ou defeito".

Assim, observando a Figura 13.1, é possível perceber a importância da gastronomia e da nutrição para a oferta do "completo bem-estar", presente na definição. O bem-estar físico é garantido pela ciência da nutrição, boa parte do bem-estar social por intermédio da ciência da gastronomia, e o ponto de intersecção de ambas é a contribuição ao bem-estar mental, representado pelo prazer.

É imprescindível respeitar o momento alimentar e a história pessoal relativa à alimentação, demonstrado pelo nível atual de exigência do ser humano com os alimentos e com o ato de se alimentar.

A atuação do nutricionista no setor hospitalar compreende diferentes atribuições, sendo duas delas as grandes áreas de atuação: a alimentação coletiva, que consiste no gerenciamento de processo de produção de refeições, e a nutrição clínica, que abrange atividades relacionadas com os cuidados nutricionais dos clientes/pacientes internados, com vistas à prevenção e à terapia nutricional.

A gestão das atividades relacionadas com a produção das refeições é uma ferramenta essencial para a garantia de qualidade do atendimento ao cliente. Atender às atuais necessidades de adequação nutricional, aspecto sensorial e higiênico é primordial em toda área de produção de refeições, mas, no ambiente hospitalar, é um desafio para o profissinal derrubar o velho paradigma da "comida de hospital" como sinônimo de "comida ruim".

DEFINIÇÃO DE GASTRONOMIA HOSPITALAR

Aplicação de conceitos gastronômicos, frente a dietas hospitalares, a fim de melhorar as características sensoriais das preparações em todos os seus aspectos, promovendo nutrição e saúde, humanização e respeito ao paciente.

Para a aplicabilidade desse conceito, deve-se:

- Implantar técnicas de gastronomia eficazes, que são as bases de cozinha e treinamentos práticos direcionados à equipe operacional

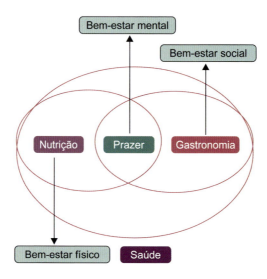

Figura 13.1 O completo bem-estar.

- Realizar a prescrição da dieta de acordo com as necessidades nutricionais individuais
- Tornar o atendimento humanizado com a oferta de alimentos que estejam de acordo com hábitos, preferências e valores culturais individuais. A melhor forma de tornar isso possível é com a implantação do cardápio de opção.

CARDÁPIO DE OPÇÃO

Os cardápios devem atender necessidades sociais, que são tanto os valores culturais como os hábitos alimentares de cada indivíduo. Esse processo só se torna possível mediante a aplicabilidade dos cardápios de opção de preparações. Essa ferramenta não pode ser vista como uma tendência, e sim como uma realidade.

A implantação independe dos recursos financeiros da instituição, pois o que influencia é o tipo de preparação oferecida. Por exemplo, pode-se oferecer filé de salmão com molho de framboesas, ou um medalhão de filé-mignon bovino com molho de cogumelos, ou sobrecoxa de frango assada, ou omelete de salsinha. O importante é oferecer a oportunidade dos pacientes escolherem.

A possibilidade de o paciente escolher sua refeição é um sinal de respeito a sua preferência. Além de o paciente se sentir estimado, o serviço de alimentação se beneficia, pois organiza-se a produção antecipadamente e os pedidos extras reduzem significativamente.

No almoço, o paciente recebe o cardápio do dia seguinte para escolher, e, após a tabulação dessas opções, o serviço organiza e dimensiona a produção de modo a evitar desperdícios.

Muitos serviços permitem a substituição de componentes do cardápio, e outros propõem escolhas de cardápios completos. O importante é deixar bem claro, no cardápio proposto, qual é a preparação e quais são os ingredientes. Se necessário, acrescentar um glossário para esclarecer termos menos conhecidos, como *ratatouille* ou **gaspacho**.

> **Ratatouille**
>
> Prato rústico semelhante a um guisado de legumes, geralmente preparado com tomate, cebola, pimentão e berinjela.
>
> **Gaspacho**
>
> Sopa fria preparada com vegetais crus, geralmente tomate, pepino e pimentão.

Opção 1

- Entrada fria: salada de beterraba, queijo de cabra e aspargos frescos laminados e aromatizados com manjericão e flores comestíveis
- Entrada quente: sopa creme de mandioquinha
- Prato base: arroz com hortelã e amêndoas
- Prato principal: medalhão de filé-mignon bovino ao molho *demi-glace*
- Guarnição: *ratatouille*
- Sobremesa: *spumone* de morango
- Suco: caju.

Opção 2

- Entrada fria: salada mista de folhas com damasco
- Entrada quente: sopa de cebola
- Prato base: arroz branco com arroz selvagem
- Prato principal: peito de frango ao molho *demi-glace*
- Guarnição: *rondelli* de abobrinha com ricota e tomate *concassé*

- Sobremesa: *carpaccio* de manga com *coulis* de frutas vermelhas
- Suco: pêssego.

Opção 3
- Entrada fria: salada de rúcula, tomate-cereja e muçarela de búfala
- Entrada quente: sopa creme de abóbora com laranja
- Prato base: alcachofra recheada com cuscuz marroquino, macadâmia e figos secos
- Prato principal: filé-mignon bovino com crosta de pistache
- Guarnição: ninhos de legumes assados (cenoura, beterraba, abobrinha e palmito pupunha à *julienne*)
- Sobremesa: laranja laminada com amêndoas
- Suco: uva.

ELABORAÇÃO E CONFECÇÃO DOS CARDÁPIOS

Todos os fatores intervenientes na elaboração de cardápios devem ser considerados, como limites financeiros, recursos materiais e humanos, adequação ao público, entre outros. Entretanto, na elaboração dos cardápios hospitalares, é muito importante verificar a possibilidade de alterar a consistência das preparações e seu modo de preparo, reduzindo demandas excessivas de compras.

Datas comemorativas necessitam ser referenciadas no atendimento de maneira a tornar o paciente integrado à sociedade e alegrá-lo mesmo em situação de internação. Para essas ocasiões, é necessário estabelecer recursos de decoração na alimentação ou na montagem da bandeja, além da inclusão de preparações que remetam a essa data (Figura 13.2) e respeitem as limitações alimentares impostas pela patologia.

Definir o padrão de pré-preparo (cortes e *per capita* de cada preparação), preparo (cocção e porção), finalização e montagem do prato e forma

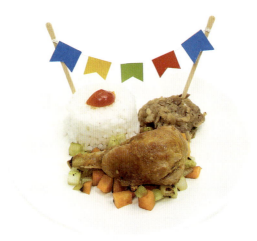

Figura 13.2 Prato para festa típica junina.

de distribuição e manutenção se consegue com criação de manual de padrão de dietas e fichas técnicas de cada preparação. Essa ferramenta contribui para a uniformização da produção, independentemente da equipe.

Além disso, treinamentos periódicos com a equipe operacional se fazem necessários para atualização e reciclagem das técnicas padronizadas. Vale ressaltar que as técnicas culinárias adequadas conduzirão o processo de produção com a qualidade necessária.

Os recursos a serem aplicados devem contemplar escolha correta dos alimentos e formas de preparo, harmonização de sabores, renovação constante de receitas, decoração dos pratos e seleção de utensílios para distribuição que permitam melhor apresentação e conservação das preparações.

Há técnicas importantes que devem ser utilizadas, como as bases de cozinha, que englobam cortes, fundos, aromáticos e espessantes. Para o desenvolvimento correto dos cortes utilizados nas preparações, é importante o conhecimento dos diferentes tipos de facas e suas respectivas funções.

Dos cortes existentes, os mais conhecidos e utilizados são os cubos de diversos tamanhos, *brunoises*, bastonetes, *julienne* fina, *julienne*, *paysanné* e torneado. São eles que vão fazer a diferença na apresentação final do prato.

Fundos e espessantes

Conhecer e fazer uso contínuo e diário dos fundos líquidos claros ou escuros resultantes da cocção de partes de aves, pescados, carnes vermelhas ou de caça e de hortaliças resultará na qualidade dos pratos.

Os fundos, depois de prontos, podem ser alterados em consistência a partir de ingredientes espessantes como gema de ovo, sangue, amido, creme de leite, gelatina, iogurte, queijos brancos, algas marinhas e gomas alimentícias vegetais. As técnicas de preparo variam com cada produto utilizado. Dos produtos ligantes, os mais conhecidos são aqueles que utilizam farinhas ou amidos e manteiga. Desses, o mais utilizado é o *roux*. Na área hospitalar, esses espessantes são ajustados com substituição da manteiga por outra gordura, como azeite de oliva, óleo vegetal ou margarina. Também se prioriza o uso de iogurtes e gelatinas.

Roux

Farinha e manteiga na mesma proporção, dextrinados e homogeneizados.

Molhos

Os molhos são preparações líquidas, mais ou menos espessas, quentes ou frias, que acompanham um alimento, realçam sabores, identificam preparações e melhoram a aparência de um prato. Podem ser simples misturas de ingredientes ou preparações elaboradas com técnicas apuradas. Podem ser crus ou cozidos, ácidos, picantes, adocicados ou ligados. Esse tipo de preparação é o que realmente faz a diferença no sabor e na textura final.

Nas dietas com restrição de sódio, o uso de molhos ácidos ou adocicados auxilia muito na melhora do sabor e diminui a percepção da falta de sal. Um recurso importante é o uso do sal aromatizado com ervas, também conhecido como sal de ervas (Figura 13.3), que deve ser preparado com três partes de ervas para uma parte de sal. O resultado é que a mesma quantidade habitual de sal terá apenas 25% do mineral, com as ervas compensando o sabor.

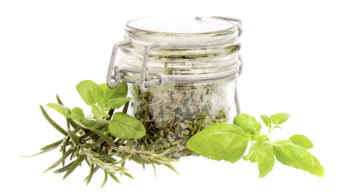

Figura 13.3 Sal de ervas.

Aromáticos

Outro integrante das bases da cozinha são os aromáticos, misturas de ervas e especiarias que permitem obter resultados sensoriais especiais. Atualmente, o acesso e o conhecimento sobre as possibilidades de uso ampliaram sua utilização em cozinhas típicas pelo mundo, onde a criatividade e a preferência de quem prepara os alimentos não têm limites. Aromatizar um alimento é uma arte. Os aromáticos são a alma da culinária e seu uso exige conhecimento.

Os ingredientes aromáticos e condimentares para os fundos são vegetais, ervas e especiarias, adicionadas no início das preparações. O uso de calor úmido deve ser feito com fundos no lugar de água, de maneira a acentuar sabor.

Decoração e apresentação

De todos os sentidos, a visão é indiscutivelmente o primeiro a aguçar o consumo. Assim, trabalhar com recursos que aprimorem a apresentação dos pratos faz muita diferença para o paciente se interessar pela refeição. Vale ressaltar que, por causa do transporte da refeição em carros térmicos, o uso de ervas frescas ficará comprometido pelo calor, que as deixarão murchas e escuras. Vale usar legumes com cortes feitos por cortadores moldados, como flores de cenoura, corações de beterraba, folhas de chuchu etc. O uso de molhos para grafitar os pratos também é recurso atrativo. Modelar o arroz, purê ou outras preparações também diferencia significativamente o prato. A Figura 13.4 mostra pratos decorados de uma dieta geral.

No caso das dietas modificadas em consistência, a pastosa é a mais difícil para apresentação, e os recursos usados são os utensílios diferenciados e também as preparações à base de fundos ou cremes e espessadas com amidos para depois serem formatadas (Figura 13.5)

Para dietas líquidas, a decoração sobre as sopas pode ser feita com outro líquido de cor contrastante (Figura 13.6).

Opções diferenciadas

Algumas preparações são desenvolvidas para pacientes que não queiram receber a refeição tradicional ou que estejam com inapetência, alterações do paladar e com quadro de náuseas. Essas preparações são compostas por alimentos que podem ser consumidos em temperaturas mais frias, minimizando os odores que os alimentos quentes exalam. Para a montagem, são considerados os aspectos da gastronomia hospitalar, resultando em pratos com aparência sofisticada e mais apetitosa (Figura 13.7).

As receitas são levemente condimentadas, resultando em preparações mais palatáveis e que podem melhorar a ingestão alimentar de pacientes com alteração do paladar. Há também opções de pequenas porções para oferecer aos pacientes inapetentes (Figura 13.8) – esta é uma alternativa para incentivar a dieta por via oral. Se a quantidade calórica não for suficiente, é necessário utilizar a suplementação oral nas preparações, com o objetivo de adequação das necessidades calóricas e nutricionais individuais.

Apesar do aspecto visual nem tão atrativo, vale mencionar que o uso de descartáveis é muito empregado nos serviços de alimentação hospitalares pela facilidade de uso e descarte, o que reduz o trabalho com a higienização (Figura 13.9). No entanto, louças proporcionam uma apresentação melhor, além de serem mais ecologicamente corretas.

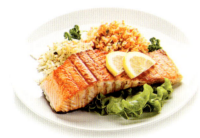 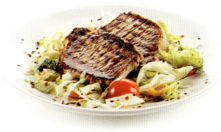

Figura 13.4 Pratos para dieta geral.

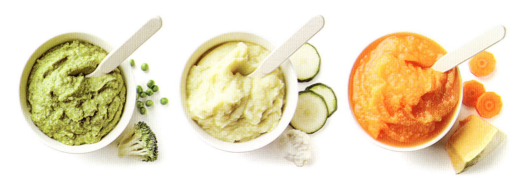

Figura 13.5 Pratos para dieta pastosa.

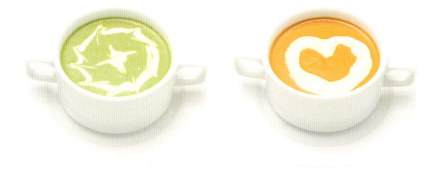

Figura 13.6 Prato decorado para dieta líquida.

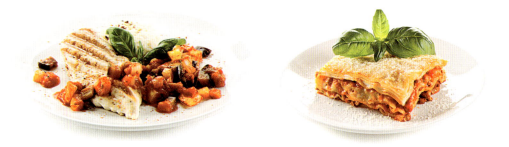

Figura 13.7 Opções diferenciadas de pratos.

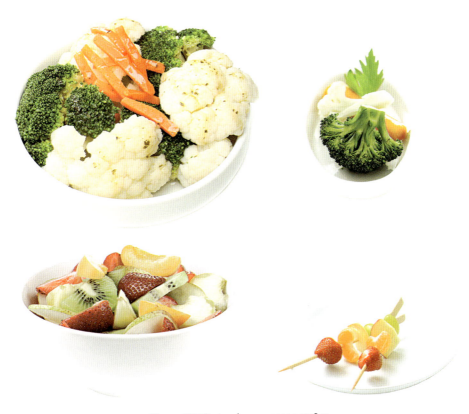

Figura 13.8 Pratos de pequenas porções.

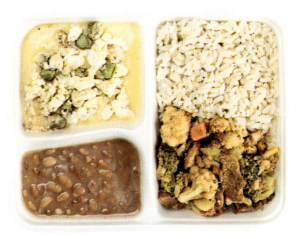

Figura 13.9 Prato servido em material descartável.

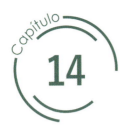

Cardápios e Dietas Hospitalares

Lúcia Caruso • Ana Lúcia Neves •
Rosana Farah Simony Lamigueiro Toimil

INTRODUÇÃO

Os cardápios hospitalares, assim como os gerais, seguem as mesmas regras dos cardápios institucionais. Dessa maneira, a adequação com relação à variação de cores, textura e sabor é tão importante quanto outros aspectos que determinam a capacidade de produção e que são fundamentais para garantir a operacionalização, como mercados abastecedores, instalações, disponibilidade financeira, de equipamentos e utensílios.

A terapia nutricional pode ser administrada por via oral, enteral e parenteral. Considerando a via oral, independentemente da situação do paciente, é importante haver uma alimentação adequada às necessidades nutricionais, que devem ser estabelecidas em um plano de acompanhamento. Este deve considerar a condição clínica e as alterações fisiopatológicas existentes, assim como as condições da cavidade oral e a deglutição. Ao mesmo tempo, é necessário ter como base as leis fundamentais de alimentação de Pedro Escudero (quantidade, qualidade, harmonia e adequação), assim como as mais recentes recomendações nutricionais baseadas no *Guia alimentar para a população brasileira* (2016). Apesar do guia ter sido desenvolvido para a promoção da saúde e a prevenção de enfermidades, suas recomendações podem ser aplicadas a portadores de doenças específicas. Neste caso, é imprescindível que os profissionais nutricionistas façam adaptações às necessidades nutricionais individuais. Todas as mudanças realizadas devem visar a compensar e/ou atenuar as alterações fisiopatológicas. Por exemplo, a restrição proteica em caso de insuficiência renal não dialítica, visando a diminuir a formação de amônia ou o controle de carboidratos simples no caso de pacientes portadores de diabetes melito.

Neste capítulo, são apresentados cardápios para utilização por via oral, sendo classificados apenas segundo a consistência. O valor nutricional foi estimado utilizando-se o Programa Virtual Nutri (Philippi *et al.*, 1997).

São apresentadas as modificações da consistência dos alimentos (geral, branda, pastosa, semilíquida e líquida), uma vez que a prescrição dietética da alimentação inclui necessariamente a determinação de uma consistência, cuja escolha será definida tanto pelas condições da cavidade oral (p. ex., dieta pastosa por problemas na arcada dentária), como pela necessidade em virtude de determinada condição clínica (dieta líquida após uma cirurgia). Cabe salientar que o padrão de dietas hospitalares inclui outros tipos de alterações, como as quantitativas de determinado nutriente (hipercalórica ou hipocalórica, hiperproteica ou hipoproteica, hipolipídica, hipossódica, rica ou pobre em fibras etc.; Caruso *et al.*, 2002) e a exclusão de nutrientes específicos (isenta de glúten, lactose, neutropênica etc.).

A classificação apresentada neste manual pode ser adequada à terminologia usada pelo hospital, servindo apenas como referência às necessidades do profissional, mas deve-se esclarecer que foi concebida a partir de pesquisas feitas em diferentes organizações hospitalares, as quais utilizam tal tipo de identificação. A padronização das dietas hospitalares possibilita o estabelecimento de condutas que consideram as necessidades de cada paciente, a organização do preparo, a distribuição das refeições e ainda o treinamento de pessoal.

É importante mencionar que atualmente os hospitais têm tido uma preocupação muito grande com os serviços de hotelaria e hospedagem do paciente, e a gastronomia hospitalar é uma realidade agregadora ao aspecto de qualidade no serviço prestado. Vários estudos apontam que a aceitação de dietas em ambiente hospitalar são comprometidas não apenas pela doença, diminuição do apetite e alterações do paladar, mas também pelas mudanças de hábitos e pela insatisfação em relação a sabor e apresentação das preparações culinárias. Infelizmente, a alimentação hospitalar ainda é alvo de críticas e rejeições por parte dos pacientes e acompanhantes, sendo as principais queixas: falta de sabor, temperatura, dificuldade de adaptação aos horários das refeições estabelecidos pelo hospital, além de conotações de permissão e proibição em decorrência das doenças associadas.

Uma pesquisa realizada por Sousa *et al.* (2011) com pacientes internados em um hospital público em Florianópolis mostrou que os índices de resto-ingesta estavam acima do aceitável, e que a temperatura e temperos utilizados foram os principais aspectos de insatisfação relatados pelos pacientes internados.

Para mudar esse cenário, torna-se fundamental investigar a visão dos pacientes sobre a alimentação oferecida na unidade hospitalar e estabelecer estratégias de melhorias.

DIETAS MODIFICADAS EM CONSISTÊNCIA

A consistência de uma dieta é determinada pela textura dos alimentos e pelas preparações que a compõem, o que permite uma classificação em cinco diferentes consistências, sendo normalmente conhecidas como dietas de rotina.

As diferentes consistências podem ser associadas a uma ou mais modificações na composição dos nutrientes, conforme a necessidade do caso.

A seguir, são definidas as diferentes consistências das dietas, suas indicações e características. O exemplo do cardápio, com o valor energético total (VET) e a distribuição percentual da energia fornecida pelos macronutrientes (proteínas [Prot.], lipídios [Lip.] e carboidratos [CH]), é descrito na sequência.

Dieta geral

Indicada para pacientes que não têm restrição de nutrientes, por isso a quantidade de macronutrientes (carboidratos, proteínas e lipídios) é normal, ou seja, normoglicídica, normoproteica e normolipídica. É aquela que inclui a maior variedade alimentos, ou seja, todos os que são indicados em uma alimentação saudável de acordo com as Leis da Nutrição (Caruso *et al.*, 2002; Maculevicius e Dias, 2000).

Características
- Consistência: normal
- Fracionamento: 5 a 6 refeições/dia
- Quantidade de macronutrientes: normoglicídica, normolipídica e normoproteica.

Dieta branda

Utilizada tanto para pacientes com problemas mecânicos de mastigação e deglutição quanto para facilitar a digestão de pacientes no período pós-operatório, ou pode ser recomendada como transição para a dieta geral. Portanto, a dieta branda é idêntica à geral em relação à distribuição dos macronutrientes, sendo normoglicídica, normoproteica e normolipídica. Contudo, a consistência da dieta é mais macia. São permitidos pedaços de vegetais e carnes, não sendo obrigatório o alimento ser triturado ou moído. Evitam-se frituras e condimentos fortes (Caruso *et al.*, 2002; Maculevicius e Dias, 2000).

Características
- Consistência: tecido conjuntivo e celulose amolecidos por cocção ou ação mecânica
- Fracionamento: 5 a 6 refeições/dia
- Quantidade de macronutrientes: normoglicídica, normolipídica e normoproteica.

Alimentos não permitidos
- Especiarias e condimentos fortes, como pimenta, pimenta-do-reino, entre outros
- Frituras
- Doces concentrados (p. ex., marmeladas, goiabada, doce de leite)
- Bebidas gaseificadas
- Hortaliças cruas
- Frutas cruas (exceto mamão)
- Leguminosas: pode ser incluído apenas o caldo ou o caldo batido e coado
- Embutidos e conservas.

Dieta pastosa

Indicada para pacientes com dificuldade de deglutição, digestão e em alguns pós-operatórios. A consistência da dieta é abrandada pela cocção e processos mecânicos, com alimentos moídos, liquidificados, em forma de purê. A composição deve ser normoglicídica, normoproteica e normolipídica. As papas podem ser utilizadas para pacientes idosos, para aqueles com dificuldade de deglutição, estreitamento esofágico e nos períodos pré e pós-operatório de esôfago ou otorrinolaringologia (Caruso *et al.*, 2002; Maculevicius e Dias, 2000).

Características
- Consistência: os alimentos devem estar em forma de purê ou mingau, e as carnes devem ser batidas ou trituradas
- Fracionamento: 5 a 6 refeições/dia
- Quantidade de macronutrientes: normoglicídica, normoproteica e normolipídica.

Dieta semilíquida*

Indicada para indivíduos com problemas mecânicos de ingestão e digestão, com dificuldade de deglutição e mastigação, em determinados preparos de exames e cirurgias e em pós-operatórios. É usada também como transição para dietas branda e geral (Caruso *et al.*, 2002).

Características
- Consistência: semilíquida (sopas, purês, carne moída ou desfiada, tecido conjuntivo amolecido pela cocção)
- Fracionamento: 5 a 6 refeições/dia
- Quantidade de macronutrientes: normoglicídica, normoproteica e normolipídica.

Alimentos não permitidos
- Pães, exceto bisnaga doce e pão de leite de forma
- Frutas cruas (exceto mamão)
- Doces concentrados (p. ex., marmeladas, goiabada, doce de leite)
- Hortaliças cruas
- Grãos de leguminosas
- Embutidos e conservas
- Bebidas gaseificadas
- Especiarias e condimentos fortes, como pimenta, pimenta-do-reino, entre outros
- Frituras
- Bolachas recheadas, folhados, biscoitos amanteigados.

Dieta líquida

Indicada quando há restrição na função digestiva, problemas mecânicos de mastigação e deglutição, no preparo para exames e no pré e pós-operatório. Também é utilizada por curtos períodos. Inclui preparações na forma líquida, sendo de baixo teor calórico e de fácil absorção. Caso seja utilizada por períodos prolongados, pode ocorrer carência de nutrientes, tornando-se necessário acompanhamento contínuo e complementação nutricional para evitar desnutrição (Caruso *et al.*, 2002; Maculevicius e Dias, 2000).

Características
- Consistência: alimentos de consistência líquida ou que se liquefazem na boca e de fácil absorção
- Fracionamento: 5 a 6 refeições/dia.

DIETA, VISCOSIDADE E DISFAGIA

O padrão de dietas hospitalares é definido a partir da digestibilidade, como pode ser observado nas indicações relacionadas anteriormente para cada dieta modificada em consistência. No entanto, no âmbito da atuação multiprofissional que ocorre com a equipe multiprofissional de terapia nutricional (EMTN), outras necessidades foram surgindo e a perspectiva de um novo olhar sobre a definição da consistência das dietas foi estabelecida. A questão é que, além da digestibilidade, há necessidade de considerar a viscosidade dos alimentos na definição das diferentes consistências. Nesse aspecto, a participação dos fonoaudiólogos é fundamental.

---

* Obs.: são permitidas torradas, bolachas doces dos tipos "maria" e "maisena" e bolacha água e sal, que podem ser embebidas em chá ou leite para facilitar a mastigação.

Existem distúrbios que afetam a deglutição, e a prevenção de complicações depende da viscosidade da alimentação fornecida. Para melhor compreensão, é fundamental considerar a definição de disfagia, que inclui qualquer interferência na precisão e na sincronia dos movimentos de músculos e estruturas associadas à deglutição, que resultam em inabilidade, seja por debilidade no controle pelo sistema nervoso central seja por disfunção mecânica (Hudson *et al.* 2000).

Classifica-se a disfagia em orofaríngea (anormalidades que afetam o mecanismo neuromuscular de controle do movimento de palato, faringe e esfíncter esofágico superior) e esofágica (distúrbios que afetam o esôfago, como acalasia, obstruções por divertículos etc.). Essa classificação se deu a partir do Consenso Brasileiro de Nutrição em Disfagia em Idosos Hospitalizados (SBGG, 2010), tendo em vista que esse grupo etário é mais frequentemente acometido por essa patologia em razão das alterações decorrentes do envelhecimento.

Importante destacar que a avaliação da melhor via para alimentação para os pacientes é realizada pela EMTN, e nos casos que apresentam disfagia orofaríngea, a viscosidade é um aspecto importante da alimentação oral, uma vez que apresenta uma resistência do líquido ao fluxo. Líquidos espessados podem ser indicados, pois permitem melhor controle oral sobre o bolo alimentar e proporcionam um tempo maior para que o reflexo da deglutição seja desencadeado. Ao mesmo tempo, líquidos ralos podem representar risco de aspiração, ou seja, de seguirem para as vias respiratórias, por controle oral reduzido conforme o grau da disfagia (Souza *et al.*, 2003).

Nesse contexto, torna-se interessante retomar o conceito de textura. Ela inclui todas as sensações percebidas na cavidade oral durante a degustação de um alimento e, por isso, é medida sensorialmente. As características da textura do alimento, de acordo com Souza *et al.* (2003), englobam:

- Firmeza: força requerida para a compressão de um alimento pastoso, como o pudim, entre a língua e a palato
- Dureza: força necessária para deformar alimentos sólidos, especialmente no início da mastigação
- Adesividade: atração entre a superfície do alimento e outra, como a força necessária para remover a pasta de amendoim aderida ao palato
- Coesão: grau em que o alimento se deforma quando é comprimido, por exemplo, entre a língua e o palato
- Viscosidade: taxa de fluxo por unidade de força, como quando um iogurte é drenado pela sucção através de um canudo.

Considerando a viscosidade e sua importância para prevenção de aspiração em casos de disfagia, sugere-se a seguinte classificação para as preparações líquidas (Finestone e Greene-Finestone, 2003):

- Rala: líquido regular, sem alteração (p. ex., leite)
- Néctar: líquido levemente espessado, mas fino o suficiente para poder ser ingerido aos goles, sem colher (p. ex., mingau ralo)
- Mel: líquido espessado que deve ser consumido com colher (p. ex., mingau grosso)
- Pudim: apresentam aparência sólida, devem ser consumidos com colher, mas rapidamente desfazem-se na boca (p. ex., flã).

São opções para espessar os líquidos as farinhas à base de amido, que podem requerer aquecimento para o aumento da viscosidade. Alguns produtos alimentícios, como gelatinas, pudins e flãs, são espessados com gomas feitas a partir de fibras solúveis (p. ex., goma guar). Outra opção para espessamento é o ágar-ágar, produto à base de algas, utilizado na culinária japonesa.

Estão disponíveis no mercado produtos industrializados elaborados exatamente com o propósito de espessar sem alterar o sabor, como: Nutilis, Resource® ThickenUp e Thick & Easy™. Esses espessantes não necessitam de aquecimento e podem ser adicionados em diferentes preparações, como sucos, chá, caldo de vegetais e preparações lácteas.

Nos EUA, foi estabelecida a primeira padronização, a Dieta Nacional para Disfagia, que visa a descrever as etapas para a progressão da alimentação oral para o tratamento da disfagia (McCallum, 2003). São propostos três níveis, especificando a consistência tanto dos alimentos sólidos como dos semissólidos:

- Nível I: purês homogêneos, alimentos coesivos e de baixa adesividade
- Nível II: alimentos úmidos e de textura macia, como vegetais cozidos, frutas macias e maduras e cereais mais umedecidos, ou seja, alimentos que requerem grau mínimo de mastigação; estão excluídos pães, bolo seco, queijo em cubos, milho e ervilha
- Nível III: alimentos próximos da textura normal, com exceção de alimentos muito duros e crocantes. São permitidos pães, arroz, bolos macios, alface, carnes macias; devem-se evitar frutas e vegetais duros, castanhas e sementes
- Líquidos: considerar individualmente em cada caso qual a viscosidade indicada.

Os padrões de dieta nas unidades hospitalares ainda estão adequando-se a essa nova necessidade, sendo propostos alguns níveis diferentes para consistência "pastosa". De qualquer maneira, o importante é que a EMTN discuta e padronize a consistência da alimentação oral, de modo a atender adequadamente a necessidade dos pacientes portadores disfagia.

As Tabelas 14.1 a 14.5 apresentam exemplos de cardápios com modificação de consistência.

Tabela 14.1 Dieta geral.

Refeição	Preparações*	Substância alimentar	Medida caseira	Quantidade
Desjejum	Café com leite	Leite B	1 copo americano	150 mℓ
		Infusão de café	1 xícara de café	50 mℓ
	Pão francês	–	1 un	50 g
	Bolacha tipo "maria"	–	1 pç individual	30 g
	Margarina	Margarina sem sal	1 pç individual	10 g
	Geleia	–	1 pç individual	15 g
	Requeijão	–	1 pç individual	15 g
	Melão	–	1 fatia média	180 g
	Açúcar	–	2 envelopes	12 g

(continua)

Tabela 14.1 (*Continuação*) Dieta geral.

Refeição	Preparações*	Substância alimentar	Medida caseira	Quantidade
Almoço	Arroz	–	1 escumadeira média	85 g coz.
	Feijão	–	3 colheres de sopa de grão	60 g coz.
	Bife à rolê	Carne de vaca magra	1 bife médio	84 g coz.
		Cenoura	1 fatia média	4 g coz.
		Bacon	1 fatia fina	10 g coz.
	Molho de tomate	–	2 colheres de sopa	30 g
	Batata *sautée*	Batata	1 un média	100 g coz.
		Margarina	1 colher de chá cheia	5 g
	Salada de tomate e alface	Tomate	3 rodelas	45 g
		Alface	1 pires de chá	22 g
	Abacaxi	–	1 rodela grande	130 g
	Suco de laranja	–	1 copo americano	150 mℓ
	Açúcar	–	1 envelope	6 g
Lanche da tarde	Iogurte	–	1 copo	200 g
	Chá	–	1 xícara de chá	200 mℓ
	Bolo	Bolo inglês	1 fatia grande	110 g
	Açúcar	–	2 envelopes	12 g
Jantar	Arroz à grega	Arroz	1 escumadeira média	85 g coz.
		Ervilha	½ colher de sopa	10 g
		Cenoura	1 fatia média	4 g coz.
	Frango assado	Sobrecoxa	1 sobrecoxa grande	65 g coz.
	Creme de ervilha	–	1 concha	85 g coz.
	Espinafre ao molho branco	Espinafre	2 colheres de sopa cheias	60 g coz.
		Leite B	2 colheres de sopa	30 mℓ
		Margarina sem sal		1 g
		Maisena		1 g
	Salada de acelga	Acelga	½ pires de chá	35 g
Jantar	Papaia com sorvete	Papaia	1 un pequena	110 g
		Sorvete de baunilha	1 bola	30 g
	Suco de uva	Suco concentrado diluído	1 copo americano	150 mℓ
	Açúcar	–	2 envelopes	12 g
Lanche da noite	Chá	–	1 xícara de chá	200 mℓ
	Torrada	–	1 pç individual	14 g
	Geleia	–	1 pç individual	15 g
	Açúcar	–	2 envelopes	12 g

Os valores a serem considerados são: valor energético total = 2.903 kcal; percentual de valor energético total de proteínas = 14%; percentual de lipídios = 30%; percentual de carboidratos = 56%. pç = porção; un = unidade; coz. = cozido.
*Nas preparações, deve-se atentar para as quantidades totais de óleo e sal utilizadas ao final do dia. Recomenda-se não ultrapassar a medida de 2 colheres de sopa, ou 19 g, para óleo e 6 colheres de café rasas, ou 6 g, para sal.

Tabela 14.2 Dieta branda.

Refeição	Preparações*	Substância alimentar	Medida caseira	Quantidade
Desjejum	Café com leite	Leite B	1 copo americano	150 mℓ
		Infusão de café	1 xícara de café	50 mℓ
	Pão francês	–	1 un	50 g
	Bolacha tipo "maria"	–	1 pç individual	30 g
	Margarina	Margarina sem sal	1 pç individual	10 g
	Queijo fresco	–	1 fatia média	25 g
	Pera em calda	–	1 un pequena	79 g (cru)
	Açúcar	–	2 envelopes	12 g
Almoço	Arroz	–	1 escumadeira média	85 g coz.
	Caldo de feijão	–	½ concha	42,5 mℓ
	Carne em cubos	Carne de vaca magra	3 colheres de sopa	60 g coz.
	Batata *sautée*	Batata	1 un média	100 g coz.
		Margarina	1 colher de chá cheia	5 g
	Abacaxi em calda	–	1 fatia média	50 g
	Suco de laranja	Suco de laranja fresca	1 copo americano	150 mℓ
	Açúcar	–	1 envelope	6 g
Lanche da tarde	Iogurte	Iogurte com polpa de fruta	1 copo	200 g
	Chá		1 xícara de chá	200 mℓ
	Bolo	Bolo inglês	1 fatia grande	110 g
	Açúcar	–	2 envelopes	12 g
Jantar	Arroz com cenoura	Arroz	1 escumadeira média	85 g coz.
		Cenoura	1 fatia média	4 g coz.
	Frango assado	Sobrecoxa	1 sobrecoxa grande	65 g coz.
	Creme de ervilha	–	1 concha	85 g coz.
	Espinafre ao molho branco	Espinafre	2 colheres de sopa cheias	60 g coz.
		Leite B	2 colheres de sopa	30 mℓ
		Margarina sem sal		1 g
		Maisena		1 g
	Papaia	Papaia	½ un pequena	110 g
	Suco de uva	Suco concentrado diluído	1 copo americano	150 mℓ
	Açúcar	–	2 envelopes	12 g

(*continua*)

Capítulo 14 • Cardápios e Dietas Hospitalares **177**

Tabela 14.2 (*Continuação*) Dieta branda.

Refeição	Preparações*	Substância alimentar	Medida caseira	Quantidade
Lanche da noite	Chá	–	1 xícara de chá	200 mℓ
	Torrada	–	1 pç individual	14 g
	Geleia	–	1 pç individual	15 g
	Açúcar	–	2 envelopes	12 g

Os valores a serem considerados são: valor energético total = 2.474 kcal; percentual de valor energético total de proteínas = 14%; percentual de lipídios = 29%; percentual de carboidratos = 57%. pç = porção; un = unidade; coz. = cozido.
*Nas preparações, deve-se atentar para as quantidades totais de óleo e sal utilizadas ao final do dia. Recomenda-se não ultrapassar a medida de 2 colheres de sopa, ou 19 g, para óleo e 4 colheres de café rasas, ou 4 g, para sal.

Tabela 14.3 Dieta pastosa.

Refeição	Preparações*	Substância alimentar	Medida caseira	Quantidade
Desjejum	Café com leite	Leite B	1 copo americano	150 mℓ
		Infusão de café	1 xícara de café	50 mℓ
	Pão de forma	–	2 fatias	43 g
	Bolacha tipo "maisena"	–	1 pç individual	24 g
	Margarina	Margarina sem sal	1 pç individual	10 g
	Geleia	–	1 pç individual	15 g
	Queijo fresco	–	1 fatia média	25 g
	Pera em calda	–	1 un pequena	79 g (cru)
	Açúcar	–	2 envelopes	12 g
Almoço	Arroz mole	Arroz	1 escumadeira média	85 g coz.
	Caldo de feijão	–	$^{1}/_{2}$ concha	42,5 mℓ
	Carne moída batida	Carne de vaca magra	2 colheres de sopa cheias	60 g coz.
Almoço	Purê de batata	–	2 colheres de sopa cheias	100 g coz.
	Gelatina	–	2 colheres de sopa cheias	60 g
	Suco de laranja	Suco de laranja fresca	1 copo americano	150 mℓ
	Açúcar	–	1 envelope	6 g
Lanche da tarde	Iogurte	Iogurte com polpa de fruta	1 copo	200 g
	Chá	–	1 xícara de chá	200 mℓ
	Bolacha tipo "maria"	–	1 pç individual	30 g
	Açúcar	–	2 envelopes	12 g

(*continua*)

Tabela 14.3 (*Continuação*) Dieta pastosa.

Refeição	Preparações*	Substância alimentar	Medida caseira	Quantidade
Jantar	Arroz mole	Arroz	1 escumadeira média	85 g coz.
	Frango desfiado	Peito de frango	2 colheres de sopa cheias	60 g coz.
	Creme de ervilha	–	1 concha	85 g coz.
	Creme de espinafre	Espinafre batido	2 colheres de sopa cheias	60 g coz.
		Leite B	2 colheres de sopa	30 mℓ
		Margarina		1 g
		Maisena		1 g
	Creme de papaia	Papaia batido	½ un pequena	110 g
		Açúcar		5 g
	Suco de uva	Suco concentrado diluído	1 copo americano	150 mℓ
	Açúcar	–	2 envelopes	12 g
Lanche da noite	Chá	–	1 xícara de chá	200 mℓ
	Bolacha tipo "maisena"	–	1 pç individual	24 g
	Geleia	–	1 pç individual	15 g
	Açúcar	–	2 envelopes	12 g

Os valores a serem considerados são: valor energético total = 2.348 kcal; percentual de valor energético total de proteínas = 14%; percentual de lipídios = 29%; percentual de carboidratos = 57%. pç = porção; un = unidade; coz. = cozido.
*Nas preparações, deve-se atentar para as quantidades totais de óleo e sal utilizadas ao final do dia. Recomenda-se não ultrapassar a medida de 2 colheres de sopa, ou 19 g, para óleo e 4 colheres de café rasas, ou 4 g, para sal.

Tabela 14.4 Dieta semilíquida.

Refeição	Preparações*	Substância alimentar	Medida caseira	Quantidade
Desjejum	Café com leite	Leite B	1 copo americano	150 mℓ
		Infusão de café	1 xícara de café	50 mℓ
	Suco de laranja	Suco de laranja fresca	1 copo americano	150 mℓ
	Pera em calda batida	–	1 un pequena	79 g (cru)
Desjejum	Margarina	Margarina sem sal	1 pç individual	10 g
	Geleia	–	1 pç individual	15 g
	Bolacha tipo "maisena"	–	1 pç individual	24 g
	Açúcar	–	3 envelopes	18 g

(*continua*)

Tabela 14.4 (*Continuação*) Dieta semilíquida.

Refeição	Preparações*	Substância alimentar	Medida caseira	Quantidade
Almoço	Sopa de carne e legumes	Carne de vaca	2 conchas	15 g coz.
		Macarrão	–	18 g coz.
		Mandioquinha	–	25 g coz.
		Chuchu	–	50 g coz.
	Purê de batata	–	3 colheres de sopa cheias	150 g coz.
	Carne desfiada	Carne de vaca magra	2 colheres de sopa cheias	60 g coz.
	Gelatina	–	2 colheres de sopa cheias	60 g
	Suco de laranja	Suco de laranja fresca	1 copo americano	150 mℓ
	Açúcar		1 envelope	6 g
Lanche da tarde	Iogurte	Iogurte com polpa de fruta	1 copo	200 g
	Chá	–	1 xícara de chá	200 mℓ
	Bolacha tipo "maisena"	–	1 pç individual	24 g
	Açúcar	–	2 envelopes	12 g
Jantar	Creme de ervilhas	–	1 concha	85 g
	Frango desfiado	Peito de frango	2 colheres de sopa	60 g coz.
	Purê de cenoura	Cenoura	3 colheres de sopa cheias	39 g coz.
	Creme de papaia	Papaia batido	½ un pequena	110 g
	Açúcar	–		5 g
	Suco de uva	Suco concentrado diluído	1 copo americano	150 mℓ
	Açúcar	–	2 envelopes	12 g
Lanche da noite	Mingau de maisena	Leite B	6 colheres de sopa de mingau	200 mℓ
	Açúcar	–		10 g
	Maisena	–		6 g

Os valores a serem considerados são: valor energético total = 2.048 kcal; percentual de valor energético total de proteínas = 15%; percentual de lipídios = 30%; percentual de carboidratos = 55%. pç = porção; un = unidade; coz. = cozido.

*Nas preparações, deve-se atentar para as quantidades totais de óleo e sal utilizadas ao final do dia. Recomenda-se não ultrapassar a medida de 1½ colher de sopa, ou 14 g, para óleo e 4 colheres de café rasas, ou 4 g, para sal.

180 Cardápio | Guia Prático para a Elaboração

Tabela 14.5 Dieta líquida.

Refeição	Preparações*	Substância alimentar	Medida caseira	Quantidade
Desjejum	Café com leite	Leite B	1 copo americano	150 mℓ
		Infusão de café	1 xícara de café	50 mℓ
	Chá	–	1 xícara de chá	200 mℓ
	Suco de laranja com pera	Suco de laranja fresca	1 copo americano	150 mℓ
		Pera	¼ un pequena	20 g
	Açúcar	–	3 envelopes	18 g
Almoço	Sopa batida e coada de carne e legumes	Carne de vaca magra Macarrão Chuchu Mandioquinha	2 conchas	170 g
	Gelatina com creme de leite fresco	Gelatina	2 colheres de sopa cheias	60 g
		Leite fresco	1 colher de sopa rasa	10 g
	Suco de laranja	Suco de laranja fresca	1 copo americano	150 mℓ
	Açúcar	–	1 envelope	6 g
Lanche da tarde	Iogurte	Iogurte com polpa de fruta	1 copo	200 g
	Chá	–	1 xícara de chá	200 mℓ
	Açúcar	–	2 envelopes	12 g
Jantar	Sopa batida e coada de frango e legumes	Frango	2 conchas	170 g
		Cenoura		
		Batata		
		Arroz		
	Suco de uva	Suco concentrado diluído	1 copo americano	150 mℓ
	Creme de papaia	Papaia batido	½ un pequena	110 g
		Açúcar	–	5 g
	Açúcar	–	2 envelopes	12 g
Lanche da noite	Mingau ralo de maisena	Leite B	6 colheres de sopa de mingau	200 mℓ
		Açúcar	–	10 g
		Maisena	–	6 g
	Chá	–	1 xícara de chá	200 mℓ
	Açúcar	–	2 envelopes	12 g

Os valores a serem considerados são: valor energético total = 1.906 kcal; percentual de valor energético total de proteínas = 12%; percentual de lipídios = 25%; percentual de carboidratos = 63%. pç = porção; un = unidade; coz. = cozido.

*Nas preparações, deve-se atentar para as quantidades totais de óleo e sal utilizadas ao final do dia. Recomenda-se não ultrapassar a medida de 1 colher de sopa, ou 9 g, para óleo e 2 colheres de café rasas, ou 2 g, para sal.

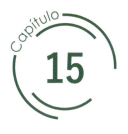

Cardápios para Tratamento das Doenças Crônicas Não Transmissíveis

Priscila Sala Kobal • Danielle Cristina Fonseca

INTRODUÇÃO

As doenças crônicas não transmissíveis (DCNT) são as maiores causas de óbito na população mundial. Doenças cardiovasculares, como infarto agudo do miocárdio (IAM), insuficiência cardíaca (IC) e acidente vascular encefálico (AVE), cânceres, doenças respiratórias e diabetes melito (DM) estão entre as principais DCNT e são resultados de uma combinação de fatores genéticos, fisiológicos, ambientais e comportamentais (WHO, 2017).

De acordo com a Organização Mundial da Saúde (OMS), as DCNT são responsáveis por cerca de 70% das mortes em todo o mundo, sendo um importante desafio de saúde pública em muitos países. No Brasil, os dados são similarmente preocupantes, apresentando 73% de mortes decorrentes de DCNT (WHO, 2017; MS, 2018). Além de conhecer e controlar as DCNT, explorar seus fatores de risco é importante para prevenção de novos casos. Essas doenças compartilham fatores de risco modificáveis como dieta não saudável, falta de atividade física, uso nocivo do álcool, que, associados, podem levar a excesso de peso, obesidade, hipertensão arterial sistêmica (HAS), hiperglicemia e dislipidemias, e aumentar o risco de DCNT (WHO, 2017; MS, 2018; GBD 2015 Risk Factors Collaborators, 2016).

Como as DCNT abrangem patologias de etiologias variadas, não existe um único consenso ou diretriz capaz de orientar seu tratamento dietético (Tabela 15.1). Para o tratamento do diabetes, há uma diretriz específica, sendo a mais recente atualizada em 2017 (Tabela 15.2). As recomendações nutricionais para as demais patologias se dão por meio do controle dos fatores de risco, como as diretrizes de dislipidemias, HAS e obesidade.

A utilização de dietas radicais, com foco em um único nutriente ou alimento, resulta em abandono do tratamento e tem perdido espaço para a análise do padrão alimentar total, que permite avaliar o sinergismo entre os nutrientes/alimentos. À melhora da HAS, dislipidemias e DM têm sido associadas dietas que priorizam o consumo de frutas, hortaliças e laticínios com baixo teor de gordura; incluem a ingestão de cereais integrais, frango, peixe e oleaginosas; preconizam a redução da ingestão de carne vermelha, doces e bebidas com açúcar, como a dieta DASH (do inglês, *dietary approaches to stop hypertension*; Appel, 1997) ou a dieta mediterrânea, que é similar a dieta DASH, porém possui indicação de consumo de quantidades generosas de alimentos fonte de gorduras monoinsaturadas e inclui o consumo de peixes e oleaginosas.

Intervenções dietéticas como a dieta mediterrânea e a DASH podem ser efetivas na redução da incidência da síndrome metabólica (SM). Estudos têm mostrado que tais intervenções podem melhorar parâmetros inflamatórios e outras disfunções da síndrome, independentemente da perda de peso do paciente, diminuindo a incidência de DCNT (Potenza, 2009).

Tabela 15.1 Recomendações dietéticas para doenças crônicas não transmissíveis.

Tipo de alimento	Preferir	Consumir com moderação	Consumir ocasionalmente em pouca quantidade
Cereais	Grãos integrais, pães com grãos integrais, preferencialmente caseiros	Alimentos à base de grãos refinados, como pão branco, arroz polido, massas e biscoitos	Pães doces, bolos, tortas, *croissants,* cereais açucarados, alimentos ultraprocessados
Vegetais	Vegetais crus e cozidos	–	Vegetais preparados na manteiga ou creme
Legumes/leguminosas	Todos, incluindo soja e proteína de soja	–	–
Frutas	Frutas frescas ou congeladas	Frutas secas, geleia	Compotas, doces curados
Doces/adoçantes	Adoçantes não calóricos	Mel, chocolates, doces (mesmo *diet/light*)	Bolos e sorvetes
Carnes e peixes	Peixes magros ou ricos em ômega-3, frango sem a pele	Cortes de carne bovina magra, carne de porco, frutos do mar	Embutidos: vísceras, miúdos, salsichas, salames, toucinho, costelas
Alimentos lácteos e ovos	Leite e iogurte desnatados, clara de ovos	Leite semidesnatado, queijos brancos e derivados magros, gema de ovo	Queijos amarelos e cremosos, leite e iogurte integrais
Molhos para temperar e cozinhar	Vinagre, molhos sem gordura, molhos naturais	Óleos vegetais, margarinas leves	Manteiga, margarinas sólidas, molhos de salada, maionese, *ketchup,* mostarda, gorduras de porco, óleo de coco
Nozes e sementes	–	Todas	Coco
Preparo dos alimentos	Grelhados, assados, cozidos e no vapor	Refogados	Fritura

Adaptada de Faludi *et al.* (2017).

Tabela 15.2 Recomendação de nutrientes segundo as Diretrizes Brasileiras de Diabetes, Dislipidemias, HAS e Obesidade.

Nutriente	Diretriz de Diabetes (2017)	Diretriz de Dislipidemias (2017)	Diretriz de HAS (2016)	Diretriz de Obesidade (2016)
Carboidratos (%)*	45 a 60 Não menos que 130 g	50 a 60 (níveis de LDL-c limítrofes sem comorbidades associadas) 45 a 60 (LDL-c acima da meta ou presença de comorbidades) 45 a 50 (níveis de triglicerídios muito elevados)	55	55 a 60

(continua)

Capítulo 15 • Cardápios para Tratamento das Doenças Crônicas Não Transmissíveis **183**

Tabela 15.2 (*Continuação*) Recomendação de nutrientes segundo as Diretrizes Brasileiras de Diabetes, Dislipidemias, HAS e Obesidade.

Nutriente	Diretriz de Diabetes (2017)	Diretriz de Dislipidemias (2017)	Diretriz de HAS (2016)	Diretriz de Obesidade (2016)
Açúcares de adição (%)*	5	< 10 (níveis de LDL-c limítrofes sem comorbidades associadas; LDL-c acima da meta ou presença de comorbidades) < 5 (níveis de triglicerídios muito elevados)	–	–
Proteínas (%)*	15 a 20	15 (níveis de LDL-c limítrofes sem comorbidades associadas; LDL-c acima da meta ou presença de comorbidades) 20 (níveis de triglicerídios muito elevados)	18	15 a 20
Gorduras (%) *	20 a 35	25 a 35 (níveis de LDL-c limítrofes sem comorbidades associadas, LDL-c acima da meta ou presença de comorbidades) 30 a 35 (níveis de triglicerídios muito elevados)	27	20 a 30
Ácidos graxos trans (%)*	–	Excluir da dieta	–	–
Ácidos graxos saturados (%)*	< 6	< 10 (níveis de LDL-c limítrofes sem comorbidades associadas) < 7 (LDL-c acima da meta ou presença de comorbidades) < 5 (níveis de triglicerídios muito elevados)	6	–
Ácidos graxos monoinsaturados (%)*	5 a 15	15 (níveis de LDL-c limítrofes sem comorbidades associadas; LDL-c acima da meta ou presença de comorbidades) 10 a 20 (níveis de triglicerídios muito elevados)	13	–
Ácidos graxos poli-insaturados (%)*	Completar de forma individualizada	5 a 10 (níveis de LDL-c limítrofes sem comorbidades associadas; LDL-c acima da meta ou presença de comorbidades) 10 a 20 (níveis de triglicerídios muito elevados)	8	–
Colesterol (mg)	300	–	150	–
Ácido linolênico g/dia	–	1,1 a 1,6 (níveis de LDL-c limítrofes sem comorbidades associadas)	–	–
EPA e DHA g/dia	–	> 2 (níveis de triglicerídios muito elevados)	–	–
Fibras (g)	30 a 50	25 g, sendo 6 g fibras solúveis (níveis de LDL-c limítrofes sem comorbidades associadas)	20 a 30 g, sendo 5 a 10 g fibras solúveis	–
Sódio (mg)	2.000	–	2.000	–
Cloreto de sódio (sal de cozinha) (g)	5	–	5	–

g: grama; LDL-c: LDL-colesterol; mg: miligrama.
*Devem ser calculados a partir do valor energético total (VET) do cardápio.
Adaptada de Oliveira *et al.* (2017); Faludi *et al.* (2017); Malachias *et al.* (2016); Appel *et al.* (1997); ABESO (2016); MS (2014).

Recentemente, a nova Diretriz Brasileira de Dislipidemias e Prevenção da Aterosclerose publicou as recomendações dietéticas para DCNT com os alimentos que podem ser consumidos em maior quantidade e os alimentos que devem ser consumidos com moderação ou em pouca quantidade (Faludi *et al.*, 2017).

CALORIAS E COMPOSIÇÃO GERAL DA DIETA

Dietas muito restritivas, que levam a reduções excessivas ou exclusão de grupos alimentares, não são sustentáveis nem recomendadas pelas diretrizes brasileiras. O sucesso do tratamento de DCNT com medidas nutricionais depende da adoção de um plano alimentar saudável e sustentável (Oliveira *et al.*, 2017; Faludi *et al.*, 2017; Malachias *et al.*, 2016; Appel *et al.*, 1997; ABESO 2016).

Uma dieta planejada individualmente deve ser parte integrante de programas de perda de peso, objetivando uma diminuição de 0,5 a 1 kg/semana, com metas realistas, por meio de déficit calórico de 500 a 1.000 kcal. Dietas com baixas calorias, com 1.000 a 1.200 kcal/dia, reduzem em média 8% do peso corporal em 3 a 6 meses, com diminuição de gordura abdominal, havendo perda média de 4% em 3 a 5 anos. Dietas que de 1.200 a 1.500 kcal/dia para mulheres e 1.500 a 1.800 kcal/dia para homens, independentemente da composição de macronutrientes, frequentemente levam à perda de peso (ABESO, 2016).

As diretrizes têm focado na análise do padrão alimentar total, que permite avaliar o sinergismo entre os nutrientes/alimentos. Enfatizam o consumo de frutas, hortaliças e laticínios com baixo teor de gordura; a inclusão da ingestão de cereais integrais, frango, peixe e frutas oleaginosas; e preconizam a redução da ingestão de carne vermelha, doces e bebidas com açúcar (Faludi *et al.*, 2017).

Esses preceitos vão de encontro ao proposto pelo *Guia alimentar para a população brasileira* (2014), que sugere que a elaboração de um cardápio deve ir além da mera combinação de nutrientes, uma vez que a alimentação envolve alimentos e tem relação com o pertencimento social das pessoas, com a sensação de autonomia, com o prazer propiciado pela alimentação e com o estado de bem-estar.

Padrões alimentares vêm mudando rapidamente na grande maioria dos países, e as principais mudanças envolvem a substituição de alimentos *in natura* ou minimamente processados de origem vegetal (arroz, feijão, mandioca, batata, legumes e verduras) por produtos industrializados prontos para consumo. Essas transformações, observadas também no Brasil, determinam, entre outras consequências, o desequilíbrio na oferta de nutrientes e a ingestão excessiva de calorias (MS, 2014).

MACRONUTRIENTES

O objetivo da intervenção nutricional é melhorar a saúde do paciente por meio da prevenção ou da melhora das complicações relacionadas às DCNT e excesso de peso (ABESO, 2016).

Dietas balanceadas caracterizam-se por serem compostas em cerca de 20 a 30% de lipídios, 50 a 60% de carboidratos e 15 a 20% de proteínas, distribuídas individualmente de acordo com as recomendações que mais se adequem às condições de DCNT dos indivíduos em acompanhamento nutricional (Oliveira *et al.*, 2017; Faludi *et al.*, 2017; Malachias *et al.*, 2016; Appel *et al.*, 1997; ABESO, 2016).

Conforme sugestões do *Guia alimentar para a população brasileira*, essa composição de macronutrientes deve ser obtida principalmente por meio de alimentos *in natura* (dando prioridade aos de origem vegetal), e os alimentos processados devem ser usados em quantidade pequena como ingredientes nas preparações ou acompanhamento dos alimentos *in natura*. Já os alimentos ultraprocessados devem ser evitados ou minimamente consumidos (MS, 2014).

Óleo, açúcar e sal devem ser usados moderadamente, para temperar e preparar os alimentos. Açúcar em excesso, particularmente na forma de bebidas adoçadas consumidas em exagero, deve ser evitado, e a substituição por edulcorantes não calóricos pode ser válida para reduzir o consumo de calorias da dieta quando necessário (MS, 2014).

Vale ressaltar que ácidos graxos trans devem ser excluídos da dieta, por aumentarem a concentração plasmática de LDL-colesterol e induzirem intensa lesão aterosclerótica, condições que culminam em maior risco de doença cardiovascular, conforme demonstrado em estudos experimentais, clínicos e epidemiológicos, agravando a incidência de DCNT (Faludi *et al.*, 2017).

MICRONUTRIENTES

Planos dietéticos que contemplam mudanças do padrão alimentar para prevenção de DCNT, como dieta DASH ou mediterrânea, são ricos em potássio, cálcio, magnésio e fibras, e contêm quantidades reduzidas de colesterol, gordura total e saturada. A adoção desses padrões alimentares pode promover redução de pressão arterial, níveis plasmáticos de LDL-colesterol e triglicerídios (Oliveira *et al.*, 2017; Faludi *et al.*, 2017; Malachias *et al.*, 2016; Appel *et al.*, 1997; ABESO, 2016).

O cromo proveniente da dieta melhora a sensibilidade à insulina. Apesar disso, a Associação Americana de Diabetes informa que "a existência de uma relação entre o picolinato de cromo (suplemento de cromo) e a resistência à insulina e/ou diabetes tipo 2 é altamente incerta". Suplementação com cromo é benéfica para pessoas com ou em risco de deficiência desse micronutriente. Embora o cromo possa melhorar a ação da insulina e ter um efeito favorável na composição corporal em pessoas com SM, os efeitos de seu uso rotineiro ainda não foram comprovados (Potenza, 2009).

Deficiência de magnésio também tem sido associada ao desenvolvimento da SM. Estudo apontou que indivíduos com maior ingestão de magnésio são 67% menos propensos a desenvolver SM. A suplementação de magnésio parece ser importante principalmente em situações de deficiência do mineral (Potenza, 2009).

As diretrizes não estabelecem um valor diário para cada micronutriente e sugerem que a obtenção destes seja alcançada por meio de dietas ricas em frutas, hortaliças, cereais integrais e oleaginosas.

FIBRAS

As recomendações variam de acordo com as diretrizes, sendo elas de 20 a 50 g/dia. Estudos indicam que fibras solúveis e insolúveis estão associadas a melhoras das DCNT (Oliveira *et al.*, 2017; Faludi *et al.*, 2017; Malachias *et al.*, 2016; Appel *et al.*, 1997; ABESO, 2016).

As fibras solúveis são representadas por farelo de aveia, pectina (frutas) e gomas (aveia, cevada e leguminosas, como feijão, grão-de-bico, lentilha e ervilha); e as insolúveis por celulose (trigo), hemicelulose (grãos) e lignina (hortaliças).

A ação das fibras na redução do colesterol está relacionada ao consumo de fibras solúveis, que formam um gel que se liga aos ácidos biliares no lúmen intestinal, aumentando sua excreção nas fezes e diminuindo sua reabsorção durante o ciclo êntero-hepático. Essa redução induz a síntese de novos ácidos biliares, diminuindo o colesterol disponível para incorporação em lipoproteínas. Quanto maior o grau de viscosidade da fibra, maior o efeito de redução do colesterol. Além disso, as fibras solúveis e o amido resistente são fermentados por bactérias presentes no intestino grosso, produzindo ácidos graxos de cadeia curta (AGCC), que auxiliam na redução dos níveis de colesterol, controle de peso e pressão arterial (Faludi *et al.*, 2017; Malachias *et al.*, 2016; Appel *et al.*, 1997; ABESO, 2016).

Tanto a dieta mediterrânea quanto a DASH possuem elevados teores de fibras. Os efeitos benéficos da fibra alimentar são conhecidos e abrangem a melhora da sensibilidade à insulina e do perfil lipídico, como também a perda de peso, quando consumidas em sua forma natural, como frutas, verduras e cereais integrais, tornando-se um alimento funcional importante no tratamento e na prevenção de muitas DCNT (Potenza, 2009).

DICAS PARA A ELABORAÇÃO DE UM CARDÁPIO SAUDÁVEL

- Fazer de alimentos *in natura* ou minimamente processados a base do cardápio: em grande variedade e predominantemente de origem vegetal, esses alimentos são a base para uma alimentação nutricionalmente balanceada, saborosa, culturalmente apropriada e promotora de um sistema alimentar social e ambientalmente sustentável
- Optar por alimentos ricos em fibras, antioxidantes, fitoquímicos
- Utilizar óleos, gorduras (de preferência ácidos graxos ômega-3) em pequenas quantidades ao cozinhar alimentos e criar preparações culinárias: os principais ácidos graxos da série ômega-3 são o ácido ALA (C18:3), de origem vegetal (soja, canola e linhaça), e os ácidos EPA (C20:5) e DHA (C22:6), provenientes de peixes e crustáceos de águas muito frias. EPA e DHA também podem ser obtidos por ação enzimática de dessaturases e elongases sobre o ALA [ácido graxo essencial que apresenta recomendação de consumo pelas *Dietary Reference Intakes* (DRI)], a qual pode ser alcançada pela ingestão moderada de óleo de soja ou canola. A suplementação de 2 a 4 g de ácidos graxos ômega-3 tem efeito benéfico no perfil lipídico. Contudo, os indivíduos devem ser aconselhados a tomarem suplementos puros de ômega-3 para garantir que eles estão recebendo EPA e DHA. O consumo de peixe pode ajudar na redução da pressão arterial e, eventualmente, na perda de peso, embora esta não pareça ser mediada pela ação dos ácidos graxos ômega-3
- Utilizar sal e açúcar em pequenas quantidades ao temperar e cozinhar alimentos. Desde 2015, a Organização Mundial da Saúde (OMS) re-

comenda o consumo máximo de 5% em kcal do valor energético da dieta na forma de açucares de adição, nos quais se incluem a sacarose e o xarope de milho

- Limitar o uso de alimentos processados, consumindo-os em pequenas quantidades, como ingredientes de preparações culinárias ou como parte de refeições baseadas em alimentos *in natura* ou minimamente processados
- Evitar alimentos ultraprocessados e de alta densidade calórica > 2 kcal/g.

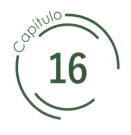

Cardápios para Alimentação Infantil | Da Lactação à Infância

Solange M. Junqueira Guertzenstein

INTRODUÇÃO

A alimentação no primeiro ano de vida requer muita reflexão e importantes tomadas de decisões, pois o bebê vive uma fase de transição da exclusividade do aleitamento materno (ou sua associação a fórmulas infantis ou ao leite de vaca) para alimentos variados. Esse passo deve levar em consideração algumas variáveis, como a idade e a maturidade do bebê, os alimentos a serem introduzidos e sua forma de preparo e de administração, o que certamente influenciará a saúde em curto, médio e longo prazos. Isso remete a possíveis alterações nutricionais e metabólicas em idades precoces, assim como pode influenciar padrões futuros de alimentação (Wang *et al.*, 2002; Skinner *et al.*, 1997).

ALEITAMENTO MATERNO

De acordo com a Organização Mundial da Saúde (OMS), o aleitamento materno exclusivo deve ocorrer até os 4 a 6 meses de idade, seguindo até os 24 meses (período em que o bebê é chamado de lactente). A partir dos 4 a 6 meses, alimentos semissólidos e sólidos são introduzidos na alimentação do bebê (Butte *et al.*, 2004; Grummer-Strawn *et al.*, 2008). Portanto, o aleitamento materno passa de exclusivo para predominante e, finalmente, misto, com equilíbrio entre o leite materno e a oferta de outros alimentos.

Dados da pesquisa nacional realizada pelo Ministério da Saúde (MS), em 2008, apontaram que a prevalência do aleitamento materno exclusivo em menores de 6 meses de idade estava em 41%, e em menores de 4 meses em 51,2%, indicando a introdução precoce de alimentos.

Como apoio a essa prática fundamental para o início da alimentação do ser humano, o MS estipulou os 10 passos para o sucesso do aleitamento materno, uma das iniciativas do Hospital Amigo da Criança:

- Ter uma norma escrita sobre aleitamento materno, a qual deve ser rotineiramente transmitida a toda a equipe do serviço
- Treinar toda a equipe, capacitando-a para implementar essa norma
- Informar todas as gestantes atendidas sobre as vantagens e o manejo da amamentação
- Colocar os bebês em contato pele a pele com suas mães imediatamente após o parto durante pelo menos 1 h, e encorajar as mães a reconhecerem

quando seus bebês estão prontos para mamar, oferecendo ajuda, se necessário

- Mostrar às mães como amamentar e como manter a lactação, mesmo se vierem a ser separadas de seus filhos
- Não dar a recém-nascido (RN) nenhum outro alimento ou bebida além do leite materno, a não ser que tenha indicação clínica
- Praticar o alojamento conjunto: permitir que mães e bebês permaneçam juntos 24 h/dia
- Encorajar a amamentação sob livre demanda
- Não dar bicos artificiais ou chupetas a crianças amamentadas
- Encorajar o estabelecimento de grupos de apoio à amamentação.

No início da vida, os mamíferos necessitam do leite materno, que é próprio a cada espécie animal, resultado de adaptações milenares. No caso do ser humano, o leite tem uma composição que proporciona crescimento adequado; apesar de não tão acelerado como o de outras espécies, no que diz respeito ao desenvolvimento cerebral, a velocidade é maior.

Nenhum outro alimento ou leite industrializado modificado é capaz de oferecer ao bebê todos os ingredientes do leite materno. O colostro e o leite maduro são adaptados à idade gestacional, mudam a cada mamada, a cada dia e a cada mês, para suprir as necessidades do lactente, especialmente no caso de mães de prematuros.

Atribui-se ao leite materno a prevenção de mais de 6 milhões de mortes/ano em crianças menores de 12 meses. Dados revelam que se a amamentação adequada fosse praticada universalmente, mais de 2 milhões de mortes (de um total de 9 milhões) poderiam ser evitadas.

O leite humano é um fluido vivo que protege ativamente contra infecções (Butte *et al.*, 2004). Além disso, contribui para o desenvolvimento intelectual, previne infecções gastrintestinais e alergias alimentares, aumenta a imunidade, estimula a respiração nasal e o desenvolvimento do sistema estomatognático e propicia melhor desenvolvimento cognitivo e motor da criança. São estes últimos benefícios que interferem positiva ou negativamente no processo da transição alimentar no primeiro ano de vida. Quando o aleitamento é praticado por menos de 6 meses, pode haver prejuízos no desenvolvimento orofuncional, com deglutições atípicas, distúrbios fonoarticulatórios, respiratórios, neurossensoriais e de conduta. Além disso, a administração por meio de mamadeiras induz ao desinteresse pelo aleitamento materno, favorecendo o desmame precoce e consecutivos desequilíbrios funcionais do sistema estomatognático.

Amamentar é uma opção, e não uma obrigação. Compete ao profissional de saúde sugerir, ajudar, orientar e principalmente apoiar a mãe a tomar a melhor decisão, de acordo com o momento que ela está vivenciando.

FÓRMULAS INFANTIS

Estudo mostrou que quase a metade dos RN era suplementada com fórmulas infantis ainda na maternidade, o que se espera que ocorra somente no fim da licença-maternidade da mãe ou por motivos médicos (Grummer Strawn *et al.*, 2008). Fórmulas infantis, em sua maioria, são produtos desenvolvidos a partir do leite de vaca, com inúmeras adaptações para maior semelhança ao leite humano. Exatamente por essa razão, trata-se da melhor alternativa na impossibilidade do aleitamento, visto que sua composição obedece às recomendações do *Codex Alimentarius*, com fornecimento de quantidades adequadas de nutrientes aos lactentes. Esse produto é encontrado nas categorias:

- De partida: destinado a lactentes no primeiro semestre de vida
- De seguimento: para crianças a partir dos 6 meses de idade
- Especiais: indicado para situações específicas.

Portanto, por se tratar de um produto que, em termos nutricionais, se mostra adequado como "substituição" do leite humano, o profissional nutricionista deve conhecer sua composição para poder indicá-lo apropriadamente.

LEITE DE VACA

Oferecer leite de vaca não modificado antes dos 12 meses de idade ao bebê pode representar efeitos adversos sobre o perfil de vários nutrientes essenciais à demanda do intenso crescimento no primeiro ano de vida, em especial quando se trata do ferro orgânico. O período recomendável para a exposição a esse alimento é após os 24 meses (AAP, 1992). Contudo, dados de alguns estudos apontam para o grande percentual (26%) de crianças que recebem leite de vaca antes dos 10 meses de idade (Fein *et al.*, 2008).

Leite com quantidade reduzida de gordura não deve ser oferecido nos dois primeiros anos de vida, período em que a demanda por tal macronutriente é intensa, assim como a de nutrientes associados (AAP, 1992). Ainda assim, cerca de 20% das mães alimentam seus filhos com esse tipo de leite aos 12 meses de idade (Fein *et al.*, 2008).

O leite de vaca pode favorecer a ocorrência de doenças crônicas não transmissíveis (DCNT), como também inúmeros aspectos de inadequações nutricionais. Não só essa prática, como também outras não adequadas, ao se mostrarem mais incidentes em mães de menor nível educacional, corroboram a maior necessidade de esforços ao alcance de melhorias do padrão alimentar desse grupo, cujos piores hábitos são, em geral, reflexo do menor acesso a orientações adequadas.

ALIMENTAÇÃO COMPLEMENTAR

Segundo a literatura, o desmame é "o processo de expansão da dieta que objetiva incluir alimentos e outras bebidas que não o leite humano ou fórmula infantil, complementando-o até chegar à dieta da família". A introdução de alimentos na dieta de lactentes amamentados exclusivamente com leite materno e/ou fórmulas infantis deve ser gradativa e ocorrer, preferencialmente, por volta do 6º mês de vida. Caso o leite usado não seja uma dessas duas opções, o processo do desmame parcial deve ser iniciado aos 4 meses de idade.

Independentemente do padrão de aleitamento, os alimentos devem, a princípio, complementar o leite recebido e, aos poucos, passar a ser a principal fonte de nutrição da criança. É necessário que a transição seja gradativa, condizente com a maturidade morfológica e funcional dos sistemas, em especial a neuromuscular, e também às necessidades nutricionais, o que repercutirá diretamente no adequado desenvolvimento físico e psicológico. Nos primeiros anos de vida, ainda prosseguem o desenvolvimento estrutural e a adaptação funcional, sendo o desenvolvimento morfofuncional uma resposta também à alimentação. Mudanças na maturidade dos sistemas influenciam a alimentação da criança. Por volta do 3º mês de vida, o bebê desenvolve formas, tamanho e alinhamento de estruturas e músculos orais, faríngeos e do sistema respiratório; em seguida, a criança mostra que está pronta para modificar sua dieta.

As estruturas orais se relacionam com o controle postural e o sistema estomatognático, conjunto de estruturas que desenvolvem as funções de mastigação, deglutição, sucção e fala, com intensa participação da mandíbula. Crianças com distúrbios sensorimotores necessitam de maior ajuda para êxito na alimentação. O processo da introdução da alimentação complementar contempla a evolução de texturas, com crescente demanda de movimentos mastigatórios e maior trabalho muscular. Com o crescimento da criança, os alimentos sólidos exercem influência na força da musculatura oral, com modulação do padrão de mastigação, e no desenvolvimento e manutenção dos ossos maxilares. Já os alimentos mais moles atuam de maneira atrófica sobre os ossos maxilares, contribuindo para a maloclusão e problemas articulatórios, em função da hipotonia funcional dos músculos faciais.

Desse modo, as habilidades motoras orais são desenvolvidas a partir do tipo de alimentação recebido desde o início da vida. Isso pode vir a representar o estabelecimento de um modelo alimentar de mastigação mais fácil. Certamente, se a criança é exposta a evoluções de textura, consegue também exercitar a evolução dos movimentos mastigatórios.

O uso de utensílios como colheres, copos especiais e pratos com divisórias deve ser estimulado, evitando-se os de plástico [mamadeiras e copos, pela possibilidade de liberação de bisfenol A (BFA), que pode levar a complicações endócrinas e neuronais, e ftalatos (composto cancerígeno)]. Preferir panelas de vidro, que não liberam substâncias tóxicas, e especial atenção aos cuidados higiênicos, como:

- Lavar as mãos em água corrente e sabão antes de preparar e oferecer a alimentação à criança
- Manter os alimentos sempre cobertos, lavá-los adequadamente em água corrente, cozinhá-los bem e colocá-los em recipientes limpos
- Lavar e enxaguar os utensílios em água limpa
- Usar água filtrada e fervida para oferecer à criança e também para o preparo das refeições
- Não oferecer à criança sobras de alimentos da refeição anterior; portanto, deve-se preparar a quantidade correta de alimentos a ser consumida, para não haver sobras.

A transição para uma alimentação variada de alimentos deve iniciar aos 4 a 6 meses de idade, seguindo até os 12 meses (Grummer Strawn *et al.*, 2008), quando a criança deverá estar inserida na dieta habitual da família. Sempre iniciar com uma pequena quantidade, de modo que os alimentos complementares representem cerca de 40 a 50% das calorias ingeridas dos 6 aos 9 meses, e de 50 a 60% dos 9 aos 12 meses.

É importante respeitar os sinais de saciedade da criança, pois mesmo os bebês mais novos têm capacidade de autorregular seu apetite.

A introdução de alimentos antes dos 4 meses pode repercutir de maneira negativa em inúmeros aspectos, desde os relacionados com a dificuldade de aceitação, com estabelecimento de situações traumáticas, até problemas orgânicos, como os renais. A avaliação para o momento de modificar a dieta deve ser feita com base na habilidade do lactente. Não é só a aceitabilidade a novos alimentos um forte indício de prontidão a essa mudança, mas também são relevantes o peso do bebê, o controle da cabeça e do tronco, a maturidade sensorial (levar objetos à boca) e o comportamento comunicativo.

O processo todo, quando bem feito, contribui para a boa programação metabólica. A relação entre as experiências nutricionais no início da vida e as doenças na idade adulta surge a partir de mecanismos adaptativos biológicos, manifestados por meio do *imprinting* metabólico. Indução, deleção ou prejuízo no desenvolvimento de uma estrutura somática ou sistema fisiológico, em fases precoces da vida, podem gerar consequências positivas ou negativas a longo prazo. Dado o aumento da prevalência de obesidade entre as crianças, é importante que se estabeleçam hábitos alimentares saudáveis o quanto antes, reduzindo os riscos não só deste crescente problema como também de outras doenças crônicas.

> **Imprinting** metabólico
>
> Teoria segundo a qual as primeiras experiências nutricionais da criança podem programar o padrão metabólico durante toda a vida.

Segundo a Academia Americana de Pediatria (AAP), não só as crianças não precisam de alimentos sólidos antes dos 4 meses, como tal consumo pode colocá-las em exposição a potentes patógenos, com riscos de alergias, doenças autoimunes e enterocolites, além de não fornecerem os componentes imunológicos que o leite humano oferece (Gartner *et al.*, 2005). Estudo observou que para cada mês de retardo na introdução de alimentos complementares (dos 2 aos 6 meses), diminui-se de 6 a 10% o risco do excesso de peso na vida adulta (Schack-Nielsen *et al.*, 2010).

Mesmo assim, o estudo apontou que 21% das mães iniciaram a alimentação com sólidos antes dos 4 meses de idade, e 7% antes dos 6 meses. Também foi demonstrado que cerca de 29% das mães aceleravam a introdução de novos alimentos (Fein *et al.*, 2008). Em geral, o consumo precoce de alimentos da família está associado a maior consumo de energia e menor consumo de nutrientes essenciais.

Outro estudo demonstrou que 41% dos lactentes já recebiam alimentos sólidos (cereais infantis) além do leite humano ou da fórmula aos 4 meses. Frutas e vegetais foram introduzidos aos 5 a 6 meses, e carnes aos 8 meses. Em torno de 1 ano, cerca de ⅔ ingeriam alimentos ricos em açúcar e/ou gordura, com densidade nutricional muito baixa, grande motivo de preocupação (Grummer Strawn *et al.*, 2008).

Dados do MS (2009) apontaram que, entre 2 e 5 anos, apenas 25,2% das crianças consumiam frutas, legumes e verduras; 26,6% consumiam balas, biscoitos recheados e doces de 5 a 7 vezes/semana.

Pensando em melhor atender as questões alimentares dos lactentes, em especial no período de transição da alimentação, o MS desenvolveu o *Guia alimentar para crianças menores de 2 anos – dez passos para uma alimentação saudável*, no qual constam:

- Passo 1: dar somente leite materno até os 6 meses, sem oferecer água, chá ou qualquer outro alimento
- Passo 2: ao completar 6 meses, introduzir lenta e gradualmente outros alimentos, mantendo o leite materno até os 2 anos ou mais
- Passo 3: ao completar 6 meses, dar alimentos complementares (cereais, tubérculos, carnes, leguminosas, frutas e legumes) 3 vezes/dia, se a criança estiver em aleitamento materno
- Passo 4: a alimentação complementar deve ser oferecida de acordo com os horários das refeições da família, em intervalos regulares e de modo a respeitar o apetite da criança
- Passo 5: a alimentação complementar deve ser espessa desde o início e oferecida de colher; iniciar com a consistência pastosa (papas/purês) e, gradativamente, aumentar a consistência até chegar à alimentação da família
- Passo 6: oferecer à criança diferentes alimentos ao dia. Uma alimentação variada é uma alimentação colorida
- Passo 7: estimular o consumo diário de frutas, verduras e legumes nas refeições
- Passo 8: evitar açúcar, café, enlatados, frituras, refrigerantes, balas, salgadinhos e outras guloseimas nos primeiros anos de vida. Usar sal com moderação
- Passo 9: cuidar da higiene no preparo e manuseio dos alimentos; garantir o seu armazenamento e conservação adequados
- Passo 10: estimular a criança doente e convalescente a se alimentar, oferecendo sua alimentação habitual e seus alimentos preferidos, respeitando sua aceitação.

O início do desmame dá a largada para o processo da separação da mãe e individualização da criança. Encara-se essa fase como a oportunidade para novas experiências, exercício do neofobismo inerente (em geral, menor naqueles que foram amamentados até então), explorando a variedade de alimentos, com novos sabores e texturas. Também se aproveita esse momento para observar possíveis histórias familiares de alergias. Por isso, a introdução de novos alimentos deve ser gradativa, pensando-se no condicionamento, na aceitação em termos sensoriais e também na possibilidade de intolerâncias e reações alérgicas. A AAP e a Associação Americana de Dietética recomendam não mais que três novos alimentos por semana (AAP, 2001; Butte *et al.*, 2004; Grummer-Strawn, 2008).

Aspectos fundamentais a serem trabalhados inicialmente dizem respeito ao tipo de alimento (variedade de estímulos sensoriais) e à forma de administração, mais do que à quantidade ingerida, começando-se a trabalhar a questão do autocontrole da ingestão alimentar. Os alimentos devem ser apresentados preferencialmente isolados no prato, pois misturá-los mascara sabores próprios, texturas e odores específicos. O mesmo vale para a proibição de artifícios com o intuito de mascarar alimentos no prato.

Em geral, aos 4 meses de idade, o reflexo de protrusão ainda se mostra presente, além da inabilidade de sentar-se sem apoio e do controle neuromuscular da cabeça e pescoço. Isso significa que o bebê não consegue demonstrar saciedade nem indicativos de maturidade para receber semissólidos.

Próximo aos 6 meses, há maior tolerância gastrintestinal, maior absorção de nutrientes, capacidade de sentar e comer com colher, o que possibilita variedade de alimentos e evoluções gradativas de texturas. A passividade dos lactentes nessa idade favorece o condicionamento à aceitação de alimentos diversos, o que talvez sofra mudanças a partir dos 7 meses, com grandes possibilidades de início da recusa ao alimento. Crianças de 6 a 9 meses devem receber alimentos cada vez mais variados, aprimorando seu paladar e com gradativa evolução da consistência para estímulo à mastigação, paralelamente à erupção dos dentes.

Ao completar 7 meses deve ser avaliado o acréscimo ao esquema alimentar da segunda papa salgada. Aos 8 meses, aumenta a habilidade de mastigação, que segue crescentemente rítmica, e deglutição, com maior facilidade da evolução de texturas, já com duas papas de frutas também.

Dos 9 aos 12 meses, essa progressão de consistência se faz mais rapidamente, assemelhando-se à alimentação da família ao final, e uma das características desde os 9 meses é a tendência de atendimento ao comando dos pais. No entanto, atenta-se para que os possíveis maus hábitos alimentares dos adultos não sejam repassados à alimentação dos lactentes.

Ao completar 12 meses, recomenda-se que a criança tenha três principais refeições (café da manhã, almoço e jantar) e dois lanches (frutas ou cereais ou tubérculos; Tabela 16.1). A papa salgada deve conter 1 alimento do grupo dos cereais ou tubérculos, 1 do grupo dos legumes e verduras, 1 do grupo dos alimentos de origem animal (frango, boi, peixe, miúdos, ovo) e 1 das leguminosas (feijão, soja, lentilha, grão-de-bico) (Tabela 16.2).

O objetivo na montagem de uma refeição para lactentes é que a evolução ocorra de modo a oferecer simultaneamente: A + B + C + D. Dessa maneira, o prato ficará colorido e proporcionará os nutrientes necessários ao intenso crescimento.

Tabela 16.1 Esquema alimentar para o primeiro ano de vida de crianças amamentadas.

Refeição	Crianças com 6 meses	Crianças com 7 meses	Crianças com 12 meses
Desjejum	Leite materno sob livre demanda	Leite materno sob livre demanda	Leite materno e fruta (ou cereal ou tubérculo)
Colação	Papa de frutas	Papa de frutas	Fruta
Almoço	Papa salgada	Papa salgada	Refeição básica da família
Lanche	Leite materno e papa de frutas (opcional)	Leite materno e papa de frutas	Leite materno e fruta e pão simples ou tubérculo ou cereal
Jantar	Leite materno	Papa salgada (ou aos 8 meses)	Refeição básica da família
Ceia	Leite materno	Leite materno	Leite materno

Tabela 16.2 Grupos de alimentos.

Grupos	Alimentos
A – Cereais, tubérculos	Arroz, aipim/mandioca/macaxeira, batata-doce, macarrão, batata, cará, farinhas, batata-baroa, inhame e milho
B – Leguminosas	Feijões, lentilha, ervilha seca, soja e grão-de-bico
C – Legumes, verduras e frutas	Folhas verdes, laranja, abóbora, banana, beterraba, abacate, quiabo, mamão, cenoura, melancia, tomate, manga, melão, berinjela, maçã, pera, brócolis
D – Carnes ou ovo	Frango, peixe, pato, boi, ovo, miúdos e vísceras

Deve-se dar preferência a alimentos caseiros, não industrializados, evitando-se temperos prontos e o uso de sal nas preparações e considerando-se apenas a quantidade de sódio naturalmente presente nos alimentos (AAP, 1999). Há relatos de que alimentos preparados fora de casa apresentam maior teor de sódio e menor valor nutricional (Guthie *et al.*, 2002; Ziegler *et al.*, 2006). Alimentos comum e inadequadamente ofertados nos dois primeiros anos de vida são macarrão instantâneo, salgadinhos, doces, batata frita, sucos artificiais e refrigerantes (Fox *et al.*, 2004). Quando iniciar o uso de sal nas preparações caseiras, este deve ser iodado, representando a única fonte desse nutriente, além do leite humano, das fórmulas e dos peixes (Butte *et al.*, 2004).

Não há evidências de que a introdução tardia de alimentos potencialmente alergênicos, como peixe, ovos, trigo e aveia, reduza alergias. É prudente evitar a introdução de glúten, por exemplo, antes dos 4 meses ou após 7 a 8 meses, o que tem sido associado a reações alérgicas (Bright *et al.*, 2010). Há relatos de que a introdução de peixe antes dos 9 meses reduz o risco de alergias (dermatite atópica) em 24%. A oferta de ovo após os 9 meses parece aumentar em 1,5 vez o risco de alergia, risco este ainda maior se introduzido após os 12 meses de idade (Koplin *et al.*, 2010).

Alguns critérios devem ser considerados na hora da escolha dos alimentos do desmame, como valor nutricional do alimento, disponibilidade e hábitos locais, características socioeconômicas, custo, forma de preparo e higiene, características organolépticas e variação sazonal. Em boas condições de saúde, uma dieta variada atende as necessidades nutricionais das crianças, em especial de vitaminas. No entanto, alguns aspectos merecem cuidados para melhor aproveitamento do valor nutricional dos alimentos:

- Frutas e legumes devem ser consumidos rapidamente e mantidos protegidos da luz, se possível no refrigerador; a lavagem deve ser rápida e em água corrente, antes de cortar
- Dar preferência para cozimento a vapor em vez de fervura
- Se possível, estimular o uso da água de cozimento para sopas e molhos
- Alimentos congelados devem ser cozidos sem descongelar previamente.

Vale ressaltar que, em geral, a densidade mínima recomendada não é atingida em sopas, por exemplo, a qual deve ser evitada.

Hábitos como o de provar o sabor ou testar a temperatura, mais comuns quanto menor o grau de instrução, devem ser abolidos da rotina alimentar dos pequenos (Fein *et al.*, 2008).

A oferta de suco de fruta antes dos 6 meses de idade implica risco para rejeição do leite humano ou fórmula, o que representaria queda na ingestão de proteínas, gorduras e certas vitaminas e minerais (AAP, 2001). Mais de 1 em 5 crianças que recebem suco de fruta antes dos 6 meses abandona o leite materno, o que parece ter associação positiva a mães de maior grau de instrução (Fein *et al.*, 2008). O suco da fruta representa uma alternativa alimentar da modernidade, pelo desenvolvimento de tecnologias para sua extração e industrialização. Desde então, ele vem sendo mencionado como "saudável, natural e nutritivo", sendo massiva a introdução desse tipo de produto na alimentação infantil. Com o consumo crescente, estudos têm apontados para maiores queixas de distúrbios gástricos e intestinais, resultantes do uso excessivo no início da vida. Portanto, deve-se atentar para que seu consumo vá aumentando gradativamente, até alcançar o máximo de 100 mℓ/dia. Inicialmente, a oferta deve ocorrer por meio de colher, e então com copo (Klish, 1995).

Os alimentos iniciais do processo de partida à alimentação complementar devem ser especialmente fontes de energia, proteínas, ferro, zinco, cálcio, vitaminas A e C. Fontes de ferro e zinco devem ter seu consumo estimulado, como carnes e cereais fortificados, e a ingesta de alimentos ricos em gordura e/ou açúcar e com baixo valor nutricional deve ser controlada. A atenção especial a tais minerais se deve ao fato de que os estoques de ferro e zinco terminam aos 6 meses de idade. A biodisponibilidade de ferro dos cereais comumente usados nessa idade é baixa, e a de zinco não está tão bem comprovada, mesmo com sua adição a esses cereais (Grummer-Strawn, 2008). Por essas e outras razões, deve-se atentar diariamente para artifícios a serem usados com o intuito de melhorar a biodisponibilidade dos nutrientes, como evitar a oferta simultânea de ferro com cálcio, fibras, oxalatos, polifenóis, e estimular o uso de ácido ascórbico, proteínas animais e ácidos orgânicos. O processo de desmame pode começar com frutas, legumes, algumas hortaliças, leguminosas e cereais.

Alimentos de baixo valor nutricional e com excesso de calorias devem ser restringidos em qualquer indivíduo, em especial crianças em fase de formação dos hábitos alimentares. É mais fácil ter suas necessidades nutricionais alcançadas com alimentos pouco calóricos, pois certamente apresentam maior densidade nutricional, diferentemente dos excessivamente calóricos e pouco nutritivos (Pac *et al.*, 2004). A educação materna influencia significativamente a maior intensidade da prática em oferecer alimentos não nutritivos aos bebês. Atualmente, grande parte das frutas e vegetais oferecidos aos bebês no 1º ano estão em alimentos industrializados, assim como acontece com as carnes (Fein *et al.*, 2008). Portanto, deve-se evitar: refrigerantes, café, chás, frituras, produtos industrializados com conservantes e/ou com corantes artificiais, embutidos e enlatados, doces industrializados, alimentos muito salgados ou muito adocicados, entre outros (MS, 2010).

A criança constitui um grupo extremamente vulnerável do ponto de vista nutricional por apresentar elevada velocidade de crescimento, principalmente no 1º ano de vida, quando seu peso triplica e há um aumento de 50% no seu comprimento.

Para adequada orientação da dieta de lactentes, é importante que o profissional se familiarize com as características dos diferentes alimentos, os aspectos culturais envolvidos na alimentação, condições socioeconômicas da família e questões comportamentais familiares, em especial do cuidador da criança.

Energia

As necessidades de energia durante a infância são determinadas conforme o equilíbrio em relação ao gasto e às perdas e o adequado crescimento no período. O percentual de energia destinada ao crescimento em relação à necessidade energética total cai de 35% com 1 mês de vida para 3% aos 12 meses (Institute of Medicine, 2002).

A densidade energética do leite materno apresenta algumas variações, conforme a mulher e a população. Em países em desenvolvimento, varia de 0,53 a 0,70 kcal/mℓ, enquanto nos países desenvolvidos o valor calórico é um pouco maior, entre 0,60 e 0,83 kcal/mℓ (WHO, 1998). Em média, lactentes de 6 a 8 meses recebem 473 kcal/dia advindas do leite materno; dos 9 aos 11 meses, cerca de 379 kcal/dia. Com base nesses valores aproximados, complementa-se a alimentação do lactente com outros alimentos para que se alcance a oferta calórica necessária. Assim, a OMS e o Fundo das Nações Unidas para a Infância (Unicef) recomendam que a energia fornecida pela alimentação complementar seja de 250 kcal/dia para crianças de 6 a 8 meses de idade, 450 kcal/dia para crianças de 9 a 11 meses e 750 kcal/dia para crianças de 12 a 24 meses de idade (WHO, 2000).

Além da energia total consumida, é necessário atentar para a densidade energética das refeições, que deve ser no mínimo 70 kcal/100 mℓ/refeição, para evitar déficit de energia. Vale lembrar que a densidade energética está associada à consistência da preparação; portanto, deve aumentar proporcionalmente à idade (Giugliani e Victora, 2000).

A Tabela 16.3 apresenta o fornecimento adequado de macronutrientes em relação à ingestão total para crianças nos 3 primeiros anos.

Carboidratos

Uma importante medida frente à alimentação de lactentes é evitar o consumo exagerado de carboidratos simples em vez dos complexos e dos ricos em fibras. O baixo índice glicêmico dos alimentos melhora a secreção de insulina, e a menor ingestão de bebidas açucaradas e concentradas em

Tabela 16.3 Proporção da ingestão de macronutrientes para lactentes e crianças até 3 anos.

Idade	Carboidratos	Proteínas	Lipídios
0 a 6 meses	60 g (AI)	9,1 g (AI)	31 g (AI)
7 a 12 meses	95 g (AI)	13,5 g (RDA)	30 g (RDA)
1 a 3 anos	45 a 65%	5 a 20%	30 a 40%

Observação: lipídios – ácido graxo linoleico: ômega-6, de 5 a 10% do total de lipídios; ácido linolênico: ômega-3, de 0,6 a 1,2% do total de lipídios.
AI: ingestão adequada; RDA: ingestão dietética recomendada.
Fonte: DRI (2002/2003).

frutose reduz o risco de obesidade, de resistência à insulina e de diabetes tipo 2 (Elliot *et al.*, 2002). A transição da dieta líquida para a sólida é, em geral, marcada por dieta rica em carboidratos e com menos lipídios, observando-se alterações das respostas hormonais (p. ex., insulina) e adaptação das funções digestivas.

Deve-se atentar para o uso de açúcar e mel no 1º ano, o que deve ser evitado. Esse é um período muito comum para a oferta excessiva de cereais, não se esquecendo da dieta dos mingaus, práticas comuns quando se almeja a aparência de um bebê mais "gordinho". O lado negativo desse hábito não reside só no favorecimento de ganho de peso, como também na menor oferta nutricional associada. Não só se almeja a instalação de bons hábitos alimentares nesse período, como a oferta excessiva de carboidratos pode dificultar a capacidade de regulação do centro da fome e saciedade.

Proteínas

Garantir o adequado consumo energético é ponto-chave para que as proteínas sejam utilizadas, em sua totalidade, nas funções às quais se destinam.

O balanço nitrogenado positivo ocorre especialmente na fase de crescimento, quando as crianças estão em aumento de massa corporal e menor degradação, com maior agregação de aminoácidos nas moléculas proteicas. Se a necessidade de aminoácidos essenciais não é alcançada pela ingestão, o organismo não sintetiza novas proteínas para repor aquelas perdidas pelo *turnover*, ocorrendo balanço nitrogenado negativo, pois proteínas corporais serão degradadas para fornecer o aminoácido em falta.

Por outro lado, o excesso de proteínas em idades precoces tem sido apontado como favorecedor de elevada carga renal de solutos e possibilidade de obesidade futura, visto que tem sido demonstrada em estudos a relação entre maior ingestão proteica durante a fase de alimentação complementar e excesso de adiposidade aos 7 anos (Gunther *et al.*, 2007).

Segundo as *Recommended Dietary Allowances* (RDA), aconselha-se 1,5 g/kg/dia (devendo ser 0,7 g/100 kcal de proteínas de alto valor biológico [PAVB], até os 24 meses) para crianças de 7 a 12 meses; 1,1 g/kg/dia ou 13 g/dia para crianças de 1 a 3 anos; 0,95 g/kg/dia ou 19 g/dia dos 4 aos 8 anos; e 0,95 g/kg/dia ou 34 g/dia dos 9 aos 13 anos (IOM, 2002).

No entanto, mais importante do que a quantidade presente na alimentação é a sua qualidade, representada pela composição em aminoácidos (IOM, 2002). Desse modo, ao se pensar em alimentação complementar, logo se remete à necessidade de fornecimento de proteínas de alto valor biológico (produtos de origem animal) e em concentrações adequadas (Giugliani e Victora, 2000). Esses alimentos não só são excelentes fontes proteicas, como também importantes fontes de nutrientes para o crescimento ósseo (cálcio, vitaminas A e D, no caso dos lácteos) e para o combate à anemia ferropriva e às doenças cardiovasculares (carnes: ferro; peixe: ômega-3). A carne vermelha deve estar presente em grande parte das principais refeições da criança (50 a 70 g/dia). Ovos são importantes e podem ser introduzidos aos 7 a 8 meses, também como fonte de colina (Chemin, 2010).

O peixe tem sido foco de muita discussão nos últimos anos. Há muito rotulado como alergênico, a indicação era para ser introduzido após os 12 meses. No entanto, dados de estudos recentes apontam que sua oferta em torno dos 6 meses, quando muitos ainda recebem leite materno, seria justamente um fator protetor ao possível desencadeamento de processos alérgicos.

Proteínas de origem vegetal, como o grupo das leguminosas, também são fundamentais para a criança, mas devem estar associadas ao grupo dos cereais (Chemin, 2010).

Lipídios

A ingestão lipídica nos primeiros 6 meses deveria prover de 40 a 60% do total das calorias ingeridas, com base em modelos de leite humano, com oferta de ômega-6: ômega-3 de 5 a 10:1, além de menos de 1% de gordura trans. Após os 2 anos de idade, o percentual de lipídios já deve estar em torno de 30 a 35% das calorias totais, ômega-6 de 4 a 10%, ômega-3 de 1 a 2%, menos de 10% de gordura saturada, colesterol abaixo de 300 mg/dia e gordura trans abaixo de 2% (Eckel *et al.*, 2007).

O ácido eicosapentaenoico (EPA) e o ácido docosa-hexaenoico (DHA) são importantes para o desenvolvimento visual e cognitivo, além de contribuírem para a prevenção de doenças cardiovasculares. Portanto, recomenda-se acrescentar óleo no preparo das refeições e oferecer peixes 2 vezes/semana.

Vitaminas e minerais

A deficiência de micronutrientes, chamada de fome oculta, é muito frequente e representa um quadro extremamente prejudicial para o crescimento e o desenvolvimento de crianças, especialmente na idade de lactentes. Nessa idade inicial da vida, as necessidades de minerais e vitaminas são críticas, em especial a de vitamina D e de cálcio, para a calcificação óssea; ferro, para a formação da hemoglobina e o funcionamento do sistema nervoso central; zinco, para o crescimento; vitamina A, também para o crescimento, a visão e a proteção imunológica (Euclydes, 2000).

Vitamina A

Enquanto a criança está em aleitamento materno exclusivo, suas necessidades de vitamina A são supridas, uma vez que o leite humano é, em geral, suficiente e considerado a mais importante fonte de vitamina A para o RN. No entanto, a partir do 6º mês de vida, a criança passa a necessitar de outras fontes de vitamina A, o que a torna extremamente vulnerável à sua deficiência. Logo, a alimentação complementar deve incluir boas fontes dessa vitamina, sabendo-se que as melhores fontes de vitamina A pré-formada, além de leite e derivados, são o fígado, as vísceras e os ovos; vegetais amarelo-alaranjados, como cenoura, abóbora e mamão, e vegetais verde-escuros, como espinafre e brócolis, são boas fontes de carotenoides (Dolinsky e Ramalho, 2003).

Em relação à suplementação de vitamina A para lactentes, ela se justifica apenas em regiões em que a prevalência da deficiência dessa vitamina seja alta; caso contrário, a alimentação adequada supre as necessidades. A

Fome oculta

Síndrome silenciosa causada pela baixa ingestão de nutrientes, principalmente por maus hábitos alimentares que priorizam o consumo de alimentos ultraprocessados em vez de fontes de vitaminas e minerais.

Organização Pan-Americana da Saúde (OPAS) sugere suplementação de vitamina A, principalmente em localidades onde é deficiente o consumo de alimentos fontes pelos grupos de risco. Para crianças de 6 a 11 meses, a recomendação é de 100.000 UI em dose única a cada 4 a 6 meses; e para crianças de 12 a 59 meses, 200.000 UI em dose única a cada 4 a 6 meses.

A deficiência de vitamina A é um problema de saúde pública em mais da metade dos países, acometendo mais de 125 milhões de crianças menores de 5 anos. Calcula-se que o número de crianças acometidas pela deficiência marginal dessa vitamina seja 5 a 10 vezes maior do que o número acometido pelos sintomas típicos de sua deficiência. Maiores taxas de morbidade e mortalidade por quadros infecciosos, como os diarreicos e respiratórios, têm sido associadas à deficiência subclínica da vitamina A. Já os sintomas e sinais típicos da hipovitaminose A predominam em relação ao olho, sendo reunidos no termo xeroftalmia, que inclui: cegueira noturna, xerose da conjuntiva e da córnea, manchas de Bitot e lesões mais acentuadas, como a queratomalacia. Tais manifestações clínicas ocorrem progressivamente conforme o grau da deficiência, iniciando com o comprometimento da integridade das barreiras epiteliais e do sistema imune, com posteriores alterações da função do sistema visual. As repercussões da deficiência subclínica de vitamina A incluem maior morbidade e mortalidade infantis, atraso no crescimento, prejuízo da resposta imunológica e da hematopoese. O excesso dessa vitamina, por sua vez, pode provocar intoxicação aguda ou crônica, com aumento do risco de lesões no fígado e anormalidades ósseas.

Vitamina D

A vitamina D disponível para a criança durante os primeiros 6 meses de vida depende dos depósitos maternos durante a gravidez e, posteriormente, da ingestão de vitamina D pela criança e, principalmente, de sua exposição solar. A forma mais eficiente para se obter essa vitamina é pela pele, que, em contato com a luz solar, sintetiza grandes quantidades e também impede a absorção de quantidades tóxicas. Nos países tropicais, não há necessidade de se suplementar o lactente a termo com vitamina D, desde que seja garantida sua exposição frequente à luz solar.

A deficiência de vitamina D em crianças causa raquitismo, e o seu excesso leva à hipercalcemia, que desencadeia a hipercalcificação de ossos e tecidos moles, com possibilidade de distúrbios gastrintestinais, fragilidade óssea, retardo do crescimento e desenvolvimento.

O mais prudente é avaliar individualmente cada criança, verificando sua alimentação e a possibilidade de exposição ou não ao sol, para só então decidir pela eventual necessidade de suplementação, evitando-se assim o risco de excesso e toxicidade.

Ferro

Dentre os minerais, este merece destaque, uma vez que sua carência é a deficiência nutricional mais comum na infância, especialmente em países em desenvolvimento. Crianças entre 6 e 24 meses apresentam risco de sua deficiência 2 vezes maior do que crianças maiores.

As prováveis consequências da anemia ferropriva na infância são muitas. A mais séria diz respeito ao atraso no desenvolvimento neuropsicomotor, que parece persistir mesmo depois de diversos meses de tratamento com ferro e até mesmo após a correção da deficiência. Dados também apontam para queda no desempenho escolar e menor resistência a infecções, atribuindo ainda maior importância à prevenção. No aleitamento materno exclusivo, a quantidade de ferro fornecida pelo leite humano é suficiente para prevenir a anemia ferropriva nos primeiros 6 meses de vida, em crianças saudáveis e que nasceram a termo. Contudo, nos países em desenvolvimento, onde o perfil materno de ferro e, consequentemente, do RN são subótimos, o aleitamento materno exclusivo sem a suplementação desse mineral pode comprometer o estado hematológico da criança em torno dos 6 meses, quando há decréscimo fisiológico da concentração e da biodisponibilidade de ferro do leite humano (pela influência dos demais alimentos então oferecidos) e nas reservas hepáticas do lactente. É importante considerar que, ainda que se ofereçam alimentos fontes de ferro e estimuladores de sua absorção, em especial no 1º ano, a OMS recomenda a suplementação de ferro dos 6 aos 24 meses de vida. Vale destacar o papel de determinados alimentos, que, quando incluídos na alimentação complementar, ajudam na prevenção da anemia ferropriva:

- Fígado bovino e carne, com grande densidade de ferro e com duplo efeito promotor da absorção do ferro, pois fornece o ferro heme, que é absorvido de forma independente, e a proteína que estimula a absorção do ferro não heme da refeição
- Alimentos fontes de vitamina C, potente estimulador da absorção do ferro não heme
- Alimentos cítricos de um modo geral
- A não oferta simultânea de alimentos fontes de ferro com alimentos que contenham fatores antinutricionais (polifenóis, oxalatos, fitatos, cálcio).

A densidade de ferro nos alimentos complementares deve ser de 4 mg/100 kcal dos 6 aos 8 meses e de 2,4 mg/100 kcal dos 9 aos 11 meses.

Ainda assim, a anemia ferropriva afeta de 40 a 80% dos lactentes brasileiros, a depender de algumas variáveis, sendo a carência alimentar o principal determinante em todo o mundo. No caso de lactentes, ela pode estar relacionada com o baixo peso de nascimento, o rápido crescimento aliado a baixas reservas, o inadequado aleitamento materno, a introdução precoce e errônea de alimentos complementares, as doenças infecciosas, a baixa adesão à suplementação profilática de ferro, entre outros fatores determinantes.

Zinco

Outro mineral aparentemente crítico para o lactente no segundo semestre de vida é o zinco, uma vez que ele está envolvido com o crescimento e o desenvolvimento, além de inúmeros processos enzimáticos, sendo ainda mais requisitado para bebês prematuros ou pequenos para a idade gestacional. Até os 6 meses, o consumo exclusivo de leite humano supre as necessidades do mineral, em razão de sua boa biodisponibilidade nesse alimento. No entanto, após esse período, se a alimentação complementar não incluir boas fontes, o estado nutricional de zinco torna-se marginal. O zinco proveniente dos alimentos de origem animal (carnes, frutos do mar e leite) é 4 vezes mais absorvido do que o dos alimentos de origem vegetal (cereais fortificados, grãos integrais, castanhas; Mafra e Cozzolino, 2004).

É comum que as carências nutricionais ocorram no período da introdução da alimentação complementar, em geral de forma associada; por isso, os alimentos devem fornecer cerca de 90% e 70% das necessidades de ferro e zinco, respectivamente (SBP, 2006).

Entre as consequências da deficiência de zinco na infância, destacam-se retardo do crescimento, diminuição da imunidade, disgeusia (alteração do paladar e, consequentemente, da ingestão), anorexia, entre outras. Todavia, a efetividade da suplementação rotineira de zinco ainda não foi confirmada, sendo indicada apenas para crianças com desnutrição grave (Mafra e Cozzolino, 2004).

As estratégias para a prevenção de sua deficiência seguem as demais, que seriam a diversificação de alimentos fontes, a fortificação e a suplementação em situações pontuais de maior risco, que, segundo a OMS, seriam em casos de diarreia aguda e desnutrição grave.

Cálcio

Mineral mais comum no organismo humano, fundamental para a mineralização de ossos e dentes, representa grande inadequação dietética. Sendo a infância um período de importante desenvolvimento ósseo, sua oferta garante adequação desse processo, tornando sua importância imperativa. Sabe-se que há tempos sua ingestão média é inferior à recomendada, em especial no Brasil.

Ainda há que se atentar para o fato de que é a infância o período para a aquisição de hábitos alimentares fundamentais para toda a vida. Assim, sabendo-se que não há nenhum leite cuja biodisponibilidade de cálcio seja tão alta como ocorre com o leite materno, seu uso exclusivo até os 6 meses e complementado a partir daí com outros alimentos de origem vegetal fontes desse mineral garante a oferta necessária e a boa mineralização.

A crescente prevalência de osteoporose e fraturas atrai a atenção para medidas preventivas, em especial a ingestão adequada de cálcio durante a infância e a adolescência.

Muitos nutrientes desempenham funções extremamente importantes no 1° ano de vida, como: a vitamina C, em relação à formação de tecido conjuntivo, ossos, dentes e proteção celular; o ácido pantotênico, para o metabolismo das proteínas; a vitamina B_6, para o metabolismo das proteínas e para os sistemas imunológico e nervoso, que passa por intensa maturação no 1° ano; também referentes a esses sistemas, há a vitamina B_1 e o ácido fólico, o qual é igualmente importante para a multiplicação e a divisão celular e a formação do sangue, juntamente com a vitamina B_{12}.

Estratégias mundiais para redução das deficiências nutricionais partem do estímulo ao aleitamento materno, diversificação e adequação da alimentação, suplementação e fortificação, sempre com respaldo no treinamento de profissionais para a garantia da vigilância e execução de medidas preventivas.

Fibras

Em geral definidas como carboidratos não digeríveis e lignina, seu uso é muitas vezes estimulado em situações de constipação intestinal.

Dados de estudos apontam que, nos EUA, 75% das crianças consomem quantidade de fibras inferiores às recomendadas, ou seja, seu consumo de frutas e verduras está abaixo do sugerido para a idade (Lifschitz, 1975). Apesar de ainda não ter sido determinada a recomendação de fibras para essa faixa etária, também se deve atentar para seu consumo excessivo na forma insolúvel, por meio de alimentos integrais, uma vez que pode haver prejuízo na absorção de oligoelementos e minerais.

Água

Simultaneamente à introdução da alimentação complementar, deve-se atentar à oferta de água aos lactentes:

- Aproximadamente 700 mℓ para a idade de 4 a 6 meses
- 800 mℓ dos 7 aos 12 meses
- 1.300 mℓ de 1 a 3 anos, ofertando preferencialmente nos intervalos das refeições.

Considerando-se todos os aspectos nutricionais fundamentais para a elaboração de cardápios infantis (Tabelas 16.4 e 16.5), a fase de transição alimentar torna-se eficaz, formando bons hábitos alimentares para a infância tardia, adolescência e vida adulta.

Crianças que recebem menos leite humano do que o esquema proposto ou até mesmo que não recebam mais leite humano em nenhum momento, independentemente da razão, devem ter supridas suas necessidades de energia e nutrientes pela alimentação complementar, além de outro tipo de leite. Desse modo, as recomendações do esquema alimentar sugerido deverão ser adaptadas, podendo ser necessário aumentar a frequência e/ou a variedade de alimentos.

Tabela 16.4 Exemplo qualitativo de cardápio para crianças de 6 a 12 meses de idade, em desmame parcial.

Idade do lactente (meses)	Desjejum	Lanche da manhã	Almoço	Lanche da tarde	Jantar	Ceia
6 a 9	LM	LM Fruta amassada ou raspada	Cenoura cozida Arroz "papa" Caldo de carne	LM Fruta amassada ou raspada	Batata amassada Chuchu em pedaços Caldo de frango	LM
10 a 12	LM	LM Fruta em pedaços	Abobrinha cozida Arroz "papa" Carne desfiada	LM Fruta em pedaços	Purê de cenoura Escarola Frango desfiado	LM

LM: leite materno.

Capítulo 16 • Cardápios para Alimentação Infantil | Da Lactação à Infância   **205**

Tabela 16.5 Exemplo qualitativo de cardápio para crianças no 2º ano de vida.

Refeição	Cardápio 1	Cardápio 2	Cardápio 3
Desjejum	LM + pão francês ou 1 cp leite com cereal	LM + biscoito de leite ou 1 cp leite com fruta	LM + bolacha água e sal ou 1 cp leite com biscoito
Intervalo	Maçã	Banana	Mamão
Almoço	Arroz e feijão Carne desfiada Cenoura cozida Suco de maracujá	Purê de batata Espinafre cozido Peixe cozido Gelatina	Macarrão Tomate Frango desfiado Chuchu refogado Banana
Lanche	LM + biscoito de leite ou 1 cp leite com fruta	LM + pão francês ou 1 cp leite com cereal	LM + bolo ou 1 cp leite com banana e aveia
Jantar	Macarrão Frango com grão-de-bico Suco de maçã Pudim de leite	Arroz e feijão Ovo mexido Tomate Suco de acerola	Arroz Fígado Couve Doce de abóbora
Ceia	LM ou leite	LM ou leite	LM ou leite

LM: leite materno; cp: copo.

Adaptada de *Guia alimentar para crianças menores de 2 anos – dez passos para uma alimentação saudável* (Brasil, 2010).

PAPAS PARA LACTENTES NO 1º ANO DE VIDA*

Os exemplos apresentados nos Quadros 16.1 a 16.13 foram adaptados do *Guia alimentar para crianças menores de 2 anos – dez passos para uma alimentação saudável* (MS, 2010).

Quadro 16.1 Purê de mandioca, couve-flor, espinafre e frango.

Ingredientes
Frango sem pele
Cebola ralada
Mandioca
Couve-flor
Óleo
Espinafre
Sal
Água

Modo de preparo
Aquecer o óleo, refogar o frango e a cebola
Acrescentar a mandioca em pedaços, a couve-flor, o sal e a água
Deixar em fogo baixo por 45 min
Após cozidos, acrescentar o espinafre

---

* Recomendações para a papa salgada: cozinhar bem todos os alimentos, deixando-os bem macios; amassar com o garfo e não utilizar o liquidificador; deixar a papa em forma de um purê grosso.

Qaudro 16.2 Angu com quiabo, frango e feijão.

Ingredientes
Quiabo cru limpo
Fubá
Vinagre
Frango desfiado
Feijão cozido com caldo
Alho
Cebola
Óleo
Sal
Água

Modo de preparo
Separar todos os ingredientes e utensílios que serão utilizados
Cortar o quiabo em rodelas bem finas e cozinhar com o vinagre, o alho e a cebola; reservar
Levar ao fogo o fubá, a água e o sal, mexendo por 30 min (acrescentar mais água, se necessário)
Adicionar o quiabo cozido, o frango desfiado e o feijão cozido.

Quadro 16.3 Carne desfiada com abóbora e mandioca.

Ingredientes
Carne (patinho/alcatra/coxão mole/músculo – moídos ou picados)
Mandioca
Abóbora
Cebola ralada
Óleo
Cheiro-verde picadinho
Sal
Água

Modo de preparo
Com o fogo aceso, colocar em uma panela pequena o óleo e a cebola
Acrescentar a carne em pedaços pequenos ou moída
Acrescentar o sal e a mandioca em pedaços pequenos
Colocar 400 mℓ de água (2½ xícaras) e tampar a panela
Cozinhar em fogo baixo por 20 min
Abrir a panela e colocar a abóbora em cubos
Cozinhar por mais 10 min; no minuto final, acrescentar 1 colher de sobremesa de cheiro-verde
Misturar e desligar o fogo

Quadro 16.4 Purê de batata-doce com rúcula, arroz com cenoura ralada e carne desfiada.

Ingredientes
Batata-doce cozida
Rúcula
Arroz
Cenoura
Carne (patinho/alcatra/coxão mole/músculo – moídos ou picados)
Alho
Cebola
Óleo
Sal
Água

Modo de preparo
Em uma panela pequena, aquecer o óleo, adicionar a cebola, mexer, acrescentar o alho, a carne e cozinhar
Adicionar a cenoura ralada
Acrescentar o arroz e cozinhar por mais 30 s
Adicionar a água e o sal e cozinhar por 20 min ou até que os grãos fiquem bem macios
Diminuir o fogo e refogar até a água secar
À parte, preparar o purê, amassando a batata-doce cozida
Por último, misturar a rúcula picada

Quadro 16.5 Purê de abóbora com inhame e carne desfiada (escondidinho).

Ingredientes
Abóbora descascada e picada
Inhame descascado e picado
Carne (patinho/alcatra/coxão mole/músculo – moído ou picado)
Coentro picado
Cebola ralada
Óleo
Sal
Água

Modo de preparo
Colocar a abóbora para cozinhar em pedaços pequenos juntamente com o inhame, em panela com 300 mℓ de água e o sal
Retirar do fogo e amassar
À parte, cozinhar a carne junto com a cebola e o óleo
Após dourar, colocar 50 mℓ de água para completar a cocção e o coentro
Montar o escondidinho com uma camada de purê embaixo, a carne desfiada ao centro e, por último, a cobertura de purê

Quadro 16.6 Purê de batata-baroa, arroz e peixe cozido.

Ingredientes
Batata-baroa
Arroz cozido "papa"
Peixe desfiado
Sal

Modo de preparo
Cozinhar a batata-baroa, amassá-la depois de cozida e acrescentar o sal
Preparar o arroz, cozinhando-o por menos tempo, para a água não secar completamente e ficar úmido ("papa")
Cozinhar o peixe no vapor e desfiar

Quadro 16.7 Papa de canjiquinha com frango e couve.

Ingredientes
Canjiquinha
Peito de frango
Couve
Alho
Cebola
Óleo
Sal
Água

Modo de preparo
Em uma panela pequena, colocar a canjiquinha de milho e cobrir com água
Ferver por 20 min, sempre mexendo
Não deixar a água secar, acrescentando mais se necessário
Colocar para cozinhar, em outra panela, o frango cortado em cubos (3 $\times$ 3 cm), a cebola bem picada ou ralada, o alho amassado e o sal
Adicionar água e cozinhar por 15 min
Separar o frango com o auxílio de uma colher e colocar sobre um prato; com uma faca e um garfo, desfiar o frango
Misturar a canjiquinha cozida com o caldo do frango, o frango e acrescentar a couve cortada em tirinhas e depois em pedacinhos pequenos
Ferver por 1 min e colocar no prato para servir

Capítulo 16 • Cardápios para Alimentação Infantil | Da Lactação à Infância

Quadro 16.8 Papa de arroz, carne e beterraba.

Ingredientes
Arroz
Carne (patinho, alcatra, coxão mole ou músculo – moídos ou picados)
Beterraba cortada em cubos pequenos
Cebola ralada
Alho
Óleo
Sal
Água

Modo de preparo
Com o fogo aceso, em uma panela pequena, juntar o óleo, a cebola e o alho
Acrescentar a carne picada e a beterraba
Adicionar o arroz, a água e o sal e cozinhar por 20 min, ou até que os grãos fiquem bem macios

Quadro 16.9 Tutu de feijão com espinafre e frango.

Ingredientes
Feijão
Farinha de mandioca
Espinafre
Frango desfiado
Alho
Cebola
Óleo
Sal
Água

Modo de preparo
Cozinhar o feijão e liquidificar com a água
Aquecer o feijão batido, adicionar o sal e farinha lentamente, para não formar grumos (3 min em fogo médio)
Acrescentar o espinafre e cozinhar
Cozinhar o frango de forma tradicional

Quadro 16.10 Arroz colorido.

Ingredientes
Arroz
Ovo
Cenoura
Abobrinha
Alho
Cebola
Óleo
Sal
Água

Modo de preparo
Em uma panela pequena, aquecer o óleo e adicionar a cebola, mexer, acrescentar o alho, a cenoura ralada e refogar
Acrescentar o arroz e refogar por mais 30 s
Adicionar a água e deixar ferver
Diminuir a chama, adicionar a abobrinha ralada e cozinhar até a água secar
Misturar e verificar se o arroz está cozido
Se for necessário, adicionar mais água
À parte, cozinhar o ovo em água fervente por 12 min
Misturar o ovo picado ao arroz e servir

Quadro 16.11 Arroz com escarola, feijão e fígado bovino.

Ingredientes
Arroz
Escarola
Feijão cozido e amassado
Fígado bovino
Alho
Cebola
Óleo
Sal
Água

Modo de preparo
Cozinhar o fígado com o óleo, o alho e a cebola
Misturar a escarola ao fígado até que ela murche
Servir com o arroz e o feijão

Quadro 16.12 Galinhada com cenoura e chuchu.

Ingredientes
Peito de frango cortado em cubos
Arroz
Chuchu
Cenoura
Alho
Cebola
Óleo
Sal
Água

Modo de preparo
Em uma panela, cozinhar o frango com a cebola, o alho e a água

Quadro 16.13 Peixe com brócolis e papa de batata com pupunha.

Ingredientes
Pupunha
Batata
Brócolis
Cebola ralada
Peixe
Sal
Água

Modo de preparo
Em uma panela pequena, colocar a pupunha picadinha, a batata descascada e cortada em cubos, o brócolis picadinho, o sal, a cebola e a água
Levar ao fogo baixo e cozinhar por 15 min
Escorrer a água
Amassar com um garfo e servir com o peixe cozido desfiado

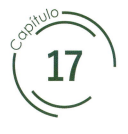

Princípios para Elaboração de Cardápios para Atletas e Praticantes de Atividade Física

Renata Furlan Viebig • Marcia Nacif • Tamara Eugenia Stulbach

INTRODUÇÃO

A nutrição desempenha o importante papel de fornecer a energia necessária para o trabalho biológico realizado no exercício físico. A escolha dos alimentos que fazem parte da dieta de praticantes de atividade física e atletas é determinante para a manutenção da saúde desses indivíduos, bem como para o controle de peso e a composição corporal, o aprimoramento do rendimento nos treinamentos e o alcance de resultados positivos em competições.

A alimentação saudável e equilibrada deixa atletas e desportistas com mais vigor e vontade para o evento, seja este um treinamento ou uma competição.

METABOLIZAÇÃO DE NUTRIENTES NO EXERCÍCIO FÍSICO

Nos primeiros instantes do exercício físico, o organismo mobiliza energia imediata por meio do sistema ATP-CP (adenosina trifosfato creatinofosfato). Ao se esgotarem as limitadas reservas de ATP e CP, o organismo lança mão de uma segunda via metabólica para obtenção de energia, a glicólise anaeróbica, na qual é realizada a conversão de glicose (normalmente presente no glicogênio muscular) em ácido lático ou lactato.

A partir dos primeiros 2 min de exercício, com a continuidade da atividade, inicia-se o metabolismo aeróbico, no qual ocorre a oxidação de carboidratos e lipídios, com pequena contribuição de proteínas.

NUTRIENTES E EXERCÍCIO FÍSICO

Para a elaboração de cardápios para atletas e praticantes de atividade física, é necessário, primeiramente, que se faça a adequação das necessidades energéticas, que estão aumentadas por causa do exercício.

Carboidratos atuam como combustível para o exercício físico, fornecendo energia tanto pela glicólise anaeróbica quanto pelo metabolismo aeróbico, por meio das reservas corporais de glicose: glicogênio muscular e hepático.

Para que a reposição adequada do glicogênio utilizado em exercícios de explosão (anaeróbicos), de resistência (aeróbicos) ou intermitentes (metabolismo misto) seja realizada, é necessário que a dieta forneça cerca de 60 a 70% do valor calórico na forma de carboidratos.

Lipídios atuam como substrato energético, especialmente para exercícios de longa duração e intensidade baixa a moderada. Uma ingestão de até 30% das calorias da dieta na forma de lipídios é suficiente para proporcionar quantidades adequadas de ácidos graxos e triglicerídios para a produção de energia para o exercício.

Durante a realização da atividade física de duração prolongada, uma pequena parcela de proteínas é utilizada como substrato energético. Contudo, é interessante que as proteínas consumidas pela dieta sejam preservadas para suas funções estruturais, principalmente para manutenção e síntese de tecido muscular.

A dieta de praticantes de atividade física e de atletas deve fornecer quantidades adequadas de vitaminas e minerais, especialmente antioxidantes, para reduzir o estresse físico causado pela elevada produção de radicais livres durante o exercício, bem como para a manutenção das vias metabólicas e do sistema imunológico.

AVALIAÇÃO NUTRICIONAL

A avaliação nutricional composta pela investigação dos hábitos alimentares, bem como pela avaliação da composição corporal, deve ser realizada como ponto de partida, tanto no caso de atletas quanto de praticantes de atividade física.

A anamnese alimentar deve ser aplicada rotineiramente, pois é um instrumento de grande valia para que estratégias e planejamento dietéticos sejam traçados. A anamnese deve proporcionar o conhecimento de características sociais, econômicas e psicológicas dos indivíduos, assim como história alimentar, intolerâncias e possíveis alergias alimentares, horários e locais de refeição e da prática de exercícios físicos (ver Apêndice 4).

Na anamnese é importante que estejam registrados os dados antropométricos dos indivíduos, como peso, estatura, dobras cutâneas, circunferências corporais e percentual de gordura, para o diagnóstico adequado do estado nutricional.

Além disso, o conhecimento da modalidade esportiva praticada, bem como da frequência, intensidade e duração desta, é imprescindível para a elaboração da conduta nutricional. No caso de atletas, é importante ainda ter conhecimento da fase de treinamento e calendário de competições.

Avaliar o conhecimento dos indivíduos a respeito da nutrição e da alimentação pode ser uma estratégia que promova melhor efetividade na prescrição de planejamentos nutricionais. Instrumentos que avaliem esse conhecimento, direcionados à faixa etária e aos propósitos da orientação nutricional, podem ser importantes subsídios para a elaboração dos cardápios e planos de orientação nutricional (ver Apêndice 3).

O acompanhamento constante de atletas e praticantes de atividade física, por meio de retornos e novas avaliações, é primordial para que ajustes nos planos alimentares possam ser realizados, buscando a melhora do desempenho e a manutenção da composição corporal adequada (ver Apêndice 5).

REFEIÇÕES PRÉ, DURANTE E PÓS-EXERCÍCIO

Os alimentos são responsáveis pela produção de energia e, consequentemente, pelo desempenho e sucesso na prática de atividade física. Alimentos consumidos antes, durante e após o treinamento ou competição afetam diretamente o desempenho do atleta.

Para caracterizar quais alimentos devem ser oferecidos ao atleta, deve-se levar em consideração: modalidade esportiva, duração, intensidade e horário de treinamentos e competições. A seguir, são apresentadas algumas dicas para elaborar uma alimentação equilibrada e saudável no dia da competição (Quadro 17.1) e recomendações específicas para determinadas modalidades esportivas (Tabela 17.1).

Quadro 17.1 Exemplo de esquema alimentar conforme horário de competição.

Exemplo 1 | Competição às 8 h

- Noite anterior: consumir uma refeição rica em carboidratos e água à vontade
- 1 h antes: consumir lanches leves, como iogurte com banana, e água à vontade

Exemplo 2 | Competição às 10 h

- Noite anterior: consumir uma refeição rica em carboidratos e água à vontade
- 3 h antes: consumir um desjejum completo contendo leite desnatado ou iogurte, frutas ou sucos, pão e geleia

Exemplo 3 | Competição às 14 h

- Noite anterior: consumir uma refeição rica em carboidratos e água à vontade
- Desjejum: completo, contendo alimentos ricos em carboidratos
- Almoço: deve ser leve e rico em carboidratos
- Ingerir água à vontade

Exemplo 4 | Competição às 20 h

- Café da manhã e almoço: devem ser equilibrados, completos e ricos em carboidratos
- 3 h antes: consumir um lanche rápido, contendo carboidratos complexos
- Ingerir água à vontade

Tabela 17.1 Exemplos de características fisiológicas e dicas alimentares de algumas modalidades esportivas.

Esporte	Características principais	Dicas de alimentação
Maratona	Esporte de longa duração, metabolismo predominante do tipo aeróbico. O carboidrato é essencial ao atleta para manter a glicemia, bem como a energia adequada durante o exercício físico. Suas recomendações podem chegar até 70% do VET	Antes: alimentação rica em carboidratos de médio e baixo índice glicêmico, pobre em fibras e gorduras. Exemplos: bebidas energéticas, frutas, cereais, suco de frutas. Durante: para manter a hidratação, oferecer líquidos, como água com carboidratos e eletrólitos. Após: para acelerar a recuperação muscular e do glicogênio, oferecer alimentos com proteínas e carboidratos. Exemplos: pão com peito de peru, barra de cereal, leite com frutas, macarrão, doce de frutas

(*continua*)

Tabela 17.1 (*Continuação*) Exemplos de características fisiológicas e dicas alimentares de algumas modalidades esportivas.

Esporte	Características principais	Dicas de alimentação
Basquetebol	Modalidade esportiva considerada intermitente, que envolve metabolismo misto, com variações de situações de repouso, trotes leves, deslocamentos laterais e movimentos de piques de força e velocidade. A estimativa do gasto energético dos praticantes é primordial para o estabelecimento de planos alimentares. A depleção de glicogênio pode ser um fator limitante para a prática do basquetebol. Pesquisas apontam que é necessário o consumo de 5 a 7 g/kg/dia de carboidratos em períodos de treinamentos habituais, 7 a 10 g/kg/dia em treinos mais intensos e até 12 g/kg/dia em fases de competição	Antes: ingestão de 200 a 300 g de carboidratos nas 3 a 4 h anteriores aos treinos e de 35 a 50 g deste nutriente na hora anterior ao evento Preferencialmente, ofertar alimentos com baixo e moderado índice glicêmico. A oferta de proteínas e lipídios deve ser moderada, evitando alimentos ricos em fibras alimentares Durante: reposição de líquidos contendo carboidratos em concentração de 6 a 8%, com volume em torno de 800 a 1.400 mℓ/h Após: reposição imediata das reservas de glicogênio por meio da ingestão de alimentos de alto índice glicêmico (sucos de fruta com açúcar, pães brancos, frutas secas, caldo de cana, rapadura, mel), combinados com alimentos fontes de aminoácidos
Tênis	Atividade intermitente, que intercala movimentos explosivos de alta intensidade e curta duração com períodos de recuperação. Todos os sistemas energéticos são recrutados durante a prática desse esporte. Níveis de glicogênio muscular podem cair consideravelmente tanto em treinamentos quanto em competições. Carboidratos representam a fonte de energia tanto nos picos anaeróbicos, que dependem da degradação do glicogênio, quanto para a manutenção da glicemia a longo prazo. A proteína exerce papel importante na manutenção da massa muscular, requisito fundamental para ações de força e potência, inerentes à prática desse esporte, devendo ser oferecidos cerca de 1,4 g/kg/dia de proteínas aos tenistas	Antes: realização de refeições pobres em fibras alimentares e lipídios, preferencialmente compostas por carboidratos de baixo e médio índice glicêmico Durante: ingestão de carboidratos por meio de repositores hidreletrolíticos, em concentração de aproximadamente 8% Após: consumo de refeições mistas em carboidratos de elevado índice glicêmico e proteínas para aproveitamento da fase anabólica pós-exercício
Natação	Os sistemas de obtenção de energia utilizados por nadadores dependem do tipo de prova em que competem. Em provas curtas, há grande mobilização do sistema ATP-CP e da glicólise anaeróbica. Em provas mais longas, como travessias, o metabolismo oxidativo é responsável pelo suprimento energético durante o exercício. Geralmente, as competições duram de 3 a 7 dias e são exaustivas, pois as seletivas são realizadas pela manhã e as provas finais têm início à tarde. A ingestão de carboidratos deve ser aumentada nos 3 dias anteriores às competições para atingir os estoques máximos de glicogênio muscular Alimentos e suplementos nutricionais que não sejam habitualmente consumidos pelos atletas devem ser evitados em competições	Antes: refeições leves, com baixas quantidades de fibras alimentares e gorduras Durante: reposição hídrica, de carboidratos (8%) e de sódio. Géis de carboidratos, especialmente à base de maltodextrina, podem ser utilizados, além de sucos de frutas diluídos e coados (8% de carboidratos). Se houver tempo entre as provas, barras de cereais e biscoitos podem ser consumidos Após: refeição rica em carboidratos de alto índice glicêmico, acrescida de proteínas e micronutrientes, como vitaminas de frutas com leite e sanduíches com queijo, atum ou frios magros

(continua)

Capítulo 17 • Princípios para Elaboração de Cardápios para Atletas e Praticantes de Atividade Física **217**

Tabela 17.1 (*Continuação*) Exemplos de características fisiológicas e dicas alimentares de algumas modalidades esportivas.

Esporte	Características principais	Dicas de alimentação
Ciclismo	Esporte com metabolismo predominante do tipo aeróbico O carboidrato é essencial ao atleta para manter a glicemia, bem como manter a energia adequada durante o exercício físico. Suas recomendações podem chegar até 70% do VET	Antes: alimentação rica em carboidratos de médio e baixo índice glicêmico, pobre em fibras e gorduras Exemplos: bebidas energéticas, frutas, cereais, suco de frutas Durante: para manter a hidratação, oferecer líquidos como água com carboidratos e eletrólitos Após: para acelerar a recuperação muscular e do glicogênio, oferecer alimentos com proteínas e carboidratos. Exemplos: pão com peito de peru, barra de cereal, leite com frutas, macarrão, doce de frutas
Ginástica rítmica (GR)	Cada movimento de uma rotina de GR envolve um grau alto de habilidade atlética. Um ginasta rítmico deve apresentar as seguintes habilidades: força, energia, flexibilidade, agilidade, destreza e resistência. Na ginástica de grupo, os atletas precisam desenvolver, na sua equipe de treino, sensibilidade, adaptação rápida e antecipação, além das habilidades mencionadas Este esporte desenvolve graça e beleza, sendo necessário que as atletas apresentem um biotipo longilíneo e esbelto, o que muitas vezes compromete o consumo alimentar adequado. Além disso, a composição corporal destas atletas pode estar ameaçada, pois as rotinas de treinamento duram horas e são extenuantes e, em geral, não se realizam refeições durante os treinos para reposição de energia e nutrientes	Antes: refeições ricas em carboidratos, em preparações leves ou na forma de líquidos Durante: em treinamentos habituais, podem ser realizadas pausas para lanches leves compostos por biscoitos, pães, leites aromatizados e iogurtes Após: é imprescindível o consumo de refeições completas, ricas em carboidratos e proteínas, para que seja evitada a fadiga por depleção de glicogênio muscular e o "desvio" das proteínas que comporiam a massa muscular da ginasta para fins energéticos
Triatlo	Modalidade esportiva com vários esportes (natação, ciclismo e corrida). Esporte de resistência. Existe grande demanda energética, sendo o carboidrato e a proteína essenciais ao atleta, bem como a hidratação Dependendo da distância a ser percorrida na modalidade, o consumo de carboidrato pode chegar até 70% do VET e da proteína até 1,8 g/kg/dia	Antes: alimentação rica em carboidratos de médio e baixo índice glicêmico, pobre em fibras e gorduras Exemplos: bebidas energéticas, frutas, cereais, suco de frutas Durante: para manter a hidratação, oferecer líquidos como água com carboidratos e eletrólitos, principalmente no momento do ciclismo Após: para acelerar a recuperação muscular e do glicogênio, oferecer alimentos com proteínas e carboidratos. Exemplos: pão com peito de peru, barra de cereal, leite com frutas, macarrão, cereais, batata
Voleibol	O voleibol é um esporte que alterna atividade aeróbica e anaeróbica, requerendo desempenho físico com força muscular e boa capacidade de energia. O atleta tem que apresentar flexibilidade, força, potência, agilidade e condicionamento aeróbico para a realização do esporte. Estudos mostram que jogadores desta modalidade tendem a não atingir as necessidades diárias energéticas e proteicas, o que pode prejudicar seu desempenho em treinos e jogos	Antes: a ingestão de carboidratos deve ser iniciada nas 3 a 4 h anteriores aos treinos e competições. Na hora imediatamente anterior aos eventos, devem ser ingeridos carboidratos de baixo e médio índice glicêmico Durante: a reposição energética pode ser realizada por meio de bebidas ou géis Após: imediatamente após o término da atividade, refeições contendo carboidratos de alto índice glicêmico e proteínas devem ser realizadas

(*continua*)

Tabela 17.1 (*Continuação*) Exemplos de características fisiológicas e dicas alimentares de algumas modalidades esportivas.

Esporte	Características principais	Dicas de alimentação
Futebol	Esporte com metabolismo intermitente. Cada jogador, dependendo da sua posição, apresenta características fisiológicas diferentes. A alimentação adequada e a distribuição correta dos macronutrientes favorecem o desempenho dos atletas	Antes: alimentação rica em carboidratos e com proteína, pobre em fibras e gorduras. Exemplos: batata cozida com filé de frango, vitamina de leite desnatado com frutas, cereais, suco de frutas, macarrão com carne moída Durante: para manter a hidratação, oferecer líquidos como água com carboidratos e eletrólitos Após: para acelerar a recuperação muscular e do glicogênio, oferecer uma refeição com proteínas e carboidratos. Exemplos: macarrão com carne, mandioca com carne assada, pão com peito de peru e suco de frutas

VET: valor energético total.

Alimentação pré-exercício

Objetivos

- Prevenir a hipoglicemia e/ou os sintomas associados
- Evitar a fome antes ou durante o evento esportivo
- Fornecer energia para a contração muscular durante o evento
- Fornecer líquidos para iniciar o exercício hidratado.

Orientações nutricionais

- Manter alimentos de consumo habitual do indivíduo
- Evitar preparações gordurosas e atípicas
- Preferir uma dieta leve, rica em carboidratos complexos
- Evitar alimentos fontes de fibras
- Preferir alimentos e preparações que promovam esvaziamento gástrico mais rápido
- Evitar carboidratos de alto índice glicêmico.

Alimentação durante o exercício

Objetivos

- Manter a glicemia
- Melhorar o desempenho e a disposição para o exercício
- Evitar a fadiga precoce.

Orientações nutricionais

- Manter o estado de hidratação do indivíduo
- Respeitar a aceitabilidade do atleta aos alimentos oferecidos
- Respeitar a tolerância individual e o tempo de esvaziamento gástrico.

Esquema alimentar

Nos exercícios prolongados, com duração superior a 1 h, oferecer carboidratos, preferencialmente em soluções com concentração de 6%, a cada 15 min. Misturas de glicose, frutose e sacarose e carboidratos de rápida absorção (maltodextrina) parecem promover melhora do desempenho no exercício.

Alimentação pós-exercício ou dieta de recuperação

Após os exercícios, o atleta deve repor os nutrientes perdidos, para que o organismo seja restabelecido e não haja queda no sistema imunológico.

Objetivo

- Recuperar, de maneira rápida e eficaz, o glicogênio muscular utilizado.

Orientações nutricionais

- Após a competição, iniciar a recuperação muscular por meio da ingestão de uma refeição contendo carboidratos complexos e proteínas, como pão com iogurte de frutas, flocos de milho com banana, massa com molho de tomate, pão com queijo magro, barra de cereais
- Oferecer líquidos para manter a hidratação e a recuperação dos eletrólitos perdidos. Podem ser oferecidos sucos de frutas, **bebidas esportivas**, sorvete de fruta, iogurte de frutas, água de coco.

HIDRATAÇÃO

O organismo humano é constituído por 60% de água. A água desempenha numerosas funções, muitas delas importantíssimas para a prática da atividade física:

- Proporciona o meio em que são realizadas as reações químicas do organismo
- Propicia o transporte de nutrientes e gases, que ocorre em solução aquosa
- Auxilia o transporte dos produtos de desgaste do organismo (urina e fezes)
- Apresenta importantes qualidades de estabilização térmica, absorvendo uma quantidade considerável de calor com alterações apenas mínimas na temperatura e promovendo, assim, o controle térmico no exercício.

A hidratação é de fundamental importância para um bom desempenho em qualquer modalidade esportiva. Os líquidos devem ser consumidos regularmente antes, durante e após a atividade física para evitar a desidratação e suas consequências.

A ingestão adequada de líquidos no pré-exercício retarda a desidratação, aumenta a transpiração durante o exercício e retarda a elevação na temperatura corporal. A ingestão de água "extra" antes de exercitar-se em climas quentes proporciona maior proteção termorreguladora. Como medida prática, atletas e praticantes de atividade física deveriam consumir de 250 a 500 mℓ de água nas 2 h que precedem o exercício. Essa conduta prudente deveria ser combinada com a reposição contínua dos líquidos ao longo do exercício. Durante o exercício, é importante que se faça a ingestão de água em intervalos de 15 a 20 min. O volume de água a ser oferecido deve variar de acordo com a taxa de sudorese individual e normalmente oscila entre 500 e 2.000 mℓ/h.

No esporte, dependendo da modalidade e da duração do esforço, a não reposição dos líquidos perdidos na transpiração leva à gradativa queda do rendimento e, de acordo com o grau de desidratação, ao

Bebidas esportivas

As bebidas isotônicas são compostas de água, carboidratos e alta concentração de sais minerais, promovendo rápida reposição de eletrólitos no organismo. As bebidas hidrotônicas têm a mesma composição, porém com menos eletrólitos. Por esse motivo, são recomendadas para a prática de exercícios mais moderados.

surgimento de cãibras e outros distúrbios como taquicardia, turvação da visão, tontura, cefaleia, dificuldade de concentração, dispneia, sequidão da boca, até coma ou morte.

A água pura e natural é um bom líquido de reposição, inclusive porque apresenta rápido esvaziamento gástrico. No entanto, em situações nas quais haja maior desgaste energético e transpiração abundante, como na prática esportiva, torna-se necessário repor os níveis de glicose e minerais, de modo a garantir o equilíbrio eletrolítico e de energia.

O líquido de reposição deve reunir eletrólitos, carboidratos e vitaminas em uma concentração ideal, em solução isotônica (6%), para, assim, manter o volume plasmático, proporcionar uma fonte de energia de fácil utilização, promover a pronta termorregulação do organismo e aumentar a capacidade respiratória.

O nutricionista deve avaliar e orientar o praticante de atividade física quanto à hidratação de maneira segura e eficiente e realizar o acompanhamento do atleta para ele não se desidratar e obter melhor desempenho.

CONSIDERAÇÕES FINAIS

- A prescrição da dieta de atletas e praticantes de atividade física deve ser flexível, buscando seguir gostos e preferências alimentares do atleta, para maior adesão ao cardápio planejado
- A alimentação deve fornecer energia e nutrientes necessários de acordo com as características do esporte ou atividade realizada
- Os suplementos nutricionais devem ser evitados sempre que possível, com exceção de casos de deficiência nutricional
- No caso de atletas, informações como calendário de competições, fase dos treinamentos e objetivos da equipe técnica devem ser levadas em consideração para a elaboração da conduta nutricional.

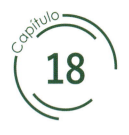

Elaboração de Cardápios para a Terceira Idade

Vera Silvia Frangella • Lucy Aintablian Tchakmakian • Fernanda Salzani Mendes • Ana Paula Maeda

> O saber é a fome e o conhecimento é o alimento.
> Esse alimento é inesgotável porque a experiência humana
> é inesgotável, creiam-me. Feliz refeição.
> (Ana Cristina de Sá)

ALIMENTAÇÃO NA TERCEIRA IDADE

A Organização Mundial da Saúde (OMS) e a Associação Internacional de Gerontologia definem idoso como indivíduo com idade superior ou igual a 65 anos, em países desenvolvidos. Contudo, no Brasil, a Lei n. 8.842 de 4 de janeiro de 1994, regulamentada pelo decreto n. 1.948, de 3 de julho de 1996, considera idosa a pessoa com idade acima de 60 anos.

De acordo com a Projeção da População do Brasil, publicada em 2018 pelo Instituto Brasileiro de Geografia e Estatística (IBGE), a expectativa para a população idosa é que, até 2060, atinja 32% do total de brasileiros. Em 2018, esse indicador estava em 13%. Em relação à expectativa de vida, em 2018, a idade para mulheres era 79,8 anos, chegando a 84,2 anos em 2060; para os homens, o salto seria de 72,7 para 77,9 anos.

Controle da natalidade e tratamento mais eficaz de doenças infectocontagiosas, aliados a avanços tecnológicos de diagnósticos e tratamentos, promovem maior expectativa de vida.

Entende-se que o envelhecimento é um processo natural, inexorável, contínuo e universal, mas singular, que acontece desde o nascimento até o final da vida, quando ocorrem diversos declínios fisiológicos progressivos e que não necessariamente resultam em doenças.

A alimentação adequada é um dos fatores determinantes que, reconhecidamente, favorece a promoção da qualidade de vida e a longevidade do ser humano, uma vez que pode atenuar várias mudanças anatômicas, funcionais, bioquímicas e comportamentais próprias do processo de envelhecimento, bem como prevenir e controlar determinadas doenças. Desse modo, é evidente a necessidade de se compreender as mudanças que ocorrem no envelhecimento e os vários fatores que interferem no consumo alimentar do indivíduo idoso para se elaborar um plano dietético adequado.

A gastronomia tem um papel importante na recuperação do estado nutricional do idoso, pois auxilia na melhora da aceitação alimentar, em especial quando aplicada na área clínica, sendo imprescindível o trabalho conjunto do nutricionista e do *chef* de cozinha, com enfoque maior na elaboração de cardápios e produção de preparações com mais qualidade e voltadas para favorecer a aceitação alimentar.

São vários os fatores que condicionam o hábito alimentar do idoso, como alterações fisiológicas próprias do envelhecimento, doenças, condição psicossocioeconômica e cultural e situação familiar. Contudo, cabe salientar a importância de se observar condições peculiares de cada idoso, em função da diferenciação individualizada do processo de envelhecimento.

Fatores que interferem na alimentação

As principais alterações e fatores que podem ocorrer no envelhecimento que interferem diretamente no consumo, na hidratação, na digestão e na absorção alimentar do idoso e, consequentemente, no seu estado nutricional e sua saúde são abordados a seguir.

Alterações digestivas

- Boca e esôfago: ausência ou escassez de dentição, presença de raízes de dentes e de cárie dental e doenças periodontais, próteses mal adaptadas ou em precário estado de conservação e má higiene bucal são fatores que interferem na mastigação adequada. Pode ocorrer, ainda, a xerostomia (diminuição da produção salivar), atrofia das papilas gustativas, bem como alterações do peristaltismo esofágico que dificultam a deglutição
- Estômago: atrofia da mucosa gástrica e diminuição do número de células parietais, diminuição da produção de secreção de suco gástrico, aumento do pH e esvaziamento gástrico mais lento são fatores que dificultam a digestão
- Fígado: diminuição do metabolismo de fármacos fluxo-dependentes e diminuição da síntese proteica favorecem a hepatotoxicidade e a diminuição da massa magra corporal
- Vesícula biliar: maior prevalência de litíase biliar
- Intestino delgado: vilosidades alongadas e achatadas, diminuição da superfície e fluxo sanguíneo, diminuição da absorção, em especial do cálcio
- Cólon: atrofia da mucosa intestinal, hipotonia da parede abdominal e diminuição da função motora do cólon são fatores que favorecem a constipação intestinal. Ocorre ainda o aumento do número de divertículos.

Alterações sensoriais

Com o envelhecimento, ocorre redução da acuidade visual, auditiva, tátil, olfatória e do paladar (alteração das papilas gustativas), o que pode diminuir a capacidade de reconhecer os sabores: doce, salgado, azedo e amargo. Entre todas essas alterações, o olfato e o paladar interferem mais no apetite do idoso, podendo desencadear um quadro de anorexia em maior ou menor grau, dependendo da intensidade dessas alterações. Nessa condição, o idoso tende a concentrar o tempero dos alimentos, adicionando maior quantidade de sal, temperos e produtos industrializados e a consumir em excesso alimentos fontes de gordura e açúcar para ajustá-los ao paladar. Há também a diminuição da sensação de sede, que ocorre pela disfunção cerebral ou pela diminuição da sensibilidade dos osmorreceptores, estruturas do corpo humano que ativam o estímulo da sede. Essa situação pode contribuir para desidratação, ainda mais prejudicada quando associada ao uso de medicamentos diuréticos, o que pode ocasionar sobrecarga renal. Debilidade física e eventual dependência de terceiros também dificultam o acesso do idoso a água e alimentos.

Alterações neurológicas

As células nervosas estão sujeitas a danos no decorrer do processo do envelhecimento por fatores intrínsecos e extrínsecos. Sinais de deficiências funcionais aparecem de maneira discreta no decorrer da vida de um indivíduo sem comprometer sua relação com o meio em que vive (senescência).

Alterações motoras

A dificuldade de locomoção favorece o sedentarismo e restringe o acesso do idoso à alimentação, além de comprometer a execução das atividades rotineiras.

Alterações metabólicas

Pode haver diminuição de 20% da taxa de metabolismo basal entre 30 e 90 anos.

Fatores psicossociais

Entre os fatores psicológicos que interferem na alimentação e no bom estado nutricional dos idosos, destacam-se: distúrbios afetivos desencadeados pela perda de entes queridos, conflitos familiares e baixa autoestima associada à imagem corporal negativa, facilitando quadro depressivo. Já entre os fatores sociais, destacam-se: solidão; isolamento social e viuvez; perda da produtividade e do papel social que, aliado ao desconhecimento de seus direitos de cidadania, também facilitam um quadro depressivo. Todos esses fatores podem levar o idoso a inapetência e/ou anorexia ou à compulsão alimentar.

Fatores econômicos

Aspectos como aposentadoria, baixa ou nenhuma renda e número de dependentes geram um déficit ou ausência de poder aquisitivo, interferindo também na aquisição de medicações, na alimentação e na condição nutricional do idoso. No Brasil, uma das características marcantes da população idosa é a baixa renda, agravada pela sua exclusão do mercado de trabalho; isso resulta no consumo de alimentos de custos mais acessíveis, colaborando para a monotonia e má qualidade da alimentação, e podendo desencadear a depressão.

DOENÇAS E DIETA NA TERCEIRA IDADE

Todas as alterações anteriormente citadas podem aumentar o predomínio de desenvolvimento de doenças crônicas não transmissíveis (DCNT), sendo as mais frequentes entre os idosos: hipertensão arterial, doenças cardiovasculares e obesidade. Sabe-se que essas doenças são responsáveis por 62,8% das mortes por causa conhecida segundo dados do Ministério da Saúde.

Alguns medicamentos, álcool, doenças e a disfagia também são fatores que interferem na alimentação e no estado nutricional dos idosos, alterando a absorção dos nutrientes, a sensibilidade ao paladar e olfato, a produção de saliva (xerostomia) e o apetite. Isso afeta o consumo alimentar negativamente, podendo gerar diminuição ou perda de autonomia e modificando os requerimentos nutricionais do indivíduo, pela rejeição alimentar. Desse modo, a alimentação deve ser realizada por meio de alimentos variados, saudáveis, naturais, com o custo condizente com a realidade do idoso e escolha de acordo com o hábito regional e cultural, de modo a harmonizar os pratos, mantendo o prazer em consumir alimentos saudáveis.

A disfagia é uma condição clínica altamente debilitante, que acarreta complicações graves, como desnutrição, pneumonia aspirativa e desidratação. Sabe-se que a disfagia acomete de 16 a 22% da população com mais de 50 anos de idade, chegando de 70 a 95% nos idosos.

O fonoaudiólogo é o profissional que avaliará o paciente e determinará a presença e a gravidade da disfagia, indicando a necessidade da sonda enteral como via de alimentação, caso seja grave; ou determinando a consistência da dieta de acordo com o grau de comprometimento da deglutição. Assim, segundo a Associação Americana de Disfagia (2002), caso a dificuldade de deglutir seja classificada em grau 4, a dieta será geral com líquidos ralos e espessados; já no grau 3, a dieta será branda com líquido em ponto de néctar [51 a 350 centipoise (cP)]; no grau 2, a dieta indicada é a pastosa com líquidos em ponto de mel (350 a 1.750 cP); e no grau 1, a dieta também é pastosa, porém homogênea, estando os líquidos na consistência de creme.

A Tabela 18.1 resume as características da dieta segundo os graus de disfagia, e a Tabela 18.2 descreve as consistências dos líquidos empregadas no cuidado do indivíduo com disfagia, o que deve ser determinado por fonoaudiólogo e nutricionista mediante as necessidades nutricionais de cada idoso.

Cabe lembrar ainda que a mudança de consistência por si só é um fator predisponente à diminuição do valor calórico e nutricional da dieta e, quando a elaboração do cardápio não for adequada à baixa variação da dieta, também poderá comprometer a qualidade nutricional do consumo alimentar.

O uso de espessantes tem como objetivo:

- Reduzir a velocidade no fluxo do alimento
- Alterar a vedação labial
- Evitar o derramamento do líquido para dentro da área orofaríngea
- Proteger as vias respiratórias.

Disfagia

A detecção de risco de disfagia também é um ponto importante na determinação da via de alimentação e deve ser analisado empregando-se o formulário proposto pelo Consenso Brasileiro de Nutrição e Disfagia em Idosos de 2011.

Tabela 18.1 Características da dieta segundo os graus de disfagia.

Grau de disfagia	Características da dieta
4	Dieta geral: inclui todos os alimentos e as texturas
3	Dieta branda: alimentos macios que requeiram certa habilidade de mastigação, como carnes cozidas e úmidas, verduras e legumes cozidos, pães e frutas macias. Exclui alimentos de difícil mastigação ou que tendam a se dispersar na cavidade oral, como os secos (farofa), as verduras e os legumes crus, os grãos etc., bem como as misturas de consistências (p. ex., canja de galinha)
2	Dieta pastosa: alimentos bem cozidos, em pedaços ou não, que requeiram pouca habilidade de mastigação, como arroz pastoso, carnes e legumes bem cozidos e picados, pães macios e sopas cremosas e/ou com pedaços de legumes bem cozidos
1	Dieta pastosa homogênea: alimentos cozidos e batidos, coados e peneirados, quando necessário, formando uma preparação homogênea e espessa

Adaptada de Crary *et al.* (2005); Associação Americana de Disfagia (2002).

Tabela 18.2 Consistências dos líquidos.

Consistência	Descrição da consistência	Exemplos
Rala	Líquidos ralos	Água, gelatina, café, chás, sucos, refrigerante
Néctar	O líquido escorre da colher formando um fio	Suco de manga ou pêssego ou iogurte líquido (de beber)
Mel	O líquido escorre da colher formando um V	Mel
Creme	O líquido se solta da colher, caindo em bloco	Creme de abacate e iogurtes cremosos

Adaptada de Crary *et al.* (2005); National Dysphagia Diet Task Force (2002); Murray e Carrau (2006); Bourne (2001).

Contudo, os espessantes não devem ser usados indiscriminadamente, sendo que sua indicação é dada pelo fonoaudiólogo, a escolha de tipo, quantidade e alimento a ser adicionado é determinada pelo nutricionista.

Os espessantes podem ser:

- Industrializados: ThickenUp®, Nutilis, Espessa Mais Clean, Thick & Easy®, entre outros
- Naturais: farinhas, amido de milho, purê de batata, fécula de batata etc., que podem ser preparados conforme orientações do Manual do Usuário/Cuidador: Espessantes Caseiros, da Secretaria Municipal de Saúde de Belo Horizonte (2017):
  - Para água: preparo de 1 ℓ:

Tipo de espessante	Medida caseira*	Consistência
Amido de milho	7 medidores de xarope nivelados	Néctar
	14 medidores de xarope nivelados	Pudim
Fécula de batata	2½ medidores de xarope nivelados	Néctar
	3½ medidores de xarope nivelados	Mel
	5 medidores de xarope nivelados	Pudim

* Medidor de xarope de 10 mℓ.

Em um recipiente com 250 mℓ de água a temperatura ambiente (1 copo de requeijão), acrescentar o amido de milho ou fécula de batata, mexer até dissolver e reservar. Em uma panela, aquecer 750 mℓ de água em fogo baixo. Antes da fervura da água, ainda no fogão acrescentar primeira mistura gradativamente, mexendo sempre até atingir a gelatinização do amido (em torno de 10 a 15 min), formando um gel ou pasta. É importante ressaltar que, para reduzir gosto residual, é necessário garantir o cozimento do amido, portanto, a preparação deve ser fervida até atingir a consistência desejada

- Para suco: preparo de 200 mℓ:

Tipo de espessante	Medida caseira	Consistência
Inhame cozido	1 unidade média (180 g)	Néctar/creme

Higienizar o inhame, descascar, cortar em cubos e reservar. Em uma panela, colocar água suficiente para cozinhar o inhame. Quando a água iniciar fervura, acrescentar o inhame cortado e deixar por 10 min. O inhame não precisa estar todo macio ao final do tempo. Bater o inhame com 200 mℓ de suco já previamente preparado. Caso seja necessário um líquido mais espesso, acrescentar mais inhame até atingir a consistência desejada

- Para chá, café e café com leite: preparo para 200 mℓ:

Tipo de espessante	Medida caseira*	Consistência
Amido de milho	1 medidor de xarope nivelado	Néctar
	2 medidores de xarope nivelados	Mel
	3 medidores de xarope nivelados	Pudim
Fécula de batata	7,5 mℓ no medidor de xarope nivelado	Néctar
	1 medidor de xarope nivelado	Mel
	1½ medidor de xarope nivelado	Pudim

* Medidor de xarope de 10 mℓ.

Em um recipiente com 200 mℓ da bebida desejada (chá, café ou café com leite, acrescentar o amido de milho ou fécula de batata, mexendo até dissolver. Em uma panela, colocar a mistura e, em fogo médio, mexer até atingir a gelatinização do amido (em torno de 10 a 15 min), formando um gel ou pasta. É importante ressaltar que, para reduzir gosto residual, é necessário garantir o cozimento do amido, portanto, a preparação deve ser fervida até atingir a consistência desejada ainda ao fogo.

As doenças, portanto, frequentemente reduzem as reservas orgânicas e causam perda gradual da capacidade funcional, com consequente perda ponderal e prejuízo no estado nutricional. Dessa maneira, para se conseguir enriquecer a alimentação, é possível:

- Acrescentar frutas liquidificadas ou amassadas, gema de ovo pré-cozida, azeite e/ou margarina, mel, leite condensado e geleia de frutas a mingaus e cremes

- Acrescentar líquidos (leite ou iogurte batido com farináceos à base de cereais integrais, sorvetes em massa, ou frutas); adicionar leite em pó, para aumentar densidade calórica e proteica, e adicionar essências líquidas (baunilha, nozes, laranja, entre outras) para melhorar aroma e sabor; sucos de frutas e vegetais, servir sempre com adição de farináceos
- Bater carnes em liquidificador (sempre que necessário) e adicionar em purês, massas e sopas
- Selecionar cereais e vegetais, de preferência batata, mandioca, mandioquinha (batata-baroa), inhame, cará, milho (polentas, cremes); preferir preparações feitas com alimentos ricos em goma e, sempre que possível, adicionar vegetais folhosos
- Preferir as sopas (tipo creme, purê, de leguminosas liquidificadas ou de fubá) com adição de carnes e vegetais
- Amassar as leguminosas com garfo ou bater e passar em peneira fina
- Preferir o molho branco, preparações com creme de leite e requeijão
- Usar pães mais macios, como o de forma sem casca ou bisnaguinhas; amolecer com leite
- Preferir queijos cremosos ou em pasta
- Dar preferência a sobremesas como pavê, *mousse*, pudim, curau, frutas cozidas ou em pasta, *milk-shake* e sorvete
- Evitar alimentos secos, muito quentes, ácidos (p. ex., limão, picles, maracujá, laranja, abacaxi, molho de tomate) e de dupla consistência.

Vale reforçar que a escolha do modo de enriquecimento das preparações deve considerar as consistências e restrições alimentares impostas pelas doenças que acometem os idosos. Em casos de diabéticos, por exemplo, não se deve adicionar açúcar.

Para o tratamento das enfermidades, comumente múltiplas e/ou associadas, o idoso faz uso de um número variado de medicamentos (polifarmácia), os quais podem alterar o apetite, causar náuseas e vômitos, interferir na ingestão, digestão, absorção e utilização de vários nutrientes, comprometendo o requerimento alimentar e, consequentemente, o estado nutricional do indivíduo. Os eventos adversos e as interações fármaco-nutriente mais comuns estão descritos na Tabela 18.3, sabendo-se que o nutricionista deve estar atento a cada um deles, a fim de traçar as estratégias nutricionais específicas e adequadas para cada caso.

Todas essas alterações devem ser cautelosamente investigadas, pois geram a necessidade de adaptações específicas no planejamento do cardápio, como seleção criteriosa e cuidadosa de alimentos e preparações, bem como alterações de consistência da dieta planejada e qualidade da dieta mesmo com restrições de alimentos em algumas doenças específicas.

GASTRONOMIA E NUTRIÇÃO

O papel do nutricionista e do *chef* de cozinha é elaborar um cardápio que forneça nutrientes adequados ao idoso, sendo necessário usar de seus conhecimentos técnicos culinários e da criatividade ao planejar e executar cardápios mais atrativos, com densidade calórica ideal, textura e consistência adequadas. A melhora da aparência, textura, aroma, sabor e a boa apresentação de um prato possibilitam uma melhor aceitação da refeição pelo idoso. Além disso, não se pode esquecer a importância da orientação

Tabela 18.3 Medicamentos e suas interações nutricionais.

Classificação	Considerações nutricionais
Analgésicos	↓ Níveis plasmáticos de ácido fólico e acido ascórbico Agridem a mucosa gástrica e, na presença de hemorragia, possibilitam o desenvolvimento de anemia
Antiácidos	O hidróxido de alumínio está associado ao surgimento de sinais clínicos por deficiência de fósforo. Há também ↓ absorção de vitamina A e tiamina O hidróxido de magnésio está associado a náuseas, diarreia, alcalinização urinária e desidratação
Antidiarreicos	Náuseas, vômitos e cólicas abdominais Deficiência de vitaminas e minerais
Antieméticos	Ressecamento da boca, garganta e nariz, dificultando a aceitação alimentar
Laxantes	Requerem hidratação Falta de apetite, por plenitude abdominal, e depleção de potássio e vitaminas hidrossolúveis
Anticoagulantes	Antagonista da vitamina K
Anticonvulsivantes	Podem levar a deficiência de ácido fólico e alterações do metabolismo da vitamina D
Antidepressivos	Podem induzir a deficiência de riboflavina
Antigotosos	↓ Absorção da vitamina B_{12} Fator de risco para anemia megaloblástica
Anti-hipertensivos	Deficiência de vitamina B_6 Alguns podem causar depleção de potássio
Anti-infecciosos	↓ Absorção de ácido fólico
Diuréticos	Excreção de sódio, potássio, magnésio e cálcio

Fonte: Reis (2004).

ao idoso e aos cuidadores quanto a forma de preparo, higiene, execução dos cardápios e as quantidades necessárias dos nutrientes.

Quando bem aplicados os conhecimentos da nutrição aliados aos da gastronomia, é possível prevenir e melhorar a condição de saúde, além de contribuir para o equilíbrio emocional e social.

Os sentidos estão diretamente envolvidos nas escolhas e preferências alimentares, portanto, se faz necessário analisar a situação em que o idoso se encontra para promover uma dieta adequada e atraente, pois muitos perdem o prazer do ato de se alimentar. A utilização de ervas aromáticas, especiarias e condimentos é fundamental na elaboração da dieta do idoso como substitutos dos temperos artificiais, caldos concentrados, produtos industrializados e do sal de adição, pois favorece o maior controle de sódio ingerido.

O sabor básico e as combinações aromáticas constituem a base do sabor, contribuindo para uma sensação rica na boca. Ervas e especiarias podem ser armazenadas em recipientes a vácuo. A maioria das especiarias fica bem armazenada por cerca de 1 ano, 2 vezes mais que as ervas secas quando armazenadas.

Ervas, temperos e condimentos caracterizam culinárias específicas: *pesto* (parmesão, azeite, manjericão, alho, nozes) lembra pratos italianos, enquanto o gengibre remete a preparações orientais.

Mistura de condimentos permitem obter resultados sensoriais especiais, como: buquê *garni*; *herbes de provence* (*mix* de ervas frescas), *gremolada* (casca de limão, alho e salsa); *persilade* (salsa e alho); *fines herbes* (cebolinha, cerefólio, salsa e estragão); *fagot* (amarrado de ervas); *sachet d'épices* (*mix* de ervas em um pacote de gaze pequeno); *mirepoix* clássico (cebola, cenoura e salsão) e *mirepoix* branco (alho-poró, cebola, salsão). Hoje o acesso e o conhecimento sobre as possibilidades de uso das ervas, temperos e condimentos ampliaram sua utilização em cozinhas típicas pelo mundo, sendo que a criatividade e a preferência de quem prepara os alimentos não têm limites.

CONDUTAS NUTRICIONAIS E SAÚDE DO IDOSO

Algumas condutas nutricionais aplicadas ao planejamento de cardápios e adoção de algumas estratégias podem favorecer a saúde do idoso.

Servir as refeições em local calmo, agradável e apropriado

Essa atitude melhora o estado de ânimo do idoso, a ingestão alimentar e previne acidentes. Portanto, o ambiente onde o idoso prepara e realiza as refeições deve ser limpo e arejado, de preferência de cor clara, composto por piso antiderrapante, com mobiliário adequado (mesa e cadeira confortáveis, com cantos arredondados e feitas de material resistente). Pode-se também deixar um fundo musical, desde que a opção sejam músicas suaves, que não causem distração.

Alterações no ambiente alimentar devem seguir as recomendações da Associação Brasileira de Normas Técnicas (ABNT) e da Classificação Internacional de Funcionalidade, Incapacidade e Saúde (CIF), pois a tecnologia assistiva deve ser bem empregada, em especial na adaptação do domicílio do idoso. Isso fará com que haja menor risco a saúde e melhor desempenho nas atividades de vida diária e instrumental.

Alguns itens devem ser especialmente analisados:

- Local para as refeições: espaço livre para circulação, incluindo cadeira de rodas (aprox. 1,65 m²/pessoa)
- Mesa: retangular, cantos arredondados, pés laterais e altura ajustável para melhor aproveitamento da área física, favorecimento do encaixe da cadeira de rodas, se necessário, e melhora da postura do idoso (cotovelos apoiados sobre a mesa e coluna ereta), além de diminuir riscos de acidentes
- Cadeira: altura adequada = 50 cm, e profundidade = 70 a 80 cm; com braços de apoio e revestimento do assento de fácil higienização e não tão macia, para que o idoso não tenha dificuldade para levantar
- Toalha: preferir jogo americano de material antiderrapante, lavável, de boa durabilidade e fácil higienização, pois favorece controle de contaminação e fixação dos pratos (evita acidentes e constrangimento por parte do indivíduo dependente, além de incentivar a alimentação independente), deve-se ter cuidado na escolha das cores, para que não interfiram na acuidade visual do idoso.

Sentar o idoso confortavelmente à mesa em companhia de outras pessoas

Acomodar o idoso em companhia de familiares, amigos e dos demais residentes daqueles que habitam uma instituição de longa permanência favorece a aceitação alimentar e evita o isolamento do indivíduo. No entanto, deve-se priorizar a vontade do idoso.

Utilizar utensílios adequados

A avaliação dos utensílios deve ser sempre em conjunto com o terapeuta ocupacional, para favorecer o melhor consumo dos alimentos e, consequentemente, minimizar a possibilidade de perda ponderal. O intuito é promover a autonomia do idoso, sempre que possível. Portanto, não se recomenda o uso de talheres descartáveis, uma vez que quebram com facilidade na mordida, favorecendo ferimentos, cortes e risco de engasgos e asfixia. Além disso, esse tipo de utensílio é pouco ergonômico para os idosos. É preferível o uso de talheres de aço inoxidável, a faca de ponta arredondada, sempre que possível. Muitas vezes, há necessidade de usar adaptadores, como cabos emborrachados, cilindros de espuma nos cabos dos talheres, **talheres em balanço** ou anatômicos (*good grips*), para idosos com menos força ou dificuldade para pegar e levar os alimentos à boca, mas sem forte reflexo de mordida, como no caso de indivíduos com Parkinson e paralisia cerebral.

> **Talheres em balanço**
>
> Permitem que a comida permaneça sempre nivelada. Destinados a indivíduos cuja movimentação de punho e dedos é ausente ou limitada.

Quanto a pratos e copos, recomendam-se os de plástico não tóxico, térmicos, resistentes e de boa apresentação e higienização, preferindo-se os brancos, para diferenciar e destacar os alimentos servidos. Os pratos podem ter bordas ou serem acoplados a aparadores, quando necessário. O objetivo é evitar o constrangimento do alimento espalhado, e são indicados, em geral, para idosos que sofreram acidente vascular encefálico (AVE), têm Parkinson e apresentam movimentos restritos. Os copos, por sua vez, devem ser transparentes para visualização do líquido; podem ter asas laterais, tampa, bico e até adaptação para canudos.

O fonoaudiólogo também deve participar da escolha dos utensílios, pois auxilia na prevenção da pneumonia aspirativa.

Disciplinar o consumo de alimentos e fracionar a alimentação diária

Estabelecer horários regulares para as refeições e o volume adequado. Recomenda-se dividir as refeições em seis horários ao dia, em menores quantidades: desjejum (café da manhã), lanche da manhã, almoço, lanche da tarde, jantar e ceia (lanche noturno).

Utilizar óleos vegetais com moderação para preparar as refeições

Eliminar do cardápio as frituras, dando preferência a preparações grelhadas, assadas, refogadas e ensopadas. Não fazer uso de gordura animal (banha, toucinho).

Oferecer refeições atrativas e saborosas

Para que a refeição seja atrativa, é necessário oferecer aos idosos cardápios que fazem ou fizeram parte de seu cotidiano, desde que façam parte de um hábito alimentar saudável. Deve-se também combinar bem os alimentos, oferecendo refeições bastante coloridas. Isso possibilita maior variedade na oferta de nutrientes. O uso de temperos naturais (ervas, especiarias e condimentos) é benéfico à saúde, tornam as preparações mais saborosas e melhoram a palatabilidade, indicando-se alho, cebolinha, cebola, salsa, cheiro-verde, orégano, entre outros. Além da cor, do aroma e do sabor, observar a temperatura dos pratos, a variedade do cardápio, a aparência e a montagem da refeição e os utensílios adequados.

Aumentar o consumo de alimentos ricos em fibras

Procurar incluir em cada refeição fontes de alimentos ricos em fibras, de preferência frutas, legumes e verduras frescas (adequando-se as consistências de acordo com a necessidade). Sempre que possível, acrescentar cereais (arroz), massas e produtos de panificação integrais, assim como uma fonte de hortaliça crua e outra cozida (de preferência de cor verde-escura ou amarela/alaranjada, garantindo a oferta de cálcio, carotenoides e vitamina C, além das fibras).

Reduzir o consumo de alguns alimentos

Reduzir o consumo de açúcar, gordura, sal, café, doces e alimentos industrializados, por trazerem poucos benefícios ao organismo.

Oferecer água, sucos naturais e chás

Aumentar o consumo de líquidos, visto que a sensação de sede diminui nessa faixa etária (indicam-se pelo menos oito copos nos intervalos das refeições). Sugere-se ofertar água saborizada (hortelã, gengibre, laranja, limão, lima etc.) com o intuito de estimular seu consumo. Evitar refrigerantes, bebida alcoólica, isotônicos e sucos artificiais.

Preferir gorduras poli e monoinsaturada

Gorduras poli e monoinsaturadas podem ser encontradas em óleo vegetal, azeite, margarina cremosa sem sal, carnes brancas (sem pele), entre outros.

Deve-se evitar:

- Consumo de gorduras saturadas (fonte animal) e colesterol (manteiga, queijos amarelos, ovos, frutos do mar)
- A gordura visível das carnes, pele de frango ou de outras aves, além de miúdos (ricos em colesterol). As carnes podem ser servidas cozidas, assadas ou grelhadas
- Consumo excessivo de ovos. Recomenda-se, no máximo, 2 vezes/semana, cozido ou "feito na água" (a gema é rica em colesterol)
- Nata, em virtude do alto teor de gordura. Recomenda-se o consumo de leite e derivados desnatados.

OUTRAS CONDUTAS NUTRICIONAIS*

- Orientar os idosos a iniciar o almoço e o jantar sempre pelas saladas, e o desjejum pelas frutas
- Evitar introduzir, no plano dietético, sanduíches, pizzas e salgados, pois geralmente apresentam alto teor de gordura, açúcar e sal
- Nas preparações que levam recheio, deve-se dar sempre preferência àqueles que sejam à base de verduras e legumes ou queijos magros sem sal
- Substituir bolos confeitados e recheados por bolos simples

---

* Intolerâncias e preferências alimentares devem ser respeitadas, bem como os hábitos alimentares dos idosos, levando sempre em consideração alimentos e preparações que promovam satisfação psicológica e afetiva. Os idosos devem ser ouvidos com paciência, atenção e muito carinho (nunca destratá-los, desconsiderá-los ou infantilizá-los), levando-os a participar, sempre que possível, de maneira efetiva na elaboração de cardápios e do convívio social.

- Orientar os idosos a caminhar e a usar as escadas sempre que houver tempo e condição física; a não dormir logo após as refeições, pelo risco de refluxo gastresofágico (além disso, no sono, o gasto energético diminui, resultando em maior armazenamento dos nutrientes, sobretudo da gordura); a não ler nem assistir à televisão enquanto come
- Para melhor controle do consumo de sal diário, na preparação das refeições, separar a quantidade permitida por dia, multiplicá-la pelo número de pessoas que participarão das refeições. Por exemplo: 3 g de sal/dia × 2 pessoas = 6 g de sal total = 6 colheres de café (3 g no almoço e 3 g no jantar)
- Manter o peso corporal dentro de parâmetros saudáveis
- Salientar a não indicação de consumo de bebidas alcoólicas, por causarem elevação de triglicerídios, da pressão arterial, do peso corporal e da glicemia, e alterações gastrintestinais, podendo provocar cirrose, câncer de pâncreas e insuficiência de órgãos e sistemas do organismo, além de interferirem na metabolização e utilização de fármacos
- Observar e respeitar as recomendações dietéticas, que devem ser individualizadas quanto à qualidade e à quantidade dos alimentos.

A Tabela 18.4 apresenta estratégias nutricionais no cuidado da alimentação frente a algumas intercorrências comumente encontradas no idoso.

Tabela 18.4 Estratégias nutricionais no cuidado da alimentação do idoso.

Intercorrências	Estratégias
Xerostomia	Fazer higiene bucal antes das refeições Fazer bochecho com limão; evitar enxágue bucal com produtos que contenham álcool, por desidratarem as células da boca Mascar gomas, chupar balas e gelo Ingerir líquidos com o auxílio de canudinhos ↑ Ingestão de líquidos nos intervalos das refeições, dando preferência aos cítricos ↓ Ingestão de alimentos secos e salgados Se necessário, lançar mão do uso de espessantes
Gengivite/estomatite	Alimentos macios e em temperatura morna ↓ Condimentos, alimentos ácidos e preparações salgadas e secas ↑ Proteínas e densidade calórica, vitaminas A e C, folato e zinco
Disfagia	↓ Líquidos durante as refeições ↓ Alimentos ácidos e condimentados ↓ Alimentos secos, duros e ásperos Utilizar espessantes nos líquidos, quando necessário Alimentar-se lentamente, em posição ereta e não deitar após as refeições
Desconforto gástrico	↓ Alimentos fermentescíveis, flatulentos, ricos em enxofre e gordurosos ↓ Volume das refeições ↓ Líquidos durante as refeições ↑ Alimentos ou preparações abrandadas e em temperaturas frias ou mornas
Anorexia	↑ Zinco Alimentação fracionada em maior numero de refeições ↑ Alimentos e preparações atrativas e da preferência do paciente, dentro do possível ↑ Densidade dos alimentos e/ou preparações Limitar os líquidos durante as refeições ↓ Alimentos gordurosos Inserir pequenos lanches nos intervalos das refeições Avaliar necessidade, possibilidade e benefícios de se introduzir a terapia nutricional enteral (VO, por sondas ou parenteral)

(continua)

Tabela 18.4 (*Continuação*) Estratégias nutricionais no cuidado da alimentação do idoso.

Intercorrências	Estratégias
Constipação intestinal	↑ Fibras insolúveis e ↓ solúveis ↑ Ingestão de líquidos Ingerir bebidas geladas na 1ª refeição Evitar o sedentarismo (se possível)
Diarreia	↑ Fibras solúveis e ↓ insolúveis ↓ Volume de refeições Oferecer alimentos e preparações em temperatura morna, nunca gelada ↑ Proteínas e ↓ carboidratos simples e lactose ↑ Consumir amidos, lactobacilos e fruto-oligossacarídeos (FOS) Introduzir triglicerídios de cadeia media (TCM) Suplementar vitaminas, minerais e líquidos
Cansaço aos mínimos esforços	Associar os horários das refeições a melhor condição do paciente ↓ Volume e adequar intervalo entre as refeições Alimentos macios, abrandados, de preferência cremosos ↑ Selênio, vitamina C e complexo B
Edema	Restrição de sódio e controle de líquidos ↑ Proteínas (em casos de hipoalbuminemia) ↑ Vitamina C

Dicas gerais para idosos

- Ingestão de altas quantidades de sódio pode tornar os indivíduos hipertensos, devendo-se evitar o uso de saleiro à mesa, por facilitar o consumo excessivo
- Não consumir medicação sem consultar o médico. Inclusive, alguns medicamentos contêm sódio em sua composição
- Alimentos *diet* e *light* devem ser consumidos com moderação
- Cada ovo de receita culinária pode ser substituído por duas claras
- Ao contrário do que se pensa, mariscos não contêm muito colesterol, mas camarões são ricos em colesterol
- Temperos à base de ervas, especiarias e condimentos naturais (principalmente na forma *in natura*), vinagre, suco de limão e de outras frutas realçam o sabor dos alimentos e de preparações, mascarando a ausência do sal
- Pesquisas apontam que o alho possui efeito hipotensor, hipoglicemiante, antiviral, antitumoral, hipocolesterolêmico, antifúngico e antioxidante, quando ingerido 1 dente *in natura* ao dia
- A cebola também possui os mesmos efeitos do alho. A ingestão de 150 g ou 1,5 unidade média de cebola *in natura* previne câncer de estômago, reduz a pressão arterial e a viscosidade plasmática
- Frutas secas (amêndoas, avelãs, nozes, castanhas, amendoim) possuem alta concentração de proteínas e gorduras (até 15% e 60%, respectivamente), além de minerais como selênio e zinco. Contudo, devem ser consumidas com moderação por serem altamente calóricas
- Frutas, em especial com casca, auxiliam na digestão dos alimentos
- Margarinas e gorduras, em geral, quanto mais duras na consistência mais prejudiciais ao organismo, por apresentarem elevado teor de ácidos graxos trans
- O tabagismo é um potente fator de risco para hipertensão, aterosclerose e alguns tipos de câncer. Portanto, fumar é proibido

- O açúcar não utilizado pelo organismo transforma-se em gordura
- Todas as frutas contêm frutose, algumas em menor (morango, limão, laranja, mexerica, abacaxi, melancia) e outras em maior quantidade (maçã, pera, banana, uva, caqui, manga, abacate)
- Grãos de café contêm duas substâncias que podem elevar o colesterol sérico (cafestol e kahweol). Dar preferência ao café filtrado em filtro de papel.

Dicas de como se alimentar fora de casa

- Trocar legumes na manteiga ou batatas fritas por verduras cozidas
- Dar preferência a frango ou peixe, cozidos ou grelhados
- Ao optar por sanduíches, escolher aqueles sem maionese, queijos gordurosos e que incluam folhas e vegetais
- Utilizar azeite e limão para temperar saladas
- Evitar frituras de qualquer tipo e pães folhados
- Preferir suco de frutas naturais em vez de refrigerantes
- Na hora da sobremesa, preferir frutas a doces, compotas e doces cremosos.

PLANEJAMENTO DIETOTERÁPICO PARA O CUIDADO DO IDOSO

A alimentação do idoso deve ser saudável, completa, variada e agradável ao paladar. O consumo de alimentos envolve qualidade na alimentação, o que não se limita só à nutrição, mas também a questões higiênico-sanitária e sensorial.

Para o sucesso do planejamento dietoterápico do idoso saudável, devem-se considerar as seguintes diretrizes:

- Energia: 25 a 35 kcal/kg/dia (1.500 a 1.800 kcal/dia)
- Proteínas: normoproteica (0,8 a 1 g/kg/dia) sendo 75% de alto valor biológico
- Carboidratos: normoglicídica (50 a 60% VET ou 4 a 6 g/kg/dia). Na presença de intolerância à glicose ou resistência à insulina, deve-se atentar à qualidade e à quantidade (diminuindo os mono e os dissacarídios)
- Gorduras: até 35% do VET (0,8 a 1 g/kg/dia), dando preferência às insaturadas, evitando frituras e o consumo elevado de alimentos fontes de colesterol. Atender as recomendações quanto às frações de ácidos graxos, como: trans até 1% do VET; saturados ± 7 a 10% do VET; poli-insaturados > 10% do VET; e monoinsaturados ± 15 a 20% do VET. Dar ênfase à oferta de fontes alimentares de ácidos graxos ômega-3 de 0,6 a 1,2 % (1,6 g) e para ômega-6 de 5 a 10% (14 g) do VET, obedecendo uma relação ômega-6: ômega-3 é de 4 a 10:1. Quanto ao colesterol, até 300 mg/dia; e para os portadores de hipercolesterolemia, até 200 mg/dia
- Fibras: 25 a 35 g/dia de fibras alimentares totais, sendo que, destas, pelo menos 5 a 10 g/dia devem ser de fibras solúveis; ou, havendo necessidade, adequar conforme o hábito intestinal. Atenção deve ser dada à ingestão de adequada quantidade de líquidos para a adequada ação das fibras, evitando-se o fecaloma

- Vitaminas e sais minerais: seguir as recomendações das DRI. Atentar-se a cálcio, ferro, zinco e selênio, bem como às vitaminas A, C, E, B_6, B_{12} e folato, por terem ações importantes no controle de doenças que comumente acometem os idosos, como osteoporose, anemias, demências, infecções e Parkinson, pois aqueles que atingem idades mais avançadas podem apresentar redução das suas reservas funcionais e aumento na vulnerabilidade a muitas doenças, o que aumenta o risco de morte
- Líquidos: 30 a 35 mℓ/kg/dia ou 1.800 a 2.000 mℓ/dia. Atentar-se ao uso de diuréticos e laxantes e presença de edemas
- Características físicas da dieta: consistência macia (de acordo com as condições de mastigação e deglutição), menor volume e maior fracionamento (cerca de 6 refeições/dia)
- A elaboração dos cardápios deve atender as Leis da Alimentação, propostas por Pedro Escudero (1937), respeitando as porções determinadas pelo guia alimentar específico para idosos proposto pela Universidade de Tufts (Figura 18.1).

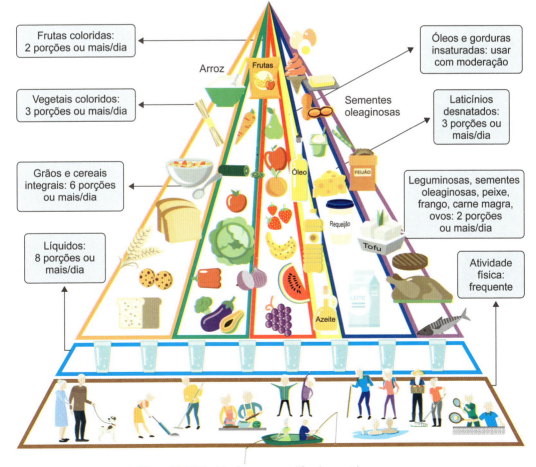

Figura 18.1 Pirâmide alimentar modificada para idosos.

* Obs.: consumir com moderação os itens do topo da pirâmide.

As recomendações diárias para os idosos, considerando-se todos os grupos alimentares são:

- Grupo dos leites e derivados desnatados:
  - 1 copo de leite ou iogurte desnatado
  - 1 fatia média de queijo branco ou ricota ou requeijão *light*
- Grupo dos feijões, nozes, carnes em geral e ovos: os feijões são uma boa fonte de fibra e de outros nutrientes. Escolher sempre carnes magras, assadas ou grelhadas:
  - 1 a 1½ xícara de feijão ou lentilha cozido
  - 1 filé pequeno de peixe, frango ou carne
  - 1 ovo
- Grupo dos vegetais coloridos: ingerir três ou mais porções destes vegetais, dando preferência aos de cor verde-escura, vermelha, laranja e/ou amarela, nos quais se encontram os melhores nutrientes:
  - 1 xícara de alface
  - ½ xícara de cenoura
  - ½ xícara de espinafre cozido
- Grupo das frutas coloridas: consumir duas ou mais porções de frutas frescas ou de suco 100% natural. As frutas de cor vermelha, amarela e verde contêm mais nutrientes:
  - 1 pêssego ou banana média
  - ½ xícara de melão picado
  - ¾ xícara de suco de laranja
- Grupo dos cereais e grãos integrais ou fortificados: consumir 6 porções de grãos integrais e/ou fortificados
  - ½ xícara de mingau de aveia ou farelo de trigo
  - 1 fatia de pão integral
  - ½ xícara de arroz ou macarrão integral
- Grupo da água e líquidos: beber 8 copos de água ou chá (diariamente), suco de frutas ou vegetais, leite.

Tendo em vista todos os processos que fazem parte da assistência nutricional ao idoso, destaca-se, como já descrito anteriormente, a importância da atenção aos fatores de risco que interferem diretamente no hábito alimentar, além daqueles advindos de doenças e do tratamento medicamentoso prescrito, uma vez que, consequentemente, interferem no estado nutricional e na taxa de morbimortalidade dessa população.

É muito comum observar sinais óbvios de deficiências nutricionais no idoso. A baixa ingestão de alimentos, tão frequente nessa faixa etária, pode levar à perda de peso não intencional e a deficiências de micronutrientes (vitaminas e minerais) com consequente impacto em sua saúde geral. O consumo alimentar insuficiente de maneira a não responder às necessidades nutricionais específicas dessa faixa etária pode desenvolver um estado de desnutrição, fator preditivo para o aumento de morbidades (fadiga, fraqueza muscular, anemia, imunidade diminuída, perda da integridade cutânea e diminuição da função pulmonar e cardíaca), além de alterações de compartimentos corporais e, em casos mais extremos, aumento da mortalidade.

Estudos já comprovaram que o estado nutricional do idoso está fortemente correlacionado com a sua fragilidade, uma vez que o déficit de micronutrientes, bem como de antioxidantes e vitamina D, contribui fortemente para o agravamento das deficiências do idoso na medida em que promove a perda de peso, da massa muscular e, por conseguinte, da força muscular não intencional. Assim, o estado nutricional reflete-se diretamente na saúde e qualidade de vida dos idosos. Daí a importância do adequado planejamento dietético, com vistas ao suprimento das necessidades nutricionais individuais dessa parcela da população. Sempre que ocorrer ingestão de cotas menores que 60% do total das necessidades nutricionais estabelecidas, por algum motivo interveniente à aceitação alimentar desses indivíduos, faz-se necessária uma intervenção nutricional, que pode ocorrer por meio de suplementação alimentar (terapia de nutrição enteral) utilizando-se diversos acessos como uma única opção ou de forma conjugada: via oral (VO) e/ou via enteral (nasogástrica, nasojejunal ou nasoduodenal; ou, ainda, por ostomias – gastrostomia ou jejunostomia).

Em um primeiro momento, deve-se atentar-se à suplementação nutricional oral, capaz de suprir boa parte dos nutrientes necessários, sendo prescrita desde que o indivíduo tenha o trato gastrintestinal íntegro e suas funções conservadas mesmo que parcialmente.

Em geral, esses suplementos são formulados industrializados que contêm os nutrientes essenciais (macro e micronutrientes e outros elementos complementares). No entanto, são incompletos do ponto de vista nutricional, fazendo com que se destinem apenas a complementar a alimentação, e não a substituí-la por completo. A prescrição deve estar de acordo com o diagnóstico do estado nutricional, com doenças preexistentes, hábitos alimentares, bem como de acordo com a aceitação alimentar e a integridade do trato digestório.

Já estão disponíveis suplementos nutricionalmente completos ou na forma de módulos que se apresentam como concentrados de um determinado macronutriente (carboidratos ou proteínas), utilizados principalmente para fortificar as refeições diárias.

Suplementos geralmente são comercializados em forma líquida ou em pó, nos mais variados sabores (baunilha, chocolate, café com leite, banana, morango, entre outros), ou até mesmo sem sabor. Como estratégia nutricional, indica-se a inclusão desses suplementos batidos com leite, em suco de fruta, sorvete, misturado a mingaus, sopas, cremes ou em alimentos de maior preferência e aceitação do idoso.

CONSIDERAÇÕES FINAIS

A história alimentar detalhada, associada ao diagnóstico nutricional e história clínica do idoso, são fundamentais para se elaborar um cardápio adequado a esse indivíduo. Assim, destaca-se o importante papel do nutricionista e da gastronomia no cuidado do idoso. Contudo, em virtude do processo de envelhecimento englobar uma série de transformações biológicas, incluindo as características anatômicas e funcionais, além de envolver alterações psicológicas e socioeconômicas, ressalta-se a importância desse profissional conhecer a gerontologia.

A gerontologia é a ciência que estuda o envelhecimento sob diversos aspectos objetivando a inter e transdisciplinaridade. Essa ciência capacita os profissionais a atuarem de maneira generalista e holística, frente a uma população de características tão peculiares.

Desse modo, lança-se um grande desafio para os diversos profissionais que atuam com idosos, uma vez que devem estar devidamente preparados para:

- Prevenção e controle de doenças crônico-degenerativas e não transmissíveis, como as doenças cardiovasculares, diabetes, hipertensão, diversos tipos de câncer, doenças reumáticas, acidentes vasculares encefálicos, entre outras
- Promoção da reinserção social desses indivíduos em condições plenas de envelhecimento ativo.

Ao elaborar cardápios para essa população, deve-se ainda lembrar que seus hábitos alimentares são arraigados, sendo que os alimentos representam muito mais do que uma fonte de saúde e sobrevivência. A alimentação passa a ter fortes e importantes significados afetivos. Além disso, disponibilidade de alimentos, presença de companhia às refeições, integração social, autoestima, estado de ânimo, grau de dependência aos autocuidados, capacidade cognitiva, condição e independência econômica afetam os hábitos alimentares dos idosos em qualidade e quantidade, tornando a alimentação, por vezes, insuficiente ou excessiva e monótona.

Por todos esses aspectos, a elaboração de cardápios para idosos deve ser bastante cuidadosa e específica, considerando-se que muitos são os fatores intervenientes à sua ingestão alimentar, conforme já se discutiu.

Em suma, essas alterações podem interferir no apetite, consumo, digestão e absorção dos nutrientes, resultando em má nutrição, doença e, consequentemente, alteração no estado nutricional.

Sendo assim, a alimentação pode variar de consistência e via de administração (da dieta normal/geral à terapia nutricional enteral pelas diversas vias), além de serem utilizadas as diversas vias concomitantemente, dependendo das condições fisiopatológicas desses indivíduos, sendo que ela sempre deve atender aos requerimentos nutricionais próprios e impostos pela faixa etária, gênero, atividade física e, especialmente, pelas doenças que acometem ou podem acometer estes indivíduos.

Finalmente, vale lembrar que, para a correta avaliação da alimentação e elaboração de cardápios para essa clientela, é imprescindível definir o diagnóstico nutricional e obter uma história alimentar detalhada e capaz de identificar os variados significados dos alimentos para o sujeito. A alimentação, sem sombra de dúvida, insere-se na história de vida onde o sujeito, no caso o idoso, é autor e protagonista.

As ciências envolvidas com o envelhecimento têm procurado, cada vez mais, buscar soluções para tentar minimizar, ou, se possível, evitar os efeitos negativos do avanço da idade no organismo, com pesquisas e ações que garantam a manutenção da capacidade funcional e da autonomia dos gerontes que, associadas a melhores condições do estilo de vida, favorecem a longevidade com melhor qualidade.

Programas de educação e orientação nutricional devem ser implantados e incentivados não somente pelos setores governamentais, mas por toda a sociedade civil, estendidos a toda população, sem distinção, com a participação efetiva do nutricionista.

A seguir, um exemplo de cardápio para dieta branda modificada com 1.800 kcal (Tabela 18.5) e a lista de equivalência calórica por grupo de alimentos (Caruso *et al.*, 2002).

Tabela 18.5 Dieta branda modificada de 1.800 kcal.

Refeição	Preparações		Medida caseira	Quantidade	Substituição
Desjejum	Leite desnatado		1 copo americano	150 mℓ	½ Grupo leite
	Pão de leite		1 un	50 g	2 Grupo cereais
	Queijo fresco sem sal		1 fatia média	30 g	½ Grupo queijo
	Margarina sem sal		1 porção individual	10 g	1 Grupo gordura
	Mamão		1 fatia média	100 g	1 Grupo frutas
Lanche da manhã	Banana-nanica assada com cravo e canela		½ un média	70 g	1 Grupo frutas
Almoço	Alface-lisa picada		1 pires de chá cheio	62 g	1 Grupo veg. 2
	Arroz		3 col. sopa cheias	93 g	1½ Grupo cereais
	Feijão batido		2 col. sopa cheias	60 g	⅔ Grupo leguminosas
	Carne moída magra com legumes: Cenoura picada Vagem picada Espinafre refogado		3 col. sopa cheias ½ col. sopa cheia 1 col. sopa cheia 2 col. sopa cheias	60 g 20 g 20 g 66 g	1 Grupo carnes ½ Grupo veg. 2 ½ Grupo veg. 2 1 Grupo veg. 2
	Gelatina *light* com abacaxi picado		1 porção	40 g	1 Grupo frutas
			1 fatia	130 g	
	Suco de laranja-lima		1 porção	130 g	2 Grupo frutas
Lanche da tarde	Iogurte *light* com polpa de frutas		1 porção	150 mℓ	½ Grupo leite
Jantar	Salada de alface-americana picada		1 pires de chá cheio	22 g	1 Grupo veg. 1
	Arroz com salsinha		2 col. sopa cheias	62 g	1 Grupo cereais
	Tiras de filé de frango refogado		1 un pequena	75 g	1 Grupo carnes
	Escarola refogada		2 col. sopa cheias	66 g	1 Grupo veg. 2
	Pera-d'água		1 un pequena	120 g	1 Grupo frutas
	Suco de uva		1 copo americano	150 mℓ	Sucos *light/diet*
Lanche da noite	Batida de maçã	Leite	1 copo americano	150 mℓ	½ Grupo leite
		Maçã	1 fatia fina com casca	28 g	¼ Grupo frutas
		Bolacha "maria"	3 un	30 g	1½ Grupo cereais

un: unidade; col.: colher(es); veg.: vegetais.

Obs.: para óleo de oliva (substituir por ½ Grupo gordura), óleo de soja (substituir por 1½ Grupo gordura) e sal, devem ser utilizados por dia, respectivamente, 2 col. de chá, 1½ col. sopa e 5 col. ou o equivalente a 4,8 g, 9 g e 5 g.

Adaptada de Caruso (2002).

Lista de equivalentes calóricos

- Grupo vegetais 1 (vegetais crus; 1 prato de sobremesa = até 10 kcal)
  - Acelga, agrião, aipo, alface, aspargo, almeirão, erva-doce, escarola, nabo, pepino, rabanete, repolho, rúcula, salsão

- Grupo vegetais 2 (vegetais cozidos = 15 kcal)
  - Abóbora: 2 colheres de sopa cheias
  - Abobrinha: 2 colheres de sopa cheias
  - Alcachofra: ½ unidade média
  - Aspargos: 8 unidades médias
  - Berinjela: 2 colheres de sopa cheias
  - Beterraba: 2 colheres de sopa cheias
  - Broto de feijão: ½ xícara de chá
  - Brócolis: 3 colheres de sopa cheias
  - Quiabo: 2 colheres de sopa cheias
  - Vagem: 2 colheres de sopa cheias
  - Chuchu: 3 colheres de sopa cheias
  - Cenoura: 1 colher de sopa cheia
  - Couve manteiga: ½ xícara de chá
  - Couve de Bruxelas: 3 unidades médias
  - Couve-flor: 3 ramos pequenos
  - Cogumelo picado: ½ xícara de chá
  - Espinafre: 2 colheres de sopa cheias
  - Palmito: 2 unidades pequenas
  - Pimentão: 10 fatias finas
  - Tomate: 3 rodelas finas

- Grupo de frutas (50 kcal)
  - Abacate pequeno: ¼ de fatia
  - Abacaxi: 1 fatia média
  - Banana-nanica: ½ unidade grande
  - Banana-prata: 1 unidade média
  - Caqui: ½ unidade média
  - Cereja: 20 unidades (1 pires de chá)
  - Figo: 1 unidade pequena
  - Goiaba: ½ unidade grande
  - Jabuticaba: 20 unidades (1 pires de chá)
  - Kiwi: 1 unidade pequena
  - Laranja: 1 unidade pequena
  - Laranja-lima: 1 unidade pequena
  - Maçã: 1 unidade pequena
  - Mamão: 1 fatia média
  - Mamão papaia: 1 fatia média
  - Melancia: 1 fatia fina
  - Melão: 2 fatias finas
  - Morango: 15 unidades pequenas
  - Pera: 1 unidade pequena
  - Salada de frutas: ½ xícara de chá
  - Uva 1: cacho pequeno

- Grupo leite (110 kcal)
  - Leite desnatado: 1 copo de 150 ml
  - Iogurte *diet* com polpa: 1 copo de 200 ml
  - Iogurte com polpa: 1 copo de 150 ml
  - Leite integral: 1 copo de 200 ml
  - Leite em pó desnatado: 3 colheres de sopa rasas
  - Leite em pó integral: 2 colheres de sopa rasas
  - Leite semidesnatado: 1 copo de 240 ml
  - Iogurte natural desnatado: 1 copo de 200 ml
  - Iogurte natural: 1 copo de 200 ml

(continua)

(*Continuação*) Lista de equivalentes calóricos

- Grupo queijo (140 kcal)
  - Minas: 2 fatias finas
  - Muçarela de búfala: ½ unidade pequena
  - Muçarela comum: 1 fatia pequena
  - Polenguinho: 2 unidades
  - Prato: 1 fatia pequena fina
  - Provolone: 1 fatia pequena fina
  - Queijo de soja (tofu): 1 fatia grande
  - Requeijão: 2 colheres de sobremesa rasas
  - Ricota: 1 fatia grande

- Grupo cereais (80 kcal)
  - Arroz cozido: 2 colheres de sopa cheias
  - Arroz à grega: 2 colheres de sopa rasas
  - Arroz integral: 2 colheres de sopa cheias
  - Batata: 1 unidade média
  - Barra de cereais *light*: 1 unidade
  - Biscoito doce sem recheio: 3 unidades
  - Bolacha de água: 3 unidades
  - Bolacha salgada: 3 unidades
  - Feijão/ervilha/lentilha: 3 colheres de sopa cheias
  - Macarrão cozido: 1 escumadeira pequena cheia
  - Mandioca: 2 colheres de sopa cheias
  - Mandioquinha: ½ unidade grande
  - Pão francês: ½ unidade sem miolo
  - Pão de fôrma: 1 fatia
  - Pão *diet*: 1 fatia
  - Pão glúten: 1½ fatia
  - Pão de centeio: 1 fatia
  - Purê de batata: 1 escumadeira pequena cheia
  - Flocos de milho/granola/müsli: 1 colher de sopa cheia
  - Torradas: 2 unidades

- Grupo carnes (125 kcal)
  - Atum: 1½ colher de sopa cheia
  - Espetinho de carne: 1 unidade média
  - Frango: 1 coxa pequena
  - Filé de frango: 1 unidade pequena
  - Filé de merluza: 1½ unidade pequena
  - Filé de linguado: 1 unidade média
  - Carne vaca magra: 1 bife pequeno
  - Carne moída: 3 colheres de sopa cheias
  - Carne assada 1 fatia fina média
  - Hambúrguer: 1 unidade pequena
  - Hambúrguer (peru/frango): 1 unidade pequena
  - Ovo: 1 unidade
  - Peru (peito/*blanquet*): 2 fatias finas
  - Sardinha em lata: 1½ unidade
  - Salsicha: 1 unidade média
  - Salsicha (peru/frango): 2 unidades

- Grupo sopa (120 kcal)
  - Canja sem pele: 1 concha média cheia
  - Creme de aspargos: 1 concha pequena cheia
  - Creme de cebola: 2 conchas pequenas cheias
  - Creme de cogumelos: 1 concha pequena cheia
  - Creme de ervilhas: 1 concha pequena cheia
  - Consomê de carne: 6 conchas médias cheias
  - Sopa de feijão: 1 concha média cheia
  - Caldo de legumes, com carne e verduras: 3 conchas médias cheias

- Grupo gorduras (70 kcal)
  - Azeite: 4 colheres de chá
  - Óleo vegetal: 1 colher de sopa cheia
  - Margarina sem sal: 1 colher de sobremesa cheia
  - Creme de leite *light*: 1 colher de sobremesa cheia

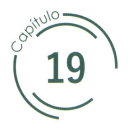

Capítulo 19

Bases Nutricionais para Elaboração de Cardápios na Área da Reabilitação

Lucy Aintablian Tchakmakian • Vera Silvia Frangella • Deise Cristina Oliva Caramico Favero

PORTADORES DE NECESSIDADES ESPECIAIS

Dados do Instituto Brasileiro de Geografia e Estatística (IBGE) coletados em 2000 revelaram que 14,5% da população brasileira eram deficientes, sendo 4,3% crianças até 14 anos e 54% idosos acima de 65 anos. Já o censo de 2011 indicou aumento do número de brasileiros com deficiência, totalizando 28 milhões de pessoas (IBGE, 2000; 2011). Esse resultado diverge do anunciado pela Coordenação Nacional para Integração da Pessoa com Deficiência (CORDE, 2004), que revelou existirem 50 milhões de deficientes no Brasil, o que representa 26% do total da população, sendo que em São Paulo residem cerca de 4 milhões deles. Apesar da divergência numérica, percebe-se que esses indivíduos têm importante e crescente representatividade no Brasil.

Pode-se definir deficiência como perda ou anormalidade de estrutura ou função (psicológica, fisiológica ou anatômica), que gera incapacidade para desempenhar atividade dentro do padrão considerado normal para o ser humano, necessitando do cuidado da reabilitação (Decreto n. 3.298 de 20/12/1999 – Lei n. 7.853 de 24/10/1989). Assim, as deficiências podem ser: mental (como a síndrome de Down), física (como em alguns casos de paralisia cerebral ou trauma raquimedular, também denominado lesão medular), auditiva, visual ou múltipla.

REABILITAÇÃO E NUTRIÇÃO

A reabilitação, segundo o Programa de Ação Mundial para as pessoas deficientes, é definida como:

> [...] processo de duração limitada e com objetivo definido, destinado a permitir que a pessoa deficiente alcance nível físico, mental e/ou social funcional ótimo, proporcionando-lhe assim os meios de modificar a própria vida (Ministério da Saúde. Portaria Técnica n. 818/GM, 5 jun. 2001).

A reabilitação é, portanto, o conjunto de ações integradas e coordenadas que visam resgatar e desenvolver o potencial de cada indivíduo, a partir de sua história, bem como habilidades e interesses, a fim de garantir qualidade de vida a esses indivíduos. Para tanto, são necessárias:

- Medidas para compensar a perda de função ou a limitação funcional por meio de aparelhos
- Outras medidas destinadas a facilitar a inserção ou a reinserção social, como pela ação da equipe multiprofissional e dos cuidadores destes sujeitos.

Nesse contexto, o nutricionista (inserido na área da reabilitação pela Portaria n. 818 do Ministério da Saúde de 2001) deve ter suas ações voltadas aos princípios da ciência da nutrição associados aos da reabilitação, que são: reconhecer e trabalhar as habilidades específicas de cada indivíduo e respeitar a integridade e a dignidade humanas, atentando para o fato de que, nas crianças, deve-se favorecer o máximo de desenvolvimento e crescimento possível, e no adulto e idoso, o máximo de sua autonomia e independência para sua reinserção à sociedade. Para tanto, deve-se ainda considerar os costumes e os hábitos de vida dos indivíduos e sua família, bem como os relacionamentos inter e intrafamiliares e intergerações. Dessa forma, por meio da alimentação, busca-se o atendimento das necessidades individuais de maneira globalizada e humanitária, promovendo a saúde e/ou a redução de riscos para o desenvolvimento de doenças, ou seja, o bem-estar físico e mental.

Indivíduos acometidos por alterações neurológicas provocadas por paralisia cerebral, síndrome de Down, doença de Parkinson, acidente vascular encefálico, demências, déficits cognitivos e alguns tipos de lesões raquimedulares apresentam comprometimento motor global grave e, portanto, são reconhecidos pela literatura mundial como de alto risco para comprometimento nutricional, sendo os distúrbios da mastigação e da deglutição apontados como a principal causa para esta associação. Desse modo, a alimentação oral, quando possível, é a primeira via a ser escolhida, prescrevendo-se frequentemente dieta de consistência pastosa, tida como a mais adequada para este público. Nessa consistência, os alimentos devem estar em forma de purês ou cremes, mingaus, amassados ou batidos, sendo que as carnes devem ser muito bem cozidas, bem macias, moídas, desfiadas ou trituradas.

Salienta-se que, independentemente da consistência, a alimentação deve ser representada por refeições com grande variedade de cores e compostas por alimentos e preparações diversificados e dispostos no prato de maneira atrativa. Contudo, em dietas pastosas, deve-se recomendar maior fracionamento das refeições e atentar às escolhas das preparações alimentares, pois esta consistência pode resultar em pouco aporte calórico e/ou proteico, bem como em baixas cotas de micronutrientes em sua composição nutricional. Assim, pode-se lançar mão de algumas estratégias para se obter dieta pastosa enriquecida, sempre respeitando o grau de disfagia, quando presente:

- Mingau: enriquecer com frutas liquidificadas ou amassadas, gema de ovo pré-cozida ou geleia de frutas, ou adicionar ainda leite em pó
- Leite: adicionar farináceos à base de cereais integrais, com ou sem açúcar, sorvetes em massa, leite em pó
- Carnes: bater em liquidificador e adicionar em purês e sopas
- Vegetais folhosos batidos: adicionar a purês de feculentos e em sopas

Capítulo 19 • Bases Nutricionais para Elaboração de Cardápios na Área da Reabilitação **245**

- Cereais: preferir alimentos feculentos, preparações com milho (polentas, cremes) ou arroz em papa
- Leguminosas: amassar com garfo ou liquidificar ou passar em peneira fina
- Sopas: tipo creme, preparadas com molho branco, à base de leguminosas liquidificadas ou caldo de carne ou frango, acrescentadas de fubá, farinha de aveia e carnes (desfiadas, trituradas ou coadas)
- Pães: os do tipo macios como bisnaguinhas de leite, pão de leite, pão de forma sem casca e adicionados ao leite
- Queijos: cremosos ou em pasta
- Sobremesas: cremosas como musses, pudins, flãs, curau, frutas cozidas ou papas de frutas acrescidas de creme de leite, leite condensado
- Líquidos: leite ou iogurtes batidos com farináceos ou frutas, sucos de frutas e legumes com adição de farináceos.

Disfagia

Muitos indivíduos em reabilitação (idosos e portadores de sequelas de acidente vascular encefálico, paralisia cerebral, esclerose múltipla amiotrófica, demências, como as doenças de Alzheimer e Parkinson) apresentam disfagia nos seus mais diversos graus com alguma frequência. Nesses casos, quando a alimentação for mantida por via oral, ela deve ser planejada individualmente, sendo modificada em sua consistência de acordo com o grau de comprometimento da disfagia e, por vezes, modificada também quanto à viscosidade dos líquidos oferecidos. Para tanto, pode-se lançar mão dos espessantes, que são substâncias capazes de aumentar, nos alimentos, a viscosidade de soluções, emulsões e suspensões, visando a melhorar a condição de alimentação e colaborando, assim, para maior qualidade nutricional e de vida para os disfágicos.

Os **espessantes**, portanto, têm como objetivos: reduzir a velocidade no fluxo do alimento; minimizar o extravasamento do líquido entre os lábios e/ou evitar o derramamento do líquido para dentro da área orofaríngea e proteger as vias respiratórias. Contudo, eles não devem ser usados indiscriminadamente, sendo que sua indicação é prescrita pelo fonoaudiólogo e a escolha do tipo, quantidade e alimento a ser adicionado, determinada pelo nutricionista.

A *National Dysphagia Diet* (NDD) instituiu as propriedades reológicas dos alimentos. Reologia consiste no estudo físico da deformação dos materiais sob a ação de forças mecânicas. O parâmetro fundamental obtido no estudo do comportamento reológico de alimentos líquidos e semilíquidos é a viscosidade, a qual é considerada o meio de fundamento para caracterizar a textura do fluido (Park e Leite, 2001 *apud* Toneli *et al.*, 2005). Assim, foram reconhecidas e identificadas a viscosidade e a consistência dos alimentos de maior significância terapêutica para pacientes com disfagia. Para tanto, os alimentos mais consumidos foram testados, categorizados e definidos em alimentos de texturas líquida e sólida (e seus níveis de consistência):

Espessantes

Há dois tipos de espessantes: os industrializados (p. ex., ThickenUp® e Nutilis®) e os naturais (farinhas, amido de milho, purê de batata etc.).

- Líquidos:
  - Consistência tipo néctar: líquido espessado. Pode-se beber com ajuda de um canudo ou beber diretamente em um copo/caneca

- Consistência tipo mel: pastoso fino; não é possível ser bebido com um canudo; pode-se utilizar diretamente um copo/caneca
- Consistência tipo pudim: pastoso grosso. Deve ser tomado com uma colher
- Sólidos:
  - Textura A (macio): os alimentos devem ser naturalmente macios ou cozidos ou cortados para alterar sua textura
  - Textura B (moída e úmida): os alimentos devem ser cortados em pedaços redondos e lisos e ser macios e úmidos, facilmente amassados com o garfo
  - Textura C (purê homogêneo e liso): os alimentos são lisos, homogêneos, úmidos e sem pedaços. Podem ter aparência granular/farinácea.

Alguns cuidados especiais devem ser dispensados aos indivíduos que apresentam disfagia, como:

- Permanecer na posição sentada e com a cabeça centralizada durante as refeições (tanto oral quanto enteral, mesmo quando submetido à gastrostomia) ou com a cabeceira elevada (45 a 90°). Se necessário, usar rolinhos de toalha ou lençóis para apoiar a cabeça
- Manter o tronco o mais vertical possível e a cabeça ereta durante a alimentação
- Alimentar o indivíduo quando não sonolento e em ambiente calmo
- Não conversar com o indivíduo no momento da alimentação para evitar engasgos e/ou aspiração
- Certificar-se de que o paciente tenha terminado de deglutir o alimento antes de oferecer a próxima porção de alimento
- Na constatação de resíduo alimentar depois da deglutição, uma colher vazia pode ser colocada na boca do paciente para estimular outra deglutição, favorecendo a limpeza da cavidade oral
- Manter o indivíduo sentado por, pelo menos, 30 min após a alimentação
- Realizar higiene bucal adequada, independentemente da via de alimentação, após cada refeição, para eliminar os restos dos alimentos retidos e evitar problemas dentários e periodontites
- Realizar avaliação odontológica periódica
- Volume, consistência e utensílios usados na alimentação devem ser indicados pelo fonoaudiólogo, pois cada um tem suas necessidades especiais; quando necessário, deverão sofrer adaptações de modo a facilitar o processo da alimentação
- Para pacientes com acidente vascular encefálico e disfágicos, recomenda-se oferecer o alimento pelo lado não comprometido pela paresia.

Síndrome de Down

No caso de crianças com síndrome de Down, deve-se lembrar, no momento do planejamento dos cardápios, que elas apresentam características físicas que dificultam o aleitamento materno e retardam o processo evolutivo da consistência dos alimentos, como: boca pequena, língua protrusa, dificuldades de deglutição, alinhamento nivelado entre a base do crânio e o palato (favorece o ato de inspirar juntamente à deglutição, aumentando o risco de broncoaspiração). Assim, geralmente conseguem se alimentar de sólidos somente por volta dos 8 meses de idade e líquidos em copos comuns por volta dos 20 meses; e se alimentam sozinhos só por volta dos 30 meses, com uso de cadeirão com apoios laterais, os quais são retirados paulatinamente.

Na elaboração de cardápios para indivíduos com síndrome de Down, também se deve atentar à inclusão de alimentos fontes de **zinco**, uma vez que estudos evidenciaram alterações no metabolismo deste nutriente nesta população, com reduzidas concentrações desse mineral no plasma e na urina. Além disto, salienta-se que esta população frequentemente é acometida pelo hipotireoidismo, que é um dos fatores relacionados com o aumento de peso muito comum a estes indivíduos, sendo que os nutrientes zinco, cobre, ferro e iodo são importantes para a manutenção da funcionalidade da glândula tireoide.

O Quadro 19.1 apresenta uma relação de alimentos fontes desses nutrientes importantes para os indivíduos com síndrome de Down.

Zinco

Alimentos ricos em zinco são de origem animal e servem para fortalecer o sistema imune. P. ex.: camarão, carne de vaca, frango e de peixe, fígado, gérmen de trigo, grãos integrais, castanhas, legumes e tubérculos.

RECOMENDAÇÕES GERAIS

Em geral, para garantir maior autonomia no momento da alimentação e, portanto, mais independência, de maneira que favoreça o consumo alimentar e, consequentemente, melhor qualidade de vida para o deficiente, sugere-se utilizar:

- Adaptadores de talheres: cabos emborrachados, cilindros de espuma
- Talheres em balanço: por necessitarem de menor força para sua manipulação e favorecerem os movimentos para a pega dos alimentos do prato, sendo úteis para indivíduos com doença de Parkinson, paralisia cerebral, mas sem forte reflexo de mordida
- Talheres envergados: por facilitarem a angulação e também a pega dos alimentos do prato
- Garfos com pontas arredondadas: apresentam melhor adaptação ao palato e minimizam o risco de acidentes
- Pratos: brancos, com bordas ou uso de aparadores quando necessário, especialmente para pacientes com sequelas de acidente vascular encefálico, doença de Parkinson e paralisia cerebral

Quadro 19.1 Relação de alimentos fontes de zinco, cobre, ferro e iodo.

Zinco	Cobre	Ferro	Iodo
Ostra	Nozes	Feijão	Sal iodado
Camarão	Castanha	Grão-de-bico	Peixes
Carne bovina	Fígado	Lentilha	Frutos do mar
Frango e peixes	Crustáceos	Ervilha	
Fígado	Uva-passa	Carne vermelha	
Germe de trigo	Caju	Fígado	
Grãos integrais	Amêndoa	Tofu	
Castanhas	Avelã	Semente de	
Cereais	Abóbora	abóbora	
Amendoim			

Adaptado de Marques e Marreiro (2006).

- Copos: não descartáveis, mas de plástico resistente, de fácil higienização, não tóxico; transparentes (para visualização do líquido); com tampas, bicos e asas laterais, quando necessário.

Não se indica o uso de talheres e utensílios descartáveis, por quebrarem facilmente e favorecerem ferimentos, cortes, engasgos e asfixia. Além disso, talheres descartáveis são mais difíceis para a preensão desses pacientes e também promovem a queda dos alimentos com mais facilidade, por serem mais flexíveis.

Outro distúrbio muito comum na maioria dos indivíduos em reabilitação é a constipação intestinal. Ela pode ser definida como o movimento lento das fezes ao longo do intestino grosso, relacionando-se com defecação infrequente, difícil ou incompleta, causada pela diminuição da mobilidade dos órgãos digestórios. Com a permanência prolongada das fezes no colo, ocorre absorção excessiva de água, tornando-as secas e duras e, com isso, difíceis de expelir. Ela é o efeito final de vários fatores, como dieta inadequada, falta de exercícios, anormalidades de mobilidade, medicamentos e defeitos anatômicos. As medidas não farmacológicas para o tratamento da constipação intestinal incluem aumento da ingestão de líquido, estímulo à prática de atividade física regular e a correção alimentar, quando necessária. Assim, indica-se consumo de alimentos ricos em fibras juntamente com maior ingestão de líquidos (1,5 a 2 ℓ/dia) e realização das refeições em horários regulares, enfatizando-se a educação alimentar progressiva e persistente, tanto qualitativa quanto quantitativa.

As fibras estimulam o peristaltismo intestinal, bem como auxiliam na formação de fezes mais macias. Recomenda-se o consumo de farelo de trigo, farelo de aveia, cereais e grãos integrais, frutas laxativas (laranja e mexerica com o bagaço, mamão, abacaxi, uva), ameixa-preta e suco de ameixa, hortaliças (especialmente verduras de folhas cruas, tomate e beringela) e leguminosas (feijão, ervilha, grão-de-bico, lentilha).

Por vezes, ainda há necessidade de se lançar mão de suplementos de fibras sob a forma de módulos industrializados (p. ex., Profibra® e Resource Benefiber®) que podem ser adicionados em leite, sucos e sopas, especialmente em dietas mais restritas em nutrientes, como é o caso da dieta pastosa.

A quantidade diária de fibra alimentar ingerida por adultos e idosos deve ser de 25 a 30 g/dia, sendo que, para crianças acima de 12 meses, segue-se o estabelecido pela American Health Foundation, em que o consumo deve ser correspondente à idade da criança (em anos) mais 5 para o mínimo e mais 10 para o máximo, sendo a soma expressa em gramas por dia, como indicado a seguir (Willians *et al.*, 1995):

Ingestão recomendada de fibras para crianças (g) = idade (anos) + 5 a 10

Outra medida importante para o controle da constipação intestinal é a ingestão de líquidos frios ou gelados, promovendo absorção mais rápida, principalmente nos momentos de maior mobilidade intestinal, ou seja, pela manhã, ao se levantar, e 30 min após as refeições, momentos em que ocorrem os reflexos gastrocólicos e duodenocólicos.

Dentre os diversos cuidados prestados ao portador de necessidades especiais, a terapia nutricional enteral é uma possibilidade terapêutica que visa à manutenção e/ou à recuperação de seu estado nutricional, desde que, nesses pacientes, o trato gastrintestinal apresente-se íntegro para o processo digestório e a ingestão oral esteja comprometida parcial ou totalmente. Para a escolha da via de acesso adequada, deve-se considerar não só a integridade do trato gastrintestinal, mas também suas características morfológicas e funcionais, sendo recomendado o acesso intragástrico sempre que possível. Contudo, se for a longo prazo, a alimentação via gastrostomia é a preferencial. Assim sendo, a nutrição enteral via gastrostomia é muito utilizada em disfunções oromotoras graves, comumente observadas em pacientes com doenças neurológicas, as quais dificultam a oferta de nutrientes, líquidos e medicamentos por via oral, necessitando de tempo de suporte nutricional prolongado. Há evidências científicas de que o uso da gastrostomia nesses pacientes favorece o aumento da oferta de nutrientes com reflexo positivo em seu estado nutricional e, consequentemente, na longevidade e na qualidade de vida desses indivíduos. Para a realização da terapia nutricional enteral de maneira segura, deve-se tomar como base os requisitos publicados na Resolução RDC n. 63 de 6/7/2000 da Agência Nacional de Vigilância Sanitária (Anvisa) do Ministério da Saúde, que definiu a nutrição enteral como:

> [...] alimento para fins especiais, com ingestão controlada de nutrientes, na forma isolada ou combinada, de composição definida ou estimada, especialmente formulada e elaborada para uso por sondas ou via oral, industrializado ou não, utilizada exclusiva ou parcialmente para substituir ou complementar a alimentação oral em pacientes desnutridos ou não, conforme suas necessidades nutricionais, em regime hospitalar, ambulatorial ou domiciliar, visando síntese ou manutenção dos tecidos, órgãos ou sistemas (Ministério da Saúde, 2000).

A utilização de dietas enterais industrializadas no Brasil ocorre preferencialmente no ambiente hospitalar. Em ambiente domiciliar, infelizmente, essas fórmulas ainda não são acessíveis para a maioria da população, considerando principalmente seu elevado custo. Assim, utilizam-se frequentemente as dietas denominadas artesanais, elaboradas com alimentos *in natura*. Contudo, apesar de apresentarem custo mais baixo, essas dietas artesanais costumam ter baixa densidade calórica e dificilmente alcançam as necessidades nutricionais do paciente. Dessa maneira, a elaboração de fórmulas artesanais de baixo custo e de boa e confiável qualidade nutricional torna-se um grande desafio. Para o seu preparo, a escolha dos ingredientes deve atender todas as necessidades nutricionais do paciente, além de dar viscosidade à dieta, para que ela não escoa pela sonda. Caso contrário, se a fórmula não fluir corretamente, devem-se substituir os alimentos e/ou diminuir a quantidade dos ingredientes da receita, o que levaria a diminuição da densidade energético-proteica. Além disso, podem ocorrer maiores perdas do valor nutricional em virtude da necessidade de usar o liquidificador e a peneira para obter a viscosidade adequada, comprometendo a confiabilidade dos cálculos nutricionais. Assim, geralmente prescrevem-se bebidas enriquecidas com suplementos industrializados de custo mais acessível e sopas de consistência rala, salientando-se a necessidade do estabelecimento de *per capitas* que favoreçam a preparação de fórmulas com viscosidade adequada, permitindo, assim, adequada administração por gotejamento gravitacional ou *bolus* (uso de seringas).

Para o enriquecimento das bebidas, sugerem-se alguns alimentos e/ou módulos de nutrientes nas diluições descritas na Tabela 19.1.

Na Tabela 19.2, constam sugestões de ingredientes para o preparo de sopa com os respectivos *per capita*.

Outro importante problema relacionado com a dieta artesanal refere-se à dificuldade de se conhecer o real valor nutricional das composições propostas, uma vez que os valores calculados por meio do uso de tabelas de composição nutricional dos alimentos não preveem as perdas nutricionais decorrentes do processo de pré-preparo, cocção e passagem das preparações por liquidificador e peneira.

Considerando os fatos relatados, indica-se, como exemplo, a prescrição de uma formulação artesanal avaliada bromatologicamente por Cirqueira *et al.*, em 2009, a qual se encontra descrita na Tabela 19.3.

Para o preparo da sopa, atentar para os passos a seguir:

- Higienizar os recipientes e embalagens com água e sabão
- Fazer a adequada higienização de mãos, local, utensílios e ingredientes
- Descascar todos os legumes, picar em pedaços pequenos e reservar
- Em uma panela de pressão, adicionar todos os ingredientes e 500 mℓ de água. Cozinhar (cerca de 10 min após a pressão, em fogo baixo) até que os ingredientes estejam bem macios
- Liquidificar e passar em peneira de malha bem fina, acondicionando-a em recipiente fundo e graduado. Caso a sopa fique muito grossa, adicionar mais um pouco de água filtrada até completar 600 mℓ
- Envasar a sopa em frasco descartável próprio para administração de dietas por sonda.

Vale salientar que todas as preparações devem ser peneiradas e oferecidas ao paciente em temperatura ambiente.

Na Tabela 19.4, estão apresentados os resultados obtidos, após análise bromatológica em base úmida, da formulação citada na Tabela 19.3.

Essa formulação apresenta distribuição calórica adequada para todos os macronutrientes, oferecendo 59,6 g de proteínas, o que garante o aporte desse nutriente para indivíduos com até 74,5 kg. Com relação à concentração energética, tal formulação supre as necessidades para indivíduos pesando até 64,6 kg (Cirqueira *et al.*, 2009).

Quanto às fibras, considerando o critério das *Dietary Reference Intakes* (38 g/dia de fibras totais para homens e 25 g para mulheres entre 19 e 50 anos), o valor resultante da análise não atendeu às necessidades diárias. Esse resultado pode ser justificado pelo fato de que, na etapa de peneiração da formulação, ocorre grande acúmulo de elementos, sugerindo que o material fibroso que permanece retido na peneira contribui para as baixas concentrações de fibra observadas. Assim, sugere-se a suplementação desse componente quando se fizer necessário, por meio de módulos industrializados, de acordo com as condições financeiras do cliente. Contudo, salienta-se que a formulação proposta atinge o equilíbrio

Capítulo 19 • Bases Nutricionais para Elaboração de Cardápios na Área da Reabilitação **251**

Tabela 19.1 Sugestões para preparo de dietas enterais artesanais.

Alimento	Diluição do volume final (%)
Óleo vegetal/TCM	1 a 3
Açúcar/maltodextrina	3 a 5
Caseinato de cálcio/sódio	2 a 3
Suplementos em pó (Nutren Active®, Sustagen®, Sustain®)	Utilizar as quantidades de acordo com as orientações de cada fabricante

TCM: triglicerídios de cadeia média.

Tabela 19.2 Sugestões *per capita* para preparo de sopa utilizada em nutrição enteral artesanal.

Alimento	Quantidade/diluições (g)	Medida caseira
Carnes (bovina, de aves, peixes)	25 a 30	1 pedaço pequeno ou 1 colher (sopa) cheia de carne moída
Legumes picados (cenoura, chuchu, abobrinha)	30 a 50	1 colher de servir rasa
Alimentos feculentos picados (batata, mandioquinha, inhame)	25	1 colher (sopa) cheia
Verduras (escarola, espinafre, couve)	10	1 folha média
Óleo vegetal (soja, girassol, canola)	8 a 16	1 ou 2 colheres de sopa rasa
Caldo de feijão	150	1 concha pequena
Arroz branco cru	10	1 colher (sopa) cheia
Macarrão cru	15	1 colher (sopa) cheia
Sal	2	2 colheres (café) rasas

Tabela 19.3 Composição da formulação artesanal proposta.

Refeição	Alimento/suplemento	Quantidade (g/mℓ)
Café da manhã/lanche da tarde/ceia (3 frascos de 250 mℓ)	Leite integral	750 mℓ
	Sustagen® sabor baunilha	150 g
Colação (1 frasco de 250 mℓ)	Suco de laranja	120 mℓ
	Açúcar refinado	10 g
	Água	80 mℓ
Almoço/jantar (sopa – 2 frascos de 300 mℓ)	Carne bovina	50 g
	Batata-inglesa	50 g
	Chuchu	50 g
	Cenoura	50 g
	Fubá de milho	40 g
	Óleo de soja	30 mℓ
	Sal iodado	2 g

Tabela 19.4 Componentes da formulação artesanal segundo análise bromatológica em base úmida.

Componentes	Valores encontrados
Densidade calórica (kcal/mℓ)	0,8
Proteínas (%)	14,5
Carboidratos (%)	61,86
Lipídios (%)	23,39
Fibras (g/2 ℓ)	5,6
Fibra solúvel (%)	10,7
Fibra insolúvel (%)	89,3

nutricional para os macronutrientes e apresenta custo reduzido quando comparada às dietas industrializadas, representando, assim, uma boa alternativa para alimentação domiciliar oral e/ou enteral de indivíduos com menor poder aquisitivo, especialmente por se conhecer sua composição nutricional.

O aumento do número de portadores de necessidades especiais e a necessidade de se instituírem cuidados precoces de prevenção de complicações a essa população, portanto, exigem conhecimentos básicos na área de reabilitação, a fim de se orientar adequadamente tanto a equipe envolvida no processo de tratamento quanto os pacientes e seus familiares e/ou cuidadores. Além disso, deve-se salientar que o indivíduo com necessidades de atenção especializadas pode evoluir com muitas perdas funcionais e todos os profissionais da equipe de intervenção devem apresentar habilidades específicas. Essa orientação é necessária para atender as diversas incapacidades de maneira a integrar os ganhos funcionais e nutricionais obtidos para melhora da independência do paciente em sua locomoção, autocuidados, trabalho e lazer, promovendo, assim, melhor qualidade de vida e longevidade.

Na área da reabilitação, a equipe de saúde também deve atentar para a prevenção das complicações secundárias, como deformidades osteoarticulares, complicações urinárias, ossificações heterotópicas, rigidez articular, constipação intestinal e úlceras por pressão que, por vezes, demandam longo tempo de tratamento, agravando o prognóstico funcional e culminando em um dos maiores fatores para a elevação dos custos a todas as esferas envolvidas.

Dessa maneira, a nutrição dessa população deve ser cuidadosamente planejada, orientada e monitorada de modo a evitar ou minimizar os desvios nutricionais e outras complicações relacionadas com a má alimentação e também dar suporte para a recuperação da funcionalidade, independência e garantir melhor qualidade de vida. Assim, a assistência prestada requer do nutricionista habilidade e capacitação, que deve ser inserido na equipe de atenção multidisciplinar por seu importante papel no cuidado dessa população.

A adequada intervenção nutricional na área da reabilitação envolve modificações dietéticas e, por vezes, prescrição de vias alternativas de alimentação. Essas ações corroboram as determinações da Resolução da Diretoria Colegiada (RDC n. 380/2005) do Conselho Federal de Nutricionistas (CFN) e também o Decreto n. 55.739, de 27 de abril de 2010, da Secretaria de Saúde do Estado São Paulo, que dispõe sobre a Rede de Reabilitação Lucy Montoro e dá providências correlatas, conforme apresentado a seguir.

> Artigo 22 – Aos Serviços de Nutrição e Dietética cabe:
> I – planejar e definir o padrão das refeições a serem produzidas e distribuídas aos pacientes;
> II – prestar assistência nutricional sistematizada individual ou em grupo aos pacientes, integrada ao trabalho das equipes multiprofissionais, na internação e no ambulatório;
> III – avaliar o estado nutricional do paciente internado e de ambulatório, utilizando indicadores nutricionais subjetivos e objetivos, com base em protocolo preestabelecido;
> IV – desenvolver programas de educação e aconselhamento nutricional aos pacientes e cuidadores para promover hábitos alimentares saudáveis na prevenção e no tratamento de doenças e no processo de reabilitação;
> V – integrar a equipe multidisciplinar com vista à terapia nutricional dos pacientes;
> VI – desenvolver e participar de estudos e eventos científicos relacionados com a nutrição em reabilitação.

Pode-se, então, concluir que o sucesso de um programa de reabilitação é percebido a partir do momento em que se alcançam inserção social e profissional e independência e qualidade de vida dos pacientes assistidos.

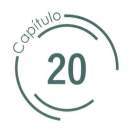

Cardápios para Crianças em Idade Escolar | Lancheira Saudável

Aline de Piano Ganen • Deise Cristina Oliva Caramico Favero • Deborah Cristina Landi Masquio • Roseli Espíndola Balchiunas

INTRODUÇÃO

A idade escolar compreende o período da vida que se estende dos 7 aos 10 anos. Nessa fase, o crescimento é lento, porém constante, com uma maior proporção na região dos membros inferiores do que na região do tronco. Os meninos são levemente maiores que as meninas no início desse período (Lacerda e Acciollly, 2005; SBP, 2012).

Em relação à composição corporal, os meninos em geral apresentam maior massa magra que as meninas. Após os 7 anos, ocorre um aumento do tecido adiposo em ambos os sexos, fenômeno conhecido como repleção energética, ou seja, reserva de energia para o estirão pubertário. Vale ressaltar que, dependendo da maturidade sexual, ou seja, do aumento da concentração sanguínea dos hormônios androgênicos e sexuais, algumas crianças podem iniciar o aparecimento dos caracteres sexuais secundários, como o aparecimento de pelos pubianos (Gaglianone, 2003; Lacerda e Acciollly, 2005; SBP, 2012).

A família sempre desempenha um papel fundamental nos processos de desenvolvimento do ser humano, mas a escola também é fundamental para o crescimento da criança, uma vez que, além de prover um ambiente para o desenvolvimento das habilidades cognitivas e acadêmicas, promove a socialização da criança (Gaglianone, 2003; Ramos e Stein, 2000).

Em relação ao desenvolvimento, nessa fase, inicia-se a dentição permanente, sendo de extrema importância reforçar os bons hábitos de saúde, como alimentação e higiene bucal, a fim de prevenir a ocorrência de cáries dentárias e outros problemas de saúde (Gaglianone, 2003; Lacerda e Acciollly, 2005; SBP, 2012).

Nesse período, há um aumento do apetite e melhor aceitação dos alimentos, porém, se a criança tem hábitos alimentares inadequados, há grande chance dessa inadequação se acentuar e alguns distúrbios alimentares ou deficiências nutricionais persistirem, quando não forem corrigidos. Isso acontece porque a criança em idade escolar começa a desenvolver autonomia na escolha dos alimentos, assim a família, a escola e a sociedade são responsáveis por proporcionar um ambiente saudável, e, possivelmente, evitando o aumento de casos de obesidade infantil, anemia, constipação intestinal e outros problemas comuns na pediatria (Gaglianone, 2003; Lacerda e Acciollly, 2005; SBP, 2012).

A idade escolar é a fase ideal para que sejam transmitidos conhecimentos sobre as propriedades dos alimentos e seus nutrientes e sobre alimentação e hábitos de vida saudáveis à criança, tornando-a consciente da escolha dos alimentos a serem ingeridos (Gaglianone, 2003).

A obesidade pode ter início nessa faixa etária, pelo maior interesse que as crianças passam a ter por alguns alimentos muito calóricos (p. ex., salgadinhos, *fast-food*, refrigerantes, doces etc.), cuja ingestão é de difícil controle, bem como pelo sedentarismo, em decorrência dos avanços tecnológicos, pois a prática de atividade física foi substituída pelo uso do celular, *tablet*, computador, videogame, televisão, pela falta de espaço e segurança. Nessa faixa etária, também há um aumento da influência do grupo social (amigos/turma) na escolha de alimentos. A alimentação é bastante influenciada pelo tempo que a criança permanece na escola, pelos contatos sociais e pelos hábitos alimentares de seus familiares vivenciados em sua casa (Gaglianone, 2003; Ramos e Stein, 2000; SBP, 2012).

Vale ressaltar que a prática de atividade física regular está associada a diminuição do risco de obesidade, atuando na regulação do balanço energético e preservando ou mantendo a massa magra em detrimento da massa adiposa.

A alimentação do escolar deve fornecer energia adequada para garantir o seu crescimento e desenvolvimento sem excesso de gordura. A ingestão de carboidratos simples (refrigerantes, balas, doces, chocolates, pirulitos etc.) deve ser controlada para uma boa saúde, e as fibras alimentares devem estar presentes para auxiliar no bom funcionamento do intestino e na manutenção da microbiota intestinal saudável. Além disso, a alimentação deve ser rica em vitaminas e minerais, pois a ingestão insuficiente desses nutrientes pode prejudicar o crescimento e resultar em doenças (Lucas, 2002).

Devem ser estabelecidos horários para todas as refeições: café da manhã, almoço, jantar e lanches intermediários. É importante enfatizar que os lanches intermediários são refeições e, portanto, não é o momento de consumir qualquer tipo de alimento. Às vezes, esses lanches apresentam alimentos hipercalóricos, com alto índice glicêmico, ricos em sódio e em gordura saturada e com baixa quantidade de vitaminas, minerais e fibras alimentares, o que faz o escolar entender que é um momento de comer guloseimas ou até mesmo sobremesas de alta densidade calórica. A falta de disciplina alimentar costuma ser a maior causa dos distúrbios alimentares, comprometendo a qualidade e a quantidade de nutrientes consumidos (Gaglione, 2003; Brasil, 2003).

RECOMENDAÇÕES NUTRICIONAIS

Energia e macronutrientes | Carboidrato, lipídio e proteína, fibra alimentar e colesterol

Uma nutrição inadequada na fase escolar pode levar a riscos nutricionais, principalmente na fase seguinte, ou seja, na adolescência, quando ocorre o estirão do crescimento e a maturação sexual. Dessa forma, as necessidades proteica-calóricas devem ser alcançadas a fim de não prejudicar o crescimento/desenvolvimento. A Tabela 20.1 apresenta as recomendações de energia em quilocalorias por quilo de peso por dia (kcal/kg/dia) para os escolares de acordo com sexo, idade e nível de atividade física segundo a FAO/WHO/UNU (2004).

Além das recomendações em quilocalorias por quilo de peso, há equações para a estimativa da necessidade energética total (NET) para escolares segundo o *Institute of Medicine* (IOM, 2005), que consideram as variáveis peso, altura, idade e atividade física, conforme apresentadas na Tabela 20.2. A Tabela 20.3 apresenta os valores do coeficiente de atividade física (CAF) segundo a IOM (2005).

Tabela 20.1 Recomendações de energia em kcal/kg/dia para escolares.

Idade (anos)	Sexo masculino			Sexo feminino		
	Atividade física leve (kcal/kg/dia)	Atividade física moderada (kcal/kg/dia)	Atividade física pesada (kcal/kg/dia)	Atividade física leve (kcal/kg/dia)	Atividade física moderada (kcal/kg/dia)	Atividade física pesada (kcal/kg/dia)
6 a 7	62	73	84	59	69	80
7 a 8	60	71	81	57	67	77
8 a 9	59	69	79	54	64	73
9 a 10	56	67	76	52	61	70

Adaptada de FAO/WHO/UNU (2004).

Tabela 20.2 Equações para a estimativa da necessidade energética total (NET) para escolares.

Idade (anos)	Sexo	Equação (kcal/dia)
3 a 8	Masculino	$88,5 - (61,9 \times I) + CAF \times [(26,7 \times P) + (903 \times E)] + 20$
	Feminino	$135,3 - (30,8 \times I) + CAF \times [(10 \times P) + (934 \times E)] + 20$
9 a 18	Masculino	$88,5 - (61,9 \times I) + CAF \times [(26,7 \times P) + (903 \times E)] + 25$
	Feminino	$135,3 - (30,8 \times I) + CAF \times [(10 \times P) + (934 \times E)] + 25$

I: idade em anos; CAF: coeficiente de atividade física; P: peso em quilos; E: estatura em metros.
Adaptada de IOM (2005).

Tabela 20.3 Coeficientes de atividade física (CAF) para escolares.

Idade (anos)	Sexo	Classificação dos níveis de atividade física			
		Inativo ou sedentário	Pouco ativo	Ativo	Muito ativo
3 a 18	Masculino	1	1,13	1,26	1,42
	Feminino	1	1,16	1,31	1,56

Adaptada de IOM (2005).

Para atender à necessidade energética do organismo, as fontes de energia devem estar equilibradas entre os macronutrientes: carboidratos, lipídios e proteínas. As recomendações nutricionais dos macronutrientes são em porcentagens em relação ao valor energético total (VET) ou são em gramas por quilo de peso por dia, esta última considerada mais personalizada, pois leva em consideração o peso do indivíduo.

De acordo com o IOM (2005), a recomendação nutricional de carboidratos é de 45 a 65% do VET, e para evitar o desenvolvimento de cetose e hipoglicemia, a recomendação mínima deve ser de 5/kg/dia (Vitolo, 2008).

Vale ressaltar a qualidade nutricional dos carboidratos em relação à velocidade de absorção intestinal e ao aumento da curva glicêmica pósprandial (pico de glicemia pós-prandial). Dessa maneira, deve-se priorizar o consumo de carboidratos dos alimentos integrais (farinhas, cereais, pães) que apresentam uma quantidade maior de fibra alimentar (FA). O consumo de doces, chocolates, guloseimas e produtos ultraprocessados (sucos de caixinha, refrigerantes, biscoitos doces e recheados etc.) deve ser limitado, já que apresentam uma quantidade maior de açúcar (sacarose e frutose).

A recomendação diária de fibra alimentar é: idade (anos) + 5 g de acordo com a SBP (2006). De acordo com o IOM (2005), a ingestão adequada é de 31 g/dia para os meninos e de 26 g/dia para as meninas. Os alimentos fonte de FA são de origem vegetal: frutas, legumes e verduras (FLV), leguminosas, farelos, grãos e os alimentos integrais

Para lipídios, a recomendação nutricional é de 25 a 35% do VET e inclui os ácidos graxos saturados, monoinsaturados e poli-insaturados. A ingestão de lipídios é importante por fornecer ao organismo os ácidos graxos essenciais (AGE): o ácido graxo linoleico (família ômega-6) – 5 a 10% do VET – e o ácido graxo alfalinolênico (família ômega-3) – 0,6 a 1,2% do VET (FAO/WHO, 2010; IOM, 2005). Assim, recomenda-se de 0,5 a 1 g/kg/dia de lipídios a fim de evitar deficiência destes AGE (FAO/WHO, 2010; Vitolo, 2008).

Para garantir a qualidade dos lipídios na dieta do escolar, é importante verificar a quantidade de ácidos graxos saturados, que deve ser no máximo 8% do VET, uma vez que o excesso está associado ao risco de doenças cardiovasculares e o aumento na concentração sanguínea da lipoproteína de baixa densidade (LDL). A recomendação de colesterol é de 300 mg/dia, no máximo (IOM, 2005). Os principais alimentos fonte são os de origem animal: carnes vermelhas, peixes, aves, leite e derivados e ovos.

A recomendação nutricional de ácidos graxos poli-insaturados é de 11% do VET (FAO/WHO, 2010). Esses ácidos graxos incluem os AGE e outros, como o ácido graxo araquidônico (ARA), o ácido graxo eicosapentaenoico (EPA) e o ácido graxo docosa-hexaenoico (DHA). Para atender a recomendação nutricional do EPA e do DHA, recomenda-se a ingestão de peixes de águas profundas e geladas (salmão, atum, bacalhau, sardinha) 2 vezes ou mais na semana.

Os ácidos graxos monoinsaturados têm como principal alimento fonte o azeite de oliva. A recomendação nutricional é de 6 a 16% do VET, isto é, a diferença para completar o percentual do VET de lipídios. Por exemplo, lipídios totais: 30% do VET, sendo 8% saturados, 11% poli-insaturados e 30% monoinsaturados. 30% – 8% – 11% = 11% do VET.

Vale ressaltar a importância da ingestão adequada de gorduras como fonte de energia para o crescimento e desenvolvimento da criança, e também para a absorção intestinal das vitaminas lipossolúveis (A, D, E e K) que necessitam da formação de micelas no lúmen intestinal e da síntese da lipoproteína quilomícron (QM).

Sobre as proteínas, destaca-se seu valor para o crescimento da criança. Assim, a ingestão proteica deve ser adequada a fim de fornecer todos os aminoácidos essenciais necessários para a síntese proteica e, consequentemente, para o crescimento e o desenvolvimento do escolar. A recomendação nutricional proteica é de 10 a 30% do VET e, para garantir a quantidade necessária de aminoácidos essenciais, a proporção de proteína de alto valor biológico (PAVB) deve ser de dois terços do total recomendado (IOM, 2005). Os alimentos fonte de PAVB são de origem animal.

Além da recomendação nutricional proteica de acordo com o percentual do VET, tem-se a recomendação por quilo de peso corporal por dia, que é de 0,92 g/kg/dia para os escolares (7 a 10 anos de idade) de ambos os sexos (FAO/WHO/UNU, 2007).

Micronutrientes

Minerais

Os minerais constituem cerca de 4 a 5% do peso corporal total. Apresentam numerosas e variadas funções fisiológicas, como: manutenção da osmolaridade dos fluidos corporais, cofatores essenciais de muitas metaloenzimas, formação de ossos e dentes e manutenção da densidade óssea. Esses micronutrientes devem ser fornecidos pela dieta, por meio de uma alimentação balanceada e equilibrada com a presença de alimentos de todos os grupos (Gropper *et al.*, 2011; Strain e Cashman, 2005).

Entre os principais minerais do corpo, destacam-se cálcio, fósforo, magnésio, sódio, potássio e cloro (cloreto), por serem importantes na manutenção do balanço dos eletrólitos nos fluidos intracelulares e extracelulares do corpo humano (Gropper *et al.*, 2011; Strain e Cashman, 2005).

As recomendações nutricionais de minerais devem ser atendidas de acordo com os valores estabelecidos da Ingestão Dietética de Referência (IDR) segundo a faixa etária e o sexo, apresentados na Tabela 20.4. Esses valores são referência para indivíduos saudáveis normais comendo uma típica dieta mista norte-americana. É importante considerar que um indivíduo pode ter características fisiológicas, saúde, estilo de vida etc. que podem exigir a adaptação dos valores de nutrientes específicos (Costa e Galisa, 2018).

Em razão do crescimento e do desenvolvimento na fase escolar e das escolhas alimentares, uma vez que a criança já possui suas preferências alimentares e apresenta autonomia na escolha dos alimentos e na quantidade que deseja consumir (Ganglianone, 2003), alguns minerais são considerados mais relevantes, como cálcio, ferro e zinco.

Tabela 20.4 Valores da Ingestão Dietética de Referência (IDR) para minerais.

Minerais	Valores de IDR	Idade (anos)		
		4 a 8	9 a 13 (meninos)	9 a 13 (meninas)
Boro (mg/dia)	AI	ND	ND	ND
	UL	6	11	11
Cálcio (mg/dia)	EAR	800	1.100	1.100
	RDA	1.000	1.300	1.300
	UL	2.500	3.000	3.000
Cobre (μg/dia)	EAR	340	540	540
	RDA	440	700	700
	UL	3.000	5.000	5.000
Cloreto (mg/dia)	AI	1.900	2.300	2.300
	UL	2.900	3.400	3.400
Cromo (μg/dia)	AI	15	25	21
	UL	ND	ND	ND
Ferro (mg/dia)	EAR	4,1	5,9	5,7
	RDA	10	8	8
	UL	40	40	40
Fluoreto (mg/dia)	AI	1	2	2
	UL	2,2	10	10
Fósforo (mg/dia)	EAR	405	1.055	1.055
	RDA	500	1.250	1.250
	UL	3.000	4.000	4.000
Iodo (mg/dia)	EAR	65	73	73
	RDA	90	120	120
	UL	300	600	600
Magnésio (mg/dia)	EAR	110	200	200
	RDA	130	240	240
	UL	110	350	350
Manganês (mg/dia)	AI	1,5	1,9	1,6
	UL	3	6	6
Molibdênio (μg/dia)	EAR	17	26	26
	RDA	22	34	34
	UL	600	1.100	1.100
Níquel (mg/dia)	AI	ND	ND	ND
	UL	0,3	0,6	0,6
Potássio (mg/dia)	AI	3.800	4.500	4.500
	UL	ND	ND	ND

(continua)

Tabela 20.4 (*Continuação*) Valores da Ingestão Dietética de Referência (IDR) para minerais.

Minerais	Valores de IDR	Idade (anos)		
		4 a 8	9 a 13 (meninos)	9 a 13 (meninas)
Selênio (µg/dia)	EAR	23	35	35
	RDA	30	40	40
	UL	150	280	280
Sódio (mg/dia)	AI	1.200	1.500	1.500
	UL	1.900	2.200	2.200
Vanádio (mg/dia)	AI	ND	ND	ND
	UL	ND	ND	ND
Zinco (mg/dia)	EAR	4	7	7
	RDA	5	8	11
	UL	12	23	23

AI: ingestão adequada; EAR: necessidade média estimada; RDA: ingestão dietética recomendada; UL: nível máximo tolerável de ingestão dietética; ND: não determinado por causa da falta de dados até o momento sobre os possíveis efeitos adversos. Isso não significa que não há risco potencial para efeitos adversos de consumo exagerado.
Fonte: IOM (1997, 2000, 2001, 2004, 2010).

Cálcio

Desde a gestação, a ingestão de cálcio é importante para a formação dos ossos, que continuam em crescimento até a adolescência, quando a altura final é alcançada, finalizando o processo de crescimento ósseo.

Assim, o escolar deve consumir alimentos variados de origem animal e vegetal a fim de atender as necessidades nutricionais de cálcio para a formação da massa óssea e outras funções fisiológicas, como coagulação sanguínea e contração muscular.

Ressalta-se a importância da vitamina D para a absorção intestinal de cálcio e formação da massa óssea. Alguns inibidores da absorção intestinal de cálcio, como o oxalato e o fitato presentes em alimentos de origem vegetal, podem promover uma menor biodisponibilidade de cálcio ao organismo humano. Assim, a técnica de remolho das leguminosas e o desprezo da água são importantes na eliminação de fitato. Apesar da presença desses fatores antinutricionais (oxalato e fitato) nos alimentos de origem vegetal, deve-se levar em consideração a quantidade deles. Desse modo, o nutricionista deve conhecer a biodisponibilidade de nutrientes e a composição nutricional dos alimentos. Por exemplo, brócolis, couve-flor, couve manteiga e repolho apresentam baixa quantidade de oxalato, entretanto, o espinafre contém grande quantidade e, por isso, a biodisponibilidade de cálcio no espinafre é cerca de 5%. Os alimentos que apresentam maior quantidade de cálcio são leite e seus derivados (Silva e Cozzolino, 2009).

Ferro

A deficiência nutricional de ferro leva a anemia ferropriva, considerada um problema de saúde pública no mundo. Portanto, o aporte adequado de ferro é uma das maiores preocupações, pois sabe-se que anemia nesse período prejudica o crescimento e o desenvolvimento da criança, além de estar relacionada com baixo rendimento escolar (redução da capacidade de concentração e do aprendizado), cansaço persistente, dores de cabeça, tontura e irritabilidade, entre outros sinais clínicos.

Com o objetivo de reduzir a prevalência de anemia e prevenir a ocorrência de defeitos do tubo neural, o governo brasileiro instituiu, pela resolução RDC n. 344, de 13 de dezembro de 2002, emitida pela Agência Nacional de Vigilância Sanitária (Anvisa), a fortificação de farinhas de trigo e milho com 4,2 mg de ferro e 150 µg de ácido fólico a cada 100 do produto. Em 2017, a Anvisa atualizou esta resolução por meio da publicação da nova RDC n. 150, de 13 de abril de 2017, onde estabelece os requisitos para o enriquecimento de farinha de trigo e de milho com 4 a 9 mg de ferro/100 g e com 140 a 220 µg de ácido fólico/100 g.

Para atender as necessidades nutricionais de ferro, o escolar deve ter uma alimentação variada com alimentos de origem animal e vegetal. Alimentos de origem animal, como carnes e vísceras, contêm o ferro hemínico, também denominado ferro heme, que apresenta maior biodisponibilidade em comparação ao ferro não heme, presente em outros alimentos de origem animal como ovos, leite e derivados e nos alimentos de origem vegetal (Henriques e Cozzolino, 2009).

A fim de melhorar a absorção intestinal do ferro não heme, recomenda-se a ingestão de alimentos ricos em vitamina C, como frutas, legumes e verduras. O desprezo da água de remolho das leguminosas também é importante para a redução de fitato (hexafosfato de mioinositol), importante quelante de minerais catiônicos bivalentes, formando complexo insolúvel no lúmen intestinal e, consequentemente, diminuindo a quantidade absorvida de ferro ferroso (ferro não heme).

Além disso, nas refeições almoço e jantar, devem-se evitar alimentos como leite e seus derivados, em virtude da alta quantidade de cálcio nesses alimentos, já que o cálcio em grande quantidade no lúmen intestinal diminui a absorção de ferro.

Vale ressaltar que, apesar de existirem mecanismos que regulam a quantidade de ferro no organismo humano, reduzindo o risco de deficiência desse nutriente, na criança, esses mecanismos podem ser insuficientes por causa da rápida mobilização de reservas que ocorre para acompanhar o crescimento. Portanto, é papel do nutricionista fornecer uma dieta equilibrada, balanceada e com melhor biodisponibilidade de ferro para o escolar.

Zinco

Mineral essencial para inúmeras enzimas relacionadas na síntese proteica do organismo (síntese de ácido nucleico), no sistema imunológico, na pele, no sistema do trato gastrintestinal (TGI) etc.

A deficiência nutricional de zinco está associada a anorexia, hipogeusia (diminuição da sensação de paladar), retardo de crescimento, acrodermatite, alopecia (redução de pelos e queda de cabelo), diarreia, baixa resistência e atraso na maturação sexual.

As crianças que apresentam risco de deficiência nutricional de zinco geralmente apresentam riscos de desnutrição, pois a deficiência isolada de zinco é rara. Em geral são crianças que têm uma dieta hipoproteica.

Os alimentos fonte de zinco são: carnes vermelhas e brancas, vísceras, leguminosas, leite e seus derivados, cereais integrais e tubérculos (Cozzolino *et al.*, 2014).

Vitaminas

Compostos orgânicos com funções regulatórias essenciais para o funcionamento normal das células e do metabolismo energético. Devem ser fornecidas pela dieta, por meio de uma alimentação balanceada e equilibrada com a presença de alimentos de todos os grupos alimentares (Bender, 2005; Gropper *et al.*, 2011).

As vitaminas são classificadas de acordo com sua solubilidade em água (vitaminas hidrossolúveis, como vitamina C ou ácido ascórbico e vitaminas do complexo B) e em gordura (vitaminas lipossolúveis, como vitaminas A, D, E e K).

Vale ressaltar que a absorção e o transporte das vitaminas lipossolúveis, diferentemente das vitaminas hidrossolúveis, necessitam da ingestão dietética adequada de lipídios, pois é necessária formação de micelas no lúmen intestinal e a síntese da lipoproteína quilomícron (QM). Portanto, a baixa ingestão de gorduras e/ou dietas com restrição lipídica podem estar relacionadas à deficiência dessas vitaminas.

Como citado anteriormente, sobre os minerais, as recomendações nutricionais de vitaminas devem ser atendidas de acordo com os valores estabelecidos pela IDR segundo a faixa etária e o sexo, apresentados na Tabela 20.5.

Algumas vitaminas são consideradas mais relevantes na fase escolar, como vitamina A e vitamina D.

Tabela 20.5 Valores da Ingestão Dietética de Referência (IDR) para vitaminas.

Vitaminas	Valores de IDR	Idade (anos)		
		4 a 8	9 a 13 (meninos)	9 a 13 (meninas)
Vitamina A (µg/dia)	EAR	275	445	420
	RDA	400	600	600
	UL	900	1.700	1.700
Vitamina D (µg/dia)	EAR	10	10	10
	RDA	15	15	15
	UL	75	100	100
Vitamina E (mg/dia)	EAR	6	9	9
	RDA	7	11	11
	UL	300	600	600
Vitamina K (µg/dia)	AI	55	60	60
	UL	ND	ND	ND

(*continua*)

Tabela 20.5 (*Continuação*) Valores da Ingestão Dietética de Referência (IDR) para vitaminas.

Vitaminas	Valores de IDR	Idade (anos)		
		4 a 8	9 a 13 (meninos)	9 a 13 (meninas)
Vitamina C (mg/dia)	EAR	22	39	39
	RDA	25	45	45
	UL	650	1.200	1.200
Tiamina – B_1 (mg/dia)	EAR	0,5	0,7	0,7
	RDA	0,6	0,9	0,9
	UL	ND	ND	ND
Riboflavina – B_2 (mg/dia)	EAR	0,5	0,8	0,8
	RDA	0,6	0,9	0,9
	UL	ND	ND	ND
Niacina – B_3 (mg/dia)	EAR	6	9	9
	RDA	8	12	12
	UL	15	20	20
Piridoxina – B_6 (mg/dia)	EAR	0,5	0,8	0,8
	RDA	0,6	1	1
	UL	40	60	60
Folato – B_9 (µg/dia)	EAR	160	250	250
	RDA	200	300	400
	UL	400	600	600
Cobalamina – B_{12} (µg/dia)	EAR	1	1,5	1,5
	RDA	1,2	1,8	1,8
	UL	ND	ND	ND
Ácido pantotênico – B_5 (mg/dia)	AI	3	4	4
	UL	ND	ND	ND
Biotina – B_7 (µg/dia)	AI	12	20	20
	UL	ND	ND	ND
Colina (mg/dia)	AI	250	375	375
	UL	ND	ND	ND

AI: ingestão adequada; EAR: necessidade média estimada; RDA: ingestão dietética recomendada; UL: nível máximo tolerável de ingestão dietética; ND: não determinado, por causa da falta de dados até o momento sobre os possíveis efeitos adversos. Isso não significa que não há risco potencial para efeitos adversos de consumo exagerado.
Fonte: IOM (1997, 1998, 2000, 2001, 2004, 2010).

Vitamina A

O termo vitamina A refere-se ao grupo de componentes com atividade biológica do *all-trans-retinol*. Os retinoides são estruturalmente similares, possuem um anel beta-ionona e incluem retinol, retinal e ácido retinoico (Bender, 2005; Gropper *et al.*, 2011, Yuyama *et al.*, 2013).

A vitamina A é de origem animal, destacando-se fígado, leite e seus derivados, peixes como atum, sardinha e arenque e óleos de fígado de peixe como principais fontes. Outros produtos, como a margarina, podem ser enriquecidos com vitamina A (Yuyama *et al.*, 2009; Yuyama *et al.*, 2013).

Nos vegetais, encontram-se pigmentos lipossolúveis conhecidos como carotenoides. Os carotenoides pró-vitamínicos A representam um grupo de componentes que são os precursores da vitamina A, como o betacaroteno, o alfacaroteno e betacriptoxantina. O carotenoide betacaroteno apresenta maior atividade pró-vitamínica A, por possuir dois anéis betaionona em sua molécula em relação aos demais carotenoides pró-vitamínicos A (Bender, 2005; Gropper *et al.*, 2011; 2009; Yuyama *et al.*, 2013).

Em geral, frutas e hortaliças (verduras e legumes) amarelas, laranjas e vermelhas, como cenoura, melancia, mamão, goiaba, tomate, abóbora, beterraba, e as hortaliças verdes, como brócolis, agrião, espinafre, fornecem importantes quantidades de carotenoides, contribuindo para a adequação da ingestão alimentar de vitamina A (Yuyama *et al.*, 2009, 2013).

A vitamina A é essencial para a visão, bem como para proliferação e a diferenciação celular (células epiteliais), crescimento, reprodução, desenvolvimento embrionário, crescimento ósseo e na atividade do sistema imunológico (Bender, 2005; Gropper *et al.*, 2011; Yuyama *et al.*, 2009, 2013).

Estudos apontam que crianças com deficiência de vitamina A são mais suscetíveis a infecções, pois os retinoides atuam na diferenciação das células imunes, aumentando a mitogênese dos linfócitos e a fagocitose dos monócitos e macrófagos. Os carotenoides presentes no interior das membranas celulares, bem como nas lipoproteínas, atuam como antioxidantes, pois possuem a capacidade de reagir e reprimir as reações dos radicais livres (Yuyama *et al.*, 2009, 2013).

A deficiência nutricional de vitamina A (hipovitaminose A) também é considerada um problema de saúde pública no mundo e, nos países em desenvolvimento, está associada a uma taxa maior de mortalidade infantil, principalmente em crianças até 5 anos de idade. O primeiro sinal de deficiência de vitamina A é a cegueira noturna (Bender, 2005; Gropper *et al.*, 2011; Yuyama *et al.*, 2009, 2013).

Em relação a toxicidade da vitamina A, é mais provável pela suplementação medicamentosa, que é diferente da hiperpigmentação por excesso de carotenoides conhecida como hipercarotenemia, a qual é reversível, não tóxica e causada pelo elevado consumo de alimentos ricos em caroteno, como abóbora, mamão, cenoura etc. A diminuição do consumo desses alimentos reverte o quadro de hiperpigmentação, com o desaparecimento da coloração da pele alaranjada (Bender, 2005; Gropper *et al.*, 2011; Yuyama *et al.*, 2009, 2013).

Vitamina D

A vitamina D é de origem animal, destacando-se fígado, gema de ovos, leite e seus derivados, peixes como salmão, atum, sardinha e arenque e óleos de fígado de peixe como principais fontes (Chagas e Martini, 2013; Cominetti e Cozzolino, 2009).

A vitamina D na forma ativa – calcitriol ($1,25(OH)_2D_3$) - auxilia a homeostase de cálcio e fósforo no organismo humano essencial para o crescimento dos ossos e dentes, bem como regula o crescimento, a diferenciação e a atividade das células nos diferentes tecidos (Bender, 2005; Chagas e Martini, 2013; Cominetti e Cozzolino, 2009; Gropper *et al.*, 2011).

Crianças com deficiência de vitamina D apresentam raquitismo, caracterizado por convulsões, bem como retardo no crescimento e mineralização dos ossos (Bender, 2005; Chagas e Martini, 2013; Cominetti e Cozzolino, 2009; Gropper *et al.*, 2011).

Vale ressaltar a importância da exposição natural à luz solar para manter uma nutrição de vitamina D, uma vez que esta é sintetizada na pele por via não enzimática, por ação dos raios ultravioleta-radiação B (UVB), em que o esteroide 7-deidrocolesterol sintetizado nas glândulas sebáceas absorve comprimentos de onda de luz específicos UVB, formando o pré-colecalciferol (também denominado pré-vitamina D3) (Bender, 2005; Chagas e Martini, 2013; Cominetti e Cozzolino, 2009; Gropper *et al.*, 2011).

Água

A água em seu estado líquido é considerada o nutriente mais vital para o ser humano, em qualquer fase de sua vida. Apresenta várias funções, como: solvente para dissolução e reconstrução de moléculas; reações enzimáticas; transporte de moléculas entre os compartimentos corporais; formação e estruturação de tecidos corporais; manutenção da temperatura corporal; lubrificação das articulações; processos de digestão, absorção e excreção de moléculas etc. (Balchiunas e Poltronieri, 2016; Tramonte e Tramonte, 2013).

A ingestão de água para crianças considerando o peso corporal é de 50 a 60 mℓ/kg/dia (IOM, 2004), considerando-se que mℓ/dia equivale a 1.700 mℓ/dia para crianças de 3 a 8 anos de idade e, para crianças de 9 a 13 anos de idade, a 2.400 mℓ/dia (meninos) e 2.100 mℓ/dia (meninas).

Deve-se evitar a ingestão de líquidos ricos em açúcar, a fim de prevenir problemas de saúde pública, como as cáries dentárias e o ganho excessivo de peso (obesidade), além de outros problemas metabólicos como diabetes melito.

LANCHEIRA SAUDÁVEL PARA ESCOLARES

Segundo estimativas da Organização Mundial da Saúde, em 2016, 42 milhões de crianças apresentavam sobrepeso/obesidade (WHO, 2017). Dados do último levantamento nacional realizado pelo Instituto Brasileiro de Geografia e Estatística (IBGE, 2010), em 2008/2009, revelaram que, na população brasileira, o excesso de peso atingiu 51,4% nos meninos e 43,8% nas meninas na fase escolar.

A formação de um estilo de vida saudável na infância que contemple a adoção de hábitos alimentares adequados e a prática regular de atividade física é de extrema importância, uma vez que tais hábitos apresentam maiores chances de permanecerem ao longo da vida adulta, diminuindo o risco de esses indivíduos desenvolverem uma ampla gama de enfermidades. Desta forma, a promoção de hábitos alimentares adequados deve ocorrer em todos os âmbitos e contextos que esta criança esteja inserida, ou seja, no ambiente familiar, social e escolar (Boreham *et al.*, 2004; Craigie *et al.*, 2011; Gordon-Larsen *et al.*, 2004).

Vários fatores influenciam a formação do comportamento alimentar, como: escolaridade, aspectos socioeconômicos, emocionais e culturais. Observa-se também o papel da família, que pode influenciar de forma determinante esses hábitos (Rossi *et al.*, 2008; Vaz e Bennemann, 2014). A participação dos pais no processo de educação alimentar por meio de interações familiares, atitudes e estratégias nos momentos das refeições pode afetar o comportamento alimentar das crianças (Ramos e Stein, 2000).

Além disso, não se pode deixar de refletir sobre o papel que a escola desempenha na construção e na prática de bons hábitos alimentares. A implementação de atividades promotoras de saúde, focando estratégias de educação alimentar e nutricional no ambiente escolar, merece destaque e se faz primordial na prevenção do desenvolvimento do excesso de peso e comorbidades (Vargas *et al.*, 2011). Estudos internacionais e nacionais têm revelado resultados positivos de programas de educação alimentar na prevenção e no tratamento da obesidade em crianças e adolescentes (Sichieri *et al.*, 2008; Vargas *et al.*, 2011).

As atividades promotoras de saúde que podem ser desenvolvidas na escola incluem: palestras educativas, teatros, fantoches, gincanas, criação de horta escolar, ações de intervenção e campanhas preventivas que envolvam estilo de vida, alimentação e demais temáticas.

Dentre as estratégias de promoção de bons hábitos alimentares, a oferta de lanche saudável pode constituir uma ação promotora de saúde importante. Esta pode ocorrer por meio da merenda escolar e/ou lancheira, a qual pode ser oferecida pelos pais/responsáveis ou pela própria escola.

A elaboração de uma lancheira saudável muitas vezes gera nos pais/responsáveis dúvidas sobre como devem compor os itens que serão enviados, tanto por questões de conservação, quanto de equilíbrio nutricional.

Conservação dos alimentos

Alimentos perecíveis como frutas e produtos lácteos devem ser acondicionados adequadamente, ou seja, em lancheiras térmicas com bolsa de gelo para a manutenção da temperatura e para garantir a qualidade e a segurança alimentar. Segundo o Manual de Orientação de Lanche Saudável do Departamento Científico de Nutrologia da Sociedade Brasileira de Pediatria (SBP, 2011), outras orientações importantes para assegurar a conservação dos alimentos são:

- Não deixar os alimentos perto de outros materiais que as crianças levam para a escola
- A fim de manter o aroma dos alimentos, embale-os separadamente, enviando as frutas já devidamente higienizadas
- Sempre utilizar lancheiras térmicas.

De acordo com o mais recente *Guia alimentar para a população brasileira* (Brasil, 2014), os alimentos são classificados em categorias, definidas segundo o tipo de processamento empregado na sua produção: *in natura*, minimamente processados, processados e ultraprocessados.

Alimentos *in natura* são aqueles obtidos diretamente de plantas ou animais (como folhas e frutos ou ovos e leite) e adquiridos para consumo sem que tenham sofrido qualquer alteração após deixarem a natureza. Alimentos minimamente processados são alimentos *in natura* que, antes de sua aquisição, foram submetidos a pouquíssimas alterações, como: grãos secos, polidos e empacotados ou moídos na forma de farinhas, raízes e tubérculos lavados, cortes de carne resfriados ou congelados e leite pasteurizado. Já os alimentos processados são produtos fabricados essencialmente com a adição de sal ou açúcar a um alimento *in natura* ou minimamente processado, como legumes em conserva, frutas em calda, frutas cristalizadas, sardinha e atum enlatados, queijos e pães (Brasil, 2014).

Por fim, alimentos ultraprocessados correspondem a produtos cuja fabricação envolve diversas etapas e técnicas de processamento e vários ingredientes, muitos deles de uso exclusivamente industrial, como: refrigerantes, refrescos, biscoitos recheados, "salgadinhos de pacote", balas, guloseimas, pães de forma, bebidas lácteas adoçadas e aromatizadas e "macarrão instantâneo" (Brasil, 2014).

Em virtude da praticidade e do menor risco de contaminação, os alimentos ultraprocessados acabam se tornando uma opção atrativa, porém seu consumo excessivo está associado ao desenvolvimento de inúmeras doenças e comorbidades, como a obesidade e a fome oculta, com deficiência de micronutrientes, pouco evidentes clinicamente, mas deletérios à saúde. Além disso, de acordo com os dez passos para alimentação saudável proposto no novo *Guia alimentar,* recomenda-se priorizar o consumo de alimentos *in natura* e minimamente processados, limitar o consumo de alimentos processados e evitar o consumo de ultraprocessados.

Dessa maneira, a escolha dos itens da lancheira deve ser pautada também no equilíbrio e nas necessidades nutricionais do escolar, bem como levar em consideração aspecto econômico, preferências e sazonalidade.

Seleção dos componentes da lancheira

A seleção e o preparo dos itens que irão compor a lancheira deve envolver a criança, pois a participação dela nesta elaboração promove melhor aceitação, além de ser um momento propício para a educação alimentar e nutricional de forma lúdica e atraente, destacando a importância de cada alimento para sua saúde e desenvolvimento.

Embora a população atualmente tenha maior acesso às informações sobre alimentação saudável, saber equilibrar e combinar os grupos alimentares ainda é um desafio para pais/responsáveis, e o presente capítulo tem como proposta principal elucidar de maneira teórico-prática como compor opções atrativas e equilibradas nutricionalmente para a fase escolar.

O valor energético total diário estimado para faixa etária de escolares corresponde a 2.000 kcal/dia, sendo que o planejamento dietético deve incluir os diferentes grupos alimentares, de acordo com porcionamento recomendado pela Pirâmide Alimentar Infantil proposta pela SBP (Figura 20.1; SBP, 2012). Deve-se priorizar a oferta de alimentos posicionados mais próximos à base da pirâmide alimentar (níveis, 1, 2 e 3). Alimentos pertencentes aos grupos localizados no nível 4, topo da pirâmide, devem ser limitados e, se possível, evitados.

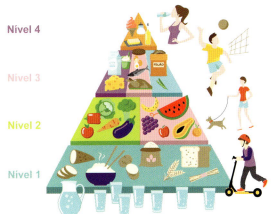

Grupos	Nível	Nº porções/dia
Óleos e gorduras	4	1
Açúcar e doces	4	1
Leguminosas	3	1
Carnes e ovos	3	2
Leites, queijos e iogurtes	3	3
Frutas	2	3
Verduras e legumes	2	3
Cereais, pães, tubérculos e raízes	1	5

Figura 20.1 Recomendações de grupos alimentares para escolares. Adaptada de SBP (2012).

O tamanho das porções de alimentos de cada grupo alimentar está descrito na Tabela 20.6. Vale lembrar que a SBP recomenda o número de porções ao longo do dia, portanto, durante o planejamento de um lanche escolar, pode-se incluir ½ porção de um determinado grupo, respeitando-se as necessidades nutricionais de cada criança ao longo de um dia.

A maior oferta de energia deve ocorrer durante as duas principais refeições diárias, enquanto os lanches devem suprir de 10 a 15% do valor energético total (VET). Portanto, o lanche deve apresentar 200 a 300 kcal/dia. Já o Programa Nacional de Alimentação Escolar (PNAE) determina no mínimo 20% das necessidades nutricionais diárias quando ofertada uma refeição, para os alunos matriculados na educação básica, em período parcial (Brasil, 2013).

De acordo com a SBP (2012), a composição de um lanche equilibrado deve conter alimentos fontes de carboidrato, fruta, fonte de proteína láctea ou não láctea e líquido (Figura 20.2).

Além dos grupos citados, recomenda-se a inclusão de vegetais, os quais podem ser utilizados tanto como recheio de lanches e na forma de *snacks*, e também a oferta de oleaginosas sem adição de sal, como castanhas, nozes e amêndoas.

Ressalta-se que a Academia Americana de Pediatria e a Sociedade Brasileira de Pediatria apresentam recomendações sobre o consumo de suco na infância (Tabela 20.7). A oferta excessiva de sucos, em especial os industrializados e adoçados com açúcar, elevam a ingestão calórica e reduzem a oferta de fibras, o que pode se relacionar ao desenvolvimento de excesso de peso, além de predispor a riscos de cáries dentárias.

Desse modo, orienta-se que os sucos sejam oferecidos apenas após o primeiro ano de vida, em quantidades limitadas de acordo com a faixa etária, dando sempre preferência ao consumo de frutas *in natura* e sucos naturais. Assim, na fase escolar, o suco, quando ofertado, não deve ultrapassar o volume de 240 mℓ/dia.

Tabela 20.6 Lista de equivalentes de porção dos grupos de alimentos para escolares.

Alimentos	Medidas usuais de consumo
Grupo Pães e Cereais: 1 porção	
Arroz branco cozido	4 colheres de sopa
Aveia em flocos	2 ½ colheres de sopa
Batata cozida	1 ½ unidade
Batata-doce cozida	1 ½ colher de servir
Biscoito tipo "cookies" de chocolate	2 unidades
Biscoito tipo "água e sal"	6 unidades
Biscoito tipo *cream cracker*	6 unidades
Biscoito de leite	6 unidades
Biscoito tipo "maisena"	7 unidades
Bolo simples	1 fatia
Farinha de aveia	2 ½ colheres de sopa
Granola	2 ½ colheres de sopa
Inhame cozido/amassado	3 ½ colheres de sopa
Macarrão cozido	3 colheres de servir
Mandioca cozida	4 colheres de sopa
Pãozinho caseiro	½ unidade
Pão de centeio	2 fatias
Pão de forma integral	2 fatias
Pão de forma tradicional	2 fatias
Pão francês	1 unidade
Pão tipo bisnaguinha	3 unidades
Pipoca com sal	3 xícaras de chá
Polenta cozida	3 fatias
Torrada salgada/integral	4 unidades
Torrada (pão francês)	6 fatias
Grupo Frutas: 1 porção	
Ameixa preta	2 unidades
Banana nanica	½ unidade
Goiaba	½ unidade grande
Kiwi	1 unidade
Laranja	1 unidade pequena
Maçã	½ unidade grande
Mamão papaia	½ unidade pequena
Melancia	1 fatia média
Melão amarelo	2 fatias
Morango	9 unidades
Nectarina	1 unidade
Pera	½ unidade grande
Pêssego	1 unidade

(continua)

Tabela 20.6 (*Continuação*) Lista de equivalentes de porção dos grupos de alimentos para escolares.

Alimentos	Medidas usuais de consumo
Grupo Legumes e Verduras: 1 porção	
Legumes cozidos	1 colher de sopa
Legumes crus	2 colheres de sopa
Verduras (folhas) cruas	3 médias/6 pequenas
Verduras (folhas) cozidas/refogadas	1 colher de sopa
Grupo Leguminosas: 1 porção	
Ervilha seca cozida	2 colheres de sopa
Feijão cozido (grãos)	2 colheres de sopa
Grão-de-bico cozido	2 colheres de sopa
Lentilha cozida	2 colheres de sopa
Grupo Carnes e Ovos: 1 porção	
Carne de boi cozida/refogada/grelhada	3 colheres de sopa ou 1 bife pequeno (80 a 100 g)
Carne de frango cozida/grelhada	2 sobrecoxas pequenas ou 1 filé médio (100 a 120 g)
Carne de peixe cozida/grelhada/refogada	1 posta média (150 g)
Ovo cozido	2 unidades
Ovo frito	1 unidade
Grupo Leite, Queijos e Iogurtes: 1 porção	
Iogurte de polpa de frutas	1 pote (120 g)
Cream cheese	2 ½ colheres de sopa
Leite em pó integral	2 colheres de sopa
Leite integral UHT	200 mℓ
Queijo tipo minas	1 ½ fatia
Queijo tipo muçarela	2 fatias
Queijo prato	2 fatias
Requeijão cremoso	1 ½ colher de sopa
Ricota	2 fatias
Grupo Óleos e Gorduras: 1 porção	
Óleo vegetal	1 colher de sopa
Margarina	1 colher de chá cheia
Grupo Açúcares e Doces: 1 porção	
Achocolatado em pó	1 colher de sopa
Açúcar refinado	1 colher de sopa
Biscoito recheado	2 biscoitos
Chocolate ao leite	2 quadradinhos pequenos
Doce de leite cremoso	1 colher de sopa
Geleia	2 colheres de sobremesa

Adaptada de SBP (2006).

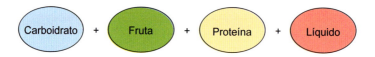

Figura 20.2 Grupos alimentares para compor a lancheira saudável de escolares.

Tabela 20.7 Limite de consumo diário de sucos para crianças e adolescentes segundo a recomendação da Academia Americana de Pediatria e Sociedade Brasileira de Pediatria.

Faixa etária	AAP	SBP
1 a 2 anos	120 mℓ	100 mℓ
2 a 3 anos	120 mℓ	150 mℓ
4 a 6 anos	175 mℓ	150 mℓ
7 a 10 anos	250 mℓ	240 mℓ

Fonte: SBP (2012); Heyman (2017).

- Alimentos que devem ser priorizados na lancheira do escolar:
  - Frutas
  - Cenoura em palito
  - Tomate-cereja
  - Sucos de frutas naturais ou pasteurizados e sem adição de açúcar e outras substâncias
  - Oleaginosas: castanhas, nozes, amendoim e outras sem adição de sal ou açúcar
  - Leites e derivados
- Alimentos que devem ser evitados na lancheira do escolar:
  - Salgadinhos de pacote
  - Refrigerantes
  - Isotônicos
  - Sucos em pó
  - Balas, chicletes e doces industrializados
  - Biscoitos recheados
  - Frituras
  - Bolos recheados e com cremes
  - Chocolates.

A Tabela 20.8 apresenta um modelo de cardápio semanal para lancheira e seu respectivo valor nutricional para escolares, atendendo as recomendações de 10 a 15% de calorias diárias.

PROGRAMA SAÚDE NA ESCOLA (PSE)

Considerando-se que o ambiente escolar é um equipamento público privilegiado para construção de cidadania e mobilização popular que permite a construção de relações favoráveis à promoção da saúde, a escola pode ser um importante espaço público para a articulação de ações referentes ao combate à obesidade infantil, como: prática de atividades físicas em diversos locais (quadras, pátios etc.); envolvimento da comunidade escolar

Tabela 20.8 Cardápio semanal para lancheira em escolares.

Grupo	2ª Feira	3ª Feira	4ª Feira	5ª Feira	6ª Feira
Carboidrato	Pão de forma integral 2 fatias	Bolo de laranja ou *muffin* de laranja 1 fatia média	Biscoito salgado integral 3 unidades	*Cookies* de aveia 4 unidades	Bisnaguinha integral 3 unidades
Líquido	Água de coco 200 mℓ	Suco de goiaba 200 mℓ	Água de coco 200 mℓ	Água 200 mℓ	Suco de abacaxi 200 mℓ
Proteína láctea ou não láctea	Patê de ricota com cenoura 1 colher de sobremesa rasa	Queijo branco em cubos 1 fatia pequena	Requeijão 1 colher de sopa	Iogurte de fruta 1 unidade (100 g)	Patê de atum com ervas 3 colheres de chá
Fruta	Morango 9 unidades	Uva 10 unidades	Kiwi 1 unidade média	Melancia 1 fatia média	Manga ½ unidade média
Valor nutricional	Kcal: 223 CHO (g): 40,7 CHO (%): 72,9 Proteína (g): 7,3 Proteína (%):13,2 Lipídios (g): 3,6 Lipídios (%): 14,6 Fibras (g): 4,7	Kcal: 296 CHO (g): 50,5 CHO (%): 68,3 Proteína (g): 9 Proteína (%): 12,2 Lipídios (g): 6,7 Lipídios (%): 20,5 Fibras (g): 7,1	Kcal: 240 CHO (g): 34,7 CHO (%): 57,7 Proteína (g): 5,6 Proteína (%): 9,3 Lipídios (g): 9 Lipídios (%): 34,0 Fibras (g): 3,9	Kcal: 202 CHO (g): 37,7 CHO (%): 74,7 Proteína (g): 5,5 Proteína (%): 11 Lipídios (g): 3,3 Lipídios (%): 14,3 Fibras (g): 3,1	Kcal: 278 CHO (g): 50,8 CHO (%): 73 Proteína (g): 7,2 Proteína (%): 10,4 Lipídios (g): 5,4 Lipídios (%): 17,3 Fibras (g): 5,4

CHO: carboidratos.

em ações promotoras do combate à obesidade infantil; cantinas saudáveis; educação alimentar e nutricional, entre outras. É um espaço que permite colocar em prática o conceito de alimentação saudável, por meio de discussões sobre a saúde em torno de todas as dimensões da alimentação adequada, com participação ativa dos educandos nesse processo de aprendizagem.

Nesse contexto, o Programa Saúde na Escola (PSE), criado em 2007, consiste em uma estratégia de integração da saúde e educação para o desenvolvimento da cidadania e da qualificação das políticas públicas brasileiras, visando a promoção da saúde e educação integral. Podem participar do programa todas as equipes de atenção básica, inclusive creches e pré-escolas.

As ações do PSE devem estar inseridas no projeto político-pedagógico da escola. As práticas em educação e saúde devem considerar os diversos contextos com o objetivo de realizar construções compartilhadas de saberes sustentados pelas histórias individuais e coletivas, com papéis sociais distintos: professores, educandos, merendeiras, porteiros, pais, entre outros.

Dentre as estratégias, recomenda-se um conjunto de ações que promovam alimentação adequada e saudável, estímulo à realização de atividade física e mudança de comportamento, ou seja, medidas universais que devem ser estimuladas principalmente para crianças que se encontram em situação de risco ou com excesso de peso.

PROGRAMA NACIONAL DE ALIMENTAÇÃO ESCOLAR (PNAE)

Partindo-se do princípio de que "a alimentação escolar é um direito humano e social de todas as crianças e adolescentes que estão nas escolas e um dever do Estado (governo federal, estadual, distrital e municipal)", o Programa Nacional de Alimentação Escolar (PNAE) consiste no fornecimento de alimentação escolar e nas ações de educação alimentar e nutricional destinadas a estudantes de todas as etapas da educação básica pública, pois atende alunos desde a educação infantil até o ensino médio e educação de jovens e adultos que estejam matriculados em escolas públicas, filantrópicas ou entidades comunitárias (conveniadas com o poder público). É um programa de assistência financeira suplementar com vistas a garantir, no mínimo, uma refeição diária aos alunos beneficiários.

Segundo o PNAE, "a alimentação escolar diversificada, de boa qualidade nutricional e higiênico-sanitária, saborosa, adaptada aos hábitos culturais locais e com ótima aparência é o que todos da comunidade escolar devem buscar". Assim, "o cardápio deverá ser planejado com a participação do Conselho de Alimentação Escolar (CAE) e deverá ser programado de modo a fornecer, por refeição, no mínimo, 30% das necessidades nutricionais dos alunos das creches, pré-escolas e ensino fundamental das escolas indígenas e das localizadas em áreas remanescentes de quilombo; e 15% para os demais alunos".

Nesse cenário, o nutricionista tem importante função na definição do cardápio escolar, orientando a escolha dos tipos de alimentos que devem fazer parte da alimentação dos alunos e avaliando a qualidade dos gêneros a ser utilizados. A presença do nutricionista nesse contexto é garantia da manutenção da qualidade da alimentação escolar, principalmente no que diz respeito à finalidade do programa de não só atender às necessidades nutricionais dos alunos, mas também contribuir para a melhoria da saúde da população, por meio da aquisição dos conhecimentos sobre adequados hábitos alimentares.

De acordo com o Conselho Federal de Nutricionistas (CFN), além de assumir a responsabilidade técnica pelo programa, o nutricionista deverá: avaliar o estado nutricional e a ingestão alimentar dos alunos; realizar adequação alimentar, considerando necessidades específicas da faixa etária atendida; avaliar e solicitar equipamentos e utensílios para o preparo da alimentação; implantar programas de educação alimentar e nutricional para alunos, pais, professores, funcionários e diretoria da escola; aplicar testes de aceitabilidade para evitar o desperdício; realizar atendimento individualizado de pais e alunos, orientando sobre alimentação da criança e da família; elaborar lista de compras, que indicará quais os gêneros alimentícios e as quantidades a serem compradas, que permitirá a preparação do cardápio planejado; apoiar a elaboração do projeto básico ou termo de referência que conduzirá o processo de compra; elaborar o manual de boas práticas de acordo com a realidade da unidade escolar; e identificar crianças com doenças e deficiências associadas à nutrição, entre outras funções.

A meta do programa é garantir uma refeição diária com aproximadamente 350 kcal e 9 g de proteínas. Desta forma, a alimentação escolar deve possibilitar a cobertura de, no mínimo, 15% das necessidades diárias do aluno, pautada na hipótese de que o aluno bem alimentado apresenta melhor rendimento escolar, maior equilíbrio para o seu desenvolvimento físico e psíquico, menor índice de absenteísmo e melhora no sistema imune.

Para participar desse programa, a escola deve estar cadastrada no Censo Escolar realizado pelo Instituto Nacional de Estudos e Pesquisas Educacionais Anísio Teixeira (Inep/MEC). O FNDE utiliza como base para o cálculo do recurso a ser transferido ao município e aos Estados, a clientela oficial cadastrada no Censo Escolar do ano anterior. Escolas filantrópicas, comunitárias e confessionais, sem fins lucrativos, que atendam aos critérios estabelecidos na Resolução FNDE n. 26/2013 também são consideradas integrantes da rede pública de ensino.

CANTINA SAUDÁVEL

Com o objetivo de promover a alimentação saudável, a Política Nacional de Alimentação e Nutrição do Ministério da Saúde elaborou o *Manual das Cantinas Escolares*, com informações fundamentais sobre alimentação e nutrição, como: o que é um lanche saudável e como promovê-lo; normas de higiene; estratégias e sugestões de cronograma para implantação da cantina saudável. As informações sobre alimentação saudável e nutrição são encontradas de maneira clara e simples, visando a facilitar a assimilação desse importante conceito.

O manual se baseia no trio da alimentação saudável: escola, família e serviço de saúde. Leva em consideração que o ambiente escolar é responsável pela formação de pessoas que estão em processo de desenvolvimento, ou seja, que a comunidade escolar (professores, funcionários, alunos, pais e donos de cantina) precisa estar envolvida no processo educativo, já que a educação é de responsabilidade de todos. Vale salientar que a família é o primeiro ambiente social da criança, portanto, é a principal formadora de hábitos em geral, dentre eles os alimentares.

A cantina escolar faz parte desse ambiente e também possui importante papel nesse processo educacional, estimulando hábitos alimentares saudáveis dentro do ambiente escolar. Desse modo, a união da família e da escola conduz a resultados positivos rápidos ou duradouros, no que diz respeito à aquisição de hábitos alimentares saudáveis. Para que esses objetivos sejam alcançados, deve-se estimular a publicidade de alimentos e lanches saudáveis.

Dentre as informações sobre alimentação saudável contidas nesse manual, destacam-se: consumo de cereais integrais, frutas, hortaliças, leguminosas, sementes e castanhas, carnes e laticínios de preferência com baixos teores de gordura.

Além disso, considera a importância de respeitar os hábitos culturais da região, a disponibilidade física e financeira na aquisição de alimentos saudáveis, a variedade de cor, sabor e grupos de alimentos, não se esquecendo do equilíbrio (quantidade de alimento segundo idade e estado físico), da moderação (comer de tudo um pouco) e da qualidade sanitária.

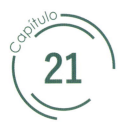

Cardápio de Bebidas

Rick Anson

INTRODUÇÃO

O planejamento do cardápio de bebidas deve ser tão criterioso quanto o de um cardápio que envolva alimentos, em todas as suas generalizações. Existem dois universos bastante complexos e distintos quando abordamos o segmento:

- A *carta de bar*, enquanto instrumento de venda de um estabelecimento cujo objetivo principal é a comercialização de bebidas, e a *carta de bar de um restaurante*, que atua como coadjuvante na cena da restauração
- A *carta de vinhos*, indispensável na restauração *upscale, moderate upscale* e *midscale*,* em virtude do papel que a enogastronomia exerce na arte comensal de harmonização de vinhos e gastronomia internacional.

Para que tais instrumentos de vendas tenham representatividade e figurem de modo autossuficiente na comercialização e consequente serviço, devem-se respeitar alguns preceitos do *marketing* contemporâneo, como:

- Identidade do estabelecimento
- Público-alvo
- Definição do *mix* de produtos
- *Design* do cardápio
- Precificação.

IDENTIDADE DO ESTABELECIMENTO

Predisposição e objetivo mercadológico da casa. Qualquer projeto conceitual preliminar deve ter uma série de diretrizes que faça o público-alvo reconher e vislumbrar o interesse pela frequência, em virtude da afinidade cultural, intelectual e social. No segmento nacional, algumas cidades cosmopolitas aproximam-se do que existe de mais moderno e vanguardista internacionalmente. Tendências refletem um público-alvo globalizado e altamente informado com o que as principais capitais do mundo estão vendendo e promovendo. Contudo, a tradição e os costumes ligados às raízes culturais também aparecem nessas cidades. São em zonas periféricas e interiores da nação que tais raízes afloram, apresentando aos convivas um conceito ligado aos costumes locais, cuja manutenção da cultura revela-se como grande valor de mercado.

---

* Representam definições conceituais da restauração moderna. *Upscale:* topo da escala em excelência; *moderate upscale:* excelência com algum ponto passível de melhoria; *midscale:* escala média no serviço, ambiência e produto.

Existe uma gama variada de estabelecimentos cujo conceito de bar é pontuado pela comercialização de bebidas e congêneres. Tais estabelecimentos apresentam oferta diferenciada de produtos, assim como serviços.

A palavra *bar* tem origem druida e significa "barra". Contudo, a instituição data mais de 8.000 anos, remetendo suas origens ao Egito, com a criação e a produção da cerveja, nas estufas de grãos. O termo teria sido difundido na Europa com as tabernas medievais oriundas da taberna romana. Nela, serviços de refeição (caça, pão, vinho), alojamento e estábulo eram comuns e se estenderam por toda a Idade Média. Ao longo da história, diversos tipos de estabelecimentos de serviço de bebidas que utilizam essa barra como diferencial foram conquistando frequentadores.

Tipos de estabelecimentos

- Taberna inglesa: de onde surgiu a palavra *bar*
- *Pub*: típico bar britânico, com destaque para os ingleses e irlandeses. O nome deriva da palavra *public*, pois atendia todas as classes sociais servindo bebidas, alimentos rápidos e jogos como xadrez, gamão e dardo. Atualmente, há *pubs* nas capitais cosmopolitas, e a oferta de cervejas *premium* e destilados faz jus ao público-alvo amante do *rock* britânico
- Clube privê: típico bar inglês, exclusivo para associados, funciona como clube de bebidas destiladas exclusivas, além de charutaria com serviço de *epicure sommelier*
- Café: típico estabelecimento francês, serve todo o tipo de bebidas alcoólicas além do café, com destaque para os *blends* variados e serviço de baristas
- *Wagon*: típico americano (mascate). Bar ambulante que vendia alimentos, armas e bebidas alcoólicas
- *Saloon*: típico estabelecimento americano. Além de servir comida, bebida e serviço de hospedagem, ocorriam shows com bailarinas
- *American bar*: estabelecimento onde as atrações principais são o bar e o *barman*
- Piano bar: estabelecimento com característica de um *American bar*, mas provido de um piano para apresentações de *jazz*, bossa nova etc.
- *Only drink* bar: bar tipicamente americano, com serviço exclusivo de bebidas
- *Dancing bar*: além de bebidas e refeições, o estabelecimento também dispõe de pista de dança
- *Snack bar*: estabelecimento que serve refeições rápidas e bebidas. Em geral, ficam dentro de grandes lojas, aeroportos, estações ferroviárias, hotéis etc.
- *Promenade bar*: bar típico europeu, onde são servidos café, chá, petiscos e **grogue**. Localização: calçadas, *boulevards*, beira de lagos e bosques. Muitas vezes é um bar itinerante, em *trailers*
- Botequim: típico estabelecimento brasileiro, com serviço de bebidas, secos e molhados (guarnições)
- Bar temático: o primeiro bar temático da história foi o café literário Le Procope (1686), em Paris, frequentado por Voltaire, Diderot, Robespierre, entre outros (o Le Procope ainda funciona no mesmo local).

Grogue

Bebida alcoólica quente. Exemplo: *Irish coffee*.

O Hard Rock Cafe é uma rede londrina de restaurantes temáticos em diferentes cidades, como Madri, Londres e Curitiba

- Choperia: casa especializada no serviço de chope
- Cervejaria: bar com vasta oferta de cervejas de alta e baixa fermentação. Muitas servem iguarias alemãs
- *Brasserie*: antiga cervejaria com serviço de pães, charcutaria e queijos. Após a filoxera acometer as uvas na Europa, a partir de 1870, devastando os vinhedos, as *brasseries* se tornaram moda na França, Bélgica e países do norte europeu
- Bar de hotel: oferece bebidas e coquetelaria internacional em virtude da variada procedência dos hóspedes
- *Wine bar*: estabelecimento especializado para servir diversos tipos de vinho. Muitos estabelecimentos utilizam *wine dispensers*
- Quiosques: estabelecimentos informais com *mix* de produtos focados, com oferta reduzida, mas pontual. Localizados em praias, zonas rurais e feiras, com serviço ágil e interativo com o meio ambiente em questão.

PÚBLICO-ALVO

Há basicamente três perfis de frequentadores no segmento de bebidas no Brasil: os clientes expansivos, analíticos e dominantes.

Os expansivos representam a maioria dos clientes, são bem-humorados, mas raramente se tornam assíduos.

Os analíticos são mais fáceis de fidelizar, apesar de nunca externarem sua satisfação ou insatisfação diante do serviço, ambiente e produto. Entretanto, se a casa passar pelo crivo médio de sua análise, sua frequência será regular.

O conviva *dominante* é o formador de opinião nato de um estabelecimento. Extremamente exigente, torna-se o mais fiel *habitué* e exige atendimento diferencial.

Além dos perfis, há quatro faixas etárias bastante caracterizadas e definidas, fundamentais para a escolha do *mix* de produtos:

- Jovens e universitários (18 a 22 anos): requerem um *mix* de produtos de custo baixo e são menos exigentes com o serviço
- Jovens profissionais (22 a 32 anos): consumidores cuja carreira em ascensão exige novidades e tendências de mercado, lugares inovadores e badalados, com produtos alinhados com a cultura de vanguarda
- Adultos (32 a 50 anos): formadores de opinião, com alto nível de exigência
- Sênior: público cujo consumo padrão remete ao tradicional e a preferência incide justamente em produtos clássicos e consagrados.

MIX DE PRODUTOS

Conhecer a fundo o segmento de bebidas é fundamental para a elaboração de um cardápio correto e abrangente. Esse instrumento de venda deve respeitar uma ordem clássica, que, além de lógica, traz um princípio mercadológico: sempre oferecer inicialmente os produtos mais rentáveis e elaborados aos comensais.

Wine dispenser

Equipamento desenvolvido para preservar e servir vinhos. As garrafas são acondicionadas na máquina, permitindo servir porções em taças sem estragar a bebida.

- Coquetéis: descrever os ingredientes e, se possível, incluir imagens e histórico cultural
- Bebidas: destilados e aperitivos prontos, fermentados, *soft drinks* (refrigerantes, águas e sucos), cafés, chás e chocolates. Diferenciar nacionais e importados
- Petiscos, *snacks*, acepipes, tira-gostos e pratos elaborados: devem aparecer sempre no final por serem acompanhamento da bebida.

Coquetel

Consiste na mistura dos itens:

- Bases: ingrediente predominante do coquetel. Em coquetéis alcoólicos, a base pode ser um destilado, como gim, uísque, vodca, rum, conhaque ou aguardente, ou um fermentado, como o champanhe e o vinho
- Modificadores: atuam como agente amenizador, destacando o sabor base. Vermute, *bitter*, suco de fruta, creme de leite, refrigerante, ovos e aperitivos prontos, como o St. Remy, além dos licores
- Agente colorante: toque final do coquetel. Licores, grenadine (xarope de romã), xaropes, calda de frutas e até açúcar.

No ano de 1951, em Torquay (Inglaterra), foi fundada no dia 24 de fevereiro no Grand Hotel, por um grupo de *bartenders* europeus, a International Bartenders Association (IBA), órgão máximo dos profissionais do bar. O objetivo foi regulamentar o setor e oficializar as receitas clássicas da coquetelaria internacional para que elas pudessem ser reproduzidas por profissionais de todo o mundo. Atualmente, o receituário conta com 62 coquetéis oficiais, cuja formulação apresenta registro imutável.

A IBA não aconselha misturar mais de uma base (no caso dos destilados) no mesmo coquetel e permite, no máximo, dois licores no mesmo drinque.

Alguns coquetéis são indispensáveis nas mais variadas cartas de bar. São receitas internacionais, cuja notoriedade e predileção os tornaram fundamentais para os consumidores do segmento. A seguir, os coquetéis mais conhecidos e consumidos nos bares:

- *Dry martini*: clássico americano elaborado com gim britânico, vermute seco, zeste de limão e azeitona verde
- *Manhattan*: célebre alquimia nova-iorquina elaborada com uísque *rye*, vermute tinto, angostura e cereja
- Negroni: popular coquetel italiano feito com Campari, gim, vermute tinto, meia fatia de laranja e gelo no *old fashioned*
- *Bloody mary*: coquetel de trago longo, elaborado com suco de tomate temperado com sal e aipo, pimenta-do-reino, Tabasco®, limão, molho inglês e vodca
- Daiquiri: clássico cubano do Floridita, de Havana, elaborado com suco de limão, rum branco e xarope de goma. Servido *frozen* na taça de martíni
- *Mojito*: popular coquetel longo do Bodeguita del Medio, em Havana, feito com hortelã, açúcar, limão, rum branco e água com gás ou *club soda*

- Caipirinha: coquetel brasileiro feito com limão macerado e açúcar, uma dose e meia de cachaça e gelo
- Margarita: principal coquetel mexicano elaborado na taça Coupette, com tequila, limão, Cointreau® e borda crustada com sal
- *Kir Royal*: elegante coquetel francês com espumante ou *champagne brut* e creme de cassis na taça *flute*
- *Piña colada*: o mais notório coquetel do Caribe vem de Porto Rico e é preparado na fruta, com suco de abacaxi, creme de coco e rum branco
- *Irish coffee*: o único coquetel oficial da IBA da categoria "bebida quente". Leva uísque irlandês, café quente, açúcar e creme de leite fresco no topo. Servido na taça própria com alça
- *Whiskey sour*: clássico elaborado com uísque americano, limão e açúcar
- *Sex on the beach*: a popular criação americana leva suco de laranja e vodca em partes iguais, além de licor de pêssego e grenadine
- *Cosmopolitan*: suco de *cranberry*, vodca citron e Cointreau® na taça de martíni
- *Green apple martini*: xarope de maçã verde, vodca *premium*, suco de limão e fatias de maçã verde na decoração. Servido na taça de martíni.

Divisão dos coquetéis

Categoria

- *Long drinks:* servidos em copos altos, do tipo *highball*, com bastante gelo, suco de fruta ácida, refrigerante, champanhe, *club soda* ou água gaseificada. Exemplo: *Screwdriver (Hi-fi)*
- *Short drinks:* considerado o verdadeiro *cocktail*. Normalmente, utiliza-se a taça coquetel, e a bebida é servida gelada, sem pedras de gelo na taça. Exemplo: *Dry martini*
- *Hot drinks:* bebidas quentes, servidas em copos específicos, geralmente com alças. Exemplo: *Irish coffee*.

Modalidade

- Montados: preparados e servidos no próprio copo. São utilizadas bebidas de mesma densidade, que se misturam facilmente
- Batidos: em coqueteleira ou liquidificador. Densidade distinta de seus componentes
- Mexidos: com densidades semelhantes, o drinque é mexido com a colher bailarina (colher de bar) no *mixing glass* (copo misturador) cheio de gelo.

Sabor

- Seco: na maioria, são *short drinks*. Aperitivos estimulantes do apetite. Exemplos: *Dry martini* e *Manhattan*
- Amargo: base de *bitter* (Campari ou Mezzamaro). Exemplos: negroni e americano
- Ácido: base de suco de frutas cítricas e pouco açúcar. Exemplos: *Screwdriver* e todos os *sours* (com limão e açúcar)
- Licoroso: modificado com licor, é bastante digestivo. Exemplo: *Kir Royal*

- Doces e cremosos: modificados com cremes de leite, cacau, menta, banana etc. Recomenda-se servir após as refeições. Exemplos: *Grasshoopper* e *Banana daiquiri*
- Refrescante: drinque longo e bastante gelado (ou *frozen*). Coquetéis *fizz* (borbulhantes). Exemplos: *frozen daiquiri*, gin *fizz*, John Collins.

Há também dois tipos de coquetéis, relacionados ao efeito que causam:

- Nutritivo: preparado com ovos, cremes e/ou vinho do Porto. Exemplo: *Porto flip*
- Estimulante físico: preparado com café, leite ou água quente e um destilado. Próprios para dias frios (*hot drinks*). Também podem ser feitos com bebidas energéticas, mel e guaraná em pó.

Copos e taças

Durante muito tempo, os copos decorados, verdadeiras obras de arte, foram os preferidos entre a realeza e por toda burguesia contemporânea. Hoje, a tendência está voltada para os copos transparentes e lisos, valorizando a cor da bebida. Os recipientes mais utilizados para coquetéis são:

- *Taça coquetel*: padrão internacional; utilizada em coquetéis previamente gelados. Haste comprida para proteger a bebida do calor das mãos (Figura 21.1)
- *Highball*/Collins: copos altos e tubulares, próprios para *long drinks* – bebidas que levam boa quantidade de gelo (Figura 21.2)
- *Old fashioned*: copo clássico, perfeito para o uísque *on the rocks*, Campari (*bitter*) e caipirinha. Base espessa e boca larga para receber boa quantidade de gelo (Figura 21.3)
- *Taça para batidas ou drinques tropicais*: não tem *design* definido. Variação exótica de modelos, como a taça escandinava *goblet* ou a taça para Margaritas *coupette* (Figura 21.4).

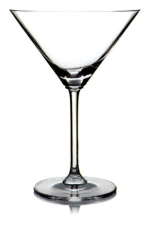
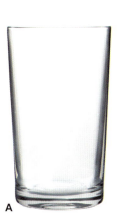
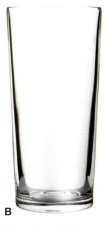

Figura 21.1 Taça coquetel.   **Figura 21.2 A.** Copo *highball*. **B.** Copo Collins.

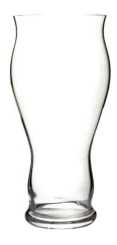
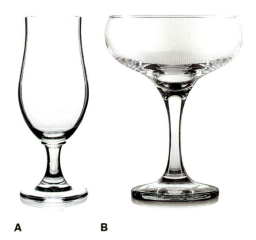

Figura 21.3 Copo *old fashioned*.   **Figura 21.4 A.** Taça *goblet*. **B.** Taça *coupette*.

BEBIDAS

Destilados

Destilados são as bebidas mais importantes em exposição nas prateleiras de um bar. Conhecidos internacionalmente como *spirits*, seus consumidores costumam ser bem informados e estão acostumados com suas marcas favoritas.

Vodca

A origem da vodca é controversa. Uma das hipóteses atesta que surgiu na Rússia, no século 16, com popularização na Polônia. Já outra diz que surgiu na Polônia, no início do século 15, popularizando-se na Rússia três séculos depois. A vodca já era produzida em Gdansk em 1454. A produção em larga escala começou na Crocávia (Rússia) no século seguinte.

Cada aristocracia possuía sua própria destilaria. Pesquisadores afirmam ainda que a vodca entrou na história da Rússia na Idade Média e foi responsável pela conversão dos russos ao cristianismo, por meio do veredicto do príncipe Wladimir de Kiev, em relação às graves leis islâmicas contra o álcool. O nome era dado às águas medicinais tônicas e embelezadoras. A vodca, no sentido que conhecemos hoje, era chamada de *gorzalka*. Ambos os países possuem órgãos oficiais que regulamentam a fabricação e a comercialização do produto: Rússia – *Vo Sojuzplodoinport*; Polônia – *Panstwowi Monopol Spirytusony*.

O processo de fabricação da vodca tem como base cereais (milho, cevada, centeio, trigo), água, levedura e carvão vegetal, com fase de filtragem em filtro de carvão com duração de 8 h. Não apresenta cor, odor nem sabor acentuado da matéria-prima usada. Considera-se teor alcoólico comum a medida entre 40 e 45°GL; e forte, de 50 a 55°GL.

As marcas mais conhecidas no mercado são Smirnoff, Skyy, Bols e Orloff (Brasil), Smirnoff Black (Rússia/EUA), Wyborowa (Polônia), Danska (Dinamarca) e Absolut (Suécia). As vodca*s* podem ser de dois tipos: composta e *premium*.

Vodca composta

À vodca comum são adicionados outros elementos (limão, laranja, mel, pimenta; alguns tipos são envelhecidos em tonéis de carvalho) que vão alterar suas características. A vodca composta teve origem na Segunda Guerra Mundial. As principais marcas encontradas no mercado são: Absolut Pepper, Vanilla, Peach, Pear, Citrón, entre outras.

Vodca *premium*

Utiliza água muito pura, vinda de lençóis freáticos. Chega à superfície depois de passar por um tipo de solo que funciona como filtro: a água fica tão limpa que não é necessário nenhum tratamento químico. A matéria-prima usada é um ingrediente único, podendo ser o centeio dourado, o trigo ou até mesmo a uva (França). Após a utilização de cevada ou de cereais com baixos índices de gordura por grão, a vodca é destilada diversas vezes. As multidestilações dão à bebida uma pureza singular. A filtração em carvão ativado suaviza o gosto, reforçando a neutralidade. Cada país apresenta um estilo de destilação e filtragem, mas o resultado é leveza e um final aveludado na boca.

As marcas mais comuns são: Ketel One (Holanda), Xellent (Suíça), Grey Goose e Ciroc (França), Level (Suécia), Wyborowa Exquisite e Belvedere (Polônia), Finlandia (Finlândia), Stolichnaya (Rússia).

Uísque

No ano de 432 d.C., Patrick (canonizado como St. Patrick séculos mais tarde) teria levado para a Irlanda as técnicas de destilação de cereais, criando um remédio atenuante de dores. Posteriormente, o elixir teria sido levado para a Escócia. Henrique II da Inglaterra invadiu a Irlanda em 1172 e encontrou destilados de cereais fabricados na região há muito tempo. Os primeiros termos utilizados para definir a bebida foram do gaélico *uisge beatha* (ou "água da vida"), depois *usque baugh* e *scotch uisge*. Por fim, usam-se os termos *whisky* (para os produtores da Escócia, Japão, Canadá e alguns raros norte-americanos, como George Dickel) e *whiskey* (Irlanda e EUA).

Os uísques são classificados como *scotch* (escocês), *irish* (irlandês), *american* (americano), *canadian* (canadense) e *japan* (japonês). Alguns termos são mais utilizados quando se trata de uísque ou de temas relacionados a ele:

- Malte: produto da germinação provocada na semente da cevada
- *Grain*: bebida leve elaborada com cereais não maltados, como quirela de milho, trigo, às vezes centeio e cevada, água e leveduras
- Turfa: carvão vegetal composto de folhas, algas e musgo. Destaca-se a urze, uma planta abundante escocesa, cuja decomposição lenta a transforma nesse carvão escuro denominado turfa. Segundo a legislação escocesa, sua exportação é proibida, garantindo originalidade ao uísque escocês
- Alambiques: destilação descontínua (*pot still*) e contínua (*patent still*).

Uísque escocês

O processo de fabricação pode ser dividido em:

- Puro malte: cevada (malte), água, leveduras e turfa, ocorrendo a destilação em duas etapas:
  - *Single malt:* uísque elaborado com maltes de uma única procedência (encorpado). Exemplo: Glenffidich e Laphroigh
  - *Vatted:* uísques elaborados com a mistura de maltes de duas a três procedências distintas. Exemplo: Johnny Walker Green Label e Ballantine's Purity
- Uísque *blended*: mistura de vários maltes, com *grain whisky*, suavizados com água:
  - *Standard:* combinação de maltes envelhecidos por 3 (mínimo que a legislação determina) a 8 anos, *grain* e água. O que determina a idade de um uísque *standard* é o mais jovem malte da mistura. Exemplo: Cutty Sark, Johnny Walker Red Label, Black & White, Ballantine's Finest, entre outros
  - *Reserve* ou *De Luxe:* maltes de, no mínimo, 12 anos de envelhecimento combinados a *grain whisky* e água. Exemplo: Chivas Regal, Johnny Walker Black Label, Logan, Old Parr, entre outros
  - *Premium:* maltes raros e complexa mistura com envelhecimento de, no mínimo, 15 anos. Exemplo: Johnny Walker Blue e Gold Label, Ballantine's 30 anos, Buchanan's 18 anos.

As principais regiões produtoras de malte são:

- Speyside: Dallas Dhu, Cardhu, The Macallan, Glenlivet, Glenfiddich etc.
- *Highlands* e *Islands*: Talisker, Tobermory, Isle of Jura, Glenmorangie etc.
- *Islay*: Ardbeg, Caol Ila, Laphroaig, Lagavulin etc.
- *Lowlands*: Rosebank, Auchentoshan, North British etc.
- *Campbeltown*: Glen Scotia e Springbank.

Uísque irlandês

Os cereais não são defumados com turfa, o que resulta em uma bebida mais amena ao paladar. Elaborado com cevada, água, leveduras e carvão e envelhecido em barris de carvalho (máximo de 12 anos).

- Uísque irlandês *blended*: mescla o *grain whisky* com o *malt whisky*, além de água. Maturação de 1 a 2 anos. Exemplo: Jameson, Tullamore Dew
- *Pure malt*: destilarias da República da Irlanda (Midleton, Bushmills e Cooley).

Uísque americano

Tem como base centeio, levedura, água e carvão vegetal. As etapas incluem a malteação de centeio e milho e a destilação. Envelhecimento natural e artificial.

- *Corn* uísque: uísque americano feito com pelo menos 80% de milho e envelhecido em tonéis de madeira. Quirela de milho, cereais, água, leveduras e carvão vegetal. Malteação do milho e destilação. Não tem propriedade de envelhecimento longo, por se tratar de um tipo de uís-

que feito em condições especiais. Os mais famosos uísques são os Tennessee Jack Daniel's e George Dickel
- Uísque *rye*: produzido com pelo menos 51% de centeio e o restante de outros cereais. Envelhecido em barris de carvalho escuro por 1 ano, no mínimo. Exemplo: Wild Turkey Rye
- Uísque Bourbon: uísque produzido com 51% de quirela de milho, envelhecido por 2 ou mais anos, em tonéis de carvalho americano e branco queimado. Só podem ser chamados Bourbon os uísques fabricados na região demarcada do Kentucky Bourbon. Exemplo: Jim Bean, Rock Hill Farms, Woodford Reserve, Wild Turkey, Maker's Mark.

Uísque canadense

Centeio, água e levedura. Malte de centeio com cevada, destilado no *pot still*. Exemplos: Canadian Club, Crown Royal, entre outros.

Uísque japonês

Utiliza um carvão vegetal para a defumação de malte semelhante aos escoceses. A saga do destilado teve seu início quando Masataka Taketsuru tornou-se o pioneiro na produção. Mais tarde, Shinjiro Torii fundou a Suntory, atualmente, a maior companhia de uísque do mundo. Exemplos: Suntory, Nikka Whisky "Yoishi".

Rum

Chamado originalmente de "água dos barbados", sua origem remete à colonização espanhola, durante o século 16, na Colônia de São Domingos, na América Central. No início de sua elaboração, causava aspereza na garganta de quem a ingerisse. Outro nome era *rumbollim*: *boullin* significa "bebida quente" em francês, enquanto *rum* é gíria jamaicana para "bom".

O rum é um destilado simples de cana-de-açúcar, planta originária da Bacia de Ganges, na Índia, que foi transportada por viajantes como Alexandre Magno e povos árabes para a Europa até chegar no Caribe com a colonização europeia. A revolução do rum se deu quando Don Facundo Bacardi, em 1842, criou uma bebida leve e neutra, em Santiago de Cuba. Bacardi se tornaria, ao longo dos anos, a marca mais importante de destilados no mundo.

O processo de fabricação tem como base cana (melaço de cana), bagaço (rum industrial), xarope e caramelo (industrial), leveduras e água. O rum agrícola é destilado em sistema *pot still*, e o rum industrial em sistema *patent still*.

As marcas mais conhecidas de rum são: Bacardi, Montilla, Cruzan, Havana Club (Cuba), Negrita (Jamaica), Barceló (República Dominicana).

Cachaça

Sá de Miranda registra a presença de cachaça em Portugal no fim do século 15. Conhecida como vinho das borras ou *cachaza,* pelos espanhóis, passou a ser produzida na Ilha da Madeira, aperfeiçoando-se no norte do Brasil. Não se sabe ao certo o período colonial da sua introdução no país. Após a Independência, já existia cachaça no Brasil. A definição de cachaça é de 1913: vinho das borras, aguardente do mel ou borras de melaço. Em 1584, foi registrado o primeiro alambique do país.

O processo de fabricação tem como base cana-de-açúcar, leveduras e água, que, misturadas, passam pelas etapas de moagem do suco, destilação e envelhecimento natural em tonéis. A fermentação natural é quando a levedura utilizada é do próprio ambiente da fazenda. Não há adição de catalisadores ou outros fermentos. Há uma diferença técnica entre a cachaça feita de "coluna", em processos industriais, e a cachaça feita em alambique, em um processo mais esmerado e artesanal. Contudo, pode-se produzir uma boa cachaça em ambos os métodos. Segundo a Câmara Setorial da Cachaça, entidade vinculada ao Ministério da Agricultura, definem-se as seguintes normas de uso nos rótulos para:

- Aguardente: destilado alcoólico simples do caldo de cana fermentado com graduação alcoólica entre 38 e 54%; ou cachaça com adição superior a 30 g de açúcar por litro
- Cachaça: aguardente de graduação alcoólica com até 48%, com adição máxima de 6 g de açúcar por litro de produto
- Cachaça envelhecida: pelo menos 50% do destilado é envelhecido em barril ou tonel de madeira com capacidade máxima de 700 ℓ por, ao menos, 1 ano
- Cachaça *premium*: a cachaça é envelhecida em tonéis de madeira em sua totalidade, em uma capacidade máxima de 700 ℓ por, pelo menos, 1 ano
- Cachaça extra *premium*: envelhecimento em recipiente de madeira de no máximo 700 ℓ por, ao menos, 3 anos
- Orgânica: não recebe fertilizantes, agrotóxicos nem fermentos artificiais na produção do destilado
- Reserva especial: cachaça com características sensoriais diferentes dos demais produtos elaborados pelo produtor. O laudo técnico comprobatório é emitido por laboratórios reconhecidos pelo Ministério da Agricultura.

As principais marcas, considerando-se o tipo de fabricação, são:

- Industriais: Ypioca, Caninha 51, Velho Barreiro, Pitú, entre outras
- Alambique: Anísio Santiago, Germana, Claudionor, Vale Verde, Armazém Vieira, Serra Limpa, entre outras.

Gim

Como muitas bebidas, o gim nasceu com um propósito medicinal. No início do século 17, o médico holandês Franciscus de La Boe tentava encontrar uma fórmula para um remédio diurético, baseando-se nas propriedades do zimbro. Criou o gim destilando álcool de cereais misturados com bagos de junipeiro, que era conhecido pelo nome francês *Geniévre* ou *Genebra*, em inglês. Acabou sendo chamada de *Genebra*, até que os ingleses denominaram *Gin De La Boe*. Em apenas 20 anos de criação, já se consumiam 50 milhões de litros do "remédio" inventado por de La Boe. No início do século 18, quando a Rainha Ana ocupava o trono da Inglaterra, o governo britânico resolveu aumentar os impostos sobre o gim importado da Holanda e reduzir as taxas sobre o produto doméstico, em uma clara manobra para incentivar a produção local, e o país se tornou o mais respeitado produtor mundial.

O processo de fabricação tem como base coentro, angélica, funcho, cardamomo, raiz de lírio, alcaravia e zimbro. O álcool é obtido de cereais para a junção da essência do zimbro.

Os tipos de gim mais conhecidos são London Dry Gin, Plymouth Gin (leve gosto amargo), Old Tom Gin (americano: cor escura e levemente doce), Sloe Gin (inglês: licor de gim; após a destilação, é acrescentada ameixa-silvestre, dando-lhe certo sabor e cor rósea).

As marcas de gim mais comuns são Beefeater, Bombay Saphire, Tanqueray e Gordon's (Inglaterra). Há também Bols, da Holanda, Fleischmanns Gin, dos EUA, e o *premium* Hendrick's, da Escócia, elaborado com pepinos. Muito similar ao gim é o notório Steinhäger (Alemanha).

Conhaque, armanhaque, *brandy*, graspa, bagaceira e pisco

Destilados da uva ou do bagaço da uva, têm origem na França, na província de Charente, mais precisamente em uma pequena vila de nome Cognac.

O processo de fabricação, o qual compreende a destilação, se dá em dois estágios denominados *chauffe*. O líquido é armazenado em barris de carvalho denominados Limousin, onde adquire cor, sabor e *bouquet*.

O nome conhaque só pode ser dado aos destilados de vinho fabricados na região delimitada por lei de Charente. A província de Charente é dividida em sete sub-regiões, enumeradas a seguir por ordem de qualidade:

- Gran Champagne
- Petit Champagne
- Borderies
- Fine Bois
- Bon Bois
- Bois Ordineries
- Bois Communs.

Os conhaques são classificados pelo tempo de envelhecimento em tonéis de carvalho. Os símbolos e as abreviações mais utilizados e sua relação com o tempo são:

- ***: *three stars* (três estrelas) – 3 a 5 anos
- V.O.: *very old* (muito antigo) – 5 a 10 anos
- V.O.P.: *very old pale* (paladar muito antigo) – 7 a 15 anos
- V.S.O.P.: *very superior old pale* (paladar muito antigo e superior) – 10 a 15 anos
- V.V.S.O.P.: *very very superior old pale* (paladar extremamente antigo e superior) – 20 a 25 anos no mínimo
- X.O.: *extra old* (extra e antigo) – 30 anos, no mínimo
- X: *extra* (extra) – 35 a 50 anos.

As marcas mais conhecidas são Remy Martin (destaque para o extra Remy Martin Louis XIII Grande Champagne), Martell (Napoleon), Hennessy (destaque para o Richard), Courvosier Napoleon, Delamain (destaque para Grande Champagne safra 1949).

Alguns termos são mais utilizados quando se trata de destilados de uva:

- *Brandy*: destilado de uvas brancas. Até 1622, por causa das características das vindimas e do solo, o vinho de Charente não tinha condições de ser exportado, pois estragava. Os camponeses começaram a destilar a produção e, como não existia mercado para absorvê-la, o destilado envelheceu. Foi descoberto o mais sublime dos destilados. O nome dado inicialmente foi *brandeyvigne*, que significa "vinho queimado". Esse termo foi abreviado na Inglaterra (maior importador), que o denominou *brandy*. Marcas: Fundador, Osborne e Metaxa, da Grécia
- Calvados: destilados das sidras produzido na Normandia, França
- Armanhaque: mais antigo *brandy* do mundo (século 12)
- Bagaceira: de origem portuguesa, aguardente vínica do bagaço de uvas
- Graspa: de origem italiana, destilado de bagaço de uvas prensadas e fermentadas
- Pisco: destilado de uvas de origem dúbia (Peru e Chile)
- *Eau de vie*: destilados incolores de fermentados de qualquer fruta, principalmente de frutas vermelhas. Os principais são:
  - Kirsch (França): cerejas
  - Mirabelle (França): ameixas
  - Slivovitz (Europa Oriental/Bálcãs): ameixas
  - Poire Willians (França): peras
  - Framboise (França): framboesa
  - Barack Palinka (Hungria): damasco.

Tequila e mescal

Tequila é um destilado elaborado com uma planta de nome agave-azul. Contudo, apesar de ser considerado o destilado nacional do México, não é o mais antigo. Durante o período colonial, os indígenas produziam um fermentado do mesmo agave, o pulque. Avessos a seu sabor amargo, os espanhóis decidiram destilá-lo, criando o *brandy de Mezcal*.

Originário de Oaxaca, Riviera Maia, o mescal tem sabor acentuado e traz em sua garrafa o verme que vive entre as folhas e *piñas* do agave: o *gusano*. Ao notarem que os melhores destilados provinham do agave-azul (uma das 400 espécies existentes em solo mexicano), decidiu-se produzir em quantidade no local de sua abundância, a seca cidade de Tequila, no estado de Jalisco, parte central do México. A partir de 1978, o governo estabeleceu que somente aquelas produzidas ao redor das cidades de Tequila e Guadalajara, e certas aldeias nos estados de Nayarit, Michoacán e Guanajuato, podem ser consideradas tequilas.

Os produtos que seguem a norma oficial mexicana (NOM) recebem um selo de identificação governamental, que os classifica em:

- *Blanco* (*silver*): sem processo de envelhecimento em madeira
- *Oro* (*gold*): tequila *blanco* com corantes, como o caramelo
- *Reposado* (descansada): passa por tonéis de carvalho por 2 meses a 1 ano
- *Añejo* (envelhecida): mais de 1 ano em carvalho, normalmente de 3 a 5 anos. A capacidade do barril não pode exceder 600 ℓ e sua cor é mais escura, com aromas empireumáticos.

As tequilas podem ser de dois tipos:

- Puro agave: elaborada de agave-azul, destilada e engarrafada no México
- Misto: 51% de agave-azul e engarrafada em outros países.

As marcas mais conhecidas no mercado são Jose Cuervo, Sauza, Don Julio, Herradura, Real, Reformador Casa Noble.

Shochu

Na preferência dos *gourmets* japoneses, o milenar destilado nipônico, conhecido também como a vodca japonesa, pode ser feito a partir de várias matérias-primas, como arroz, trigo, batata-doce, mandioca e outras fontes de carboidrato. Os mais tradicionais e caros – da classe OTSU – são feitos de arroz inoculado com *kojikin*, um fermento especial, que lhes confere um paladar requintado. Já os da classe KO têm sabor neutro por serem mais populares. Atualmente, *shochu* é o segundo destilado mais vendido do mundo.

Vermutes

Segundo a legislação brasileira (1973), vermutes são vinhos compostos que contêm artemísia predominante, com adição de macerados ou concentrados de plantas amargas ou aromáticas. São fermentados com destilados do vinho com características próprias e adição de especiarias e ervas.

Os vermutes podem ser dos tipos: branco (doce), *rosso* (tinto), seco (*dry*), *rosé* (meio-doce) e *bitter*. Contêm cerca de 14 a 20% de álcool.

As principais marcas do mercado são:

- Italianas: Martini & Rossi, Cinzano, Carpano e Ricadonna
- Francesas: Lilet e Noilly Prat.

Bitters

Bitters ou amaros são os nomes genéricos dados às bebidas aromatizadas com substâncias amargas, como casca de laranja, genciana, quinino, entre outras. Fabricados à base de álcool de cereais (neutro), cumprem uma dupla função: a de aperitivos e antiácidos. Dos aperitivos até os aromatizantes vendidos em pequenas garrafas, a lista é imensa. Alguns são preparados por maceração e filtragem, enquanto outros, mais finos, por processos mais complicados de destilação. Vale frisar que só podem ser considerados *bitters* as bebidas coloridas naturalmente. Seu teor alcoólico varia entre 20 e 45°GL.

Basicamente, dividem-se em dois grupos: os aromatizantes e os aperitivos, que aparecem também em subgrupos com os vermutes, como o Punt e Mes, os *bitters* doces (China-Martini, da Itália, e o Calisay, da Espanha) e os digestivos, como a Fernet Branca e o alemão Underberg.

A italiana Fernet – que, na realidade, não é branca – é bastante seca e amarga e tem fama de amenizar ressacas – propriedade contestada pelos médicos. Além dela, outros como o Ramazzotti e o siciliano Averna são muito apreciados. O mais famoso é o Campari.

A Alemanha é também um grande produtor, com o *beerenburg*, o *jägermeister* e o *stonsdorfer*. A França contribui com o *amer picon* e o *suze*, enquanto a Holanda possui o antiquíssimo *Boonekamp*.

O Brasil é conhecido pelos *bitters* da empresa Dubar, o Mezzamaro, da Stock, e pelo popular Cynar, bebida à base de alcachofra envasado pela Bols no Brasil, desde 1979. Os aromatizantes são geralmente comercializados sob o nome da substância que lhes dá o sabor predominante: *orange bitter, lemon bitter, Péychaud e Angostura*.

Anizetes

Aperitivos muito populares na França e na Suíça feitos à base de anis, alcaçuz e erva-doce, sendo corados pelo caramelo.

As principais marcas e tipos são Pernod, Ricard e o notório **absinto**.

Licor

Com origem na Babilônia, por volta de 1730 a.C., era conhecido como poção do amor, remédio para todos os males ou afrodisíaco. Basicamente, era concebido no início como uma infusão, para posteriormente ser fruto de destilações.

A legislação brasileira para bebidas (Brasil, 1973) define licor como a bebida destilada de teor alcoólico entre 18 e 54°GL, obtida pela mistura ou redestilação de álcool etílico potável, ou aguardente simples desodorizada, com substâncias de origem vegetal ou animal, adicionada de sacarose, glicose, mel ou xarope de glicose. Não há o conceito de licor seco no país, como na Itália.

Há diversos métodos de fabricação, tanto industriais como artesanais. Os licores são classificados segundo a variedade de produtos com que são fabricados. Pode-se agrupar em cinco quesitos, considerando a variação na temperatura em cada produção específica:

- Por destilação (licores à base de plantas)
- Por infusão/maceração (licores à base de frutos)
- Por extratos ou essências
- Por adição de creme de leite
- Por adição de gemas de ovos com destilados.

Os licores têm destilados-base elaborados essencialmente de uvas, cana-de-açúcar ou cereais neutros.

Laranja

Destilado-base: uvas. Licores estilo *triple séc* (tripla destilação): o sabor das laranjas vem das cascas secas que são maceradas em álcool para suavizar seu sabor.

Os licores de laranja mais conhecidos são:

- Cointreau: licor de origem francesa elaborado com cascas de laranjas amargas
- Curaçau: cascas de laranjas amargas e ácidas do Caribe, de origem holandesa. Apresenta diversas cores, como azul, vermelho, amarelo, verde, e também é incolor, com função de incrementar a coquetelaria tropical
- Grand Marnier: nobre licor à base de cascas de laranja e conhaque, de origem francesa.

Absinto

Popularmente conhecido como "fada verde", por causa da cor, o absinto chegou, no passado, a ser proibido, considerado responsável por acessos de loucura, cegueira e crises de epilepsia. A bebida é proveniente da losna, uma erva amarga e de uso medicinal.

Café

Destilado-base: rum. Os licores de café mais conhecidos são Kahlua (México) e Tia Maria (Jamaica).

Creme

Destilado-base: uísque/outros. Os licores de creme mais conhecidos são:

- Bailey's: *irish cream*, uísque irlandês, creme, mel, baunilha e cacau. Origem: Irlanda, 1974
- Carolan's: concorrente do Bailey's, é elaborado basicamente com os mesmos ingredientes, porém apresenta menor viscosidade
- Amarula: vinho da fruta marula e creme. Origem: África do Sul.

Ervas

Destilado-base: álcool de cereais neutro. Os licores de ervas mais conhecidos são:

- Strega (Itália): ervas diversas
- Chartreuse (França): hissopo, bálsamo, angélica, casca de laranja, noz-moscada, canela, cravo-da-índia, absinto, entre outras
- Benedictine (França): uvas, 27 ervas e especiarias. Receita do monge Dom Bernardo Vincelli, da Normandia
- Licor 43 (Espanha): uvas e 43 ervas
- Centerba (Itália): *liquore secco*. Cem ervas e álcool de cereais neutro na graduação de 70°GL
- Galliano: licor italiano de baunilha e ervas. Fórmula secreta.

Anis

Pernod, Ricard (França) e Ouzo (Grécia) são *pastis* elaborados com álcool de beterraba neutro, anis-estrelado e especiarias. Os licores de anis mais conhecidos são:

- Sambuca (Itália): destilado de uvas com anis-estrelado e fruta do sabugueiro
- Anis Del Mono (Espanha): anis-estrelado e álcool neutro de beterraba
- Arak (vários): destilado da tâmara ou uva com anis e especiarias de origem árabe
- Anissete: mais doce e antigo (Bols, Holanda, 1575).

Frutas

- Peach Tree (EUA): pêssego
- Midori (Suntory): melão
- Creme de banana (Arrows e Marie Brizard): banana
- Creme de cassis (Dijon): cassis
- Apricotine (França): damascos
- Amaretto (França): caroços de damascos, amêndoas e destilado de uvas
- Mandarinetto (Itália): tangerina
- Marraschino (Itália): cerejas marraschas, mel e xarope de açúcar
- Cherry Brandy (Reino Unido): destilados de cerejas incluindo caroços
- Cherry Heering (Dinamarca): cerejas

- Limoncello (Itália): limão-siciliano, álcool de cereais neutro e xarope
- Malibu (EUA): bebida à base de rum e coco.

Uísque
- Glaya: *scotch* e mel. Origem: Escócia
- Chiva's Brothers Lochan Ora: *scotch* e mel. Origem: Escócia
- Southern Comfort: bourbon, pêssego e laranja. Origem: sul dos EUA
- Drambuie: *scotch*, urze, mel, ervas e especiarias. Origem: Escócia.

Ovos
O licor de ovos mais conhecido é o *advocaat*: licor holandês de destilado do vinho e gemas de ovos.

Menta, nozes, avelãs e cacau
- Frangélico (Itália): avelãs e destilado de uvas
- *Nocino* (Itália): nozes e destilado de uvas
- *Peppermint* (França): cereais, hortelã, pimenta e vinho branco
- Creme de cacau (vários): cacau e baunilha + álcool de cereais
- Mozart (Áustria): chocolate.

Fermentados

Os principais fermentados comercializados no segmento são os vinhos, as sidras, os saquês e as cervejas. Destaca-se uma crescente curiosidade do consumidor diante da oferta de cervejas *premium*, das mais distintas procedências, tanto nacionais quanto internacionais. Portanto, as cartas devem oferecer algo além das cervejas *pilsen* de baixa fermentação, tão populares nos bares e botequins, para alinharem-se à demanda qualitativa desse mercado em ascensão.

Cervejas

A origem aproximada da cerveja data de 8 mil anos atrás na Babilônia e no Egito. A técnica de elaboração caracteriza-se pelo cozimento de cereais como milho, cevada e trigo, que logo após eram fermentados; tem sabor ácido e maior graduação alcoólica. Posteriormente, desenvolveu-se na Grécia, Península Ibérica, Gália e Germânia, passando a ser a bebida predileta dos povos nórdicos.

A palavra *bière* provém do hebraico *bre*, que significa cevada. O nome saxão da cevada é *bere*, daí o nome em alemão *bier*. Em português, *cerveja*, e em espanhol, *cerveza*, são derivados do latim *cervisia*.

Cornelius Tacitus escreveu que os germânicos eram grandes apreciadores da bebida. Na Idade Média, os conventos desempenharam relevante papel no desenvolvimento da cerveja que, dada a escassez de legumes, era misturada nas sopas a fim de aumentar seu teor nutritivo. A partir de 1000 d.C., nota-se o surgimento dos primeiros campos de lúpulo em Freising, perto de Munique, onde se crê que tenha iniciado sua adição à cerveja, dando-lhe um sabor amargo peculiar.

A primeira concessão para a fabricação de cerveja foi dada na Baviera, em 1146, à abadia de Weihenstephan. A Augustinerbrau, atualmente uma universidade, é a mais antiga cervejaria de Munique (1328). A fusão de pequenas cervejarias resultou nas grandes cervejarias atuais.

Em 23 de abril de 1516, é instituída a "lei de pureza da cerveja alemã" – *Reinheitsgebot* – promulgada pelo duque Guilherme IV da Baviera. A lei instituiu que a cerveja deveria ser fabricada apenas com os seguintes ingredientes: água, malte de cevada e lúpulo. A levedura de cerveja não era conhecida à época. Após 1800, a indústria cervejeira recebeu um grande impulso que revolucionou o processo na Alemanha – cerveja de baixa fermentação, em virtude da criação dos tanques de aço inox *lagers*. No mesmo século, em 1883, na cidade de Carlsberg, Dinamarca, foi desenvolvida em laboratório a *Sacharomyces carlsbergensis*, uma levedura que funciona melhor nas condições de baixa temperatura.

As cervejas podem ter vários tipos e estilos, como baixa fermentação (*lager*), alta fermentação (*ale*) e *lambics*.

Baixa fermentação | *Lager*

A cerveja é de baixa graduação alcoólica, tem sabor leve e é pouco amarga. Pode ser dos tipos:

- *Pilsen*: originária da cidade tcheca homônima, é a mais bebida em todo o mundo. Exemplos: Heineken e a Premium Lager Grolsch (Holanda), Stella Artois (Bélgica), Carlsberg (Dinamarca), Budweiser e Miller (EUA), Quilmes (Argentina), Brahma, Skol e Antártica (Brasil), Sol (México), Pilsner Urquell (República Checa). Os subgrupos são:
    - *American lager*: cerveja leve e refrescante
    - *Premium*: *pilsen* mais lupulada
    - *Helles*: variação com menos lúpulo, mais maltada, feita em Munique
    - *Dry beer*: originária do Japão, mais seca
    - *Special*: mais forte, quase uma *bock*
    - *Radler*: *pale lager* combinada a uma parte de limonada típica alemã, chamada de *Zitronenlimonade*. Geralmente a proporção cerveja/suco é de 50/50 ou 60/40
    - *Dortmunder export*: mais leve, menos lupulada, original de Dortmund
- *Bock*: encorpada e de coloração amarronzada, possui um teor alcoólico de até 6,5%. Exemplos: Kaiser Bock, Baden Baden Bock
- *Lagers* escuras: cerveja preta, com sabor acentuado, levemente amargo. Os subgrupos são:
    - *Munchner dunkel*: cervejas escuras avermelhadas produzidas em Munique. Bastante maltadas. Exemplo: *Warsteiner Dunkel*
    - *American dark lager*: versão americana da Dunkel, menos maltada
    - *Schwarzbier*: cerveja leve e pouco amarga. Exemplo: Petra, Xingu
    - *Malzbier*: cerveja negra e doce.

Alta fermentação | *Ale*

Cerveja de maior graduação alcoólica, por vezes amarga, com acentuados sabores de malte, extremamente consumida na Inglaterra, Bélgica, Irlanda e Alemanha. Contudo, diferenciam-se as *pale ale* americanas, inglesas e belgas (*pale ale* e *blonde ale*).

- *Stout*: bebidas negras opacas, caracterizadas pelo persistente sabor de chocolate amargo, café e malte torrado, pouca carbonatação. Sua origem remete à época em que parte da produção das cervejarias inglesas era destinada à Rússia e aos países bálticos. Para suportar a viagem, essas cervejas tinham – assim como têm hoje – alto teor alcoólico, variando de 8 a 12%. Exemplo: Guinness, Baden Baden Stout. Também apresenta diversos subtipos (*Dry Stout, Sweet Stout, Oatmeal Stout, Foreign Extra Stout, American Stout, Russian Imperial Stout*)

- *Porter*: produzida desde o século 18, tem um acentuado sabor de lúpulo. O nome *stout* só surgiria graças à abreviação do termo *Stout Porter*. Exemplo: Patrícia Porter Long Neck (Uruguai)
- *Bitter*: inglesas em sua natureza, também chamadas de *English Pale Ale*. Exemplo: Fuller's London Pride
- *Weiss*: cervejas de trigo, opacas e aromáticas. Exemplo: Paulaner, Erdinger
- *Barley Wine*: cerveja do estilo *strong ale*, com colorações que variam de ocre a avermelhado. Exemplo: Fuller's 1845
- *India Pale Ale*: cerveja lupulada, criada pelos ingleses para aumentar o tempo de conservação do fermentado que seria levado para as viagens pela Índia. Varia na intensidade de amargor e percentual de álcool de acordo com o subtipo, progressivamente: *English* IPA, *American* IPA e *Imperial* IPA. Exemplo: *Dama India Pale Ale*, de Piracicaba, *American Amber Ale, Brown Ale, English Brown*
- *Altbier*: natural de Dusseldorf, representa o meio-termo das cervejas. Fermentada com a temperatura de uma *lager*, mas utilizando a levedura de uma *ale*, o resultado é uma cerveja encorpada, mas pouco amarga. Exemplo: Grolsch Amber Ale
- *Saison*: considerado o "vinho" das cervejas, por sua complexidade
- *Bière de Garde*: francesa e longeva (cerveja de guarda). Exemplo: Janlain Amber
- *Belgian strong ales*: cervejas únicas, de diferentes tipos: *Dubbel, Tripel, ABT/Quadrupel, Golden Strong Ale* e *Dark Strong Alebelgian Specialty Ale*
- *Belgian specialty ale*: cervejas temperadas. Exemplo: La Choufe, Unibroue Maudite e McChouffe
- *Kölsch*: adocicada, elaborada por vezes com trigo, de origem alemã, em Köln (Colônia), com um estilo de denominação de origem. Exemplo: Eisenbahn Kolsch.

Lambic

Curiosa categoria de cerveja, em virtude de sua fermentação espontânea. São feitas de trigo, contudo, sua fermentação é natural, cujos agentes são encontrados somente em uma pequena área ao redor de Bruxelas. Tal raridade eleva seu valor para o mercado. Incrivelmente aromática, remete ao processo rudimentar de fabricação do produto. Seus subtipos são:

- *Lambic-fruit*
- *Straight/Unblended*
- Gueuze
- Faro.

Saquê

O arroz moldou as paisagens e as culturas dos povos asiáticos. Muitas dessas culturas ainda consideram o cultivo do arroz a base de sua ordem social e lhe atribuem qualidades permeadas de conotações religiosas. Desde então, o arroz provê alimento, bebida e até abrigo aos japoneses, pois fornece matéria-prima para a fabricação de tatames e *shoji*, respectivamente, os pisos e as divisórias das moradias japonesas.

Saquê é feito de vinho de arroz e significa prosperidade. Koichi Mori, antropólogo, conta que a primeira marca de saquê brasileiro, Azuma Kirin, começou a ser fabricada em 1935 por um motivo curioso: Kyoshi Yamamoto, dono de restaurante em São Paulo, havia ficado com problemas no fígado em decorrência do consumo excessivo de cachaça e montou a fábrica para produzir o saquê de acordo com o paladar japonês.

O saquê pode ser classificado em:

- *Ginjo-shu*: não pode sofrer adição de álcool e representa 6% de todo o saquê produzido. Qualidade superior
- *Futsuu-shu*: a maioria do saquê produzido tem adição de álcool etílico, que confere aroma e sabor à bebida.

As principais marcas de saquê são Gekkeikan, Hakushika e Oseki (Califórnia).

Sidras

Fermentado do suco das maçãs. Os principais produtores são França e Inglaterra, com destaque para a sidra das Astúrias, região da Espanha.

A principal marca de sidra é a Antoinette Brut (França).

DESIGN DO CARDÁPIO

O cardápio reflete a imagem do bar. Inconscientemente, o conviva está avaliando os elementos gráficos da carta, as ilustrações, assim como a simetria dos elementos impressos da oferta. Como essa escolha é feita pela leitura da relação, a redação e a ortografia são elementos determinantes no planejamento de um cardápio.

A definição do *design* é a imagem emblemática que se deseja transmitir aos comensais. Não pode ser "poluído", e as fontes e cores escolhidas devem estar de acordo com o ambiente. Elabora-se um "boneco" do cardápio para vislumbrar a arte. A última etapa é a impressão e o acompanhamento na execução da arte final.

> Atenção: o fator mais relevante em uma carta é a identificação do que está sendo ofertado com a exímia descrição. Nunca se deve supor que o comensal conhece um prato ou coquetel. Até mesmo um *Dry martini* – o mais popular coquetel do mundo – deve ser descrito com exatidão. Outro alerta: cuidado com o humor, sobretudo em relação ao nome de pessoas homenageadas em receitas e a sua descrição. Esse aspecto pode estar ligado à clientela que frequenta o estabelecimento. Seriedade e profissionalismo: tipicidade cultural não pode ser vulgarizada, mas sempre exaltada.

Ortografia

Por exemplo, utilização de letra maiúscula em nomes próprios ou sobrenomes; no início das orações e frases; sempre ao se referir a cidades, países, localidades, acidentes geográficos; e em nomes de hotéis ou restaurantes.

PRECIFICAÇÃO

A definição dos valores cobrados pelos produtos é baseada no mercado, assim como no público-alvo da casa. Inicialmente deve-se considerar:

- Elaboração das fichas técnicas baseadas em mercado abastecedor, custo e sazonalidade
- Estatísticas de vendas
- Pesquisa de novidades
- Concorrência direta e indireta.

CARTA DE VINHOS

A carta de vinhos deve oferecer uma gama de estilos alinhados com a proposta gastronômica do restaurante, assim como uma diversidade de preços. *Sommeliers* e *maîtres* recomendam que haja pelo menos três faixas de precificação: uma intermediária em relação aos valores do mercado local; outra com a melhor relação preço/qualidade possível; e uma faixa superior, reservada aos vinhos de guarda e às grandes safras.

Existem, basicamente, 11 estilos de vinhos na restauração mundial:

- Fortificados secos: vinhos de aperitivo, representados pelos espanhóis Jerez/Sherry (com seus estilos Fino, Oloroso, Manzanilla e Amontillado), Portos brancos secos, Madeira secos, entre outros
- Espumantes *extra brut*, *brut* e *demi-secs*: vinhos com graduação alcoólica baixa, com grau residual de açúcar distinto: o *extra brut*, com até 6 g de açúcar por litro; o *brut*, com até 9 g de açúcar por litro; e os *demi-secs* (conhecidos como meio-secos, meio-doces), com até 18 g de açúcar por litro. Exemplos: champanhes e *crémants* franceses, *cavas* da Catalunha, espumantes nacionais, *proseccos* e espumantes de corte francês italianos, além dos *sparkling wines* norte-americanos e demais espumantes
- Brancos leves: vinhos de acidez notável, como os vinhos verdes portugueses, os argentinos com a uva Torrontés, os Rieslings alemães (Trocken "secos" e Halbtrocken "meio-secos"), os franceses alsacianos, os brancos alentejanos, os *sauvignon blancs*, de todas as procedências, com destaque para os neozelandeses e bordaleses, entre outros de baixa acidez e nível alcoólico
- Brancos encorpados: vinhos alcoólicos que estagiam em madeira, frutados ou minerais, mas com maior concentração de acidez, representados pelos Chablis, *chardonnays* argentinos, californianos, australianos, brasileiros, assim como os *gewurztraminers* alsacianos, alemães e chilenos, entre outros
- *Rosés*: notáveis compatibilizadores de risotos, crustáceos, caldeiradas de peixes e frutos do mar, representados pelos rosados do sul da França, Côte Du Rhône, Borgonha, portugueses, entre outros
- Tintos de corpo leve: a nobreza da vinicultura, com vinhos elaborados com uvas como *pinot noir*, Gamay; autóctones italianas como Corvina, Rondinella e Molinara; castas portuguesas como Castelão (Periquita), entre outras. Destaque para os vinhos da Borgonha, Beaujolais, *pinot noir* da Califórnia, Oregon e Nova Zelândia, tintos leves do Vêneto como os Bardolinos, alguns portugueses da Bairrada, entre outros.

Perfeita harmonização com caça como perdiz, codorna, faisão, pato, peixes gordurosos como bacalhau, anchova, arenque, vitela, risotos e demais aves

- Tintos de corpo médio: excepcionais na combinação com a cozinha Toscana (molho vermelho, queijos fortes, massa fresca) como os Chiantis, *carménère* chilenos, Valpolicellas do Vêneto, Bonardas argentinos, alguns *cabernet sauvignons*, entre outros
- Tintos encorpados: os clássicos da vinicultura representados pelos macios Bordeaux, Chateuneuf Du Pape, Barolos e Brunellos di Montaltinos, da Itália, portugueses do Douro, Tempranillos espanhóis, entre outros. Harmonização com pratos à base de carne vermelha e pratos condimentados, ou, parafraseando Brillat-Savarin: "refeições copiosas". Destaque para os varietais do Novo Mundo: jovens e tânicos, como os *tannats* uruguaios, *malbecs* argentinos, *merlots* brasileiros, *cabernet sauvignons* chilenos e californianos, *shiraz* australianos e sul-africanos, entre outros
- Vinhos de sobremesa de coleta tardia/botritizados: vinhos de extrema riqueza e doçura representados pelos Sauternes, Tokajis húngaros, Trockenbeerenauslese Qmp e demais botritizados alemães, assim como os de procedência no Novo Mundo. Destaque para o indefectível Chateau d'Yquem, de Sauternes, Bordeaux
- Vinhos fortificados doces: vinhos de arremate como os Portos em toda a sua rica variação, de Rubys a Tawnys até os Vintages; Marsalas e Vin santos italianos, Banyuls e Maury, famosos por compatibilizar sobremesas à base de chocolate, assim como o espanhol Pedro Ximenez, de Jerez de La Frontera
- Espumantes doces: vinhos diferenciados com alto grau residual de açúcar, como os italianos do Piemonte, Asti, assim como os franceses *doux*, e todos os espumantes elaborados com a cepa Moscatel. Perfeita combinação com frutas frescas ricas em água como melões cantaloupe, peras, mangas e queijos fortes por antagonismo (contraste). Vale lembrar também dos frisantes – pouco nobres, mas importantes para o mercado, como os italianos Lambrusco e Frascatti, assim como alguns vinhos verdes e outros do Novo Mundo.

É fundamental ressaltar que a enogastronomia não se trata de uma ciência exata, ou seja, nem todos os *chiantis*, por exemplo, combinarão com todas as massas toscanas com molho vermelho. Uma série de fatores pode interferir nessa harmonia: paladares influenciados previamente por fumo, menta etc.; temperos e especiarias utilizados por cada profissional de cozinha, nível de sal, aspectos emocionais de cada comensal e temperatura do ambiente.

Uma sugestão é testar as compatibilizações previamente em um *menu* degustação promovido entre cozinha e salão. Portanto, é importante frisar que, ao elaborar a carta, *chef* e *sommelier* estejam alinhados com o intuito de objetivar os vinhos da referida carta.

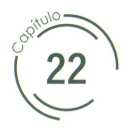

Cardápios Institucionais

Rosana Benez Martins Freire • Silvia de Fatima Barreto Nogueira

INTRODUÇÃO

O planejamento e a composição de um cardápio envolvem não apenas aspectos de ordem culinária, mas também de combinação de alimentos, alimentação equilibrada, mercados abastecedores, gênero da clientela, disponibilidades financeiras e capacidade de produção.

A quantidade e a qualidade dos equipamentos e dos utensílios à disposição, assim como instalações deficientes, podem limitar a capacidade de produção na cozinha.

Para planejar um cardápio institucional, é necessário dedicação, conhecimento e sensibilidade por parte do profissional responsável pelo serviço. Os cardápios devem ser claros e explícitos para que o usuário tenha a noção correta das preparações. Para isso, é importante utilizar uma planilha que permita a visualização global do período vigente desse cardápio e a análise das repetições e frequências dos pratos e alimentos usados.

Outro item facilitador é ter o receituário padrão atualizado e uma relação de preparações que poderão ser usadas no local, considerando-se a mão de obra, as instalações e os custos disponíveis.

Vale salientar que a diversificação dos cortes possibilita variar a apresentação do alimento. Assim, fica evidente a importância do conhecimento das habilidades básicas da cozinha para elaborar cardápios, o que vai além da consideração de tempo e da complexidade operacional para sua execução.

CATEGORIAS DE CARDÁPIOS

As instituições podem estabelecer uma oferta de cardápios diferenciados nas categorias básica (Figura 22.1), intermediária (Figura 22.2) e superior (Figura 22.3), segundo o tipo de cliente a ser atendido.

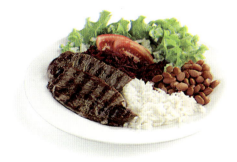
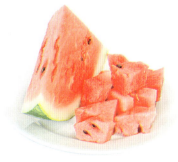

Figura 22.1 Cardápio básico.

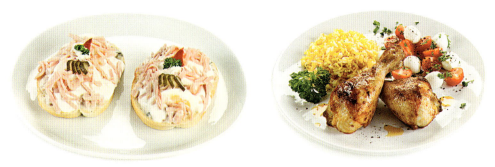

Figura 22.2 Cardápio intermediário.

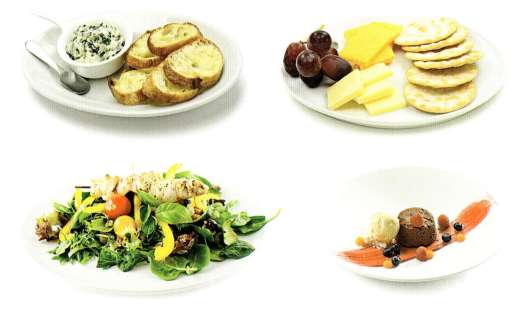

Figura 22.3 Cardápio superior.

As diferenças entre elas são estabelecidas pelo número de opções para cada componente do cardápio, pela sofisticação das receitas e, consequentemente, pelos custos.

O cardápio básico tem custo mais baixo e preparo pouco elaborado, além de estar vinculado ao programa de alimentação do trabalhador (PAT), o qual faz recomendações quanto à composição da refeição.

Serão analisados cardápios das três categorias, os quais podem ser aplicados em diferentes unidades de alimentação e nutrição (UAN), sejam elas hospitalares, de indústrias ou escolas.

Categoria básica

A preocupação em alternar os pratos principais e/ou formas de preparo (assados, cozidos, grelhados etc.) deve ser considerada. A Tabela 22.1 apresenta exemplos de cardápios básicos para 2 semanas.

Para alternar os tipos de carne, é possível montar o cardápio da seguinte maneira:

- Primeira semana:
  - Segunda-feira: carne bovina moída cozida
  - Terça-feira: carne bovina picada grelhada
  - Quarta-feira: ave com osso assada
  - Quinta-feira: carne bovina em bife grelhado
  - Sexta-feira: peixe em posta cozido
  - Sábado: carne bovina em bife frita
  - Domingo: ave sem osso cozida
- Segunda semana:
  - Segunda-feira: carne bovina em pedaços grelhada
  - Terça-feira: ave em pedaços assada
  - Quarta-feira: vísceras picadas grelhadas
  - Quinta-feira: carne bovina em bife cozida
  - Sexta-feira: carne suína com osso assada
  - Sábado: carne bovina em cubos cozida
  - Domingo: ave com osso frita.

Para os pratos principais, optou-se por ave 2 vezes/semana em razão de o cardápio ser de 7 dias e esse tipo de alimento ter boa aceitação. Entretanto, vale ressaltar a preocupação em alternar o tipo de ave, de corte e/ou a forma de preparo.

Para as opções de acordo com a categoria básica, foram empregados pratos proteicos mais simples em preparo e menos onerosos.

Determinados todos os pratos principais do período de vigência do cardápio, assim como a harmonia destes quanto a cor, sabor, textura e oferta de fibras, os outros componentes podem ser distribuídos respeitando-se a seguinte ordem: guarnição, saladas, sobremesas e bebidas.

Por exemplo, na terça-feira da primeira semana, podem ser utilizados:

- Grão-de-bico ao molho vinagrete (bege)
- Espeto de alcatra com cebola e pimentão verde (marrom com verde e branco)
- Salsicha ao molho (vermelho)
- Couve à mineira (verde)
- Gelatina de uva (vinho)
- Suco de laranja (amarelo).

Nesse caso, a utilização de uma guarnição à base de folhosos possibilita a salada ser composta por um tipo de grão (Figura 22.4), em vez de obrigatoriamente por folhas ou legumes.

Tabela 22.1 Exemplo de cardápio padrão básico.

Refeição	Segunda-feira	Terça-feira	Quarta-feira	Quinta-feira	Sexta-feira	Sábado	Domingo
Primeira semana							
Entrada	Escarola com pepino em cubos	Grão-de-bico ao vinagrete	Alface lisa com rabanete	Chicória com azeitonas pretas	Agrião com milho	Almeirão com rodelas de cebola	Salsa-verde (escarola, alface e agrião)
Prato principal	Almôndegas ao sugo	Espeto de alcatra com cebola e pimentão verde com frios	Frango assado	Bife fricandole (intercalado com bacon)	Cação ao molho de pimentões vermelhos e leite de coco	Bife à milanesa	Rolé de peito de peru
Opção	Ovos fritos	Salsicha ao sugo	Omelete simples	Steak de peixe	Omelete de queijo	Ovos cozidos	Linguiça assada
Guarnição	Batata assada	Couve à mineira	Berinjela à parmegiana	Acelga refogada	Brócolis ao alho e óleo	Abobrinha refogada	Polenta frita
Prato básico	Arroz e feijão	Arroz e feijão	Arroz e feijão	Arroz e feijão	Arroz e feijão	Arroz e feijão	Arroz e feijão
Sobremesa	Mamão em fatias	Gelatina de uva	Murcote	Banana caramelada	Maçã vermelha	Sagu de groselha	Abacaxi
Bebida	Mate gelado	Suco de laranja	Suco de abacaxi	Suco de uva	Suco de maracujá	Suco de limão	Suco de melancia
Segunda semana							
Entrada	Alface-crespa com beterraba ralada	Feijão-fradinho ao vinagrete	Agrião com moyashi	Acelga com tomates em gomos	Almeirão com pepino	Cenoura ralada com ervilhas	Rúcula com cubos de queijo frescal
Prato principal	Bife ao molho rôti	Coxa e sobrecoxa de frango assadas	Iscas de fígado aceboladas	Bife à rolê	Pernil assado	Goulash	Frango à passarinho
Opção	Ovos fritos	Charuto de repolho	Omelete de queijo	Ovos cozidos	Hambúrguer grelhado	Omelete simples	Quibe assado com carne moída
Guarnição	Couve-flor na salsa	Escarola ao bacon	Batatas coradas	Vagem refogada	Farofa com ovos	Repolho bicolor refogado	Nhoque ao sugo
Prato básico	Arroz e feijão	Arroz e feijão	Arroz e feijão	Arroz e feijão	Arroz e feijão	Arroz e feijão	Arroz e feijão
Sobremesa	Picolé de limão	Gelatina de abacaxi	Salada de frutas	Pudim de chocolate	Laranja	Maçã verde	Melão
Bebida	Suco de uva	Suco de guaraná	Suco de morango	Suco de limão	Suco de caju	Groselha	Suco de goiaba

Obs.: todos os dias serão oferecidos farinha de mandioca, molho de pimenta, pão, café, vinagrete, azeite, vinagre e sal.

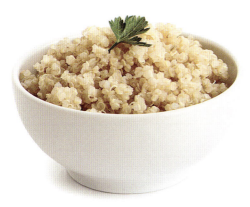

Figura 22.4 Salada de quinoa.

Sempre se deve considerar a complexidade das operações envolvidas no preparo e a durabilidade dos alimentos durante o armazenamento. Por exemplo, às segundas-feiras, devem ser utilizadas hortaliças mais resistentes ao armazenamento, como escarola, pepino, batata, beterraba, alface-crespa, couve-flor, repolho, cenoura, mamão (considerando o grau de maturidade). Algumas preparações não necessitam de preparo antecipado, e determinados alimentos podem ser adquiridos pré-processados (p. ex., almôndegas, couve-flor etc.) ou já preparados (p. ex., picolé e batata *chips*).

Categorias intermediária e superior

Nos cardápios das categorias intermediária e superior (Tabelas 22.2 e 22.3), assim como no cardápio da categoria básica, há a preocupação de alternar os pratos principais em diferentes tipos de carne e/ou diferentes formas de preparo, buscando distanciá-los e evitando a monotonia.

Para a obtenção da harmonia dos cardápios com relação a cor, sabor, textura e oferta de fibras, utiliza-se o mesmo critério para o cardápio da categoria básica.

Para esses cardápios, assim como no cardápio básico, considera-se a durabilidade dos alimentos durante o armazenamento, salvo em casos inevitáveis (alface-crespa na segunda-feira da segunda semana), justificado pela maior variedade em cada um dos componentes do cardápio.

No tocante à complexidade das operações, a preocupação é menor, uma vez que, em geral, os cardápios desses padrões destinam-se a menor número de pessoas, o que reduz o volume da produção.

Outra especificidade desses padrões é a maior possibilidade de aquisição de alimentos pré-processados e/ou prontos, novamente possível pelo baixo volume de produção, além de, em geral, ser disponibilizada verba maior para aquisição dos gêneros.

Vale ressaltar a busca da racionalização das operações de compra e pré-preparo, utilizando alimentos comuns aos diferentes padrões no mesmo dia. Por exemplo: utilização de escarola na entrada em todos os padrões de cardápios, na segunda-feira da primeira semana; uso do molho ao sugo em dois padrões; uso da batata na guarnição em todos os padrões de cardápios.

Tabela 22.2 Exemplo de cardápio padrão intermediário.

Refeição	Segunda-feira	Terça-feira	Quarta-feira	Quinta-feira	Sexta-feira
Primeira semana					
Entrada	Torradas de alho; escarola com cebola ralada	Minipão de queijo; palmito com tomate	Patê de atum com minitorradas	Fundo de alcachofra em conserva; salada mista verde (agrião, rúcula e alface-crespa)	Folhados com gergelim; alface mimosa com cebola e pimentão vermelho
Prato principal	Filé-mignon grelhado ao molho rôti	Lombo assado ao molho agridoce	Bife à parmegiana	Rabada ao molho sugo	Linguado ao molho de alcaparras e cogumelos
Opção	Rolê de frango ao sugo	Espeto de alcatra com pimentão e cebola	Frango assado	Bife fricandole	Panqueca de carne ao sugo
Guarnição	Batatas à francesa coradas	Couve à mineira	Jardineira de legumes (cenoura, chuchu e vagem)	Penne ao pesto	Brócolis ao alho e óleo
Prato básico	Arroz e feijão	Arroz e feijão-preto	Arroz e feijão	Arroz e feijão	Arroz à grega e feijão
Sobremesa	Mamão em fatias	Salada de frutas	Manga fatiada	Melancia	Uvas rosadas
Opção de sobremesa	Pudim de leite	Torta de limão	Manjar com calda de ameixa	Sorvete crocante	Musse de maracujá
Complementos	Suco de acerola	Suco de laranja	Suco de morango	Limonada	Suco de goiaba
Segunda semana					
Entrada	*Minicroissant*; alface-crespa com beterraba ralada	Canapés com patê de cebola; escarola com tomate-caqui	Salpicão de frios; agrião com moyashi	Tomate seco; alface roxa com pepino	Minipizza de muçarela; almeirão com milho
Prato principal	Contrafilé grelhado	Coxa e sobrecoxa de frango crocante	Lagarto recheado com linguiça ao molho ferrugem	Filé de pescada à doré	Pernil assado ao molho mostarda
Opção	Omelete de ervas finas	Canelone de presunto e queijo com molho ao sugo	Iscas de fígado	Bife de caçarola	Hambúrguer à Camões
Guarnição	Couve-flor gratinada	Ervilha-torta	Batatas coradas	Cenoura Vicki	Farofa
Prato básico	Arroz e feijão	Arroz e feijão-preto	Arroz e feijão	Arroz verde (com ervas) e feijão	Arroz e feijão
Sobremesa	Kiwi	Mamão papaia	Maçã verde	Ameixa-vermelha	Abacaxi
Opção de sobremesa	Quindim	Goiaba em calda	Torteleta de morangos	Cocada branca	Mosaico de gelatina
Complementos	Suco de uva	Mate gelado	Suco de caju	Suco de melão	Suco de acerola

Tabela 22.3 Exemplo de cardápio padrão superior.

Refeição	Segunda-feira	Terça-feira	Quarta-feira	Quinta-feira	Sexta-feira
Primeira semana					
Entrada	Torradas com patê de azeitonas; escarola picada com tomates amarelos; cebolas em rodelas com atum e ervas	Minipão de queijo com Catupiry®; chicória *frisée*; rodelas de palmito e tomate-caqui	Casquinha de siri; alface-americana com rabanete; beterraba ralada com ervilhas	Provoleta (provolone com orégano grelhado); salada verde mista (agrião, rúcula e alface-crespa); Waldorf (maçã vermelha em cubos mais salsão, nozes, creme de leite e salsa)	Antepasto de berinjela; radichio com alface lisa; salada caprice (muçarela de búfala com tomate e manjericão)
Prato principal I	Estrogonofe de frango	Filé-*mignon* recheado com calabresa e cebolas grelhadas	Bife de peito de peru com cogumelo	Perna de cabrito; novilho assado	Rosbife ao molho *rosé*
Prato principal II	Miolo de alcatra grelhado ao molho rôti	Lombo assado ao molho agridoce	Bife à parmegiana	Frango desossado grelhado	Linguado ao molho de alcaparras
Prato principal III	Omelete de queijo com alho-poró	Peito de frango grelhado	Posta de badejo no vapor com alecrim	Maminha assada	Brochete de cubos de frango e alcatra
Guarnição I	Batata *chips*	Creme de milho-verde	Quiche de espinafre	*Penne* ao pesto	Purê de batatas
Guarnição II	Ervilhas frescas com salsinha	Couve-manteiga refogada	Jardineira de legumes (batata, cenoura, vagem)	Chuchu com ervas aromáticas	Brócolis ao alho e óleo
Prato básico	Arroz branco	Arroz e feijão-preto	Arroz verde	Arroz com açafrão	Arroz com passas
Sobremesa I	Papaia com limão	Melancia	Manga fatiada	Melão	Pera argentina
Sobremesa II	Pudim de leite	Torta de limão	Merengue de morango com chantili	Pavê de abacaxi com cerejas	Musse de maracujá
Sobremesa III	Sorvete	Sorvete	Sorvete	Sorvete	Sorvete

(*continua*)

Tabela 22.3 (*Continuação*) Exemplo de cardápio padrão superior.

Refeição	Segunda-feira	Terça-feira	Quarta-feira	Quinta-feira	Sexta-feira
Segunda semana					
Entrada	*Minicroissant*; alface-crespa com beterraba ralada; doleslam (repolho, cenoura, salsão, passas, creme de leite e maionese)	*Snacks* com patê de alho; feijão-fradinho ao molho de iogurte; agrião com cebolas	Miniesfirra; alface bicolor; salpicão de frios	Salada tropical (melão, abacaxi, cereja, presunto e creme de leite), endívias com *kani*	Rolinho primavera, rúcula com escarola, vagem com lascas de parmesão desfiado; tomate seco
Prato principal I	Filé Wellington	*Chester* assado	Costeleta de cordeiro com alho-poró	Salmão com molho de maracujá	Picanha no sal grosso
Prato principal II	Pintado grelhado	Escalope ao molho madeira	Peito de frango gratinado	Puchero	Camarão com Catupiry®
Prato principal III	*Coq-au-vin*	Tênder com abacaxi	Kafta	Filé grelhado	Frango xadrez
Guarnição I	Espinafre ao creme	Purê de batatas	Talharim à carbonara	Trouxinha folhada de ricota	Batata palha
Guarnição II	Palmito salteado com salsinha	Ervilha-torta refogada	Aspargos frescos no vapor	Couve-de-bruxelas na manteiga	Cenoura *baby soutée*
Prato básico	Arroz sírio	Arroz primavera (pimentão, presunto e milho)	Arroz marroquino	Arroz branco	Arroz branco
Sobremesa I	Kiwi	Caqui	Figo	Ameixa-vermelha	Pêssego
Sobremesa II	*Cheesecake* com calda de frutas vermelhas	Pera no vinho com calda de chocolate	Creme de papaia	Tâmaras recheadas com doce de nozes	*Tiramisu*
Sobremesa III	Sorvete	Sorvete	Sorvete	Sorvete	Sorvete

Os complementos com bebidas ficam a critério de cada serviço.

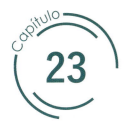

Cardápios Comerciais

Rosana Benez Martins Freire • Silvia de Fatima Barreto Nogueira • Solange Santiago Galisa • Robert K. Falck

TENDÊNCIAS PARA MONTAGEM DO CARDÁPIO

A venda de alimentos e bebidas engloba muito mais do que somente o produto em si. Ela envolve a aparência física do estabelecimento, a localização geográfica, a disposição da sala de refeições, a decoração, o serviço, o perfil pessoal da equipe, a higiene do estabelecimento, o aspecto do cardápio e da carta de vinhos, o produto em si, a apresentação da conta e a despedida do cliente.

Para vender a refeição, ao receber o cliente, o profissional precisa informá-lo sobre o método utilizado para escolha dos pratos. Se a escolha for feita por meio de cardápio, este deve ser equivalente ao cartão de visitas da casa. Ele reflete a imagem do restaurante, e toda a sua construção contará na avaliação que o cliente fará do estabelecimento. O papel, as letras, as ilustrações e, principalmente, a redação devem ser escolhidos atenciosamente.

O cliente deve reconhecer a seriedade do estabelecimento por meio do cardápio, que deve ser conciso e atraente, apresentar tamanho médio, cores agradáveis, conteúdo bem distribuído e letras de tamanho e formato bem legíveis, além dos preços.

Para elaboração do cardápio, é necessário:

- Separar os itens por grupos (p. ex., entradas, peixes e crustáceos etc.)
- Fazer a descrição dos pratos de modo a exaltá-los. Por exemplo: "Filé à moda da casa (suculentos e generosos filés bovinos grelhados, acompanhados de delicadas lâminas de cogumelos passadas na manteiga e polvilhadas de ervas aromáticas)"
- Em pratos específicos e especiais, informar o tempo de preparo
- Apresentar *design* inovador, de manuseio e leitura fáceis, respeitando o estilo do estabelecimento (Figura 23.1)
- Reservar espaço de destaque para eventuais promoções
- Informar sobre taxas de serviço, formas de pagamento e telefones de órgãos fiscalizadores.

Estabelecimentos que oferecem serviço de bar devem ter um cardápio exclusivo para tal, respeitando, assim como o cardápio de pratos, uma divisão lógica e racional para o grupo de bebidas, com descrição da composição, quando necessário. Se o bar também oferecer opções de comida, indicar no cardápio. Dependendo da quantidade e da variedade de vinhos oferecidos na casa, elaborar um cardápio exclusivo (carta de vinhos).

308 Cardápio | Guia Prático para a Elaboração

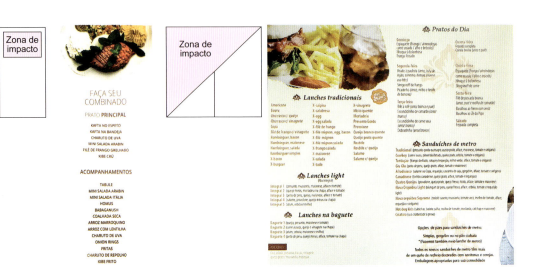

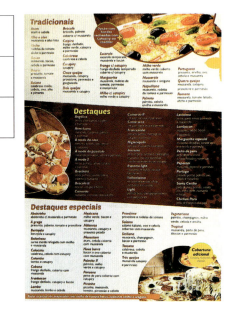

Figura 23.1 Exemplos de leiaute de cardápios.

CARTA DE VINHOS

O profissional responsável pela montagem e manutenção da carta de vinhos em um restaurante é o *sommelier*. A montagem é relativamente simples, sendo necessário considerar alguns aspectos, como perfil da casa e do cliente, espaço disponível para o armazenamento das bebidas e volume de venda. Portanto, para decidir se a casa terá uma adega e para elaborar a carta de vinhos, deve-se:

- Traçar o espelho do local: considerar todo o ambiente físico e sua localização
- Determinar o perfil/estilo da casa
- Traçar o perfil da clientela
- Avaliar o *ticket* médio ou *couvert* médio: valor que os clientes costumam gastar em média no almoço e no jantar.

Com relação ao ambiente, o proprietário ou investidor do estabelecimento deve se perguntar se aquele é um ambiente propício para o consumo do vinho. Por exemplo, um restaurante tipo bistrô francês apresenta um clima mais propício ao consumo de vinho, ao contrário de um restaurante do tipo *self-service* por quilo.

O estilo do restaurante também ajuda a determinar o preço dos vinhos. Por isso, a decoração é um fator extremamente importante: cor, iluminação, conforto, ventilação etc.

Restaurantes menores não precisam de uma carta de vinhos muito extensa, pois não dispõem de espaço suficiente para o armazenamento correto da bebida nem dos utensílios relacionados. Não é correto armazenar os vinhos na cozinha, a não ser que permaneçam em uma adega climatizada, uma vez que a cozinha é um local de muito movimento e muita oscilação de calor. O tamanho do lugar também pode determinar o "giro" do vinho, ou seja, a frequência de compra para reposição.

Outro fator muito relevante para a definição da carta de vinhos é o cardápio: deve-se atentar para o tipo de comida servida para selecionar os vinhos mais adequados à gastronomia da casa.

Sobre a carta, devem ser feitas algumas considerações:

- O cliente não pode se perder: a carta deve ser informativa e objetiva. Cartas mais simples, que induzem o cliente a consultar o *sommelier* ou o garçom, são uma opção
- Escolher o melhor modelo de carta para o estabelecimento: a carta clásssica oferece opções de vinhos diversos de regiões variadas; cartas mais modernas podem ser temáticas, apresentando vinhos somente de determinados lugares.

No caso de tipos clássicos, apresentar o vinho da seguinte maneira na carta: nome do vinho; safra; produtor; região; país; preço.

Na carta, a ordem em que as categorias de vinho e os demais itens aparecem é:

- Champanhes e espumantes
- Vinhos brancos
- Vinhos tintos

- Sobremesa
- Fortificados
- Destilados (grapa, conhaque, armanhaque).

No caso dos modelos mais modernos e descontraídos, não há tantas regras: os vinhos podem vir dispostos simplesmente por tipo – espumante, tinto e branco – ou por região, ou, ainda, serem apresentados juntamente com o cardápio de comidas, abaixo dos pratos, como sugestão da casa para acompanhamento do prato.

A Tabela 23.1 indica os parâmetros para precificação do vinho.

Durante a formulação da carta de vinhos, além de escolher a proveniência das bebidas, deve-se atentar para os fornecedores: se trabalham com consignação e quais as formas de pagamento disponíveis.

Muitas casas oferecem a opção de servir o vinho em taça ou a garrafa inteira, e é função do *sommelier* ou do profissional responsável decidir se essa prática será adotada e quais vinhos serão servidos dessa maneira.

Outras questões também devem ser consideradas:

- O vinho deve estar pronto para consumo: não se coloca um vinho na carta que estará pronto para ser aberto somente em 5 anos, por exemplo
- O vinho é um ótimo produto, desde que bem administrado; portanto, armazenamento, margem de venda e instrução da equipe são fundamentais
- A carta não deve ser uma ameaça para o cliente; ele não pode se sentir intimidado cada vez que ela lhe for oferecida
- No caso de uma mesa com um casal, o vinho é a "terceira pessoa". Deve-se considerar que o casal gastaria com o vinho um valor semelhante ao que gastariam com uma outra pessoa à mesa.

SELF-SERVICE POR QUILO

Modalidade muito comum de apresentar as refeições à clientela: é o próprio cliente quem se serve e pesa o prato, pagando pela quantidade consumida.

Esse serviço já é adotado com sucesso por restaurantes comerciais e institucionais; porém, se a oferta e a combinação dos pratos não forem adequadas, o cliente pode consumir uma refeição totalmente desbalanceada do ponto de vista nutricional.

É importante ressaltar que, no balcão, devem ser colocadas as preparações já fracionadas e em quantidades pequenas, a fim de preservar ao máximo aroma, textura e sabor. Além disso, por razões higiênico-sanitárias, as sobras do balcão não podem ser aproveitadas no dia seguinte para compor outras preparações.

Tabela 23.1 Cálculo do preço dos vinhos.

Categoria	Preço de compra	Margem para cálculo
Baratos	Até R$ 20,00	100%
Intermediários	R$ 20,00 a R$ 50,00	70 a 80%
Caros	R$ 50,00 a R$ 200,00	50%
Caríssimos	Acima de R$ 200,00	30%

Sugere-se o máximo de 24 tipos de pratos para restaurantes de até 300 refeições/dia. Todas as preparações devem estar identificadas para o consumidor.

A seguir, um exemplo de *buffet* com 16 opções:

- *Buffet* de pratos frios:
  - Salada de maionese: batata com atum
  - Salada de raízes e tubérculos: beterraba imperial
  - Salada de laticínios/frios e conservas: queijo frescal com orégano
  - Salada de legumes cozidos: abobrinha à italiana
  - Salada de grãos e cereais: grão-de-bico ao vinagrete
  - Salada composta: salada tropical de frutas
  - Salpicão: salpicão de repolho
  - Salada de folhas: salada de alface-americana
- *Buffet* de pratos quentes:
  - Arroz
  - Feijão
  - Massa: *rondelli* ao sugo
  - Salgadinho: empadinha de palmito
  - Batata frita
  - Legumes e cremes: creme de milho
  - Carne branca: filé de frango grelhado
  - Carne vermelha: carne assada com molho madeira.

FAST-FOOD

Refeições rápidas que podem variar desde saladas, sopas, sanduíches e frituras até "pratos executivos" e sobremesas.

O diferencial desse tipo de restaurante é a rapidez no atendimento. O cardápio é de leitura fácil e rápida, muitas vezes exposto em grandes quadros localizados acima dos caixas de atendimento, podendo também estar disponível no caixa ou na mesa do cliente, com cores e ilustrações atrativas.

CARDÁPIO INFANTIL

Atualmente, destaca-se não somente nas escolas, mas também em restaurantes e em alguns estabelecimentos hoteleiros, caracterizando-se por sua linguagem e forma atrativas, além de preparações adaptadas a esse público.

Para a elaboração desse cardápio, deve-se considerar:

- Utilizar de nomes de pratos que podem ser reconhecidos pela criança
- Criar pratos com formas e sabores agradáveis ao paladar infantil, que é mais sensível
- Evitar preparações muito gordurosas.

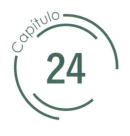

Cardápios Típicos, Festas Temáticas, Almoços, Jantares e Ocasiões Especiais

Larissa Lins • Sílvia Martinez • Solange Santiago Galisa

INTRODUÇÃO

Os cardápios e/ou preparações apresentados neste capítulo são adaptações de pratos típicos e podem ser utilizados em serviços institucionais ou até comerciais, dependendo da clientela e do padrão de cardápio. O intuito não é representar fielmente a culinária do país, uma vez que, tratando-se de unidades de alimentação e nutrição (UAN) institucionais, o hábito do comensal e o tipo de serviço prestado devem ser considerados ao se oferecerem festas temáticas.

O cardápio escolhido para representar um determinado país em um almoço típico deve demonstrar claramente os principais ingredientes nativos. O grande desafio é aliar preparações que lembrem as tradicionais, padrão do cardápio da UAN e hábitos dos clientes, tornando a refeição um evento festivo e agradável.

CARDÁPIOS TÍPICOS

África do Sul

Na culinária africana, utilizam-se muitos condimentos e especiarias, entre eles alho, manjericão, gengibre (que, com frequência, está associado ao frango), açafrão, cúrcuma, noz-moscada e pimenta-vermelha, utilizada fresca, seca ou em pó (Figura 24.1).

As sopas são ricas em legumes e geralmente servidas como prato único.

Vale ressaltar que, mesmo sendo uma característica da culinária africana, não é recomendado servi-las como prato único, e sim como entrada, pois, em almoços típicos, é necessário destacar as características principais dos países ou regiões, mas sempre respeitando hábitos da clientela.

Os alimentos mais utilizados são os peixes (em especial, o pargo, peixe de água salgada), servidos grelhados, assados ou em folhas de bananeira. O acompanhamento ideal é o purê de tomate e cebola.

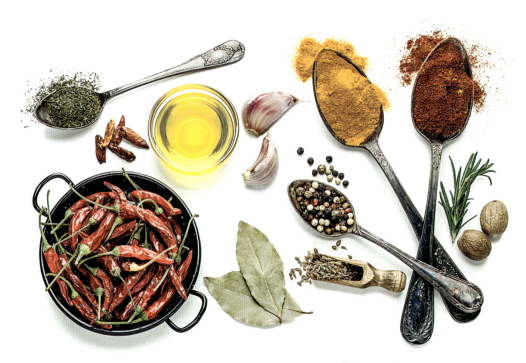

Figura 24.1 Especiarias utilizadas na culinária da África do Sul.

Os pratos salgados são geralmente servidos com batata-doce, banana-da-terra, arroz, inhame, milho e sorgo (cereal importante na fabricação de amido industrializado e substituto do milho nas refeições).

Para o planejamento de um cardápio que represente a África do Sul e não fuja das preferências e hábitos dos clientes, a melhor ideia é criar pratos que utilizem inhame ou batata-doce juntamente com os condimentos citados, pois são alimentos de fácil acesso, baixo custo, boa aceitação e com muitas possibilidades de criação de receitas.

A seguir, são expostas algumas sugestões de preparações para planejamento de um cardápio típico e festivo sul-africano.

Preparações indicadas para restaurantes com padrão básico	
Entradas quentes e frias	Sopa de arroz com quiabo (utilizar um pouco de pimenta-vermelha no caldo de cozimento do arroz e do quiabo)
	Sopa/purê de tomate com abacate (cozinhar os tomates em caldo de carne, bater no liquidificador e coar. Fatiar os quiabos, fritá-los e acrescentá-los ao creme de tomate juntamente com o abacate amassado e um pouco de farinha de mandioca para espessar. Ferver por 10 min. Temperar com pimenta-vermelha, sal e salsa picada)
	Salada de feijão e grão-de-bico (grão-de-bico, feijão-vermelho, salsão e cebola fatiada finamente, suco de limão, alho, sal, alface lisa e agrião)
	Berinjela com banana-da-terra (berinjela, sal, abóbora, pimentão vermelho, tomate-caqui, azeite de oliva virgem, cebola, alho, banana-da-terra, caldo de legumes, pimenta-do-reino, cominho em pó, cebolinha para decorar). Pode ser servida como salada ou guarnição, em cubos médios, e como *mix* de legumes; ou ainda, podem-se servir fatias de berinjela intercaladas com tomate-caqui e purê de banana com abóbora

(continua)

Prato principal	*Boboti* de carne bovina (óleo, patinho moído, cebola, farinha de trigo, cravo-da-índia, coentro em pó, gengibre em pó, açúcar, sal, pimenta-do-reino, limão, caldo de carne, vinho tinto seco, salsa e limão para decorar). Misture todos os ingredientes e asse por aproximadamente 55 min
	Frango com milho (frango em pedaços refogados com milho debulhado)
	Deku ou carne com molho (músculo em cubos médios, gengibre fresco, louro, caldo de carne, alho, purê de tomate e azeite de dendê)
Guarnição	Panqueca de milho (milho-verde, cebola, pimentão vermelho, farinha de trigo, ovo, coentro picado, sal e óleo para fritar)
	Abacaxi refogado com gengibre (pedaços de abacaxi, inhame, gengibre ralado fresco, ervilhas frescas, tomilho, sal, cebola ralada e canela em pau)
	Purê de inhame com manjericão
	Batata-doce refogada com tomate *concassé* (tomate sem pele e sem semente)
Prato base	Arroz simples (arroz, óleo, cebola, alho e sal)
	Feijão (feijão, sal, óleo e cebola)
Sobremesa	Maçãs assadas (passas, conhaque, maçãs-verdes, canela em pó, cravo em pó, açúcar, mel e água)
	Doce de batata-doce
	Doce de abóbora com gengibre
	Arroz amarelo (arroz, açafrão, açúcar, manteiga, canela em pau, cravo, cascas de limão e laranja, leite de coco e uvas-passas pretas sem caroço)
	Goiabada
	Melancia
Bebida	Suco de abacaxi com hortelã (abacaxi, hortelã e açúcar)
	Iogurte (consumido também como sobremesa)

Preparações indicadas para restaurantes com padrões intermediário e superior (todos os pratos citados anteriormente podem ser servidos; adaptações sempre poderão ser feitas de acordo com a clientela atendida)

Prato principal	*Capitaine* (peixe firme de carne branca, como robalo ou badejo) embrulhado em folha de bananeira (folhas de bananeira, tomate, cebola, sal, pimenta-vermelha, azeite). Servir acompanhado de quiabo. A folha de bananeira pode ser substituída por papel-alumínio
	Calalou do Daomé (músculo, pernil de cordeiro, lombo de porco e filé de frango cortados em cubos médios. Todos cozidos com molho de tomate e folhas de espinafre. Temperar com azeite de dendê e camarão seco).
Sobremesa	Compota de frutas com baunilha (abacaxi, melão *prince*, papaia, laranja-lima, manga, carambola, açúcar, água, suco de limão e fava de baunilha)

Alemanha

A refeição mais substanciosa é o almoço, chamado de *mittagessen*. Muitos fazem uma refeição às 10 h, tomam café e comem o *leberkäse*, um bolo de carne assado.

Somente às 14 h o almoço é servido, cuja composição básica é uma sopa acompanhada de batata. Pode também ser servido às 12 h, com uma sopa fria no verão, seguida por um prato de carne de peixe e verduras acompanhado de pães e vinhos.

Os produtos de maior cultivo são a charcutaria (presuntos, patês, terrinas etc.), pães e *Bretzels*, e os vinhos, sendo 85% brancos.

Preparações indicadas para restaurantes com padrão básico	
Entradas quentes e frias	Sopa de batata com rodelas de salsicha
	Sopa de lentilhas com coentro
	Salada de batata
	Wurstsalat ou salada de salsicha (servida em rodelas com vinagrete de alho-poró, cebola-roxa, pimenta-do-reino)
Prato principal	Guisado de porco e repolho (cozido de carne de porco, toucinho, salame, batatas, maçãs e repolho)
	Lombo de porco com purê de batatas e maçãs
	Carne marinada da Renânia (músculo, cenoura, cebola e salsão cortado em cubos médios, uva-passa, toucinho)
	Leberkäse (lombo de porco, patinho e toucinho moídos, noz-moscada, cebola e manteiga. Misturar a carne com os temperos, untar uma assadeira, despejar as rodelas de cebola no fundo e o purê de carne por cima. Levar ao forno)
	Salsichas cozidas ou linguiças defumadas
	Goulash
Guarnição	Cenouras à moda do Reno (cenouras cozidas refogadas com manteiga, cebola e pimenta com suco de limão)
	Bolinhos da Turíngia (batata, leite, margarina, semolina, pão de forma e sal. Os bolinhos são cozidos, e não fritos)
	Repolho cozido (repolho-branco, margarina, vinagre, zimbro, sal e pimenta-do-reino)
Sobremesas	*Stollen* (pão doce de frutas)
	Torta de chocolate
	Fruta

Preparações indicadas para restaurantes com padrões intermediário e superior (todos os pratos anteriormente citados podem ser servidos; adaptações sempre podem ser feitas de acordo com a clientela atendida)	
Entrada	Salada de peixe defumado (peixe sem pele separado em flocos, cubos de maçã, nozes moídas com maionese, raiz-forte, casca de limão e folhas de alface)
	Salada de bacalhau com salmão defumado
Prato principal	*Pichelsteiner* (picanha e lombo de porco cortados em cubos pequenos, salsão e alho-poró fatiados e cenouras em rodelas. Cozinhar com caldo de carne, páprica e pimenta-do-reino)
	Porco assado com especiarias (paleta ou lombo desossado, cominho, orégano, manjericão, cebola, pão esmigalhado, cerveja, caldo de carne e fécula de batata. Essa preparação é feita no forno, regando sempre a carne com o caldo e a cerveja. Ao final, deixar a carne dourar sem regar o líquido)
	Joelho de porco com chucrute
Sobremesa	Floresta negra
	Bolo de cenoura com avelãs torradas

Chile

Destaca-se pela produção de vinhos, introduzida no século 16, uma vez que apresenta um clima bastante parecido com o do Mediterrâneo e o solo bem drenado e rico, permitindo o cultivo de uvas de ótima qualidade. Existe bastante investimento estrangeiro, em particular dos franceses, o que beneficia o vinhedo chileno.

Capítulo 24 • Cardápios Típicos, Festas Temáticas, Almoços, Jantares e Ocasiões Especiais 317

Preparações indicadas para restaurantes com padrão básico	
Entrada	Salada de folhas (alface-crespa e acelga)
	Tomates *rellenos* (tomates, atum, salsinha, sal e maionese)
Prato principal	Pastel de *choclo* (carne moída, peito de frango, cebola, colorau, azeite, sal, milho, leite, ovos, uvas-passas, azeitonas e açúcar)
Guarnição	Abobrinha refogada (abobrinha-italiana, cebola, óleo e sal)
Sobremesa	Pêssego
	Alfajor (gemas, farinha de trigo, fermento em pó, suco de laranja, amido de milho e doce de leite)
Bebida	Suco de uva (suco de uva concentrado e açúcar)

China

A culinária chinesa caracteriza-se pela mistura dos sabores azedo, salgado, amargo e doce. O país é dotado de uma culinária riquíssima, que inclui ingredientes diversos, desde frutos tropicais até mariscos secos, passando por produtos mais simples e propostas de grande impacto para nosso paladar. O gengibre domina a cozinha chinesa, mas a pimenta de Sichuan é o ingrediente essencial.

Base da alimentação na China, a soja é consumida em grãos ou em derivados, como farinha, óleo ou leite.

Os principais ingredientes da culinária chinesa são: cogumelos, couves, brotos de bambu e frutas como lichia, laranja-da-china, pera-chinesa ou *nashi*.

O almoço acontece às 11 h, sendo composto por saladas, pratos quentes, sopas, pratos principais, arroz ou macarrão, frutas e, eventualmente, sobremesas.

Preparações indicadas para restaurantes com padrão básico	
Entradas quentes e frias	Rabanete ao molho agridoce
	Salada de broto de feijão (broto de feijão, presunto, *shoyu*, amendoim, óleo de gergelim)
	Sopa de lombo com pepino (lombo, pepino, gengibre, caldo de galinha, tomate, óleo de gergelim, glutamato monossódico)
	Sopa de talharim (macarrão de arroz, cogumelos secos, cebola, alho, peito de frango, gengibre, caldo de galinha, glutamato monossódico)
	Sopa de frango e repolho (pedaços de frango, repolho, cebola, gengibre, *shoyu*, xerez e glutamato monossódico)
Prato principal	Carne com pimentão, rolinho primavera (broto de feijão, carne de porco, cenoura, carne de frango)
	Frango com laranja (peito de frango, alho-poró, pimentão seco, gengibre, *shoyu*, saquê, glutamato monossódico, caldo de galinha, suco e casca seca de laranja)
	Porco agridoce (toucinho, saquê, ovos batidos, pimentão verde, broto de bambu, chalota, alho, fubá de milho, óleo de amendoim; caldo de carne, vinagre e açúcar para o molho)
	Merluza ao molho escuro (*shoyu*, maisena, clara de ovo para empanar. Molho: cebola, alho, gengibre fresco, açúcar, *shoyu*, caldo de carne)

(continua)

Guarnição	Berinjelas ensopadas (berinjela fatiada, fécula de batata, alho-poró, alho, *shoyu*, gengibre e óleo de amendoim para fritar)
	Macarrão *dandan* (macarrão de arroz, alho-poró, pasta de gergelim, *shoyu*, glutamato monossódico, azeite). O molho é a mistura dos ingredientes citados com exceção do alho-poró, que é fatiado e colocado sobre o macarrão cozido
	Hortaliças frescas salteadas (broto de bambu, ervilhas, vagem, pimentão vermelho, pimentão verde, óleo de amendoim, gengibre fresco e sal)
Sobremesa	Banana, maçã e abacaxi caramelados
Bebida	Suco de laranja

Preparações indicadas para restaurantes com padrões intermediário e superior (todos os pratos citados anteriormente podem ser servidos; adaptações sempre podem ser feitas de acordo com a clientela atendida)

Entradas quentes e frias	Sopa de espinafre (espinafre, cogumelo seco, presunto cozido, amido de milho, caldo de galinha, *shoyu*, sal e pimenta)
	Tofu salteado para agregar temperos e servido frio (*tofu*, *shitake* ou cogumelo-paris, caldo de legumes, farinha de milho, *shoyu*, óleo de amendoim)
Prato principal	Filé à cantonesa (filé-mignon fatiado fino e empanado, gengibre fresco, ervilha-torta, cebolinha, caldo de galinha, *shoyu*, sal e pimenta)
	Fricassé de porco (lombo de porco em pedaços, tomate, cebola, gengibre, anis-estrelado, caldo de galinha, vermute, *shoyu*, açúcar e pimenta-do-reino branca)
Sobremesa	*Sorbet* de lichia (lichia, açúcar, clara em neve, *kirsch*)
	Taça de frutas geladas (abacaxi picado, lichia, laranja-da-china, suco de limão, *kirsch*)

Espanha

A culinária espanhola é uma das mais diversificadas, pois, apesar de europeu, o país fica próximo à África. Além disso, em diferentes períodos históricos, vários povos passaram pela Espanha ou invadiram-na, o que acabou contribuindo para sua culinária.

O arroz é o alimento base. Na costa mediterrânea, são relatadas mais de trezentas maneiras de cozinhar o arroz, sendo a *paella* a mais conhecida, uma especialidade de Valência. O almoço normalmente é servido às 14 h.

Na Catalunha, existe a mistura dos produtos do mar e da terra. Por exemplo, o frango com lagosta, a receita mais famosa da Costa Brava. Em Andaluzia, reinam as sopas frias, como o gaspacho, e as frituras de peixes. No País Basco e em Navarra, legumes e carnes vermelhas constituem a base das refeições tradicionais. Por fim, na Galécia e nas Astúrias, reinam os peixes e frutos do mar, preparados grelhados ou cozidos.

Os produtos mais encontrados na Espanha são os embutidos, como o presunto ibérico, o chouriço, a salsicha de forma alongada, condimentada com páprica espanhola, e os salames. Anchovas, polvos e lulas também estão presentes na alimentação do povo espanhol.

O país se caracteriza também pela produção de azeites e frutas, como melão, melancia e laranja. O torrone é um dos doces mais tradicionais, presente nas ceias de Natal.

Capítulo 24 • Cardápios Típicos, Festas Temáticas, Almoços, Jantares e Ocasiões Especiais

Preparações indicadas para restaurantes com padrão básico	
Entradas quentes e frias	Salada de laranja valenciana (laranjas em rodelas finas com rodelas de cebola e azeitonas pretas em lâminas)
	Salada de atum (atum drenado e flocado com pimentões verdes e vermelhos, tomates e cebola em cubos pequenos temperados com azeite, sal, pimenta-do-reino e vinagre, guarnecidos com alface lisa)
	Gaspacho (sopa fria à base de pepino, tomate, pimentão verde e miolo de pão)
Prato principal	*Puchero* (ensopado de grão-de-bico, linguiça, paio, costeleta de porco defumada, músculo bovino em cubos, tomate sem pele em cubos, cenoura em rodelas, decorado com ovos)
	Sardinhas grelhadas
	Frango ao pimentão (frango inteiro cortado nas juntas, tomate, pimentão verde, pimenta dedo-de-moça, cebola, alho, presunto, vinho branco seco. Cozinhar os pedaços de frango, refogar os legumes e servi-los juntos)
	Tortilla (fritada de ovos batidos com rodelas de batata, cebola e linguiça com alho). Não é recomendável servir somente *tortilla* como prato principal. Melhor servir como opção de prato principal ou como acompanhamento
Guarnição	Vagem no vapor
	Berinjelas empanadas
	Tumbet (tomate, berinjela, batata, pimentão vermelho, azeite, sal e pimenta-do-reino preta. Refogar as berinjelas e fritar as batatas. Formar camadas começando pelas batatas, seguidas pelas berinjelas e depois pelo pimentão. Regar com molho de tomate e levar ao forno)
	Batatas à *riojana* (*mix* de batatas, chouriço, cebola, pimentão vermelho, alho, pimenta-malagueta, azeite e sal)
Prato base	Arroz branco
	Arroz de forno (arroz, salsa, cebola, caldo de galinha e sal)
Sobremesa	Arroz-doce
	Churro de doce de leite ou simples
	Maçã-verde
	Bolo de abóbora
	Crepes de creme
Bebida	Sangria (vinho tinto diluído em água com gás e suco de laranja e açúcar, rodelas de laranja e casca de laranja e limão)
	Suco natural de uva

Preparações indicadas para restaurantes com padrões intermediário e superior (todos os pratos citados anteriormente podem ser servidos; adaptações sempre podem ser feitas de acordo com a clientela atendida)	
Entradas quentes e frias (para esse padrão de cardápio, é possível montar mesa com as famosas *tapas*, tira-gostos degustados em bares antes do jantar. São muitas as variedades, como chouriços, presunto cru, queijos e até pernas de rã ou asas de codorna)	Sopa de grão-de-bico (grão-de-bico, espinafre, lascas de bacalhau, ovo cozido, cebola, alho, fatias de pão, salsa, azeite e sal)

(continua)

Prato principal	Guisado de Toledo (carne de boi magra, cebola, alho, tomates, pimentões, páprica doce, cravo, salsa, alcachofra pequena, ervilhas frescas com vagem, batata e sal. Cozinhar a carne em cubos com os temperos. Em outra panela, cozinhar os vegetais. Servir todos os ingredientes juntos)
	Paella à valenciana (frango, bisteca de porco, lula, pimentão verde, azeite, cebola, alho, lagostins, tomate, arroz, açafrão, ervilha fresca com vagem, mexilhão, sal e pimenta-do-reino preta)
Sobremesa	*Torrones* de Alicante (amêndoas, açúcar, mel e claras em neve)

França

Falar sobre gastronomia e comer bem certamente é falar sobre a França, país que tem orgulho de sua culinária diversa.

Franceses adoram festas, principalmente as que apresentam a mesa repleta de comida. As mais tradicionais são o almoço de domingo, além dos eventos familiares.

Os principais produtos encontrados e utilizados no país são os famosos queijos e a trufa, um cogumelo que pode ser saboreado cru ou cozido. Também são consumidas ostras, uma vez que são produzidas 130 mil toneladas desse molusco por ano no país. O cultivo de mostarda, cujas sementes servem para preparar o condimento que conhecemos, também é grande.

As refeições francesas geralmente começam com um prato de sopa, que pode ser consomês claros e cremes espessos, conhecidos como *potage*, ou caldos com muita verdura, denominados *garbures*. Alternativamente, a refeição pode começar com uma entrada ou *hors-d'oeuvre*: patê, salada de verduras e legumes cozidos frios com vinagrete ou verduras cruas cortadas (*crudités*) com vinagrete ou maionese. Na região da costa, pode-se começar com um prato de crustáceos, cozidos na hora.

Uma refeição mais substanciosa inclui peixes, aves, caça ou carne como prato principal, acompanhados por verduras e legumes. Ao final da refeição, são servidos um ou dois queijos com vinho, que podem ser saboreados com uvas ou pão francês, seguidos eventualmente por doces.

Preparações indicadas para restaurantes com padrão básico

Entradas quentes e frias	Salada *niçoise* (alface, pimentão vermelho, fundo de alcachofras, tomate, pepino, cebola, atum, aliche, azeitonas pretas, ovos e batatas cozidas)
	Sopa de cebola com torradas de queijo
	Caldo *tourangeau* (toucinho, repolho comum, alho-poró, nabo, manteiga, caldo de galinha, ervilha fresca, sal e pimenta-do-reino preta)
Prato principal	*Coq au vin* (frango em pedaços com molho de vinho, alecrim e cogumelo)
	Steak au poivre (bifes temperados com pimenta-do-reino branca e preta com molho de conhaque e creme de leite)
	Cassoulet de Bonnac (ingredientes já adaptados aos hábitos do Brasil: feijão-branco, presunto magro, coxa e sobrecoxa de frango, linguiça fresca, alho, sal e pimenta-do-reino preta)

(continua)

Guarnição	Ervilha-torta com cenouras refogadas
	Quiche Lorraine (torta aberta com recheio de queijo)
	Suflê de queijo
	Ratatouille à Nice (berinjela, pimentão verde, pimentão vermelho, tomates, cebola, abobrinha italiana, cheiro-verde e sal)
Sobremesas	Musse de chocolate
	Crepes Suzette (crepes ao molho de laranja, licor Cointreau e conhaque)
	Maçãs verdes e vermelhas
	Suspiros com chantili

Preparações indicadas para restaurantes com padrões intermediário e superior (todos os pratos citados anteriormente podem ser servidos; adaptações sempre podem ser feitas de acordo com a clientela atendida)

Prato principal	Pernil de cordeiro à bordalesa (cordeiro, presunto, anchova, cenoura, alho, cravos, tomilho, pimenta-de-caiena, louro, salsa, vinho tinto e manteiga)
	Lombo de porco com ameixa
	Magrets de pato com pimenta-verde
	Coelho à caçadora
Sobremesas	Profiteroles ao chocolate
	Tarte tatin
	Crème brûlée
	Babá ao rum

Grã-Bretanha

Uma das maiores tradições britânicas é o consumo de chá. Na Inglaterra, o primeiro chá é consumido antes mesmo de sair da cama; o segundo, às 11 h; o terceiro, às 16 h; e o último, às 19 h, que pode substituir o jantar.

As especiarias da Idade Média são utilizadas até hoje pela culinária inglesa.

Para um inglês, o dia começa com uma refeição saborosa e farta. Em geral, o almoço é muito leve. Os britânicos costumam comer no trabalho: sanduíches, uma porção de peixe ou ainda feijões com tomate sobre fatias de pão torrado.

Preparações indicadas para restaurantes com padrão básico

Entradas quentes e frias	Repolho roxo com queijo
	Alface com couve-de-bruxelas e fatias de aliche (alface-crespa, couve-de-bruxelas e aliche, o qual pode ser substituído por sardinhas temperadas com azeite)
	Salada de agrião (agrião, cogumelo, azeitona, tomate-cereja, maionese, limão, manteiga)
	Salada de couve-flor com *bacon* (couve-flor, cebola, *bacon*, alface-crespa e pimenta)
Prato principal	Frango à moda campestre com purê de batatas (frango, linguiça, manteiga, cebola, migalha de pão, salsão, alecrim, hortelã, casca de laranja, gema, castanha moída, damasco, clara, sal, pimenta, batata holandesa, leite, margarina)
	Torta de frango (rechear com linguiças frescas, peito de frango, cebola, ovos cozidos)
	Lombo de porco recheado com tomilho, sálvia seca, salsa e limão

(continua)

Guarnição	Folhas de repolho recheadas (rechear com arroz, cenoura, cebola, amendoim, ovo, molho de soja e caldo de galinha)
	Quiche de brócolis
	Bolo de legumes com sementes de girassol
	Batata bolinha sautée (batata bolinha, salsinha, margarina e sal)
Sobremesa	Bolo inglês
	Ameixa
	Torta de maçã
	Torta de limão com merengue
	Pudim de laranja

Preparações indicadas para restaurantes com padrões intermediário e superior (todos os pratos anteriormente citados podem ser servidos; adaptações sempre podem ser feitas de acordo com a clientela atendida)

Prato principal	Steak com kidney pie (torta de carne de carneiro, carne magra de vaca, cogumelos-paris, ovo, noz-moscada, sal, caldo de carne e pimenta-do-reino)
	Hadoque à inglesa (filé de hadoque, leite, limão, salsa e manteiga)
	Salmão grelhado com molho de queijo (salmão, páprica doce, limão, alho, óleo, sal, leite, manteiga, farinha de trigo e creme de queijo)

Os produtos mais encontrados na Grã-Bretanha são os chás, as marmeladas, os queijos e os biscoitos de massa podre amanteigada, chamados de *shortbread*.

As bebidas de destaque são as cervejas e o uísque.

Grécia

Culinária caracterizada pela simplicidade antiga, repleta de preparações com alimentos do mar, especiarias, azeitonas e carnes grelhadas. O almoço normalmente é realizado ao meio-dia, composto de prato principal (em especial, cordeiro ou vitela), acompanhado de saladas, queijos e frutas.

No inverno, a preferência é por sopas de peixe ou carne, purê de ervilha ao alho e azeite de oliva e uma enorme variedade de legumes. As bebidas são água ou cerveja. A sobremesa é consumida no lanche da tarde.

O jantar é repleto de tira-gostos, como queijo branco, azeitonas pretas e verdes, pedaços de polvo grelhados ou cozidos servidos com molho de alho e aguardente à base de anis. Em seguida, um prato de peixe ou costeletas de cordeiro grelhado, queijos e frutas.

Os principais produtos encontrados são os queijos – *feta* (de cabra), *kásseri* (ovelha), *metzovitico* (mistura de leites de vaca e ovelha defumados), *anthotyro* (queijo branco de leite de vaca, servido com mel e nozes), *mizithra* (para preparo de bolos feito a partir dos leites de ovelha e cabra), *kefalotyri* (queijo de cabra de massa dura, utilizado ralado), *halloumi* (queijo salgado de ovelha ou de cabra, aromatizado com hortelã) e *yaourt* (iogurte grego de consistência espessa, feito a partir do leite de ovelha diluído com o de vaca) –, as azeitonas, as uvas e o vinho Retsina, obtido pelo acréscimo de resina ao mosto durante a fermentação. O melhor vinho é o branco, que não envelhece e é consumido gelado; os principais são produzidos das variedades brancas Savatiano e Rhoditis.

Preparações indicadas para restaurantes com padrão básico

Entradas quentes e frias	Salada de alface com cebolas (alface, cebola, azeite e sal)
	Salada grega (pepino, pimentão verde, tomate, cebola, azeite, sal, orégano, queijo de minas frescal, azeitona preta e pimenta-do-reino)
	Sopa de feijão (feijão carioca, cebolas, cenouras, salsão, tomate, sal e pimenta-do-reino preta). Os feijões são servidos inteiros na sopa em vez de batidos
	Sopa de feijão-branco com tomate (feijão-branco, louro, cebola, tomate, alho, salsa, azeite, sal e pimenta-do-reino preta). Os feijões são servidos inteiros na sopa em vez de batidos
	Sopa Avgolemono (filé de frango desossado, cenouras, cebola, salsão, batata, tomilho, louro, alecrim, ovo, limão-siciliano, sal e pimenta-do-reino preta)
	Elleniki salata (tomate, pepino, pimentão verde, azeitonas pretas e cebola)
	Salada mista (abobrinha, alface-crespa e cenoura)
Prato principal	*Moussaka* (berinjela, cebola, patinho, tomate, vinho branco, noz-moscada, canela, farinha de rosca, ovo, leite, farinha de trigo, margarina e queijo parmesão ralado)
	Keftedhes (croquetes – carne de vaca moída, batata, cebola, azeite, hortelã, ovo, vinagre, farinha de trigo, sal e pimenta-do-reino preta)
Guarnição	Folhas de uva recheadas (arroz, vinagre, cebola, alho, hortelã, erva-doce, limão-siciliano, louro, sal e pimenta-do-reino preta)
	Spanakopita (azeite, cebolinha, espinafre, ovo, queijo de minas, salsinha e massa folhada)
Sobremesa	*Rizogallo* (arroz, açúcar, leite, maisena e canela em pó)
	Biscoitinho de mel (laranja, açúcar, óleo, conhaque, farinha de trigo, fermento em pó, bicarbonato de sódio e canela. Para a calda: limão-siciliano, mel, açúcar e canela em pau)
	Bolo de iogurte (ovo, açúcar, laranja, óleo, iogurte, farinha de trigo, fermento em pó. Para a calda: açúcar e limão)
	Ravani (manteiga, açúcar, casca de limão, ovo, farinha de trigo, fermento em pó, semolina, amêndoa, mel e suco de limão)

Preparações indicadas para restaurantes com padrões intermediário e superior (todos os pratos anteriormente citados podem ser servidos; adaptações sempre podem ser feitas de acordo com a clientela atendida)

Entradas	Se o custo do restaurante permitir, acrescentar queijo *feta* às entradas
Prato principal	Carneiro com alho-poró (paleta de carneiro desossada, alho-poró, cebolas, azeite, ovo, limão-siciliano, sal e pimenta-do-reino preta)
	Croquetes de vitela ao molho (vitela moída, cebola, ovo, vinho branco, hortelã, farinha de trigo, azeite, caldo de carne, sal e pimenta-do-reino preta. Para o molho: limão, sal, ovo e caldo de galinha)
Guarnição	Pita de espinafre (massa filo, espinafre fresco, manteiga, queijo de cabra duro ralado, sal e pimenta-do-reino preta)

Índia

O ingrediente ou especiaria mais utilizada na Índia é o *curry*. Há também muitas variantes, como a conhecida *massala*, uma mistura de especiarias cujos componentes são: pimentas, cúrcuma ou açafrão, gengibre, coentro, grãos de mostarda, cominho e *curry*, preferencialmente as folhas frescas. A base para utilizar essa mistura são carnes vermelhas, aves ou peixes.

Os *chutneys* também são muito utilizados: são pastas condimentadas à base de legumes ou frutas, de consistência espessa, servidas cruas ou cozidas para acompanhar frituras, pratos principais ou arroz. O uso de especiarias, portanto, é essencial no preparo dos pratos do cotidiano indiano.

Outro ingrediente importante é o iogurte, utilizado em sobremesas ou bebidas. Arroz e pães são as principais fontes de carboidratos. O *dal*, termo que designa lentilhas cor de laranja, é muito consumido em pratos vegetarianos e sopas.

Entre as bebidas destacam-se o chá e a cerveja que, mesmo não sendo muito apreciada, combina muito com pratos condimentados e iogurte, conhecido como *lassi*.

Preparações indicadas para restaurantes com padrão básico

Entradas quentes e frias	Salada de alface com agrião (alface, agrião, cebola, azeite, alho, vinagre, pimenta-do-reino e sal)
	Tomate *Kuchumber* (tomate-cereja, pimenta-verde, cebolinha, suco de limão, coentro, sal e pimenta-de-caiena)
	Salada de batata-doce (batata-doce, *bacon*, hortelã, óleo, cominho em grãos, coentro moído, pimenta moída e sal)
	Chaat Kami (triguilho, sal, pimenta-do-reino, canela em pó, suco de limão, azeite, tomate, alface, hortelã, cheiro-verde e cebola)
Prato principal	Peito de frango ao *curry* (peito de frango, *curry*, óleo, cebola, alho, gengibre, iogurte natural, água, suco de limão e tomate)
	Merluza com coco (posta ou filés de merluza, cebola, limão, manteiga, mostarda em grãos, pimenta-de-caiena, leite de coco, coco ralado, gergelim e sal)
	Curry de carne moída com ervilhas (carne moída, ervilha congelada, tomate, cebola, alho, pimenta dedo-de-moça, gengibre, coentro fresco e a mistura de especiarias *garam massala*, descrita anteriormente)
	Porco Vindaloo (lombo de porco, vinagre branco, manteiga, cebola, alho, gengibre, *curry*, caldo de carne e sal. Para o tempero: pimenta-vermelha, cravo, canela em pau, pimenta-do-reino preta, cominho em grãos, coentro em grãos, mostarda em grãos e açafrão)
	Raeeta Dum Ka (sobrecoxa de frango, margarina, azeite, cogumelo, cebola, alho, aipo, louro, creme de leite, pimenta-do-reino, noz-moscada, tomate, pimentão vermelho, farinha de trigo, vinho branco seco, limão, sal, cheiro-verde e água)
Guarnição	Batatas temperadas (batata, sal, óleo, mostarda, cebola, alho, gengibre, pimenta-verde, pimenta-de-caiena e cominho em pó)
	Curry de legumes (berinjela, abobrinha, batata, pimentão, tomate, couve-flor, manteiga, cúrcuma em pó, coentro em pó, cominho em pó, páprica doce, açúcar mascavo, sal e pimenta em pó)
	Bhujia de berinjelas (berinjela, tomate, cebola, gengibre, pimenta dedo-de-moça verde, óleo, sal e pimenta) Obs.: se o custo do restaurante permitir, acrescentar cardamomo na preparação
	Aloo Matar (chuchu, cenoura, cheiro-verde picado, cebola, alho, margarina, farinha de trigo, gengibre, leite, sal, ovos e queijo parmesão ralado)

(continua)

Pratos básicos	Arroz com açafrão (arroz, água, leite, açafrão, manteiga, cebola e *garam masala*)
	Naan (pão típico feito com farinha de trigo, fermento em pó, bicarbonato de sódio, sal, ovo, iogurte natural, manteiga, leite e semente de papoula)
	Arroz com espinafre (arroz, espinafre, pimenta dedo-de-moça verde, manteiga, coentro e sal) Obs.: se o custo do restaurante permitir, substituir o arroz polido por arroz aromático
Sobremesa	Manga e uva
	Kheer de banana (ricota fresca, banana, tangerina, açúcar e leite condensado)
	Manjar de coco (ameixa em calda, leite, baunilha, açúcar e maisena)

Preparações indicadas para restaurantes com padrões intermediário e superior (todos os pratos citados anteriormente podem ser servidos; adaptações sempre podem ser feitas de acordo com a clientela atendida)

Entradas quentes e frias	*Chaat Karela* (pepino, coalhada fresca, sal, páprica picante e folhas de hortelã)
Prato principal	*Kaftas* de cordeiro (carne de cordeiro moída, cebola, alho, pimenta dedo-de-moça, gengibre, coentro fresco, cominho moído, ovo, iogurte natural, farinha de rosca e sal)
Sobremesa	Sobremesa de damasco (damasco seco, água, açúcar, creme de leite fresco e amêndoas)
	Rabri: sobremesa ao leite (leite fresco, pistache cru, amêndoa sem casca, açúcar cristal, essência de rosa)

Itália

A culinária italiana é conhecida por seus ingredientes principais, como azeite, massas, tomates, peixes, crustáceos e *pizzas*. Como sobremesa, o sorvete reina por todo país.

O almoço típico italiano é composto de três pratos: o primeiro é uma massa, risoto ou sopa; o segundo é o prato principal, que pode ser carne ou peixe; e o último pode ser fruta ou bolo, seguido de café expresso.

É no jantar que a família se reúne e a massa está novamente presente, na forma de caldo ou macarrão.

Os produtos tradicionalmente encontrados são massas recheadas, sopas (principalmente a *pasta in brodo*), massas assadas, como lasanha, e a *pasta asciutta* (massas secas), que é servida com manteiga e salpicada com parmesão ou acompanhada de molho à base de carne.

Os queijos frescos de vaca, de ovelha e de búfala complementam a refeição e entram na composição de inúmeras iguarias e sobremesas.

O tomate seco e o molho de tomate, este último originário da América do Sul, surgindo na Itália sob o nome de *pomodoro*, ou "maçã de ouro", constituem a base de inúmeros pratos.

Os vinhos aparecem por todo país; quase todas as regiões produzem vinhos de todos os tipos (tranquilo, frisante, vinho doce natural), a partir de uma enorme variedade de tipos de uva (aproximadamente 300).

Preparações indicadas para restaurantes com padrão básico

Entradas quentes e frias

Sopa: pode ser à base de verduras e carne, servida com queijo parmesão ralado fino, ou sopa clara guarnecida com ovos, massinha ou ervas

Berinjela ao vinagrete

Salada aos três pimentões (pimentões vermelhos, verdes e amarelos, ovos, azeitona verde, alcaparra, salsa, azeite, vinagre, sal e pimenta)
Obs.: se o custo do restaurante permitir, acrescentar filés de anchovas salgados na preparação

Minestrone (feijão-branco, cenouras, batatas, salsão, alho-poró, abobrinhas, tomates, alho, caldo de carne, manjericão, tomilho, salsa, macarrão para sopa, parmesão, sal e pimenta)

Salada de tomates e pimentões grelhados (tomate, pimentão verde, limão, azeite, manjericão ou hortelã, sal e pimenta-do-reino preta)

Prato principal

Bracholas ao sugo (bife de coxão duro com cenoura e *bacon*)

Polpettone (carne moída, muçarela fatiada, presunto fatiado, parmesão ralado, ovos, cebola, azeite, farinha de rosca, farinha de trigo, pimenta-do-reino e óleo para fritar)

Sardinhas sicilianas (sardinha, uva-passa, miolo de pão, azeite, louro, sal e pimenta-do-reino)
Obs.: se o custo do restaurante permitir, acrescentar amêndoas na preparação

Frango grelhado com limão (frango cortado em quatro partes, limão, cebola, salsa, orégano, azeite, molho de pimenta, sal e pimenta-do-reino preta)

Guarnição

Risoto milanês (arroz na manteiga, vinho branco, açafrão, queijo parmesão)

Berinjela à *parmegiana*

Polenta frita ou ao sugo

Nhoque de batata

Canelone à napolitana (presunto, muçarela e molho de tomate com manjericão)
Obs.: se o custo do restaurante permitir, substituir o presunto comum por presunto cru

Lasanha à bolonhesa

Sobremesa

Uva itália

Caçarola italiana

Monte bianco (castanha-portuguesa, leite, açúcar de confeiteiro, creme de leite espesso, conhaque – opcional)

Preparações indicadas para restaurantes com padrões intermediário e superior (todos os pratos anteriormente citados podem ser servidos; adaptações sempre podem ser feitas de acordo com a clientela atendida)

Entradas quentes e frias

Salada *caprese* (tomate grande maduro, vinagre, muçarela de búfala, azeite, manjericão, sal e pimenta-do-reino branca moída na hora)

Prato principal

Saltimbocca à romana (escalopes bovinos com presunto cru, sálvia, manteiga, brócolis, vinho branco seco, sal e pimenta-do-reino preta moída)

Escalope à milanesa (escalope de vitela, ovos, manteiga, farinha de trigo, farinha de rosca, massa fresca, limão-siciliano, parmesão ralado, sal e pimenta-do-reino preta moída)

Sobremesa

Tiramissu (biscoito inglês ou pão-de-ló umedecido, cobertos com creme *zabaione* e queijo *mascarpone*)

Zabaione (gemas, ovo inteiro, açúcar, marsala e canela – opcional)

Japão

Os produtos do mar se aliam aos vegetais e oferecem o prazer do sabor e a elegância na montagem dos pratos, que causam efeito deslumbrante em seus apreciadores.

As preparações mais conhecidas e apreciadas são *yakitoris* (espetinhos), *sushis* (bolinhos de arroz cobertos com fatias de peixe cru), *sashimis* (peixes crus e moluscos acompanhados de *shoyu* misturado com *wasabi*), *shabus* (espécie de *fondue* de carne bovina), *sukiyakis* (outro tipo de *fondue,* no qual os diversos ingredientes são mergulhados em gema de ovo cru), tempurás (peixes, frutos do mar e legumes empanados) e sopas de macarrão (*udon* ou *soba*).

Existem duas regras para a boa execução da culinária japonesa: os peixes devem ser absolutamente frescos; e os complementos e temperos devem apenas complementar o sabor dos pratos, sem esconder o sabor original do seu ingrediente principal, ou seja, o peixe.

O almoço é uma refeição rápida, realizada na maior parte das vezes no local de trabalho ou, no caso das crianças, na escola. É servido um almoço leve, composto de arroz e pequenas porções de acompanhamentos, como legumes marinados ou empanados e peixe com molho. Esse prato pode ser substituído por uma porção de macarrão aromático, quente ou frio.

Os principais ingredientes são as raízes: gengibre, *wasabi* (raiz de planta vivaz de pequenas flores brancas, cujo gosto lembra o da raiz-forte) e *daikon*, ou rabanete do Japão, utilizado como guarnição ou em saladas. Há também as algas, o *tofu*, as massas à base de arroz e o arroz. Como molhos, o principal é o *shoyu* e o missô (pasta de grão de soja). O principal peixe é o atum. Entre as bebidas, destacam-se o saquê, o chá-verde e a cerveja.

A seguir, algumas sugestões de preparações para planejamento de um cardápio típico e festivo japonês. Vale ressaltar que não é aconselhável a oferta de preparações que contenham produtos crus em restaurantes industriais, por não possuírem áreas adequadas para seu preparo e distribuição.

Preparações indicadas para restaurantes com padrão básico	
Entradas quentes e frias	*Hakusai-maki* no *gama jooyu kake* (enrolado de acelga ao molho de soja e gergelim)
	Sunomono (vinagrete de pepino com algas)
	Sopa de lombo (lombo de porco, cebola, nabo, cenoura, *shoyu* e algas)
	Missoshiro (água, missô, *hondashi*, *tofu* e cebolinha verde)
	Salada de espinafre com grãos de gergelim
Prato principal	*Sukiyaki* (carne com molho de soja, aipo, broto de bambu, cogumelos, espinafre, espaguete cabelo de anjo)
	Espetos de lombo marinados (lombo de porco, cebolinhas, gengibre, saquê, *shoyu*, pimenta-do-reino branca moída)
	Filés de lombo empanados (lombo de porco, alface-romana, limão, ovos, farinha de rosca, sal e pimenta-do-reino branca moída. Para o molho: *ketchup, shoyu*, saquê, molho inglês e mostarda)
	Frango marinado frito (frango em pedaços, cebola, alho, gengibre, *shoyu*, saquê, farinha de arroz ou de trigo)

(continua)

Guarnição	Tempurá de legumes
	Berinjela assada com missô (berinjela, sal, óleo, missô, *shoyu*, saquê e açúcar)
	Macarrão de trigo com algas (macarrão *soba* de trigo sarraceno, cebola, alga *nori*, *wasabi*, *shoyu* e açúcar)
Sobremesa	*Kinami awayuki* (espuma de neve feita a partir de ágar-ágar, um produto similar à gelatina)
	Taças de morango com *sorbet* de caqui (açúcar, caqui, limão, morango e saquê)
	Preparações indicadas para restaurantes com padrões intermediário e superior (todos os pratos citados anteriormente podem ser servidos; adaptações sempre podem ser feitas de acordo com a clientela atendida)
Prato principal	Salmão marinado com saquê (postas de salmão, limão, alho, *shoyu*, saquê, óleo, açúcar, gengibre e sal)
	Sukiyaki (ponta de alcatra, *tofu*, cogumelo *shitake*, cebola, acelga, espinafre, macarrão de arroz, ovos, *shoyu*, saquê mirim e açúcar)

México

A culinária mexicana é uma das mais elaboradas do mundo e soube integrar com muita imaginação os melhores produtos e tradições culinárias das civilizações maia, asteca e espanhola.

O almoço acontece por volta das 14 h, sendo composto geralmente por sopa, carne (acompanhada, na maioria das vezes, por feijão), salada verde e sobremesa. No jantar, normalmente são servidos leite, chocolate quente ou café, que acompanham um *pan dulce*, um cachorro-quente ou tacos.

Entre os produtos principais estão o milho, os chilis (pimentas secas ou frescas, que realçam o sabor das carnes ou podem ser servidas recheadas), os pimentões e o abacate.

Preparações indicadas para restaurantes com padrão básico	
Entradas quentes e frias	Salada *Caesar* (alface, queijo parmesão, molho *Caesar* e pão francês torrado)
	Salada de tomate com milho-verde e feijão-branco ao vinagrete
	Guacamole (abacate, cebola, tomate grande, limão, azeite, molho de pimenta e sal)
Prato principal	*Puntas de filete* à mexicana (alcatra, alho, pimenta-do-reino, cominho em pó, sal, óleo, cebola, tomate maduro e pimentão verde)
	Pimentões à mexicana (patinho moído, alho, cebola, tomate, cravo em pó, canela, pimenta-vermelha em pó, açúcar, farinha de rosca, creme de leite, coentro fresco e sal) Obs.: se o custo do restaurante permitir, acrescentar amêndoas em pó e nozes picadas à preparação
	Frango de Veracruz (frango cortado em pedaços, alho, cebola, tomate, pimenta-verde, erva-doce em pó, chuchu, manteiga, sal e pimenta-de-caiena)
	Peru de panela (coxa e sobrecoxa de peru, pimenta-verde, alho, cebola, coentro, pimentão verde, tomate verde, gergelim, caldo de galinha, sal e pimenta-do-reino preta) Obs.: se o custo do restaurante permitir, acrescentar amêndoas em pó e nozes picadas à preparação
	Carne moída de Cuzco (carne moída, uva-passa, alho, cebola, azeitona verde sem caroço, maçãs, tomate e molho de pimenta) Obs.: se o custo do restaurante permitir, acrescentar amêndoas em pó e nozes picadas à preparação
	Frango com pimentão (frango cortado em pedaços, pimentão verde, alho, cebola, fatias de pão, canela em pó, vinagre, tomilho fresco, manjerona, açúcar, caldo de galinha, sal e pimenta-do-reino preta)

(continua)

Guarnição	Couve-flor à moda Guadalajara (couve-flor, manteiga, ovo, salsa, pão ralado e sal)
Sobremesa	Creme de abacate (abacate, açúcar, leite e limão)
	Flã de coco (leite condensado, açúcar demerara, canela em pó, gotas de baunilha, laranja, coco ralado, ovos inteiros, gema de ovo, manteiga para untar a forma)
	Natillas (leite, açúcar demerara, ovos inteiros, gema de ovo, manteiga e sal)

Portugal

A tradição dos doces apreciados em Portugal foi herdada do povo árabe, assim como as técnicas de irrigação que permitem o desenvolvimento dos pomares.

As refeições são normalmente realizadas em família, sendo o café da manhã servido às 9 h e o almoço às 12 h 30 min.

O almoço é composto por uma sopa, seguida de um prato de peixe ou carne, acompanhado de arroz ou batatas, salada e finalizado com uma fruta da estação. Bebe-se água e vinho tinto. O jantar é servido por volta das 21 h.

A sopa do almoço é repetida no jantar, seguida de um prato de peixe grelhado com legumes e, então, de uma bandeja de frutas ou doces.

Os alimentos mais consumidos são o bacalhau e os vinhos do Porto e da Ilha da Madeira.

Preparações indicadas para restaurantes com padrão básico	
Entradas quentes e frias	Salada verde mista (alface-crespa, agrião e escarola)
	Batata bolinha ao vinagrete
	Caldo verde
Prato principal	Peixada cozida com temperos (posta de peixe, arroz, cebola, tomate, alho, louro, salsa, sal e pimenta-do-reino branca)
	Cozido (carne de boi magra, paio, presunto, toucinho, vagem, couve-manteiga, batata, cenoura, massa seca pequena, arroz, sal e pimenta-do-reino preta moída)
	Lombo de porco à moda do Alentejo (lombo de porco, alho, louro, páprica doce, vinho tinto, vinho branco, azeite, mariscos, coentro fresco, picles, limão, sal e pimenta-do-reino moída branca)
Guarnição	Brócolis no alho e óleo
	Batatas ao murro
Sobremesa	Pudim de claras com calda de caramelo
	Ambrosia (doce de leite, leite, ovos, açúcar e cravo)
	Sonho
	Bolo de Páscoa (ovos, açúcar, rum, manteiga amolecida, farinha de trigo, geleia de frutas vermelhas, castanhas moídas) Obs.: se o custo do restaurante permitir, acrescentar amêndoas
	Arroz-doce
	Papo de anjo (gema, açúcar, água, cravos, manteiga para untar)
	Frutas

(continua)

330 Cardápio | Guia Prático para a Elaboração

Preparações indicadas para restaurantes com padrões intermediário e superior (todos os pratos citados anteriormente podem ser servidos; adaptações sempre podem ser feitas de acordo com a clientela atendida)	
Prato principal	Bacalhau roupa-velha (bacalhau desfiado refogado com cebolas e azeitonas verdes em camadas alternadas com cenouras em rodelas, coberto com molho branco, polvilhado com queijo ralado e gratinado)
	Bacalhau do Brás (bacalhau, batata, alho, cebola, louro, ovo, noz-moscada, salsa, azeitona preta, azeite, pimenta-do-reino moída branca e óleo para fritar)
Sobremesa	Pudim de amêndoas

Rússia

País representante das carnes de caça, como javali, faisão e pato. Peixes, principalmente salmão, trutas e carpas, também são presentes. Há criações bovinas, ovinas e caprinas. No grupo dos vegetais, são encontrados em abundância trigo-sarraceno, berinjela, pepino e repolho.

O povo russo aprecia muito as sopas, talvez em razão das baixas temperaturas do país. A mais típica é o *bortsch*, cujos ingredientes principais são beterraba, repolho e carne bovina.

No almoço, sempre é servida uma sopa seguida por carne ou peixe acompanhado por batata ou *kacha* (preparação à base de grãos descascados e triturados de trigo-sarraceno).

Os produtos principais são caviar, beterraba, cogumelo e vodca.

Preparações indicadas para restaurantes com padrão básico	
Entradas quentes e frias	Vinagretes (maionese com picles e beterraba)
	Salada curtida (repolho curtido com cenoura ralada)
	Sopa *bortsch*
	Sopa de chucrute (chucrute, vinagre, açúcar, toucinho, lombo de porco, cebola, manteiga, sal e pimenta-do-reino moída preta)
	Sopa vermelha à moda Ucrânia (feijão-branco, beterraba, cebola, carne magra de boi, repolho comum, cenoura, tomate, páprica doce, açúcar, estragão, toucinho, cerefólio, salsa, creme azedo e sal)
	Pasta de berinjela (berinjela refogada com temperos)
Prato principal	*Kotletas* de Kiev (almôndegas de frango gratinadas com molho acebolado e creme de leite)
	Estrogonofe de carne bovina
	Costeletas *pojarski* (peito de frango desossado, manteiga, farinha de rosca, sal e pimenta-do-reino moída preta)
	Pilenemi (massa recheada de carne bovina e suína, refogada com manteiga derretida)
Guarnição	Purê de batatas
	Favas à Armênia (favas frescas, cebola, óleo, *dill* fresco e sal)

Preparações indicadas para restaurantes com padrões intermediário e superior (todos os pratos citados anteriormente podem ser servidos; adaptações sempre podem ser feitas de acordo com a clientela atendida)	
Prato principal	*Blinis* (panqueca acompanhada de creme de leite, ovos cozidos, geleias, caviar ou anchovas)
	Javali ao molho moscovita (pernil de javali, toucinho, uvas-passas pretas sem caroço, amido de milho, vinho Madeira, *pinoles*, manteiga, sal e pimenta-do-reino preta moída. Marinada: cenouras, cebola roxa, cebola, alho, óleo, tomilho, louro, cravos, vinagre e vinho branco)

Vietnã

A culinária do norte do país é similar à chinesa, pela proximidade entre os países. A cozinha da região central é a mais sofisticada e condimentada, em virtude de ter sido a antiga capital imperial. Já a culinária do sul é muito aromática.

No almoço ou no jantar, não se distingue entrada e prato principal e come-se tudo ao mesmo tempo. O almoço é composto de arroz, caldo claro, legumes e hortaliças e um prato de carne ou peixe.

Os produtos mais encontrados são: *nuoc-mam*, molho marrom claro fabricado com extrato de suco de peixe; arroz vietnamita de grãos compridos; panquecas de arroz fabricadas com farinha de arroz, água e sal; massa de arroz e soja; amendoim; pimenta e ervas aromáticas.

Preparações indicadas para restaurantes com padrão básico	
Entradas quentes e frias	Sopa de abóbora (abóbora japonesa, cogumelo seco, peito de frango sem pele e desossado, presunto, caldo de galinha, gengibre moído, sal e pimenta-do-reino preta)
	News com hortelã fresca (panquequinhas de massa de arroz, presunto, macarrão de arroz, cebolinha, alface, hortelã) Obs.: se o custo do restaurante permitir, acrescentar cogumelo seco
Prato principal	Alcatra acebolada (ponta de alcatra, cebola, alho, gengibre, óleo, fécula de arroz, caldo de carne)
	Músculo com broto de bambu (músculo traseiro, broto de bambu, cebola, cebolinha, fécula de arroz, *shoyu*, clara de ovo, óleo, pimenta-de-caiena moída, gengibre moído)
	Frango de três marinadas (frango inteiro limpo e sem as vísceras. Primeira marinada: pimenta-de-caiena em pó, sal, açúcar mascavo, óleo de gergelim, óleo de milho. Segunda marinada: mel, *shoyu*, suco de limão e saquê. Terceira marinada: pimenta-do-reino preta, sal, açúcar, gergelim, óleo de gergelim, *shoyu*)
Guarnição	Rolinhos primavera (broto de feijão, lombo de porco cozido, cenoura ralada, alface-romana, *shoyu*) Obs.: se o custo do restaurante permitir, acrescentar cogumelo seco
	Macarrão fino de arroz com ervas aromáticas.
Sobremesa	Arroz cremoso com feijão-branco (feijão-branco, arroz, açúcar, leite de coco, sal)
	Frutas empanadas (ovo, farinha de arroz, leite, limão, banana, maçã, abacaxi, açúcar e óleo para fritar)
	Crepe de milho e tapioca (milho em conserva, açúcar, tapioca, leite de coco, sal)
	Bolo de banana (banana-nanica madura, açúcar mascavo, açúcar branco, leite de coco, canela em pó, cravo em pó, manteiga, pão de forma sem casca)
Preparações indicadas para restaurantes com padrões intermediário e superior (todos os pratos citados anteriormente podem ser servidos; adaptações sempre podem ser feitas de acordo com a clientela atendida)	
Prato principal	Ensopado de carne com especiarias (semente de urucum, filé-mignon, cebola, alho, sal, açúcar mascavo, *curry* em pó, caldo de carne, erva-cidreira, anis-estrelado e canela em pau)
	Pato com molho de laranja e especiarias (pato, óleo de milho, açúcar mascavo, suco de laranja, raspa de casca de laranja, gengibre fresco, pimenta dedo-de-moça, *shoyu*, óleo de gergelim)
Sobremesa	Flã de coco (leite de coco, leite, açúcar, ovo, erva-cidreira, anis-estrelado, fava de baunilha, fava de cardamomo, canela em pau, cravos)

FESTAS TEMÁTICAS

Aniversário da empresa

- Café da manhã:
  - Festival de pães (baguete, *croissants*, pão de forma, trança de brioche, pão de minuto, maria-mole, pão de queijo, pão de açúcar, *palmier*)
  - Tábua de frios (peito de peru defumado, muçarela de búfala, queijo muçarela, presunto magro, queijo estepe fatiado)
  - Iogurte com cereal
  - Suco de frutas
  - Leite quente e gelado
  - Café
  - Chocolate quente
  - Chás diversos
  - Patês (queijo branco com peito de peru defumado ralado, ricota com manjericão e castanhas)
  - Margarina aromatizada com raspas de limão
  - Frutas picadas ou salada de frutas
  - Bolo de especiarias
- Almoço:
  - Festival de massas: servir três tipos de massa, sendo uma fresca, uma recheada e uma seca, acompanhadas de três tipos de molho, por exemplo: três queijos, limão, bolonhesa, *rosé* ou ervas aromáticas. Caso a refeição seja servida em restaurantes de padrão superior, colocar nas opções de molho: mariscos, frutos do mar, presunto cru e castanhas.

Festa da panqueca

- Sugestões de recheio:
  - Salada de carne (carne, presunto, cebola, óleo, limão, sal, pimenta-do-reino, cebolinha verde, creme de leite azedo, ovos e beterrabas)
  - Camarão
  - Frango com molho de rum
- Sobremesa:
  - Bolo-panqueca com maçã (maçã, margarina, açúcar, maisena, bolacha tipo maisena, canela em pó, creme de leite azedo e castanha-do-pará)
- Bebida:
  - Vinho branco.

Festa da pizza

- Pizza *margherita* (queijo e manjericão)
- Pizza portuguesa
- Pizza de carne-seca com Catupiry®
- Pizza de linguiça com azeitonas
- Pizza de ricota com espinafre
- Calzone (pizza fechada)
- Bebidas (vinho tinto ou cerveja)
- Sobremesa (frutas da estação).

Festa da salada

- Saladas:
  - Saladas de legumes e verduras
  - Macarrão
  - Frios variados
- Molhos:
  - Tomate e iogurte
  - Maionese e pimentão
  - *Curry*
  - Queijo parmesão
  - Picante com conhaque (maionese, pimenta-do-reino, *ketchup*, conhaque, limão, creme de leite e molho de pimenta)
  - Queijo gorgonzola
  - Picante com iogurte
  - Maionese de abacate (abacate, maionese, limão, pimenta-do-reino, páprica e molho de pimenta)
- Bebida (cerveja)
- Sobremesa (frutas da estação).

Réveillon

- Almoço geral:
  - Salada: alface, salada russa
  - Pernil assado com abacaxi grelhado
  - Farofa doce
  - Mamão com sorvete
- Jantar geral:
  - Salada de agrião, tomate, couve-flor com milho-verde
  - Peru à brasileira
  - Batata frita
  - Pudim de leite com calda de ameixa, melão.

Preparações indicadas para restaurante com padrão intermediário

Salada de agrião (com cebolas, tomate com salsa, lentilha ao vinagrete, tricolor – nabo, cenoura e beterraba) e natalina (maçã, abacaxi, presunto defumado, batata, cenoura, creme de leite, maionese, cerejas para enfeitar)

Lombo assado recheado com ameixa ao molho de laranja

Panaché de legumes completo (batata, chuchu, palmito, vagem, milho-verde, ervilha, azeitonas e abóbora)

Arroz com passas

Medalhão de peito de peru

After eight (sorvete de menta com chocolate), musse de manga, salada de fruta tropical (salada de frutas com groselha e coco ralado)

Preparações indicadas para restaurante com padrão superior

Couvert: *vol-au-vent* de camarão

Salada de agrião (com cebolas, tomate com salsa, lentilha ao vinagrete, tricolor) e natalina

Tênder à Califórnia

Frutas em compota

Arroz com castanha-de-caju

Medalhão de peito de peru

After eight, ovos nevados (clara em neve, leite, leite condensado, gema, maisena, açúcar e licor. Enfeitar com chocolate granulado), musse de manga, salada de fruta tropical

Churrasco

- Carnes:
  - Espeto de carne, pimentão e cebola
  - Espeto de carne e salsicha
  - Espeto de frango e cogumelo
  - Espetinhos grelhados (salsicha, toucinho defumado, presunto, queijo fundido, aspargos, pimentões verdes e vermelhos, cebola)
  - Churrasco de contrafilé
  - Linguiça no espeto
- Acompanhamentos:
  - Farofa
  - Arroz branco
  - Salada verde
  - Batata frita
- Bebidas:
  - Cerveja
  - Chope
  - Vinho.

Festa do Havaí

- Pratos "quentes":
  - Filé de frango com abacaxi e coco
  - Filé de linguado com leite de coco e espinafre
  - Atum em conchas
- Bebidas:
  - Ponche de goiaba
  - Rum ou uísque
- Sobremesas:
  - Salada de frutas em coco verde (coco verde, abacaxi, mamão, laranja, banana, limão, açúcar, coco ralado)
  - Batata-doce com banana
  - Laranjas recheadas com batata-doce.

Festa do macarrão

- Espaguete e talharim com molho à *putanesca*
- Espaguete com molho de azeitona
- Talharim com espinafre
- Talharim primavera
- Macarronada com molho de linguiça calabresa
- Talharim com molho
- Bebida (vinho tinto)
- Sobremesa (frutas da estação).

Festa do sanduíche

- Pastas:
  - Abacate
  - Ricota e provolone
  - Queijo quente
  - Presunto com castanha-do-pará
  - Atum com requeijão
  - Queijo com *ketchup*
  - *Bacon*

- Recheios para os sanduíches:
  - Fatias de queijo, tomate, presunto e alface
  - Rodelas de ovos cozidos, pimentão picado e maionese
  - Fatias de lombo de porco defumado, queijo tipo *roquefort*, casta-nha-de-caju
  - Fatias de rosbife, mostarda, pepino em conserva
- Bebidas:
  - Sucos variados
  - Refrigerantes.

Festa italiana de verão

- Aperitivos e acompanhamentos:
  - Vinho branco
  - Champanhe ou cerveja
- *Buffet* frio:
  - Terrina de vitela e toucinho (carne de vitela, toucinho defumado, lombinho canadense, cebolinha, salsa, ovo, farinha de trigo, vinho tipo Xerez, creme de leite, sal, pimenta-do-reino, alecrim, tomilho, louro e agrião)
  - Salada de pepinos recheados
  - Atum com feijão-branco
  - Berinjelas recheadas
  - Couve-flor em vinagre
  - Rolinhos de presunto
  - Musse de presunto
  - Camarão com molho de alho
  - Pimentões à italiana (pimentões, salsa, alho, azeite, sal e pimenta-do-reino)
  - Berinjela temperada
  - Tomates recheados
- *Buffet* quente (canelones recheados)
- Sobremesa (frutas da estação).

Festa natalina

- Sugestão 1:
  - Salada de couve-flor e uvas verdes
  - Arroz natalino (arroz, milho-verde e passas)
  - Prato principal: bacalhau noite feliz (bacalhau, batata, cebola, azei-tonas, ovos e azeite)
  - Guarnições: farofa manjedoura (farinha de mandioca, milho-verde, ervilha, cebola, salsinha, óleo, sal, margarina e azeitonas)
  - Sobremesa: manjar festivo (leite, baunilha, gemas, açúcar, gelatina sem sabor, creme de leite, nozes, frutas cristalizadas e uvas-passas)
- Sugestão 2:
  - Salada de frango defumado
  - Arroz à brasileira (arroz, bananas fritas, ovos cozidos e uvas-passas)
  - Prato principal: peru celestial (peru, suco de limão, vinho branco, manteiga, óleo e sal, recheado com farofa [manteiga, óleo, cebola, batata-doce, ameixa-preta, farinha de mandioca e sal])
  - Guarnição: farofa de Belém (pão francês, manteiga, nozes, ameixa e uvas-passas)

- Sobremesa: pudim de Natal (ovos, leite condensado, leite, vinho branco, biscoitos champanhe, frutas cristalizadas e passas)
- Sugestão 3:
  - Salada árvore de Natal (escarola, maçã, laranja, uvas-passas, azeite e sal)
  - Arroz ao champanhe
  - Prato principal: peru estrela cadente (peru, suco de limão, óleo, conhaque e sal)
  - Guarnição: ervilhas do reino (batata, ervilhas, margarina, presunto, cebola, farinha de trigo, caldo de carne, leite, sal, noz-moscada, queijo parmesão e açúcar)
  - Sobremesa: torta de Papai Noel (abacaxi, maçã, uvas-brancas, uvas pretas, martíni branco doce, biscoito champanhe, goiabada, creme de leite e açúcar)
- Sugestão 4:
  - Salada pomba da paz (filé de frango, abacaxi, maçã, nozes, salsão, alface e maionese)
  - Arroz com açafrão
  - Prato principal: espetinho de peru imperial (peru, *bacon*, alho e sal)
  - Guarnição: farofa de castanha
  - Sobremesa: bolo cremoso angelical (ovos, açúcar, margarina, leite, fermento em pó, farinha de trigo, sal, pó para pudim de baunilha, abacaxi e creme de leite)
- Sugestão 5:
  - Salada mista encantada (alface, agrião, escarola, cenoura, beterraba, queijo de minas e vinagrete)
  - Arroz com provolone
  - Prato principal: *chester* ao molho de neve (*chester*, sal, cebola, louro e vinho branco, servido com molho de ricota)
  - Guarnição: batatas ao *gratin*
  - Sobremesa: pavê dos anjos (rosquinha doce, pêssego em calda, calda do pêssego, rum e chantili)
- Sugestão 6:
  - Entrada: enroladinhos de festa (batata, maionese, cebola, salsão, salsa, mortadela e sal)
  - Arroz com cogumelo ao forno
  - Prato principal: peito de *chester* real (peito de *chester*, limão, vinho branco seco, cerveja, suco de laranja, alho, cebola, louro, sal e *bacon*)
  - Guarnição: batata corada
  - Sobremesa: salada de frutas com molho de groselha
- Sugestão 7:
  - Salada reis magos (frango, cebola, salsão, cenoura, salsa, cogumelo, apresuntado, sal e maionese)
  - Arroz com espinafre e amêndoas
  - Prato principal: pernil dos sinos (pernil, alho, salsa, sal, cebolinha, cebola, louro, vinagre, cerveja, cerveja preta, açúcar, maisena, sidra, passas, cravo-da-índia, canela em pó e sal)
  - Guarnição: roseta de batata
  - Sobremesa: torta de sorvete

Capítulo 24 • Cardápios Típicos, Festas Temáticas, Almoços, Jantares e Ocasiões Especiais 337

- Sugestão 8:
  - Salada presépio (beterraba, cenoura, talos de erva-doce, alface, maçã, nozes, óleo, limão, vinagre e sal) ou salada crocante
  - Arroz ao pesto com *kani*
  - Prato principal: lombo assado à moda de Natal (lombo, suco de limão, sal, vinho branco seco, manteiga, tomate, cebola, farinha de trigo, suco de abacaxi, *ketchup*, molho de pimenta, abacaxi e cravo)
  - Guarnição: batata recheada
  - Sobremesa: musses variados
- Sugestão 9:
  - Entrada: barquetes de maionese/*crudité* de legumes com molho de salsinha ou palitinhos de pepino, cenoura e pão
  - Prato principal: cupim ao molho especial (cupim, vinho branco seco, vinho tinto, cenoura, cebola e cheiro-verde)
  - Guarnição: vagem ao champanhe
  - Sobremesa: taça tropical (abacaxi, laranja, açúcar de confeiteiro e coco)
- Sugestão 10:
  - Salada de manga (suco de limão, maionese, salsão, manga, alface e nozes) ou salada de melancia (melancia, laranja, alface, rabanete, cebola, nozes, azeite, cebolinha, sal e vinagre)
  - Prato principal: peito de peru ao molho de pêssego
  - Guarnição: farofa de linguiça e passas
  - Sobremesa: peras com suspiro e molho de chocolate
- Sugestão 11:
  - Entrada: musse de agrião com tomatinhos e torradas
  - Prato principal: peru ao molho de figos frescos
  - Guarnição: torinhas com creme de espinafre
  - Sobremesa: panetone recheado com sorvete (panetone, sorvetes, caldas, fios de ovos e cerejas)
- Sugestão 12:
  - Entrada: *caponata* (berinjela, salsão, cebola, tomate e azeitonas verdes)
  - Prato principal: tênder ao molho de vinho e passas
  - Sobremesa: profiteroles
- Sugestão 13:
  - Salada de frango (frango, brócolis, palmito, cebolinha, uvas verdes, creme de leite, limão, molho de soja, manjericão ou hortelã)
  - Prato principal: frango com abacaxi, passas e iogurte
  - Sobremesa: merengue (suspiros, chantili e frutas)
- Sugestão 14:
  - Salada de agrião com *kiwis* ao molho de manjericão
  - Prato principal: filé ao gergelim
  - Sobremesa: pavê de mel com frutas secas
- Sugestão 15:
  - Salada Waldorf (salsão, maçã, batata, nozes, maionese e alface)
  - Prato principal: lombo de porco recheado com ameixas e damascos
  - Sobremesa: *zucotto/torteletas* de nozes
- Sugestão 16:
  - Salada verde com tiras de polenta e frango
  - Prato principal: medalhão de filé a Osvaldo Aranha (com alho)
  - Sobremesa: pudim colonial com frutas (pudim de pão com frutas cristalizadas).

A seguir, são apresentadas sugestões de cardápio natalino para clientelas diversas:

Categoria básica

Almoço	Salada mista (alface, tomate, pepino, ovos cozidos, palmito, ervilha e queijo)
	Chester à leonesa (*chester* assado, servido com batata *sautée*, azeitonas pretas, *julienne* de presunto, pimentão vermelho, cebolas, salsa e *bacon* em fatias)
	Bolo natalino (pão de ló recheado com creme e frutas em compota com cobertura de chantili); opção: maçã
Jantar	Salada de escarola/salpicão de frios
	Lombo assado ao molho de laranjas
	Abacaxi à milanesa
	Sorvete napolitano; opção: mamão

Categoria intermediária

Salada: alface-crespa, tomate-caqui, grão-mestre, salada russa, berinjela assada

Chester à Carmem Sylera (*chester* levemente temperado, milho-verde com sua água de conserva e creme de cebola. Acompanha uma farofa feita de farinha de milho, presunto, ovo, salsa, cebola, tomate, ameixa, uvas-passas e abacaxi grelhado)

Farofa e abacaxi grelhado

Arroz com cogumelo

Picanha assada com cebolinhas em conserva

Cassata, uva rubi, torta de nozes

Categoria superior

Couvert: muçarela de búfala com azeitonas

Salada: alface-crespa, tomate-caqui, grão-mestre (grão-de-bico, tomate, bacalhau, cebola, orégano, salsa ao vinagrete), salada russa (vagem, cenoura, batata, ervilha, maçã), berinjela assada

Chester paulista (*chester*, molho suave, batata palha, tomates recheados e gratinados com creme de milho e banana à milanesa)

Batata palha, tomate recheado, banana à milanesa

Picanha assada com cebolinhas em conserva

Uva rubi, papo-de-anjo, torta de nozes, cassata

Sugestões de preparações a serem incluídas nos cardápios

- Saladas:
  - Mista completa: alface, tomate, pepino, ovo cozido, palmito, ervilha, presunto, queijo e azeitona
  - Salada russa: vagem, cenoura, batata, ervilha, maçã e maionese
  - Salada Waldorf: salsão, cebola, maçã ácida, nozes e creme de leite (batido no ponto de chantili)
  - Salada *remolade*: batata, salsinha e maionese
  - Salpicão de galinha: frango desfiado, cebola, tomate, salsão e maionese. Enfeitar com folhas de alface e, no centro, com salada de batata e ervilha
  - Salada italiana: presunto, cebola, tomate, salsão, uva doce, pimentões verdes e vermelhos, ervilha, frango desfiado e maionese. Enfeitar com alface à *julienne*
  - Salada natalina: maçã, abacaxi, presunto defumado, batata, cenoura, creme de leite e maionese. Enfeitar com cerejas

- Salada de reis: *chester* cozido e desfiado, molho *remolade*, batata palha em formato de ninho, ervilha e presunto. Enfeitar com alface à *julienne*
- Salada manjedoura: *chester* em cubos pequenos, cogumelo, creme de leite, maionese, salsão, erva-doce, passas, maçã ácida, cenoura, ervilha. Enfeitar com alface mimosa, salpicar com nozes picadas
- Salada festiva: *roast beef* de lagarto, pimentões vermelho e verde, berinjela, abobrinha, picles, azeitonas pretas e queijo provolone
- Pratos quentes:
  - *Chester* à Carmem Sylera: *chester*, milho-verde, creme de cebola. Guarnição: farofa de farinha de milho, presunto, ovo, salsa, cebola, tomate, ameixa e uvas-passas. Servir a farofa bem úmida com abacaxi grelhado
  - *Chester* paulista: *chester*, batata palha, tomates recheados e gratinados com creme de milho, e banana à milanesa
  - *Chester* canadense: *chester* assado com molho suave, acompanhado de creme de milho e tomate grelhado
  - *Chester* à leonesa: *chester* assado até o ponto de cozimento e depois frito até corar. Servir com batata *sautée* e azeitonas pretas, *julienne* de presunto, pimentão vermelho, cebolas, salsa e *bacon* em fatias
  - *Chester* à brasileira: *chester* assado ao molho rôti. Guarnição: farofa e batata frita
  - *Chester* Virgínia: *chester* assado em molho de laranja, acompanhado de creme de espinafre e abacaxi grelhado, enfeitado com cerejas
  - *Chester* à Califórnia: *chester* assado ao molho suave, guarnecido com frutas de compota
  - *Chester* à profeta: *chester* servido com feijão tropeiro (feijão sem caldo, couve, linguiça, ovo mexido, cebola e tomate), acompanhado de farofa de farinha de mandioca, batata frita e arroz
  - *Chester* à grega: *chester* cortado em cubos, disponibilizado em palitos intercalado com muçarela, empanado à milanesa e frito. Guarnição: batata palha e arroz à grega
  - *Chester di Napoli*: *chester* frito até corar, abafado com pedaços de tomate sem pele, vinho branco seco, margarina, manjericão, salsão, cebola, alho. Guarnição: canelone ou panquecas de ricota com nozes e queijo ralado
  - Peru à brasileira: peru assado acompanhado de farofa mista, batata frita e molho rôti
  - Frango de leite à parisiense: frango grelhado desossado, batata palha com presunto e ervilha, tomates recheados e espinafre gratinado
  - Posta de peixe à capixaba: posta temperada ao forno, coberta com molho de leite de coco, tomate, cebola e coentro. Guarnição: cuscuz com molho de camarão e quiabo sem baba
  - Lombo recheado: lombo recheado com damasco e ameixa
  - Guarnição: farofa úmida e batata *chips*
  - Picanha à Rio Grande: picanha assada acompanhada de batatas coradas, brócolis ao *bacon* e arroz de carreteiro (arroz, paio, linguiça defumada, carne-seca, pimentões verdes e vermelhos, tomate, cebola, salsa e cebolinha)

- Pernil à mineira: pernil assado com molho de limão e vinha d'alhos. Guarnição: couve com torresmo e banana à milanesa
- Leitão à pururuca mantiqueira: leitão assado e frito em óleo bem quente. Guarnição: batata-doce frita, couve-flor à dorê, tutu de feijão e arroz branco
- Churrascada à *wellsystem*: salada mista verde, farofa, arroz de carreteiro, molho para churrasco e espeto misto (*chester*, carnes bovina e suína, linguiça)
- Sobremesas:
  - Alegoria papaia: mamão pequeno, sorvete de morango, cereja e geleia de morango
  - Pão de ló gelado recheado com frutas: ovos, açúcar, farinha de trigo, margarina, creme de confeiteiro, frutas de compota (abacaxi, pêssego e figo), calda de caramelo, vinho tinto e chantili falso
  - Musse de maracujá: creme de leite sem soro, leite condensado, suco de maracujá concentrado, gelatina sem sabor e água
  - Torta de nozes: manteiga, nozes, ovos, açúcar, farinha de trigo, farinha de rosca, suco de laranja, fermento em pó e casca de limão
  - Rocambole: ovos, farinha de trigo, margarina, açúcar, água e leite de coco
  - Quindim: ovos, gemas, coco ralado, açúcar e leite
  - Musse de limão: leite condensado, suco de limão, claras, gelatina sem sabor e água.

CAFÉS, ALMOÇOS, JANTARES E OCASIÕES ESPECIAIS

Café da manhã

- Sugestão 1:
  - Suco de laranjas frescas
  - Ovos mexidos com *bacon*
  - *Croissants, danish pastries, muffins*, torradas
  - Geleias de frutas variadas, manteiga
  - Café, chá, leite
- Sugestão 2:
  - Suco de laranjas frescas
  - Frutas frescas da época
  - Ovos mexidos com linguiça e *bacon*
  - *Croissants, danish pastries, muffins*, torradas
  - Geleias de frutas variadas, manteiga
  - Café, chá, leite
- Sugestão 3:
  - Suco de tomate, laranja, abacaxi, uva
  - Frutas frescas da época
  - Ovos mexidos com presunto, linguiça e *bacon*
  - *Croissants, danish pastries, muffins*, torradas
  - Flocos de cereal à base de milho
  - Geleias de frutas variadas, manteiga
  - Variedade de frios e queijos
  - Café, chá, leite.

Danish pastries

Doce dinamarquês de massa folhada feito com farinha de trigo, fermento, leite, ovos, açúcar e grande quantidade de manteiga.

Café da tarde

- Sugestão 1:
  - *Petit four, minicroissants*
  - *Vol-au-vent* à Reine
  - Minidanish pastries
  - Geleias variadas, manteiga
  - Chá, café ou chocolate
- Sugestão 2:
  - *Petit four, minicroissants*, torta
  - *Muffins, minidanish pastries*, torradas
  - Canapés de presunto e queijo
  - Geleias variadas, manteiga
  - Chá, café ou chocolate
  - Opção adicional: cogumelo ao creme em torradas
- Sugestão 3:
  - Coxinha de frango, croquete de queijo
  - Empada de palmito
- Sugestão 4:
  - Torta Sacher com chantili ou torta de queijo ou *apfelstrudel* quente com chantili.

Coffee break

- Sugestão 1:
  - Café simples
- Sugestão 2:
  - *Cream crackers*, línguas de gato
  - Club Crackers, bolo inglês, muffins
  - Café ou chá com leite
- Sugestão 3:
  - *Cream crackers*, línguas de gato
  - Club Crackers, palmier, *croissants*
  - Pão de frutas, *muffins, danish pastries*
  - Sucos frescos diversos e refrigerantes
  - Café ou chá com leite.

Almoço

- Entradas frias:
  - Papaia com presunto cru
  - Patê do *chef* ao molho Cumberland
  - Coquetel de frutas em abacaxi
  - Salada de palmito ao molho vinagrete
  - Coquetel de melão ao vinho do Porto
  - Terrina campestre com cogumelo
  - Salada de aspargos com ovos de codorna
  - Erva-doce com musse de *roquefort*
  - Camarões com *dill* em abacate
- Entradas quentes:
  - *Vol-au-vent* à Reine
  - *Quiche* de cebolas

- *Quiche* Lorraine
- Ravióli ao sugo
- *Rondellis* gratinadas
- Cogumelo ao creme em torradas
- Panqueca de ricota e espinafre
- Sopas:
  - Creme de legumes primavera
  - Creme de aspargos
  - Creme de palmito
  - Creme de cogumelos
  - Canja
  - Creme de frango ao *curry*
  - Consomê ao Xerez
  - Minestrone
- Pratos principais:
  - Filé *plati* com legumes
  - Batatas *fondant*
  - Couve-flor gratinada
  - Filé de linguado grelhado
  - Manteiga de limão
  - Brócolis gratinados
  - Alcatra ao forno
  - Legumes sortidos
  - Purê de batatas
  - Estrogonofe de filé
  - Arroz com ervas finas
  - Cenouras na manteiga
  - Espeto de atum ao alecrim
  - Batatas torneadas com salsinha
  - Ervilhas na manteiga
  - Espeto de filé de porco
  - Couve à brasileira
  - Arroz com cogumelos
  - Filé de porco grelhado
  - Batatas e cebolas *sautées*
  - Vagens enroladas com *bacon*
  - Carrê de porco asado ao alho e cominho
  - Batatas ao forno
  - Berinjela
  - Escalope de peru com creme de cogumelos
  - Cenouras *sautées*
  - Risi-bisi
  - Peito de frango grelhado
  - Abobrinha frita
  - Couve-flor gratinada.

Risi-bisi

Espécie de risoto com ervilhas, o prato é tradicional da região do Vêneto, Itália.

Almoço de Páscoa

- Aperitivo:
  - Batida de café

- Minipizzas
- Pratos principais:
  - Refogado de carne
  - Postas de peixe com molho de tomate
- Acompanhamentos:
  - Torta rápida de cebola e queijo
  - Suflê de cenoura
- Sobremesa:
  - Doce de ricota
  - Pão doce de Páscoa
- Bebidas:
  - Vinho branco
  - Vinho tinto.

Almoço paulista

- Aperitivo e salgadinhos:
  - Caipirinha
  - Amendoim
  - Castanha-de-caju
- Entrada:
  - Salada mista (agrião, palmito, tomate, cebola e pepino)
- Prato principal:
  - Lombo de porco
- Acompanhamentos:
  - Farofa
  - Arroz branco
  - Croquetes de batata
- Sobremesa:
  - Frutas da estação.

Jantar

- Entradas frias:
  - Terrina campestre com pimenta-verde
  - Salmão defumado
  - Filé de linguado moscovita
  - Ostras frescas de Cananeia
- Entradas quentes:
  - *Coquille* de camarão
  - Lagosta com manteiga ao estragão
  - Frutos do mar em mil-folhas
  - *Vol-au-vent* com fricassé de vitela
- Sopas:
  - Creme de tomate
  - Creme de palmito ou aspargos
  - Consomê Madrilene ou Royal
  - Bisque de lagosta
- Pratos principais:
  - Vitela assada ao molho de cerefólio
  - Arroz com nozes

Bisque de lagosta

Sopa típica da culinária francesa: caldo de carne ou crustáceos engrossado com *crème fraîche*.

- Couve-flor gratinada
- Croquetes de batatas
- Pernil de carneiro com ervas de Provence
- Musse de legumes
- Batatas *boulangère*
- Escalope de vitela com creme de cogumelos
- Ervilhas na manteiga
- Arroz com ervas finas
- Contrafilé piqué ao *poivre vert*
- Batatas ao forno
- Vagens Princesse
- Filé-mignon ao molho Madeira
- Legumes variados na manteiga
- Sobremesas:
  - Omelete Alaska
  - Surpresa de abacaxi
  - Charlotte russa
  - *Bombe glacé* Diane
  - Torta de queijo
  - Sorvete com calda de chocolate
  - Torta de maçã
  - Torta de chocolate
  - Musse de chocolate
  - Pudim de caramelo
  - Salada de frutas
  - Musse de limão
  - Coupe Jacques
  - Mil-folhas com chantili
  - **Parfait Grand Marnier**.

Parfait Grand Marnier

Sobremesa de creme de leite com licor Grand Marnier.

Jantar chinês

- Pão recheado com carne de porco
- Peixe agridoce
- Camarões empanados
- Costelas de porco
- Ovos cozidos com especiarias
- Ervilha-torta com cogumelos
- Brócolis fritos.

Dia das Mães

- Aperitivo:
  - Coquetel especial (licor de anis, vinho quinado e vermute seco)
- Entrada:
  - Taças de siri e alcachofra
- Pratos principais:
  - Peru recheado com linguiça e frutas
  - Filé com gelatina ao Porto
- Acompanhamento:
  - Salada de salsão com nozes e maçã

- Sobremesa:
  - Sorvete de creme com conhaque
  - Bolo de damasco.

Dia dos Pais
- Aperitivo:
  - Coquetel Plano's (cerejas, angustura, Cointreau, licor de abricó, conhaque e champanhe)
- Entrada:
  - Coquetel de abacate e camarão
- Prato principal:
  - Peru com molho de vinho e tangerina
  - Pernil de porco com ameixa
- Sobremesa:
  - Doce de chocolate
  - Surpresa de cervejas
  - Torta de cenoura.

São João
- Mesa do "arraiá": *self-service* de doces em pasta (leite, abóbora, cidra, mamão, canjica, cocada branca)
- Saladas:
  - Salada junina (folhas picadas com milho-verde e azeitona preta)
  - Salada arrasta-pé (batata bolinha ao vinagrete)
  - Salada caipira (batata-doce e milho-verde na espiga)
  - Salada Santo Antônio (feijão-branco, cenoura ralada, tomate picado e paio em cubinhos)
  - Salada São João (abóbora seca *sauté* e acebolada)
  - Salada São Pedro (alface-crespa à *julienne* com tiras de polenta fresca e/ou pipoca)
- Arroz:
  - Arroz do "arraiá" (arroz com linguiça e legumes em cubinhos)
  - Arroz à moda caipira (arroz com carne-seca)
  - Arroz à junina (arroz com pinhão)
- Feijão:
  - Feijão da roça (feijão com torresmo)
  - Feijão temperado com hortelã
- Carnes:
  - Espeto fogueira (linguiça, pernil e frango, cebola e pimentão)
  - Frango à São João (frango assado com batata-doce, cará e mandioca)
  - Bife explosão (bife à rôlê recheado com salsicha e salpicado com salsa)
  - Bisteca rojão (bisteca suína grelhada com molho de limão e gengibre)
  - Guisado de carne-seca (carne-seca, abóbora, quiabo, pinhão para decorar)
- Guarnição:
  - Mandioca quentão (frita)
  - Batata-doce São Pedro (batata assada com casca)
  - Cuscuz junino (com legumes e frango)
  - Farofa "nhô" Zé (farofa úmida com ovos ralados e milho)

- Tigela caipira (batata bolinha, milho em espiga, cenoura, chuchu, batata-doce, cortados em cubos grandes)
- Sobremesa (paçoca, pé de moleque, bom-bocado, bolo de fubá, canjica com amendoim, curau e arroz-doce).

Réveillon

- Café da manhã:
  - Café com leite
  - Café preto
  - Suco de frutas
  - Achocolatado gelado
  - Mesa de biscoitos (variados)
  - Iogurte com polpa de frutas
  - Mamão
  - Baguete com patê (maionese, tênder processado e salsa picante)
  - Fatias de tênder
- Almoço:
  - Salada grão-mestre russa (grão-de-bico, tomate, bacalhau, cebola, orégano, salsa, ervilha, milho, azeitonas pretas, folhas de alface)
  - Picanha à provençal (picanha temperada com sal grosso na chapa, com cebola e pimentão)
  - Mandioca *chips*
  - Opção: peito de peru à Carmem Sylera (peito de peru, milho-verde com a própria água de conserva e creme de cebola)
  - Farofa de farinha de milho, presunto, ovo, cebola, tomate, ameixa, uvas-passas e maçã
  - Arroz verde (arroz com espinafre)
  - Feijão
  - Mesa de frutas tropicais: uva rubi, uva itália, abacaxi doce, melancia, pêssego e ameixa rubi
  - Balcão de doces: sorvete, quindim e torta mineira.

Coquetéis

- Sugestão 1:
  - Pratos frios:
    - Talos de salsão com musse de *roquefort*
    - Canapés de musse de presunto
    - Brioche de patê de fígado
    - *Tarteletas* de salada de atum
    - Cubos de queijos e azeitonas
  - Pratos quentes:
    - Mini-hambúrguer com molho *barbecue*
    - Coxinhas de frango ao alho e óleo
    - Ramequim de ricota
    - Minicroissants com presunto
    - Fígado de frango ao molho de estragão
    - Filé à provençal
    - Empadas de palmito
- Sugestão 2:
  - Pratos frios:

- *Tarteletas* com salada italiana
- *Steak tartar* com pão preto
- Ovos com camarão e molho *golf*
- Canapés de patê de fígado
- Atum defumado com raiz-forte
- Pratos quentes:
  - Ostras gratinadas
  - Fígado de frango com *bacon*
  - Cogumelo à milanesa
  - Croquete de *roquefort*
  - *Quiche* Lorraine
  - *Vol-au-vent* de frutos do mar
- Sugestão 3:
  - Pratos frios:
    - Dourado defumado com *dill*
    - Melão com presunto de Parma
    - Salada de frango Havaí
    - Patê da casa
    - Presunto com aspargos
    - Canapés de caviar
    - Tarteletas de vieira
    - Queijos com pães variados
  - Pratos quentes:
    - Mariscos ao *curry*
    - *Quiche* Lorraine
    - Croquetes de peru
    - Espetinhos de filé
    - Camarões ao manjericão
    - Bolinhos de queijo ao molho de mostarda
    - Coxinhas de frango ao alho e óleo
    - Panquecas Mornay
    - *Vol-au-vent* de frutos do mar.

Buffet light

- Pratos frios:
  - Melão com presunto de Parma
  - Ovos à russa
  - Salada de salsichas à moda suíça
  - Salada picante com pimentão
  - Salada italiana
  - Peito de boi com vagens
  - Salada mexicana
  - Pepino com *dill*
  - Salada de batatas vienense
  - Repolho com *bacon*
  - Couve-flor com iogurte
  - Tomates com cebolas
  - Milho-verde à Califórnia
  - Salada de arroz e abacaxi ao *curry*

- Variedade de saladas da época
- Pratos quentes:
  - Lasanha verde ou espaguete à napolitana
  - *Rondelli* gratinada ou ravióli ao sugo
- Sobremesas:
  - Salada de frutas
  - Queijos diversos com variedade de pães
  - *Display* de frutas.

Buffet internacional

- Sugestão 1:
  - Pratos frios:
    - Coquetel de frutos do mar ao molho *cognac*
    - Seleção de peixes defumados
    - Melão com presunto cru
    - Ovos à russa
    - Rosbife "jardineira"
    - Pernil de vitela com aspargos
    - Capão assado
    - Terrina de caça
    - Língua de boi curtida com raiz-forte
    - Presunto cozido em fatias
  - Pratos quentes:
    - *Emincé* de vitela com cogumelos ou *chicken* à *king*
    - Pimentões recheados ou *boeuf a bourguignon*
    - Arroz à grega ou arroz branco
  - Saladas:
    - Salada húngara, pimentão, cebolas, picles
    - Salada de salsichas à moda suíça
    - Salada de batatas com cebola
    - Aipo com nozes e maionese
    - Saladas da época
  - Molhos:
    - Coquetel
    - Golf
    - Musseline
    - Raiz-forte
    - Vinagrete
    - Americano
  - Sobremesas:
    - Seleção de queijos com pães
    - Sobremesas da confeitaria da UAN que realiza o evento
- Sugestão 2:
  - Pratos frios:
    - Coquetel de frutas
    - Camarões ao molho *cognac* em abacate
    - Namorado *pochê* à moscovita
    - Atum e dourado defumados com raiz-forte
    - Ovos recheados com caviar

Capítulo 24 • Cardápios Típicos, Festas Temáticas, Almoços, Jantares e Ocasiões Especiais

- ◆ Aspargos ao vinagrete
- ◆ Rosbife "jardineira"
- ◆ Peito de pato defumado
- ◆ Filé Wellington
- ◆ Pernil de vitela Princesse
- ◆ Cornetas de presunto com aspargos
- ◆ Carne curada e peito de boi defumados com raiz-forte
- ▪ Pratos quentes:
  - ◆ Contrafilé com legumes ou estrogonofe de filé
  - ◆ Filé de leitão com batatas *boulangére* ou moqueca de peixe
  - ◆ Arroz à grega ou arroz branco
- ▪ Saladas:
  - ◆ Camarões com aipo
  - ◆ Salada de frango Havaí
  - ◆ Salada de cogumelos
  - ◆ Salada mexicana
  - ◆ Salada de vagens com tomate
  - ◆ Variedade de saladas da época
- ▪ Molhos:
  - ◆ Coquetel
  - ◆ Golf
  - ◆ Revigote
  - ◆ Musseline
  - ◆ Remoulade
  - ◆ Raiz-forte
- ▪ Sobremesas:
  - ◆ Seleção de queijos com pães diversos
  - ◆ Frutas variadas
  - ◆ Sobremesas da confeitaria da UAN que realiza o evento.

Buffet rústico

- ● Sugestão 1:
  - ▪ Pratos frios:
    - ◆ Copa com cornichons
    - ◆ Variedade de peixes defumados
    - ◆ Ovos à russa
    - ◆ Salsichas sortidas com mostarda
    - ◆ Toucinho defumado à caipira
    - ◆ Presunto cru e cozido em fatias
    - ◆ Língua de boi curtida com raiz-forte
    - ◆ Capão assado
    - ◆ Carrê de porco defumado
    - ◆ Terrina de fígado
    - ◆ Terrina de caça
    - ◆ *Display* de queijos e pães variados
  - ▪ Pratos quentes:
    - ◆ *Goulash*
    - ◆ Sopa húngara
    - ◆ Presunto tênder en *croûte*
    - ◆ Salsicha branca com chucrute

- Saladas:
  - Salada de batatas vienense
  - Repolho com *bacon*
  - Peito de boi com vagens
  - Salada picante com pimentão
  - Salada de vagens
  - Variedade de salsichas da época
- Sobremesas:
  - Doces variados da culinária brasileira
- Sugestão 2:
  - *Hors-d'oeuvre*
  - Ovos à moscovita
  - Musse de presunto em *aspic*
  - Salada de atum
  - Salada de frango Havaí
  - Pratos frios:
    - Peru à Califórnia
    - Presunto tênder
    - Rosbife com picles
    - Namorado Bellevue
    - Medalhão de peixe
  - Pratos quentes:
    - *Boeuf à bourguignone* ou frango ao vinho tinto
    - Moqueca de peixe ou estrogonofe de filé
    - Arroz à grega ou arroz branco
  - Saladas:
    - Salada italiana
    - Salada parmentier
    - Pepino em creme azedo
    - Salada de vagens
    - Salada de milho-verde
    - Grão-de-bico
    - Salada russa
    - Variedade de saladas da época
  - Sobremesas:
    - Pudim de caramelo
    - Musses variadas
    - Seleção de bolos e tortas.

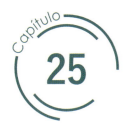

Considerações para Elaboração de um Cardápio Sustentável

Carina Pioli • Milene Massaro Raimundo •
Etelma Maria Mendes Rosa • Sizele Rodrigues

SUSTENTABILIDADE

O termo "sustentabilidade" é novo, tem quase 40 anos e foi cunhado pela primeira vez em 1979, durante o simpósio das Nações Unidas sobre inter-relações de recursos, ambiente e desenvolvimento, em Estocolmo.

O termo foi usado para definir ações e atividades humanas que visam a suprir as necessidades atuais dos seres humanos, sem comprometer o futuro das próximas gerações. Por ser um assunto muito discutido, não poderia ficar fora da cozinha, afinal, não há lugar mais propenso ao desperdício.

A sustentabilidade estava ao alcance de todos, mas o desenvolvimento a qualquer custo deixou a natureza de lado. Atitudes simples como a reciclagem e a economia de água amenizaram os danos causados ao meio ambiente e não dependem de tecnologia, mas de tomada de decisão.

O tema sustentabilidade em estabelecimentos de alimentos e bebidas muitas vezes serve apenas como ação publicitária. Para a realização de uma cozinha "ecologicamente correta", atitudes simples até iniciativas mais arriscadas, como dispensar o uso de equipamentos sofisticados, podem gerar gastos maiores de início, mas revelam-se vantajosos no longo prazo.

É possível usar melhor os equipamentos da cozinha, fazer bom uso da água e da energia e aproveitar os alimentos da melhor maneira, dando um fim sustentável às substâncias que poderiam vir a prejudicar a natureza e criando novos pratos que evitem o desperdício de alimentos.

Uma vida sustentável inicia-se pelo olhar e requer ações pequenas, locais, para então atingir um bem maior e global.

Para implementar propostas de uso sustentável, é preciso organização, mecanismo de decisão, persistência e espírito coletivo dos participantes. Os cidadãos têm de assumir responsabilidades individuais e sociais para que isso ocorra.

A degradação ambiental decorre principalmente do aumento e da sofisticação da atividade humana, aliadas ao crescimento econômico e demográfico, que, no decorrer de seus processos produtivos e de consumo, danificam cada vez mais o ambiente. No Brasil, o terceiro setor (prestação de serviços) teve um grande crescimento nos últimos anos; nele, encontram-se os serviços ou unidades que produzem e distribuem refeições prontas para o consumo, e esses estabelecimentos acabam contribuindo com a geração de resíduos sólidos. Independentemente de ser uma unidade de alimentação e nutrição (UAN) da rede de saúde, hotelaria etc., um fator de grande relevância é o desperdício, que deve ser estudado e minimizado.

Por volta dos anos de 1980, houve um aumento da preocupação em reduzir a quantidade de lixo, principalmente em relação ao destino das embalagens após o consumo. O Brasil produz por dia cerca de 149 mil toneladas de resíduos sólidos e apenas 13,4 mil (9%) são recicladas. Por não ter um rumo adequado, as 135,6 mil toneladas restantes causam problemas para o meio ambiente e para a saúde pública.

Reciclagem

Processo em que resíduos destinados à disposição final são coletados, processados e remanufaturados ou reutilizados.

A reciclagem de resíduos sólidos é uma alternativa viável para propiciar preservação de recursos naturais, economia de energia, redução de área que demanda o aterro sanitário, geração de emprego e renda, assim como conscientização da população para questões ambientais. Os resíduos recicláveis são materiais que não deveriam ser encaminhados ao aterro sanitário, pois podem ser recuperados e transformados em outros materiais e, assim, colaborar com o aumento da vida útil dos aterros e com a diminuição da poluição ambiental. Para melhorar a eficiência da separação e, consequentemente, da reciclagem dos resíduos sólidos urbanos, é imprescindível a elaboração de políticas de gestão integrada de resíduos sólidos, cujas etapas funcionais compreendem geração, acondicionamento, coleta, armazenamento, transporte, recuperação e disposição final dos resíduos sólidos. A aprendizagem desses novos comportamentos poderia promover de maneira mais efetiva a conservação do meio ambiente.

No cotidiano gastronômico, no entanto, é visível o desperdício e descaso com o meio ambiente e com o fator econômico. Certamente a situação seria diferente se as pessoas envolvidas nesse processo fossem sensibilizadas sobre os impactos ambientais causados pelo mau uso dos recursos naturais e pelo descarte desnecessário e incorreto. Atualmente, o mundo vive momentos de dificuldades e escassez, e é obrigação de todos os cidadãos promover a transformação dessa realidade, com projetos que economizem recursos, evitem desperdícios e gerem hábitos mais adequados.

Cabe ao nutricionista o gerenciamento dos resíduos produzidos nas unidades que administra, com a implantação de ações e controles que possibilitem a racionalização, visando a minimização e a reciclagem dos que forem passíveis, observando-se os aspectos legais pertinentes.

O desenvolvimento sustentável é aquele que atende às necessidades do presente sem comprometer a possibilidade de as gerações futuras atenderem às suas próprias necessidades. Essa foi a definição de desenvolvimento sustentável apresentada no relatório *Nosso Futuro Comum*, publicado em 1987, que resultou do trabalho conjunto de representantes de 21 governos, líderes empresariais e representantes da sociedade, membros da Comissão Mundial sobre o Meio Ambiente e Desenvolvimento, criada em 1983 pela Assembleia Geral da Organização das Nações Unidas (ONU). A Comissão, presidida pela então primeira-ministra da Noruega Gro Harlem Brundtland, ficou conhecida por criar a definição de desenvolvimento sustentável mais aceita mundialmente até hoje.

O desenvolvimento sustentável é um conceito fácil de se concordar, pois é puro bom senso, mas é extremamente complexo e controvertido quando se tenta aplicá-lo ao nosso cotidiano. Para alcançarmos o desenvolvimento sustentável, serão necessárias mudanças fundamentais na nossa maneira de pensar, produzir, consumir e viver.

AÇÕES SUSTENTÁVEIS

A expansão industrial e o desenvolvimento econômico e tecnológico criaram não apenas benefícios para a vida do ser humano, mas resultou em alguns problemas. O desenvolvimento sustentável foi concebido como um conjunto de ações voltadas à solução ou, no mínimo, redução de grandes problemas de ordem econômica, ambiental e social, como esgotamento de recursos naturais, desigualdade social ascendente e crescimento econômico ilimitado. São problemas que ameaçam a sobrevivência humana e demandam ação conjunta de governos, empresas e sociedade para serem superados. Integrar de forma equilibrada os aspectos ambientais, sociais e econômicos, respeitando a sua independência, é o que o desenvolvimento sustentável propõe.

A sustentabilidade se define como um princípio de uma sociedade que mantém as características necessárias para um sistema social justo, ambientalmente equilibrado e economicamente próspero por um período longo e indefinido. O termo passou a ser amplamente difundido nas últimas décadas em toda a sociedade que, gradativamente, passou a cobrar atitudes sustentáveis de organizações. Produzir em escala mundial, atendendo a demandas crescentes de desenvolvimento, mas preservando os recursos naturais tornou-se uma exigência para muitas instituições.

De acordo com John Elkington, criador do termo *triple bottom line,* que designa o equilíbrio entre os três pilares – ambiental, econômico e social – para obtenção do sucesso nos negócios, a expectativa de que as empresas devem contribuir de modo progressivo com a sustentabilidade surge do reconhecimento de que os negócios precisam de mercados estáveis e que devem ter habilidades tecnológicas, financeiras e de gerenciamento necessárias para possibilitar essa transição rumo ao desenvolvimento sustentável. As ações e as inovações das empresas nesse sentido devem ser cada vez mais disseminadas, no intuito de ampliar a eficiência e a efetividade da sustentabilidade.

O conceito de sustentabilidade é complexo, pois atende a um conjunto de variáveis interdependentes, mas traduz a capacidade de integrar questões sociais, energéticas, econômicas e ambientais.

No que tange a elaboração de cardápios, deve-se sensibilizar os profissionais envolvidos a fim de integrá-los em ações práticas e sustentáveis, como: uso consciente e descarte correto do óleo; otimização do pré-preparo, no que se refere à higienização dos hortifrútis; limpeza e higienização da cozinha; utilização de aparas de alimentos para a produção de fundos; utilização de alimentos da safra; estruturação de hortas e compostagem; separação do lixo, mesmo que somente orgânico de inorgânico; economia de energia elétrica.

Todas essas práticas sustentáveis e de combate ao desperdício contribuirão para minimizar o impacto sobre os recursos naturais.

RECURSOS SUSTENTÁVEIS E RENOVÁVEIS

Água

A escassez de água afeta 1 em cada 3 pessoas em todos os continentes do planeta. A situação só tende a piorar, pois a demanda por água aumenta com o crescimento da população. Quase um quinto da população mundial (1,2 bilhão de pessoas) mora em áreas em que a água é fisicamente escassa, e um quarto vive em países em desenvolvimento que enfrentam escassez de água decorrente da falta de infraestrutura.

A escassez de água pode resultar em doenças como peste, tifo e tracoma (infecção ocular que pode levar à cegueira). Além disso, ao ser armazenada em razão da dificuldade de acesso, a água pode causar a proliferação de mosquitos vetores de doenças como dengue e malária.

Em 2001 e 2002, no Brasil, houve a crise do "apagão", que afetou o fornecimento e a distribuição de energia elétrica. A causa foi a falta de chuva, que deixou várias represas com baixo volume de água, impossibilitando a geração de energia. Já há países nos quais a demanda por água excede a oferta natural desse recurso. O Brasil consome 0,72% da sua água doce renovável por ano, sendo 0,4% usados exclusivamente na agricultura.

A água que abastece a região metropolitana de São Paulo encontra-se na Bacia do Alto Tietê, que tem uma disponibilidade hídrica de 200 mil ℓ/habitante/ano. Esse valor representa somente 1/10 do valor indicado pela ONU.

Apesar de o Brasil possuir um dos maiores rios mundiais, a classificação hídrica do estado de São Paulo, por exemplo, é considerada pobre. Ou seja, não há água suficiente disponível para todos, e São Paulo tem que importar água para satisfazer a demanda.

Energia elétrica

Em 26 de abril de 1986, explosões no reator número 4 da central nuclear em Chernobyl, na antiga União Soviética, liberaram enormes quantidades de material radioativo na atmosfera. Esse material foi depositado principalmente em grandes áreas da Bielorrússia, da Federação Russa e da Ucrânia. De acordo com o relatório oficial da ONU, 31 pessoas morreram por conta da explosão e no combate ao fogo, e cerca de 9.000 morreram em decorrência da exposição à radiação. Cinquenta mil pessoas que moravam nas proximidades de Chernobyl foram evacuadas somente 36 h após a explosão, tendo sido expostas a materiais radioativos por mais de 1 dia, desenvolvendo câncer de tireoide, leucemia, entre outros. Mulheres grávidas na época deram à luz crianças deformadas. A cidade vizinha à central de Chernobyl, Pripyat, permanece quase intacta, privada de vida pelos próximos 20 mil anos.

O desastre de Chernobyl fez o mundo refletir sobre os riscos da produção e do uso de energia nuclear. Por isso, o uso de fontes renováveis para obtenção de energia, como eólica, solar e hidráulica, tem sido as opções mais indicadas no debate da sustentabilidade.

É fundamental que as UAN ponderem o consumo de energia elétrica e disponham de opções econômicas e menos impactantes ao ambiente. Por exemplo, substituir lâmpadas incandescentes por fluorescentes compactas já representa uma contribuição à sustentabilidade, pois além de reduzir o gasto energético da UAN, são lâmpadas de maior durabilidade.

Alimentos

Todos os dias, as feiras livres produzem 1.032 toneladas de lixo, e grande parte (80%) desse descarte poderia ser aproveitada, já que nem todos os alimentos estão estragados.

O combate ao desperdício pode começar de maneira simples, por meio do aproveitamento das partes que, em geral, não são usadas nas preparações, como cascas, ramas e entrecascas.

A sustentabilidade na cozinha se dá por meio do maior aproveitamento possível dos alimentos. Além de ajudar na diminuição de custos, possibilita novas descobertas culinárias para os clientes, que podem se beneficiar, inclusive nutricionalmente, com o que antes era descartado.

Os **detritos orgânicos** gerados pelo desperdício, ao serem descartados de forma inadequada, provocam consequências irreversíveis, como odor e chorume (uma substância líquida altamente poluente de coloração escura), resultantes do processo de putrefação, podendo contaminar rios e lençóis freáticos.

A alimentação saudável passa por muitos contextos relacionados a princípios básicos de promoção da saúde, no entanto, todos os últimos inquéritos alimentares demonstram que a população brasileira vem reduzindo cada vez mais o consumo de alimentos *in natura*, dando preferência aos ultraprocessados.

Ações educativas em unidades de alimentação tornam-se fundamentais para reverter esse quadro, uma vez que possibilitam a transmissão de informações de qualidade, em ambiente adequado e que permitem continuidade e público fixo.

Cerca de 65% do lixo produzido no Brasil é composto por alimentos orgânicos. Pesquisas apontam que mais de 60% das partes não convencionais de alimentos são jogadas no lixo e apenas 15% são utilizadas em novas preparações. A falta de conhecimento dos benefícios desses alimentos, assim como das melhores formas de preparo, são o motivo para sua não utilização nos cardápios, sejam domésticos ou institucionais.

> **Detritos orgânicos**
>
> Estima-se que apenas 40% das frutas e hortaliças são, de fato, consumidos, sendo o restante descartado. Esses resíduos muitas vezes contêm substâncias importantes para o metabolismo humano.

Informações nutricionais

Os valores nutricionais das partes não convencionais de alimentos são muitas vezes desconhecidos da grande maioria dos profissionais de alimentação e da população em geral, o que contribui para que sejam pouco utilizadas na culinária (Tabela 25.1).

Tabela 25.1 Partes não convencionais de alimentos que podem ser utilizadas na elaboração de cardápios.

Parte	Legume ou fruta
Cascas	Abóbora, batata, banana, laranja, tangerina, abacaxi, mamão, maçã, melão, goiaba, maracujá, manga
Folhas	Cenoura, beterraba, nabo, couve-flor, abóbora, brócolis, rabanete
Talos	Agrião, brócolis, espinafre, beterraba, couve-flor
Entrecascas	Melancia, melão, mandioca e maracujá
Sementes	Abóbora, melão e jaca

Sabe-se que cascas, folhas e talos de vegetais podem conter quantidade significativa de nutrientes importantes para o organismo, muitas vezes superando a de suas partes convencionais.

A folha da beterraba, por exemplo, tem mais potássio que a raiz e pode ser utilizada em refogados, recheios de tortas, bolinhos, farofas e omeletes.

A rama da cenoura possui 12 vezes mais cálcio e 2 vezes mais fibras que o alimento convencional, além de conter metade da vitamina C encontrada na polpa da laranja. Pode ser utilizada em refogados ou recheios, patês e sopas.

A casca da banana-nanica tem o dobro de potássio que a sua polpa e praticamente o mesmo teor de vitamina C do abacaxi. Pode ser utilizada no preparo de almôndegas, hambúrgueres, antepastos, bolos e doces.

A entrecasca da mandioca (parte branca que fica entre a casca externa e a raiz) tem textura parecida com o palmito e pode ser utilizada em saladas, picadinhos e recheios.

Já as partes que ficam entre a casca e a polpa do melão e da melancia têm quase 3 vezes mais fibras que suas partes convencionais. A entrecasca do melão possui 4 vezes mais fósforo que a sua polpa.

Ambas podem ser utilizadas em refogados, recheios e saladas, como tabule e salpicão.

A casca da abóbora têm praticamente o dobro de fibras que a polpa, e suas sementes contêm a mesma quantidade de proteínas que a linhaça, além de serem boas fontes de fibras. Podem ser aproveitadas em granolas, farinhas, farofas, temperos para saladas e pães.

Os talos de espinafre possuem mais ferro e 3 vezes mais vitamina C do que as folhas dessa hortaliça, e os talos e folhas de brócolis têm praticamente a mesma quantidade de fibras que as flores. Todas essas partes podem ser utilizados em receitas de refogados, massas, panquecas, pães, recheios, saladas e sopas.

As folhas de couve-flor têm mais cálcio e 3 vezes mais vitamina C que a parte convencional, além conterem mais ferro que a couve-manteiga.

A Tabela 25.2 mostra um comparativo entre valores nutricionais das partes convencionais e não convencionais dos alimentos.

Tabela 25.2 Comparação entre valores nutricionais das partes convencionais com as não convencionais de alguns alimentos.

Alimentos		Nutrientes							
		Kcal	Fibra (g)	Carotenoides (mg)	Vit. C (mg)	Cálcio (mg)	Ferro (mg)	Potássio (g)	Fósforo (mg)
Abóbora	Parte convencional	12,66	1,7	89,3	9,6	3	*	0,33	14,7
	Casca	17,26	2,34	3,94	2,16	*	*	0,51	*
Agrião	Parte convencional	17	2,1	0,03	*	133	3,1	2,18	51
	Talos	2,9	0,59	0,85	10,17	12,6	11,3	0,26	0,71
Banana	Parte convencional	69,08	1,32	24,5	3,9	4,8	*	0,45	31,1
	Casca	16,31	1,29	0,01	10,14	*	*	0,93	15,9

(continua)

Tabela 25.2 (*Continuação*) Comparação entre valores nutricionais das partes convencionais com as não convencionais de alguns alimentos.

Alimentos		Nutrientes								
		Kcal	Fibra (g)	Carotenoides (mg)	Vit. C (mg)	Cálcio (mg)	Ferro (mg)	Potássio (g)	Fósforo (mg)
Beterraba	Parte convencional	16,31	0,9	10,42	4,4	0,08	0,06	2,82	0,68
	Folhas	16,34	1,34	9,25	557	2,91	0,02	7,29	0,38
Brócolis	Parte convencional	25	3,4	0,02	42	51	0,5	1,19	33
	Talos	15,99	2,59	1	11,8	2,449	0,01	7,25	0,24
Cenoura	Parte convencional	17,66	1,11	118,9	6,24	5	*	0,29	6,37
	Folhas	16,64	3,19	12,4	16,65	68,7	25,5	1,15	*
Couve-flor	Parte convencional	23	2,4	2	36,1	18	0,5	2,56	57
	Folhas	11,14	1,26	12,63	122,7	26,1	*	5,05	44,8
Espinafre	Parte convencional	16	2,1	237	2,4	98	0,4	3,36	25
	Talos	11,38	1,97	0,21	7,23	2,59	0,91	1,04	39,8
Melancia	Parte convencional	23,57	0,42	24,1	7,95	2,26	*	0,09	7,42
	Entrecasca	4,97	1,11	1,38	2,5	*	*	0,44	*
Melão	Parte convencional	14,2	0,58	21,3	7,33	1,93	*	0,3	5,67
	Entrecasca	9,62	1,64	2,96	2,98	7,27	*	0,17	20

Diante das diversas opções apresentadas, é possível criar receitas nutritivas e deliciosas, aproveitando todas as partes comestíveis dos alimentos e reduzindo o desperdício.

- Entradas:
  - Antepasto de berinjela com casca de banana (Quadro 25.1)
  - Salpicão com entrecasca de melancia
  - Sopa de folhas e talos
  - Tabule com entrecasca de melão (Quadro 25.2)
- Guarnição:
  - Bolinho de cará com recheio de talos
  - Charuto de folhas de beterraba
  - Couve-flor gratinada com talos e folhas
  - Cuscuz de panela com entrecasca de mandioca
  - Farofa com cascas (Quadro 25.3)
  - Lasanha de berinjela e talos de couve-flor
  - Panqueca verde (Quadro 25.4)
  - Pastel de forno com recheio de falso palmito
  - Pastel de forno com recheio de folhas e talos de couve-flor
  - Polenta de talos

- Rocambole de mandioquinha com recheio de folhas e talos de cou-ve-flor
- Suflê de abóbora com casca
- Suflê de talos
- Tempurá de folhas de cenoura
- Torta de arroz com folhas
- Torta de batata com recheio de talos de agrião
- Torta de legumes
- Torta salgada de casca de abóbora com talos
- Torta salgada de folhas e talos
- Tortilha com casca de batata e folhas
- Prato principal
  - Almôndegas com casca de banana
  - Panqueca de folhas e talos recheada com carne moída
- Sobremesa
  - Bolo de banana com casca
  - Bolo de manga com casca
  - Doce cremoso de banana com casca (Quadro 25.5)
  - Farofa doce com sementes
  - Sorvete de banana com casca
- Sucos
  - Chá-mate com casca de abacaxi
  - Casca de abacaxi com couve (Quadro 25.6)
  - Melão com casca e hortelã
  - Talos de couve com maracujá.

Quadro 25.1 Antepasto de berinjela com casca de banana.

Ingredientes

1 cebola grande (188 g)
2 dentes de alho (10 g)
1 tomate médio (180 g)
Cascas de 2 bananas-nanicas (110 g)
½ pimentão vermelho (145 g)
1 berinjela grande (265 g)
4 colheres (sopa) de salsinha (16 g)
3 folhas de manjericão fresco
3 colheres (sopa) de uvas-passas pretas (50 g)
6 colheres (sopa) de azeite (90 mℓ)
Sal a gosto

Modo de preparo

Descasque a cebola e o alho, pique-os separadamente e reserve
Lave o tomate e as cascas de banana. Pique-os separadamente em cubos pequenos e reserve-os
Lave o pimentão, corte-o ao meio, retire as sementes, pique-o em tiras finas e reserve
Lave a berinjela, corte-a em cubos maiores de 2 × 2 cm e reserve
Lave a salsinha, pique-a e reserve. Lave as folhas de manjericão e reserve
Leve ao fogo uma panela com o azeite, doure o alho, acrescente a cebola e deixe refogar
Despeje em um refratário, acrescente o tomate, as cascas de banana, o pimentão, a berinjela, as uvas-passas, a salsinha, o manjericão e o azeite
Coloque o sal, misture bem e leve ao forno preaquecido, por aproximadamente 1 h, a 230 °C
Deixe esfriar e sirva

Rendimento: 7 porções

Peso da porção: 120 g

Valor calórico por porção: 167 kcal

Capítulo 25 • Considerações para Elaboração de um Cardápio Sustentável **359**

Quadro 25.2 Tabule com entrecascas de melão.

Ingredientes

1 xícara (chá) de trigo para quibe (160 g)
1 tomate médio (160 g)
1 pepino japonês pequeno (110 g)
Entrecascas de ½ melão (115 g)
1 cebola média (70 g)
2 colheres (sopa) de hortelã (5 g)
4 colheres (sopa) de salsinha (15 g)
6 colheres (sopa) de azeite de oliva (90 mℓ)
Sal a gosto
4 colheres (sopa) de suco de limão (60 mℓ)

Modo de preparo

Coloque o trigo de molho em água fria, o suficiente para cobri-lo, por 15 min
Lave o tomate, corte-o ao meio, elimine as sementes e corte-o em cubos
Lave o pepino, corte-o em cubinhos e reserve
Lave o melão, retire as sementes e separe as entrecascas (parte branca), descascando somente a parte amarela. Corte-o em cubinhos e reserve
Descasque a cebola, pique-a em cubinhos e reserve
Higienize e pique a salsinha e a hortelã e reserve
Escorra e esprema bem o trigo em uma peneira para eliminar o máximo de água possível e coloque-o em uma travessa
Acrescente a salsinha, a hortelã, o tomate, o pepino e as entrecascas
Em um pequeno recipiente, misture o azeite, o sal e o suco de limão. Regue o tabule com esse molho, misture muito bem e sirva

Rendimento: 10 porções

Peso da porção: 80 g

Valor calórico por porção: 80 kcal

Quadro 25.3 Farofa com cascas.

Ingredientes

Cascas de 2 bananas-nanicas (110 g)
1 xícara (chá) de casca de chuchu (85 g)
1 xícara (chá) de couve-manteiga picada com talos (80 g)
½ xícara (chá) talos de agrião (70 g)
2 colheres (sopa) de salsa (10 g)
2 colheres (sopa) de manteiga com sal (50 g)
2 dentes de alho (10 g)
2 colheres (sopa) de cebola picada (50 g)
2 xícaras (chá) de farinha de mandioca (350 g)

Modo de preparo

Lave as cascas da banana e do chuchu, a couve, os talos e a salsa. Pique-os separadamente e reserve
Descasque e pique o alho e a cebola
Em uma panela, refogue-os na manteiga. Acrescente os talos e as cascas e refogue mais um pouco
Junte a salsa e, por último, a farinha
Deixe no fogo mais alguns minutos, mexendo sempre. Sirva

Rendimento: 9 porções

Peso da porção: 60 g

Valor calórico da porção: 190 kcal

Quadro 25.4 Panqueca verde.

Massa

Ingredientes

½ xícara (chá) de talos de agrião picados (40 g)
½ xícara (chá) de talos de salsa picados (40 g)
1 xícara (chá) de farinha de trigo (130 g)
1 xícara (chá) de água (240 mℓ)
1 ovo (65 g)
1 colher (sopa) de manteiga (15 g)
1 colher (chá) de sal (6 g)
1 colher (sopa) de óleo (15 mℓ) para fritar

Modo de preparo

Bata no liquidificador os talos de agrião e a salsa, previamente higienizados, com os outros ingredientes, exceto o óleo
Em uma frigideira pequena, passe um pouco do óleo para untar, coloque uma concha pequena da massa, espere desgrudar e vire a panqueca
Faça esse processo até terminar toda a massa e reserve

Recheio

Ingredientes

2 colheres (sopa) de salsa picada (10 g)
½ cebola média (70 g)
1 dente de alho (5 g)
2 colheres (sopa) de azeite (30 g)
240 g de carne moída
5 azeitonas verdes sem caroço picadas (10 g)

Modo de preparo

Lave a salsa, pique-a e reserve
Descasque e pique a cebola e o alho
Em uma panela, aqueça o azeite e refogue o alho
Acrescente a cebola e cozinhe até murchar
Acrescente a carne e deixe secar
Ao final, acrescente a salsa e as azeitonas

Molho

Ingredientes

1 colher (sopa) de manteiga (15 g)
1 colher (sopa) de cebola picada (25 g)
½ xícara (chá) farinha de trigo (65 g)
2 xícaras (chá) de leite integral (480 mℓ)
2 colheres (sopa) de queijo ralado (20 g)
½ colher (chá) de sal (3 g)

Modo de preparo

Em uma panela, aqueça a manteiga, adicione a cebola e refogue-a até dourar
Acrescente a farinha e o leite, mexendo até engrossar
Acrescente o parmesão e o sal e reserve
Montagem: recheie as panquecas, coloque-as em um refratário e cubras-as com o molho

Rendimento: 9 porções

Peso da porção: 80 g (unidade)

Valor calórico da porção: 96 kcal

Capítulo 25 • Considerações para Elaboração de um Cardápio Sustentável **361**

Quadro 25.5 Doce cremoso de banana com casca.

Ingredientes

4 bananas com cascas (630 g)
½ xícara (chá) de água (120 ml)
1 colher (sopa) de suco de limão (15 ml)
1 xícara (chá) de açúcar mascavo (152 g)

Modo de preparo

Higienize as bananas, descasque-as e separe as cascas e a polpa
Reserve a polpa e leve as cascas para cozinhar com a água até amolecer
Bata-as no liquidificador junto com a polpa reservada
Despeje em uma panela, acrescente o limão e o açúcar peneirado e volte ao fogo para cozinhar
Mexa sempre, até soltar do fundo da panela
Retire o preparo da panela e deixe esfriar antes de servir

Rendimento: 6 porções

Peso da porção: 100 g

Valor calórico por porção: 200 kcal

Quadro 25.6 Refresco de abacaxi com couve.

Ingredientes

Casca de 1 abacaxi (540 g)
1 ℓ de água
1 folha de couve com talo (18 g)
8 colheres (sopa) de açúcar (112 g)

Modo de preparo

Lave o abacaxi em água corrente com o auxílio de uma escovinha e deixe de molho em água clorada
Despreze a água com cloro e enxágue o abacaxi
Descasque o abacaxi e separe as cascas
Em um liquidificador, coloque as cascas, a água e a couve picada e bata
Coe, adoce e sirva gelado

Rendimento: 5 porções

Peso da porção: 200 mℓ

Valor calórico da porção: 122 kcal

Sazonalidade das safras

Quanto maior a oferta de um produto, menor deverá ser seu preço no mercado. Por exemplo, a redução no preço do abacaxi nos meses de novembro e dezembro se deve ao aumento da oferta nesse período (safra). A oferta aumenta em função da sazonalidade da fruta, ou seja, o período mais propício para a produção natural do alimento. Além do preço, a escolha de produtos de acordo com a sazonalidade influencia a qualidade do produto, beneficiando empresa, clientes e o meio ambiente.

Produtos sazonais são aqueles que apresentam ciclos bem definidos de produção, consumo e preços. O conhecimento da variação sazonal de preços de produtos agrícolas tem grande utilidade na orientação dos agentes que atuam na respectiva cadeia produtiva. A sazonalidade de produtos agrícolas está normalmente relacionada com os períodos de safra e entressafra.

LIXO

O lixo orgânico, ou seja, restos ou sobras de alimentos, pode ir para o lixo comum ou ter uma "segunda vida" por meio da compostagem. Essa reciclagem do lixo orgânico gera adubo para jardins, plantas e agricultura. A **compostagem** gera renda, evita a poluição, diminui o volume de lixo em aterros e evita o acúmulo de lixo a céu aberto.

Compostagem

Processo de transformação da matéria orgânica encontrada no lixo em adubo orgânico.

A gestão e a disposição inadequada de resíduos sólidos geram impactos socioambientais como degradação do solo, intensificação de enchentes, comprometimento dos corpos d'água, entre outros. A ausência de áreas para disposição final de resíduos sólidos é um problema que atinge não somente cidades brasileiras, mas o mundo todo.

A matéria orgânica gerada em ambientes domiciliares representa mais de 50% da massa do lixo coletado e disposto em aterros sanitários; desses 50%, somente 3% são aproveitados em processos de compostagem. Isso demonstra o desperdício e o impacto ambiental causados.

A incorporação de composto de lixo orgânico urbano nas profundidades de 0 a 20 cm e de 20 a 40 cm melhora a fertilidade do solo da própria camada em que foi aplicado. Como resultado da aplicação de composto de lixo orgânico urbano, ocorre um aumento da produção de alface e um maior acúmulo de fósforo (P), potássio (K) e cálcio (Ca) nas plantas.

A separação de lixo orgânico/inorgânico por meio de coleta seletiva promove uma "segunda vida" ao lixo, totalmente beneficiária ao meio ambiente.

CONSIDERAÇÕES FINAIS

Desperdício é sinônimo de falta de qualidade e deve ser evitado por meio de um planejamento adequado. Esse planejamento fica a cargo de um profissional qualificado, com capacidade para prever o rendimento de cada alimento, considerando, para tanto, no caso de restaurantes comerciais, as preparações mais consumidas e o *per capita* de cada alimento. Desperdício envolve desde alimentos que não são utilizados até preparações prontas que não são comercializadas e/ou servidas.

A proposta do consumo consciente dentro da sustentabilidade não é parar de consumir nem passar fome, mas consumir de maneira diferente. Todos podem continuar se alimentando bem, sem desperdiçar. Consumo consciente proporciona economia de gastos e de tempo

Por meio do desenvolvimento sustentável e a inserção de práticas educacionais voltadas para a conservação do meio ambiente, busca-se uma melhor qualidade de vida para a sociedade.

Consta na Constituição Federal que "Todos têm direito ao meio ambiente ecologicamente equilibrado, bem de uso comum do povo e essencial à sadia qualidade de vida, impondo-se ao poder público e à coletividade o dever de defendê-lo e preservá-lo para as presentes e as futuras gerações". Assim, busca-se tornar essencial o direito de todos de viver e conviver em um meio ambiente ecologicamente equilibrado, e, portanto, cabe ao Poder Público e à coletividade a obrigação de sua defesa e preservação.

Bibliografia

ABERC. Manual ABERC de práticas de elaboração e serviço de refeições para coletividades, 2003.

ABESO. Associação Brasileira para o Estudo da Obesidade e da Síndrome Metabólica. Diretrizes Brasileiras de Obesidade 2016. 4. ed. Disponível em: http://www.abeso.org.br/uploads/downloads/92/57fccc403e5da.pdf

ABREU, E. S.; SPINELLI, M. G. N.; ZANARDI, A. M. P. Gestão de unidades de alimentação e nutrição: um modo de fazer. 2. ed. São Paulo: Metha; 2007.

ACHTERBERG, C.; MCDONNELL, E.; BAGBY, R. How to put the food guide pyramid into practice. J. Am. Diet. Assoc., Chicago, v. 94, p. 1030-1035, 1994.

AGÊNCIA NACIONAL DE VIGILÂNCIA SANITÁRIA. Portaria nº 33, de 13 de janeiro de 1998. Disponível em: http://www.anvisa.gov.br/legis/portarias/33_98.htm. Acesso em: 07/11/2004.

ALBIERO, K. A. Mecanismos fisiológicos e nutricionais na regulação da fome e saciedade. Disponível em: https://www.sbemrj.org.br/arquivo/caem-2017/Mecanismos-reguladores-fome-saciedade.pdf+&-cd=3&hl=pt-BR&ct=clnk&gl=br . Acesso em: 01/10/2018.

ALVES, V. L. S.; FELDMAN, L. B. Gestores da saúde no âmbito da qualidade. São Paulo: Martinari, 2011.

AMERICAN ACADEMY OF PEDIATRICS. Committee on Nutrition. The use and misuse of fruit juice in pediatrics. Pediatrics, v. 107, n. 5, p. 1210-1213, 2001.

AMERICAN ACADEMY OF PEDIATRICS. Committee on Nutrition. The use of whole cow's milk in infancy. AAP News, v. 8, p. 18-19, 1992.

AMERICAN ACADEMY OF PEDIATRICS. Guide to your child's nutrition. New York: Villard Books; 1999.

AMERICAN COLLEGE OF SPORTS MEDICINE (ACSM). AMERICAN DIETETIC ASSOCIATION (ADA). CANADIAN DIETETIC ASSOCIATION (CDA). Joint position stand: nutrition & athletic performance. Med. Sci. Sports. Exerc., v. 32, p. 2130-2145, 2000.

AMERICAN DIABETES ASSOCIATION (ADA). Guideline do manejo do Diabetes Melitus. Diabetes Care, v. 27, s. 1, jan., 2004.

AMERICAN DIETETIC ASSOCIATION. Position of the American Dietetic Association: Functional foods. Am J Diet Assoc. v. 10, n. 1, p. 1278-1284, 1998.

APPEL L. J. *et al.* A clinical trial of the effects of dietary patterns on blood pressure. DASH Collaborative Research Group. N Engl J Med, v. 336, n. 16, p. 1117-24, 1997.

ARABBI, P. R. P. Functional foods: general aspects. J. Braz. Soc. Food Nutr. São Paulo, v. 21, n. 1, p. 87-102, 2001.

ARAÚJO, E. M.; MENEZES, H. C. TOMAZINI, J M Fibras solúveis e insolúveis de verduras, tubérculos e canela para uso em nutrição clínica. Ciênc. Tecnol. Aliment, Campinas, v. 29, n. 2, p. 401-406, 2009. Disponível em: <http://www.scielo.br>. Acesso em: 04 abr. 2011.

ARAUJO, E. M: MENEZES, H. C. Composição centesimal, lisina disponível e digestibilidade *in vitro* de proteínas de fórmulas para nutrição oral ou enteral. Cienc Tecnol Aliment, v.25, n.4, p. 768-71, 2005.

AS GRANDES festas de Cláudia. São Paulo: Abril, 1983. (Círculo do Livro).

AS QUATRO estações da alimentação. São Paulo: Secretaria de Agricultura e Abastecimento, 1995.

ASSIS, M C S de *et al.* Nutrição enteral: diferenças entre volume, calorias e proteínas prescritos e administrados em adultos. Rev. Bras. Ter. Intensiva, São Paulo, v. 22, n. 4, p. 346-350, 2010. Disponível em: <www.scielo.br>. Acesso em: 04 abr. 2011.

ASSIS, M. A. A. Consulta de nutrição: controle e prevenção do colesterol elevado. Florianópolis: Insular; 1997.

ASSOCIAÇÃO BRASILEIRA PARA O ESTUDO DA OBESIDADE E DA SÍNDROME METABÓLICA (ABESO). Diretrizes brasileiras de obesidade 2009/2010. 3. ed. Itapevi: AC Farmacêutica; 2009. 85p.

ASSOCIAÇÃO DIETÉTICA AMERICANA. Health implications of dietary fiber. J Am. Diet Assoc., v. 102, p. 993-1000, 2002.

ASSOCIAÇÃO DIETÉTICA AMERICANA. Nutrition standards for child-care programs. Journal of the American Dietetic Association, p. 981-988, 1999.

ASSUNÇÃO, M. C. F., SANTOS, I. S., BARROS, A. J. D., GIGANTE, D. P., VICTORA, C. G. Efeito da fortificação de farinhas com ferro sobre anemia em pré-escolares, Pelotas, RS. Revista de Saúde Pública, São Paulo, v. 41, n.4, p. 539-48, 2007.

AUGUSTO, A. L. P. *et al*. Terapia nutricional. São Paulo: Atheneu, 1995.

BACURAU, R. F. Nutrição e suplementação esportiva. 3. ed. São Paulo: Phorte, 2005. 294p.

BACURAU, R. F. P.; ROSA, L. F. B. P. C. Produção de espécies reativas de oxigênio durante a atividade motora e mecanismos de defesa. In: LANCHA JR., A. H. Nutrição e Metabolismo Aplicados à Atividade Motora. Atheneu: São Paulo, 2004. cap. 6, p. 131-154.

BALCHIUNAS, R. E.; POLTRONIERI, F. Água. In: SILVA, S. M. C. S.; MURA, J. D. P. Tratado de alimentação, nutrição e dietoterapia. 3. ed. São Paulo: Payá; 2016. p. 142-151.

BALERFUSS, T.; ROSSIER, H. Seminário de alimentos e bebidas: controle de alimentos e bebidas – das compras às vendas. São Paulo: Centre International de Gilon, 1991.

BANKHEAD *et al*. A.S.P.E.N. Enteral Nutrition Practice Recommendations. JPEN – Journal of Parenteral and Enteral Nutrition, jan, 2009.

BARRETO, R. L. P. Manual operacional de administração para pequena e média empresa hoteleira. São Paulo: SENAC/CEATEL, 1981.

BARRETO, R. L. P. Passaporte para o Sabor: tecnologia para a elaboração de cardápios. 2. ed. São Paulo: SENAC/CEATEL, 2001.

BARTALI *et al*. Low nutrient intake is an essential component of frailty in older persons. J. Gerontol A. Biol. Sci. Med. Sci., v. 61, n. 6, p. 589-593. jun, 2006.

BASTOS, M. D., SILVEIRA, T. R. da. Níveis plasmáticos de vitamina D em crianças e adolescentes com colestase. Jornal de Pediatria, Rio de Janeiro, v. 79, n. 03, p. 245-52, 2003.

BENDER, D. A. As vitaminas. In: GIBNEY, M. J. *et al*. Introdução à nutrição humana. Rio de Janeiro: Guanabara Koogan; 2005. p. 114-161.

BERNARDES, S. M. *et al*. Aplicação do alimento na composição de dietas e preparações: uma visão holística. O Mundo da Saúde, v. 20, n. 10, nov./dez. 1996.

BERNARDES, S. M. *et al*. Redescobrindo os alimentos. São Paulo: Loyola/Centro Universitário São Camilo, 1997.

BESEN, G. R. *et al*. Resíduos sólidos: vulnerabilidades e perspectivas. SALDIVA P. *et al*. Meio ambiente e saúde: o desafio das metrópoles. São Paulo, 2010.

BLOCK, G. *et al*. Fruit, vegetables and cancer precention: a rewiew of the epidemiological evidence. Nutr. Cancer, v. 18, p. 1-29, 1992.

BOLOGNA, S. Alimentos e bebidas. São Paulo: FAAP, 1997.

BOOG, M. C. F. *et al*. Alimentação natural: prós e contras. São Paulo: IBRASA, 1985.

BOREHAM, C. *et al*. Tracking of physical activity, fitness, body composition and diet from adolescence to young adulthood: The Young Hearts Project, Northern Ireland. Int J Behav Nutr Phys Act, v. 1, n. 1, p. 14, 2004.

BOURNE, M. Food texture and viscosity: concept and measurement. 2. ed. San Diego: Academic Press, 2001.

BRAEGGER, C *et al*. Practical Approach to Pediatric Enteral Nutrition: A Comment by the ESPGHAN Committee on Nutrition. Journal of Pediatric Gastroenterology & Nutrition, Zagreb, v. 51, n. 1, p. 110-122, jul., 2010. Disponível em: <http://regional.bvsalud.org>. Acesso em: 16 mar. 2011.

BRASIL. Agência Nacional de Vigilância Sanitária (ANVISA). Resolução RDC n. 359, de 23 de dezembro de 2003. Aprova o regulamento técnico de porções de alimentos embalados para fins de rotulagem nutricional. Diário Oficial da União. Brasília, DF, 26 dez. 2003. Seção 1, p. 28.

BRASIL. Agência Nacional de Vigilância Sanitária (ANVISA). Resolução RDC n. 163, 17 de agosto de 2006. Aprova o documento sobre rotulagem nutricional de alimentos embalados (Complementação das Resoluções-RDC n. 359 e RDC n. 360, de 23 de dezembro de 2003). Diário Oficial da União. Brasília, DF, 21 ago. 2006. Seção 1, p. 71.

BRASIL. Agência Nacional de Vigilância Sanitária (ANVISA). Rotulagem nutricional obrigatória: manual de orientação às indústrias de alimentos. 2. ed. Brasília: Ministério da Saúde, 2005. 44 p.

BRASIL. Agência Nacional de Vigilância Sanitária. Portaria nº 33, de 13 de janeiro de 1998. Disponível em: http://www.anvisa.gov.br/legis/portarias/33_98.htm. Acesso em: 07/11/2004.

BRASIL. Conselho Federal de Nutricionistas. Resolução CFN nº 380/2002. Dispõe sobre a definição das áreas de atuação do nutricionista e suas atribuições, estabelece parâmetros numéricos de referência, por área de atuação, e dá outras providências. Diário Oficial da União, Brasília, DF, 10 jan. 2006.

BRASIL. Instituto Brasileiro de Geografia e Estatística (IBGE). Pesquisa de orçamentos familiares 2008-2009: análise do consumo alimentar pessoal no Brasil. Rio de Janeiro: IBGE, 2011. 150 p.

BRASIL. Instituto Brasileiro de Geografia e Estatística. Pesquisa Nacional de Saneamento Básico PNSB, 2000. Ministério do Planejamento, Orçamento e Gestão: Rio de Janeiro, 2002. p. 397.

BRASIL. Ministério da Educação. Fundo Nacional de Desenvolvimento da Educação. Secretaria de Educação a Distância. Manual instrutivo do Programa de Prevenção, Controle e Tratamento da Brasil. 2018. 2. ed. Brasília : MEC, FNDE, SEED; 2008.

BRASIL. Ministério da Educação. Fundo Nacional de Desenvolvimento da Educação. Resolução n. 26, de 17 de junho de 2013. Dispõe sobre o atendimento da alimentação escolar aos alunos da educação básica no âmbito do Programa Nacional de Alimentação Escolar - PNAE. 2013.

BRASIL. Ministério da Educação. Lei no 11.947, de 16 de junho de 2009. Disponível em: http://www.fnde.gov.br/index.ph. Acesso em: 05 Nov 2011.

BRASIL. Ministério da Saúde. Agência Nacional de Vigilância Sanitária Regulamento Técnico para fixar os requisitos mínimos exigidos para a Terapia de Nutrição. Resolução RDC nº 63, de 6 de julho de 2000. Brasília: Ministério da Saúde, 2000.

BRASIL. Ministério da Saúde. Agência Nacional de Vigilância Sanitária (ANVISA). Regulamento técnico para fortificação das farinhas de trigo e das farinhas de milho com ferro e ácido fólico. Resolução de Diretoria Colegiada (RDC) n. 344, de 13 de dezembro de 2002.

BRASIL. Ministério da Saúde. Agência Nacional de Vigilância Sanitária (ANVISA). Requisitos para o enriquecimento de farinhas de trigo e de milho com ferro e ácido fólico. Resolução de Diretoria Colegiada (RDC) n. 150, de 13 de abril de 2017.

BRASIL. Ministério da Saúde. Departamento de Atenção Básica. Programa Saúde na Escola. Disponível em: http://dab.saude.gov.br/portaldab/pse.php. Acesso em: 28/05/2018

BRASIL. Ministério da Saúde. Guia alimentar para crianças menores de 2 anos – dez passos para uma alimentação saudável. Um guia para o profissional da saúde na atenção básica. 2. ed. Brasília: Ministério da Saúde; 2010.

BRASIL. Ministério da Saúde. Secretaria de Atenção à Saúde. Departamento de Atenção Básica. Guia alimentar para a população brasileira. 2. ed. Brasília: Ministério da Saúde, 2014.

BRASIL. Ministério da Saúde. Secretaria de Atenção à Saúde. Departamento de Atenção Básica. Política nacional de alimentação e nutrição. Brasília: Ministério da Saúde; 2012.

BRASIL. Ministério da Saúde. Secretaria de Atenção à Saúde. Departamento de Atenção Básica. Manual das cantinas escolares saudáveis: promovendo a alimentação saudável. Brasília: Editora do Ministério da Saúde; 2010. 56 p. (Série B. Textos Básicos de Saúde.)

BRASIL. Ministério da Saúde. Secretaria de Vigilância em Saúde. Secretaria de Gestão Estratégica e Participativa. VIGITEL Brasil 2009: vigilância de fatores de risco e proteção para doenças crônicas por inquérito telefônico. Brasília: Ministério da Saúde; 2010. 150p.

BRASIL. Ministério da Saúde. Sistema de Informações sobre Mortalidade Ministério da Saúde. 2018. Disponível em: http://portalms.saude.gov.br/saude-de-a-z/vigilancia-de-doencas-cronicas-nao-transmissiveis. Acesso em: 28/04/2018.

BRASIL. Ministério do Meio Ambiente. Cenário da coleta seletiva no Brasil [Internet]. Curitiba: Ambiente-brasil.

BRASIL. Ministério do meio ambiente. Fontes brasileiras de carotenoides. Tabela brasileira de composição de carotenoides em alimentos. Disponível em: http://www.mma.gov.br/estruturas/sbf_agrobio/_publicacao/89_publicacao09032009113306.pdf. Acesso em: 03/2018.

BRASIL. Ministério do Planejamento, Orçamento e Gestão. Instituto Brasileiro de Geografia e Estatística (IBGE). Pesquisa de Orçamentos Familiares 2008-2009. Tabelas de composição nutricional dos alimentos consumidos no Brasil. Rio de Janeiro: IBGE; 2011.

BRASIL. Ministérios do Trabalho e Emprego, da Fazenda, da Saúde, da Previdência Social e do Desenvolvimento Social e Combate à Fome. Programa de alimentação do trabalhador. Brasília: 2005. 41p.

BRASIL. Portaria Interministerial Nº 1.010 de 8 de maio de 2006. Institui as diretrizes para a Promoção da Alimentação Saudável nas Escolas de educação infantil, fundamental e nível médio das redes públicas e privadas, em âmbito nacional.

BRASIL. Portaria Interministerial Nº. 66, de 25 de agosto de 2006. Publicada no D.O.U de 28 de agosto de 2006. Altera os parâmetros nutricionais do Programa de Alimentação do Trabalhador – PAT.

BRIGHT, I.; NWARU, M. E.; SUVI, A. *et al.* Age at the introduction of solid foods during the first year and allergic sensitization at age 5 years. Pediatrics, v. 125, p. 50-59, 2010.

BRINGHENTI, J. Coleta seletiva de resíduos sólidos urbanos: aspectos operacionais e da participação da população. 2004. 316f. Tese (Doutorado em Saúde Ambiental) – Faculdade de Saúde Pública da Universidade de São Paulo, São Paulo, 2004.

BUDGEN, J. Entradas e petiscos. São Paulo: Manole, 1992.

BUTTE, N.; COBB, K.; DWYER, J.; GRANEY, L.; HEIRD, W.; RICKARD, K. The Start Healthy Feeding Guidelines for infants and toddlers. J. Am. Diet Assoc., v. 104, n. 3, p. 442-454, 2004.

CADOSAN, M. Frutos do mar. São Paulo: Manole, 1992.

CAMPOS, L. M. A., LIPHAUS, B. L., SILVA, C. A. A., PEREIRA, R. M. R. Osteoporose na infância e na adolescência. Jornal de Pediatria, Rio de Janeiro, v. 79, n. 06, p. 481-488, 2003.

CARAM, A. L. A. *et al.* Estado nutricional de crianças com paralisia cerebral. Rev. Nutr., Campinas, v. 23, n. 2, p. 211-219, abr. 2010. Disponível em: <http://www.scielo.br>. Acesso em: 11 maio 2011.

CARAMICO, D. C. O. Avaliação nutricional, anemia ferropriva e distúrbios digestivos em crianças com paralisia cerebral grave (Dissertação) Mestrado em Nutrição. São Paulo: Universidade Federal de São Paulo; 2010.

CARDOSO, M. M. S. Organização de banquetes. São Paulo: SENAC/CEATEL, 1984. Monografia (Especialização em Administração Hoteleira) – Serviço Nacional de Aprendizagem Comercial.

CAREY, V. J.; BISHOP, L.; CHARLESTON, J.; CONLIN, P.; ERLINGER, T.; LARANJO, N. *et al.* Rationale and design of the Optimal Macro-Nutrient Intake Heart Trial to Prevent Heart Disease (OMNI-Heart). Clin Trials, 2005; 2(6): 529-537.

CARLOS, H.; LIFSCHITZ. Pediatrics, v. 56, n. 4, 1975. p. 614 -615.

CARUSO, L.; SIMONY, R. F.; SILVA, A. L. N. D. Dietas hospitalares: uma abordagem na prática clínica. São Paulo: Atheneu, 2002.

CARVALHO FILHO, E. T. Tratado de geriatria: fundamentos, clínica e terapêutica. São Paulo: Atheneu, 1996.

CASTRO, F. A. F. *et al.* Educação nutricional: a importância da prática dietética. Educação nutricional na adolescência. Nutrição em Pauta São Paulo, a. X, n. 52, p. 9-15, 2002.

CHAGAS, C. E. A.; MARTINI, L. A. Vitamina D. In: COZZOLINO, S. M. F.; COMINETTI, C. Bases bioquímicas e fisiológicas da nutrição: nas diferentes fases da vida, na saúde e na doença. Barueri: Manole; 2013. p. 413-426.

CIA. Chef profissional. São Paulo: Senac, 2009.

CIRQUEIRA, A. N., POLTRONIERI, F, CARAMICO, D, FRANGELLA, V S. Estudo bromatológico de fórmulas artesanais e proposta de protocolo ambulatorial de assistência nutricional enteral. O Mundo da Saúde, São Paulo, v.33, n.4, p. 467-479. 2009.

COLUCCI, A.; PHILIPPI, S. T.; SLATER, B. Desenvolvimento de um questionário de freqüência alimentar para avaliação do consumo alimentar de crianças de 2 a 5 anos de idade. Rev. Bras. Epidemiol., v. 7, n. 4, p. 393-401, 2004.

COMINETTI, C.; COZZOLINO, S. M. F. Vitamina D (calciferol). In: COZZOLINO, S. M. F. Biodisponibilidade de nutrientes. 3. ed. Barueri: Manole; 2009. p. 298-317.

COSTA, A. F. G.; GALISA, M. S. Cálculos nutricionais: análise e planejamento dietético. São Paulo: Payá; 2018.

COSTA, B. M. N.; ROSA, B. O. C. Alimentos funcionais – Compostos bioativos e efeitos fisiológicos. Rio de Janeiro: RUBIO; 2010.

COTAÇÃO de preços comercializados na Companhia de Entrepostos e Armazéns Gerais de São Paulo. Entreposto Terminal São Paulo. Boletim de 27 de Outubro de 2007. Disponível em: www.ceagesp.gov.br.

COUTO, M. S. *et al.* Validação de um questionário de atitude em relação à soja e seus derivados com clientes da alimentação coletiva. Revista de Nutrição (Campinas), v. 22, n. 5, p. 631-642, 2009.

COZZOLINO SILVA, M. F. Biodisponibilidade de nutrientes. Barueri: Manole, 2005. p. 878.

COZZOLINO, S. M. F. *et al.* Grupo das carnes e ovos. In: PHILIPPI, S. T. Pirâmide dos alimentos. 2. ed. Barueri: Manole; 2014. p. 175-219.

CRACKNELL *et al.* Catering: manual prático e profissional da indústria hoteleira. Portugal: CETOP, 1995. v. 1.

CRACKNELL, H. N.; NOBIS, G. Serviço de restaurante: manual prático e profissional. Portugal: CETOP, 1989.

CRAIGIE, A. M. *et al.* Tracking of obesity-related behaviours from childhood to adulthood: a systematic review. Maturitas, v. 70, n. 3, p. 266-84, 2011.

CRARY, M. A.; MANN, G. D.; GRANER, M. E. Initial psychometric assessment of a functional oral intake scale for dysphagia in stroke patients. Arch. Phys. Med. Rehab., v. 86, n. 8, p. 1516-1520, 2005.

CRUZ, I. B. M.; ALMEIDA, M. S. C.; SCHWANKE, C. H. A.; MORIGUCHI, E. H. Prevalência de obesidade em idosos longevos e sua associação com fatores de risco e morbidades cardiovasculares. Rev. Assoc. Med. Bras., v. 50, n. 2, p. 172-177, 2004.

CUPPARI, L. Guias de medicina ambulatorial e hospitalar – Nutrição clínica do adulto. 2. ed. Barueri: Manole, 2005.

CUPPARI, L. Nutrição clínica no adulto. São Paulo: Manole, 2002.

DATAS comemorativas. Disponível em: http://www.arteducacao.pro.br/comemorativas.htm.

DE FELICE, S. L. Feeding the nutraceutical revolution. Pharmaceutical Executive, p. 78, 80, 84, 1991.

DELGADO, A.F.; FALCÃO, M. C.; CARRAZZA, F.R. Princípios do suporte nutricional em Pediatria. Jornal de Pediatria, Rio de Janeiro, v.76, s.3, p. S330-S338, 2000.

DIETARY REFERENCE INTAKES (DRI). Recommended Intakes for Individuals, Vitamins. Food and Nutrition Board, Institute of Medicine, National Academies, 2002. Disponível em: www.iom.edu/. Acesso em: 6/5/2008.

DITTMER, P. R.; GRIFFIN, G. G. Principles of food, beverage and labor cost controls. 5. ed. New York: Van Nostrand Reinhold, 1994.

DOLINSKY, M.; RAMALHO, A. Deficiência de vitamina A: uma revisão atualizada. In: Compacta Temas em Alimentação e Nutrição. Publicação do Programa de Pós-Graduação em Nutrição, UNIFESP/EPM. São Paulo: Editora de Projetos Médicos; 2003.

DOMENE, S. M. A. Técnica dietética: teoria e aplicações. Rio de Janeiro: Guanabara Koogan; 2011.

DOUGLAS, C. R. Tratado de fisiologia aplicado às ciências médicas. 6. ed. Rio de Janeiro: Guanabara-Koogan, 2006.

DUARTE, A. C.; CASTELANI, F. R. Semiologia nutricional. Rio de Janeiro: Axcel, 2002.

DUPUY, J-P. A catástrofe de Chernobyl vinte anos depois. v. 21, n. 59, São Paulo, 2007.

DUTRA DE OLIVEIRA, J. E. *et al.* Normas e guias da boa alimentação para a população brasileira. Rev. Nutrição em Pauta, Mar./Abr. 2000.

DUTRA DE OLIVEIRA, J. E.; MARCHINI, J. S. Ciências nutricionais. São Paulo: Sarvier, 1998.

ECKEL, R. H.; BORRA, S.; LICHTENSTEIN, A. H. *et al.* Understanding the complexity of trans fatty acid reduction in American diet. Circulation, v. 115, p. 2231-2246, 2007.

ELLIOT, S. S.; KEIM, N. L.; STERN, J. S. *et al.* Fructose, weight gain, and the insulin resistence syndrom. Am. J. Clin. Nutr., v. 76, p. 911-982, 2002.

ESHBACH, C. E. Administración de servicios de alimentos. 6. ed. México: Diana, 1993.

ESPESSANTES CASEIROS: MANUAL DO USUÁRIO/CUIDADOR. Prefeitura de Belo Horizonte. 12. p.

EUCLYDES, M. P. Nutrição do Lactente: base científica para uma alimentação adequada. Viçosa: Suprema Gráfica; 2000. 488p.

EXECUTIVE Summary of the Third Report of The National Cholesterol Education Program (NCEP) Expert Panel on Detection, Evaluation, and Treatment of High Blood Cholesterol in Adults (Adult Treatment Panel III). JAMA, v. 285, p. 2486-2497, 2001.

FALUDI, A. A. *et al.* Atualização da Diretriz Brasileira de Dislipidemias e Prevenção da Aterosclerose – 2017. Arq Bras Cardiol, v. 109, n. 2, Supl. 1, p. 1-76, 2017.

FEIN, S. B.; LABINER-WOLFE, J.; SCANLON, K. S.; GRUMMER-STRAWN, L. M. Selected complementary feeding practices and their association with maternal education. Pediatrics, v. 122, Suppl 2, p. S91-S97, 2008.

FINESTONE, H. M.; GREEENE-FINESTONE, L. S. Rehabilitation medicine: 2. Diagnosis of dysphagia and its nutritional management for stroke patients. Canadian Medical Association, v. 169, p. 1041-1044, 2003.

FISBERG, R. *et al.* Inquéritos Alimentares: métodos e bases científicas. Barueri: Manole, 2005.

FOOD AND AGRICULTURE ORGANIZATION (FAO). WORLD HEALTH ORGANIZATION (WHO). Energy and Protein Requirements. Report of a joint FAO/WHO/UNU Expert Consultation. Geneva: World Health Organization.

FOOD AND AGRICULTURE ORGANIZATION (FAO). World Health Organization (WHO). United Nations University (UNU). Human energy requeriments. Report of a joint FAO/WHO/UNU expert consulation. Rome: FAO; 2004.

FOOD AND AGRICULTURE ORGANIZATION (FAO). World Health Organization (WHO). United Nations University (UNU). Protein and aminoacid requeriments in human nutrition. Report of a joint FAO/WHO/UNU expert consulation. Geneva: WHO; 2007.

FOOD AND AGRICULTURE ORGANIZATION OF THE UNITED NATIONS (FAO). World Health Organization (WHO). United Nations University (UNU). Energy and protein requirements. Report of a Joint FAO/WHO/UNU expert. Geneva: WHO; 1985.

FOOD AND AGRICULTURE ORGANIZATION OF THE UNITED NATIONS (FAO). World Health Organization (WHO). Fats and fatty acids in human nutrition. Report of an expert consultation. Geneva: WHO, 2008; Rome: FAO; 2010.

FOOD AND AGRICULTURE ORGANIZATION OF THE UNITED NATIONS (FAO). World Health Organization (WHO). Human vitamin and mineral requirements. Report of a joint FAO/WHO expert consultation. Bangkok, Thailand. Rome: FAO; 2002.

FOOD AND AGRICULTURE ORGANIZATION OF THE UNITED NATIONS (FAO). World Health Organization (WHO). United Nations University (UNU). Protein and amino acid requirements in human nutrition. Report of a joint FAO/WHO/UNU expert consultation. Geneva: WHO; 2002, 2007.

FOOD AND AGRICULTURE ORGANIZATION OF THE UNITED NATIONS (FAO). World Health Organization (WHO). United Nations University (UNU). Human energy requirements. Report of a joint FAO/WHO/UNU expert consultation. Rome: FAO; 2001, 2004.

FOOD AND DRUG ADMINISTRATION. US Department of Health and Human Services. Allows whole oat foods to make health claim on reducing the risk of heart disease. FDA Talk Paper. USA. 1997 (text on Internet). 2007 (cited 2007 Jul. 23). Avaliable from: http://www.cfsan.fda.gov/-Ird/tpoats.html.

FOX, M.K.; PAC, S; DEVANEY, B. *et al.* Feeding infants and toddlers study: what foods are infants and toddlers eating? Am. J. Diet Assoc., v. 104, p. S22-S30, 2004.

FRANGELLA *et al.* Interferência de fatores externos na ingestão alimentar de idosos institucionalizados. Cadernos – Centro Universitário São Camilo (São Paulo), v. 10, n. 2, p. 67-78. abr/jun, 2004.

FRANGELLA, V. S. *et al.* Interferência de fatores externos na ingestão alimentar de idosos institucionalizados. Cadernos - Centro Universitário São Camilo. São Paulo, v. 10, n.2, p. 67-78, abr/jun 2004.

FRANGELLA, V. S. Memória e alimentação: testando uma nova técnica. São Paulo: PUC, 2002. Dissertação (Mestrado em Gerontologia) – Pontifícia Universidade Católica de São Paulo.

FRANGELLA, V. S.; TCHAKMAKIAN, L. A. Nutrição em Reabilitação In: Tratado de Alimentação, Nutrição & Dietoterapia. SILVA, S.M.C.; MURA, J.D'A. P.(coord.). 2ed. São Paulo: Roca, 2010, cap. 25. p.489-510.

FRANK, A. A.; SOARES, E. A. Nutrição no envelhecer. São Paulo: Atheneu, 2002.

FREITAS, E.V.; PY, L.; CANÇADO, F. A. X. *et al.* Tratado de geriatria e gerontologia. 2. ed. Rio de Janeiro: Guanabara Koogan, 2006.

GAGLIANONE, C. P. Alimentação no segundo ano de vida, pré-escolar e escolar. In: LOPES, F. A.; BRASIL, A. L. D. Nutrição e dietética em clínica pediatria. São Paulo: Atheneu; 2003. p. 61-62.

GALANTE, A. P. Desenvolvimento e validação de um método computadorizado para avaliação do consumo alimentar, preenchido por indivíduos adultos utilizando a Web. São Paulo: Universidade de São Paulo; 2007.

GALISA, M. S.; ESPERANÇA, L. M. B.; SÁ, N. G. Nutrição – conceitos e aplicações. São Paulo: MBooks, 2008.

GARTNER, L. M.; MORTON, J.; LAWRENCE, R. A. *et al.* Breastfeeding and the use of human milk. Pediatrics, v. 115,.n. 3, p. 496-506, 2005.

GBD 2015 Risk Factors Collaborators. Global, regional, and national comparative risk assessment of 79 behavioural, environmental and occupational, and metabolic risks or clusters of risks, 1990–2015: a systematic analysis for the Global Burden of Disease Study 2015. Lancet, v. 388, n. 10053, p. 1659-1724, 2016.

GIARETTA, A.; GHIORZI, A. R. O ato de comer e as pessoas com Síndrome de Down. Revista Brasileira de Enfermagem, Brasília, v.62, n.3, p. 480-484, mai. 2009.

GIASANTI, R. O desafio do desenvolvimento sustentável. São Paulo: Atual, 1999.

GIL, M. F. *et al.* Registro fotográfico para inquéritos dietéticos, utensílios e porções. Goiânia: NEPA, 1996.

GIUGLIANI, E. R. J.; VICTORA, C. G. Alimentação complementar. J. Pediat. (Rio de Janeiro), v. 76, supl., p. S253-S262, 2000.

GOMES, M. R.; TIRAPEGUI, J. Nutrição e atividade esportiva. In: TIRAPEGUI, J. Nutrição fundamentos e aspectos atuais. São Paulo: Atheneu; 2002. cap. 11, p. 141-160.

GOMES, R. V.; RIBEIRO, S. M. L.; VIEBIG, R. F.; AOKI, M. S. Consumo alimentar e perfil antropométrico de tenistas amadores e profissionais. Revista Brasileira de Medicina do Esporte, v. 15, p. 436-440, 2009.

GONÇALVES, P. Coleta seletiva – implantação [Internet]. Rio de Janeiro: Lixo.com.br, 1996.

GONDIM, J. A. M. *et al.* Composição centesimal e de minerais em cascas de frutas. Ciência e Tecnologia de Alimentos, Campinas, v. 25, n. 4, 2005.

GORDON-LARSEN P. *et al.* Longitudinal physical activity and sedentary behavior trends: adolescence to adulthood. Am J Prev Med, v. 27, n. 4, p. 277-83, 2004.

GREEHNAFF, P. L.; TIMONNS, J. A. Interaction between aerobic and anaerobic metabolism during intense muscle contraction. Exerc. Sport. Sci. Rev., v. 26, n. 1, 1998.

GREENHAFF, P. L. The nutritional biochemistry of creatine. J. Nutr. Biochem., n. 8, p. 610, 1997.

GRIMSDALE, G. Molhos. São Paulo: Manole, 1992.

GRIVETTI, L. E.; APPLEGATE, E. From Olympia to Atlanta: a cultural-historical perspective on diet and athletic training. J. Nutr., v. 122, p. 860S-868S.

GROPPER S. S. *et al.* Macrominerais. In: GROPPER S. S. *et al.* Nutrição avançada e metabolismo humano. 5. ed. São Paulo: Cengage Learning; 2011. p. 431-470.

GROPPER S. S. *et al.* Vitaminas lipossolúveis. In: GROPPER S. S. *et al.* Nutrição avançada e metabolismo humano. 5. ed. São Paulo: Cengage Learning; 2011. p. 373-430.

GUEDES, D. P.; GUEDES, J. E. R. P. Controle do peso corporal, composição corporal, atividade física e nutrição. São Paulo: Metha, 1998.

GUEDES, D. P.; GUEDES, J. E. R. P. Controle do peso corporal, composição corporal, atividade física e nutrição. São Paulo: Metha; 1998.

GUNTHER, A. L.; REMER, T.; KROKE, A. *et al.* Early protein intake and later obesity risk: Which protein sources at which time points throughout infancy and childhood are important for body mass index and body fat percentage at 7 y of age? Am. J. Clin. Nutr., v. 86, p. 1765-1772, 2007.

GUTHRIE, J. F.; LIN, B. H.; FRAZAO, E. Role of food prepared away from home in the American diet, 1977–78 versus 1994–96: changes and consequences. J. Nutr. Educ. Behav., v. 34, n. 3, p. 140-150, 2002.

HANISAH, R. *et al.* Validation of screening tools to assess appetite among geriatric patients. J Nutr Health Aging, v. 16, n. 7, p. 660-5, 2012.

HARRIS, J. A.; BENEDICT, F. G. A biometric study of basal metabolism in man. Washington: Carnegie Institut of Washington/World Health Organization, 1985.

HEINZ, B.; GIRAUDO, U.; PINOLI, S.; REITANO, M. Arte e ciência do serviço. São Paulo: Anhembi Morumbi, 2005. p. 279.

HENRIQUES, G. S.; COZZOLINO, S. M. F. Ferro. In: COZZOLINO, S. M. F. Biodisponibilidade de nutrients. 3. ed. Barueri: Manole, 2009. p. 253-297.

HEYMAN, M. B.; ABRAMS, S. A. Section on gastroenterology, hepatology, and nutrition; Committee on nutrition. Fruit juice in infants, children, and adolescents: current recommendations. Pediatrics, v. 139, n. 6, 2017.

HIRSCHBRUCH, M. D.; CARVALHO, J. R. Nutrição esportiva: uma revisão prática. 2. ed. Barueri: Manole, 2008.

HOUAISS, A.; VILLAR, M. S. Dicionário Houaiss da língua portuguesa. Rio de Janeiro: Objetiva; 2001.

HUDSON, H. M.; DAUVERT, C. R.; MILLS, R. H. The interdependency of protein-energy malnutrition, aging and dysfagia. Dysphagia, v. 15, p. 31-38, 2000.

ILSI BRASIL. Usos e aplicações das "Dietary Reference Intakes": DRIs. São Paulo, 2001. 47p.

INSTITUTE OF MEDICINE. Carbohydrate, fiber, fat, fatty acids, cholesterol, protein, and amino acids (macronutrients). Washington D.C.: National Academy Press; 2002. 936p. Disponível em: http://www.nap.edu/books/0309085373/html/. Acesso em: 08/11/2004.

INSTITUTE OF MEDICINE. Dietary reference intakes for calcium, phosphorus, magnesium, vitamin D, and fluoride. Washington: National Academy Press, 1997. 448p. Disponível em: http://books.nap.edu/books/0309063507/html/index.html. Acesso em: 10/10/2003.

INSTITUTE OF MEDICINE. Dietary reference intakes for thiamin, riboflavin, niacin, vitamin B6, folate, vitamin B12, pantothenic acid, biotin, and choline. Washington D.C.: National Academy Press; 1998. 567p. Disponível em: http://books.nap.edu/books/0309065542/html/index.html. Acesso em: 07/11/2004.

INSTITUTE OF MEDICINE. Dietary reference intakes for vitamin A, vitamin K, arsenic, boron, chromium, copper, iodine, iron, manganese, molybdenum, nickel, silicon, vanadium, and zinc. Washington D.C.: National Academy Press; 2000. 773p. Disponível em: http://www.nap.edu/books/0309072794/html/ Acesso em: 07/11/2004.

INSTITUTE OF MEDICINE. Dietary reference intakes: aplications in dietary assessment. Washington D.C.: National Academy Press; 2000. 289p. Disponível em: http://www.nap.edu/openbook/0309071836/html. Acesso em: 10/10/2003.

INSTITUTE OF MEDICINE. Energy, carbohydrates, fiber, fat, protein and amino acids. (Book online). Washington: National Academy Press; 2002.

INSTITUTE OF MEDICINE. Food and Nutrition Board (FNB). Dietary reference intakes for vitamin C, vitamin E, selenium, and carotenoids. Washington DC: The National Academies Press; 2000.

INSTITUTE OF MEDICINE. Food and Nutrition Board (FNB). Dietary reference intakes for water, potassium, sodium, chloride, and sulfate. Washington, DC: The National Academies Press; 2004.

INSTITUTE OF MEDICINE. Food and Nutrition Board (FNB). Dietary reference intakes for calcium and vitamin D. Washington, DC: The National Academies Press; 2010.

INSTITUTE OF MEDICINE. Food and Nutrition Board. Dietary Reference Intakes and Recommended Dietary Allowances. Tables and reports. 2016. Disponível em: https://fnic.nal.usda.gov/dietary-guidance/dietary-reference-intakes/dri-tablesand-application-reports.

INSTITUTE OF MEDICINE. Food and Nutrition Board. Dietary Reference Intakes for energy, carbohydrate, fiber, fat, fatty acids, cholesterol, protein and amino acids (macronutrients). Washington DC: The National Academies Press; 2005.

INSTITUTO AKATU. A nutrição e o consumo consciente. Caderno Temático, 2003.

INSTITUTO AKATU. O Fome Zero e o Consumo Consciente de Alimentos. Diálogos Akatu, n. 4, 2003.

INSTITUTO BRASILEIRO DE GEOGRAFIA E ESTATÍSTICA. Diretoria de Pesquisas. Coordenação de População e Indicadores Sociais. Projeção da População do Brasil por Sexo e Idade para o Período 1980-2050 – Revisão 2008. v. 24, n. 24, p. 1-94, 2008.

INSTITUTO BRASILEIRO DE GEOGRAFIA E ESTATÍSTICA. Pesquisa de Orçamentos Familiares, 2008-2009. Antropometria e Estado Nutricional de Crianças, Adolescentes e Adultos no Brasil. Rio de Janeiro: IBGE; 2010.

INTERNATIONAL DIABETES FEDERATION. The IDF Consensus Worldwide Definition of the Metabolic Syndrome. 2006. Disponível em: http://www.idf.org/webdata/docs/IDF_Meta_def_final.pdf. Acesso em 6/5/2008.

ISOSAKI, M.; NAKASATO, M. Gestão de serviço de nutrição hospitalar. Rio de Janeiro: Elsevier, 2009.

IUDÍCIBUS, S.; MARION, J. C. Curso de contabilidade para não contadores. São Paulo: Atlas, 1998.

JACOBI, P. R.; BESEN, G. R. Gestão de resíduos sólidos em São Paulo: desafios da sustentabilidade. Estudos Avançados, v. 27, n. 71, São Paulo, 2011.

JANEIRO, J. A. Guia Técnico de Hotelaria: a arte e a ciência dos modernos serviços de restauração. 2. ed. Portugal: CETOP, 1991.

JEOLÁS, R. R. S.; SANTOS, E. G. O Negócio em Alimentos e Bebidas: custos, receitas e resultados no Food Service. São Paulo: Ponto Crítico, 2000.

KALENUIK, R. Cozinha extraordinária. Canadá: Magnanimity, 1994.

KATCH, F. Y.; MCARDLE, W. Nutrição, exercício e saúde. Rio de Janeiro: Medsi; 1996.

KAUR, S. *et al.* Nutritional status of adults participating in ambulatory rehabilitation. Asia Pac J Clin Nutr, v. 17, n. 2, p. 199-207, 2008.

KEYS, A. The diet and 15-year death rate in the seven countries study. Am. J. Epidemiol., v. 124, p. 903-915, 1986.

KIMURA, A. Y. Planejamento e Administração de Custos em Restaurantes Industriais. São Paulo: Fazendo Arte Editorial, 1998.

KINASZ, T. R. Resíduos sólidos produzidos em alguns serviços de alimentação e nutrição nos municípios de Cuiabá e Várzea Grande – MT: fluxo da produção, destino final e a atuação do nutricionista no contexto. 2004. Dissertação de Mestrado. ICHS – Departamento de Geografia, Universidade Federal de Mato Grosso, Cuiabá/MT.

KOPLIN, J. J. *et al.* Can early introduction of egg prevent egg allergy in infants? A population-based study. J Allergy Clin. Immunol., 2010.

KRAUSE, M. V.; MAHAN, L. K. Alimentos, nutrição e dietoterapia. São Paulo: Roca; 1991.

KRAUSE, M. V.; MAHAN, L. K. Manual Operacional de Administração para Pequena, Média Empresa Hoteleira. São Paulo: SENAC, 1981.

KRAUSS, R. M.; ECKEL, R. H.; HOWARD, B.; DANILES, S. R.; ETHERTON, P. K.; LICHTENSTEIN, A. H. AHA Dietary guidelines revision 2000: a statement for healthcare professionals from the Nutrition Committee of the American Heart Association. Circulation, v.102, p. 2284, 2000.

LACERDA, E. M. A.; ACCIOLY, E. Alimentação do pré-escolar e escolar. In: ACCIOLLY, E. *et al.* Nutrição em obstetrícia e pediatria. Rio de Janeiro: Cultura Médica, 2005. p. 369-382.

LANCHA, A. H. Nutrição e metabolismo aplicados à atividade motora. Atheneu: São Paulo; 2004.

LAROUSSE da cozinha do mundo: Oriente Médio, África e Índico. São Paulo: Larousse do Brasil, 2005. (Apresentação Leila Kuczynski; tradução de Marcos Maffei e Giliane Ingratta).

LAURENCE, M.; GRUMMER-STRAWN, K. S. S.; FEIN, S. B. Infant feeding and feeding transitions during the first year of life. Pediatrics, v. 122, p. S36, 2008.

LAWRENCE, J. A.; *et al.* Effects of protein, monounsaturated fat and carbohydrate intake on blood pressure and serum lipids. JAMA, v. 294, n. 19, p. 2455-2464, 2005.

LEBRÃO, M. L.; DUARTE, Y. A. O. SABE – Saúde, Bem-estar e Envelhecimento – O Projeto Sabe no município de São Paulo: uma abordagem inicial. Brasília: OPAS, 2003. 255p.

LEMES, P. N.; TAKESIAN, M.; GIACOMETTI, B. P.; VIEBIG, R. F. Avaliação dos hábitos alimentares, composição corporal e hidratação de adolescentes praticantes de voleibol de um clube da cidade de São Paulo. Lecturas Educación Física y Deportes (Buenos Aires), v. 13, 2008.

LICHTENSTEIN, A. H.; APPEL, L. J.; BRANDS, M.; CARNETHON, M.; DANIELS, S.; FRANCH, H. A. *et al.* Diet and lifestyle recommendations revision 2006: a scientific statement from the American Heart Association Committee Circulation. Journ. Ameri. Heart Associa., v. 114, n. 1, p. 82-96, 2006. Disponível em: http://circ.ahajournals.org/content/114/1/82.full.pdf. Acesso em: 12/03/2012.

LICHTENSTEIN, A. H.; RASMUSSEN, H.; YU, W. W.; EPSTEIN, S. R.; RUSSELL, R. M. Modified my pyramid for older adults. J. Nutrition, v.138, p. 78-82, 2008.

LIMA, L. M. Q. Lixo: tratamento e biorremediação. Brasil: Hemus, 2004.

LIMA, R. L. S.; SEVERINO, L. S.; SOFIATTI, V.; GHEYRI, H. R.; ARRIEL, N. H. C. Atributos químicos de substrato de composto de lixo orgânico. Rev. Bras. Eng. Agríc. Ambient., v. 15, n. 2, 2011.

LÔBO, A. Manual de Estrutura e Organização do Restaurante Comercial. 2ª ed. Ed. Atheneu. São Paulo.2009. cap. 2.11

LOURES, R. C. R. Sustentabilidade XXI: educar e inovar sob uma nova consciência. São Paulo: Gente, 2009.

LUCAS, B. Nutrição na Infância. In: MAHAN, L. K.; ESCOTT-STUMP, S. Krause: alimentos, nutrição e dietoterapia. 10. ed. São Paulo: Roca; 2002. p. 229-246.

MACHADO, J. C. B. *et al.* (Org.). Consenso Brasileiro de Nutrição e Disfagia em idosos hospitalizados. Barueri: Manole; 2010.

MACKLEY, L. Massas. São Paulo: Manole, 1992.

MACULEVICIUS, J.; DIAS, M. C. G. Dietas orais hospitalares. In: WAITZBERG, D. L. Nutrição oral, enteral e parenteral na prática clínica. 3. ed. São Paulo: Atheneu; 2000. p. 465-479.

MAFRA, D.; COZZOLINO, S. M. F. Importância do zinco na nutrição humana. Rev. Nutr. (Campinas), v. 17, p. 79-87, 2004.

MAGNÉE, H. M. Manual do self service. São Paulo: Varella, 1996.

MAGNONI, C. D.; CUKIER, C. Nutrição na Terceira Idade. São Paulo: Sarvier, 2005.

MAHAN, L. K.; ESCOTT-STUMP, S. Krause: Alimentos, Nutrição & Dietoterapia. 10. ed. São Paulo: Roca, 2002.

MALACHIAS, M. V. B. *et al.* 7ª Diretriz Brasileira de Hipertensão Arterial. Arq Bras Cardiol, v. 107, n. 3, Supl 3, p. 1-83, 2016.

MANTOVANI, J. R.; FERREIRA, M. E.; CRUZ, M. C. P.; BARBOSA, J. C. Alterações nos atributos de fertilidade em solo adubado com composto de lixo urbano. Rev. Bras. Ciênc. Solo, v. 29, n. 5, 2005.

MANUAL DE RECEITAS PARA DISFAGIA. Fundação Catarinense de Educação Especial. Estado de Santa Catarina – Secretaria do Estado da Educação. 44. p.

MARANHÃO, M. ISO série 9000: manual de implementação. 6. ed. Rio de Janeiro: Qualitymark, 2001.

MARINS, J. C. B. Homeostase hídrica corporal em condições de repouso e durante o exercício físico. Revista Brasileira Atividade Física e Saúde, v. 3, n. 2, p. 58-72, 1998.

MARQUES, R. C.; MARREIRO, D.N. Aspectos metabólicos e funcionais do zinco na síndrome de Down. Revista de Nutrição, Campinas, v.19, n.4, p. 501-510, jul. 2006.

MARQUEZI, M. L.; LANCHA JR., A. H. Estratégia de reposição hídrica: revisão e recomendações aplicadas. Revista Paulista Educação Física, v. 12, n. 2, p. 219-227, 1998.

MCARDLE, W. D.; KATCH, F. I.; KATCH, V. L. Fisiologia do exercício: energia, nutrição e desempenho humano. 5. ed. Guanabara Koogan: Rio de Janeiro; 2003.

MCCALLUM, S. L. The national dysphagia diet: implementation at a regional reabilitation center and hospital system. J Am Diet Assoc,. v. 103, n. 3, p. 381-384, 2003.

MCGEE, H. Comida & Cozinha. Ciência e cultura da culinária. São Paulo: WMF Martins Fontes, 2011.

MCVETY, P. J. Fundamentals of Menu Planing. New York: Van Nostrand Reinhold, 1990.

MEDEIROS, J. G. *et al.* Efeitos de sinalização por meio de legendas sobre o comportamento de separar lixo em restaurante de uma universidade pública. Psicologia: Teoria e Prática (Santa Catarina), v. 2, n. 127, 2010.

MEZOMO, I. B. Os serviços de alimentação. 5. ed. Barueri: Manole; 2002.

MEZZOMO, I. F. B. O Serviço de Nutrição: administração e planejamento. São Paulo: CEDAS, 1989.

MICHA, R.; MOZAFFARIAN, D. Saturated fat and cardiometabolic risk factors, coronary heart disease, stroke, and diabetes: a fresh look at the evidence. Lipids, v. 45, n. 10, p. 893-905, 2010.

MIYAGUI, A. Formulação de cardápios em restaurantes industriais. Alimentação e Nutrição, São Paulo, p. 62, Dez. 1983.

MONTEBELLO, N. P.; ARAÚJO, W. BOTELHO, R. Alquimia dos alimentos. São Paulo: Senac, 2007.

MORAES, P. F. Alimentos Funcionais e Nutracêuticos: Definições, legislação e Benefícios à Saúde. Revista Eletrônica de Farmácia, v. 3, n. 2, p. 109-122, 2006.

MORENO FILHO, M. Controle de custos em Restaurantes: apostila de curso de Tecnologia em Gastronomia. São Paulo: USC, 2011.

MOURA, A. B. *et al.* Aspectos nutricionais em portadores da Síndrome de Down. Cadernos da Escola de Saúde, Curitiba, v.3, n.2, p. 1-11, jun. 2009.

MOZAFFARIAN, D.; MICHA, R.; WALLACE, S. K. Effects on coronary heart disease of increasing polyunsaturated fat in place of saturated fat: a systematic review and meta-analysis of randomized controlled trials. PLoS Med, v. 7, n. 3, 2010. Disponível em: http://www.plosmedicine.org/article/info%3Adoi%2F10.1371%-2Fjournal.pmed.1000252#abstract2. Acesso em: 12/03/2012.

MURRY, T.; CARRAU, R. L. Clinical management of swallowing disorders. 2. ed. San Diego: Plural Publishing, 2006.

NAJAS, M. (coord.). I Consenso Brasileiro de Nutrição e Disfagia em Idosos Hospitalizados. 1. ed. Barueri: Manole, 2011. 106p.

NAKATSU, N. *et al.* Reliability and validity of the Japanese version of the simplified nutritional appetite questionnaire in community-dwelling older adults. Geriatr Gerontol Int, v. 15, n. 12, p. 1264-9, 2015.

NASCIMENTO, L. F.; LEMOS, A. D. C.; MELLO, M. C. A. Gestão socioambiental estratégica. Porto Alegre: Bookman, 2008.

NATIONAL CENTER FOR HEALTH STATISTICS. Plan and operation of Third National Health and Nutrition Examination Survey, 1988-1994. Hyattsville: National Center for Health Statitics, 1994. (Vital and Health Statitics, 32).

NATIONAL DYSPHAGIA DIET TASK FORCE. National dysphagia diet. Standardization for optical care. American Dietetic Association, n. 1, p. 15, 2002.

NATIONAL RESEARCH COUNCIL. FOOD AND NUTRITION BOARD. Recommended Dietary Allowances. 10. ed. Washington: National Academy Press, 1989. 285p.

NATIONAL RESEARCH COUNCIL. Recommended dietary allowances. 10. ed. Washington D.C.: National Academic Press; 1989.

NERI, A. L. Palavras-chave em Gerontologia. São Paulo: Alínea, 2001.

NORMANN, J. (org.). Chefs = Segredos e receitas. São Paulo: Melhoramentos, 2007.

NORWAK, M. Crepes e Omeletes. São Paulo: Manole, 1992.

NOTARI, S. Curso de Noções Básicas de Vinho. São Paulo: FAAP, 1998.

NOVELLETTO, D. L.; PROENÇA, R. P. C. O planejamento do cardápio pode interferir nas condições de trabalho em uma Unidade de Alimentação e Nutrição? Revista NUPPRE. Santa Catarina: UFSC; 2014. Disponível em: http://nuppre.ufsc.br/files/2014/04/2004-Noveletto-e-Proen%C3%A7a.pdf. Acesso em: 03/10/2018.

NÚCLEO DE ESTUDOS E PESQUISAS EM ALIMENTAÇÃO. Universidade Estadual de Campinas. Tabela brasileira de composição de alimentos TACO. 4. ed. Campinas: Unicamp; 2011.

NURSES health study and health professional follow-up. The role of vitamin E in the preservation of heart disease. Arch Farm Med. v. 8, n. 6, p. 537-542, 1999.

OLIVEIRA, J. E. D.; MARCHINI, J. S. Ciências Nutricionais. São Paulo: Sarvier, 1998.

OLIVEIRA, J. E. D.; MARCHINI, J. S. Ciências nutricionais. São Paulo: Sarvier; 1998.

OLIVEIRA, J. E. P., *et al.* (Orgs.). Diretrizes da Sociedade Brasileira de Diabetes 2017-2018. São Paulo: Clannad; 2017.

OLIVEIRA, M. A. A., OSÓRIO, M. M. Consumo de leite de vaca e anemia ferropriva na infância. Jornal de Pediatria, Rio de Janeiro, v. 81, n. 05, p. 361-7, 2005.

OMS e FAO anunciaram estratégia integrada para promover o consumo de frutas e verduras. Genebra: OMS/OPAS, Nov. 2002.

ORGANIZAÇÃO MUNDIAL DA SAÚDE (OMS). Informe sobre Saúde no Mundo 2002: reduzir os riscos e promover uma vida saudável. Genebra: Organização Mundial de Saúde, 2002.

ORGANIZAÇÃO MUNDIAL DA SAÚDE. CIF: Classificação Internacional de Funcionalidade, Incapacidade e Saúde [Centro Colaborador da Organização Mundial da Saúde para a família de classificações internacionais, org.; coordenação de tradução de Cássia Maria Buchalla]. São Paulo: Editora da Universidade de São Paulo, 2003.

ORGANIZAÇÃO MUNDIAL DE SAÚDE. Necessidades de energia e proteína. São Paulo: Roca; 1998.

ORGANIZAÇÃO MUNDIAL DE SAÚDE. Necessidades de energia y de proteínas: informe de uma reunion consultiva conjunta FAO/OMS/UNU de expertos. Ginebra: OMS; 1985.

ORGANIZAÇÃO PAN-AMERICANA DA SAÚDE (OPAS). Doenças Crônico-degenerativas e Obesidade: estratégia mundial de alimentação saudável, atividade física e saúde. Brasília: OPAS/OMS, 2003.

ORNELLAS, L. H. Técnica dietética: seleção e preparo de alimentos. São Paulo: Atheneu; 2006.

ORTIZ, E. L. Bons Sabores. Lisboa: Verbo, 1992.

PAC, S.; MCMAHON, K.; RIPPLE, M.; REIDY, K.; ZIEGLER, P.; MYERS, E. Development of the start healthy feeding guidelines for infants and toddlers. J. Am. Diet Assoc., v. 104, n. 3, p. 455-467, 2004.

PACHECO, A. O. Iniciação à Enologia. São Paulo: SENAC, 1995.

PACHECO, A. O. Manual de Maître D'Hotel. São Paulo: SENAC, 1995.

PAGNO, C. H. *et al*. Desenvolvimento de espessante alimentar com valor nutricional agregado, destinado ao manejo da disfagia. Ciência Rural, Santo Maria, v. 44, n. 4, p. 710-16, 2014.

PAPALÉO NETTO, M. Geriatria: fundamentos, clínica e propedêutica. São Paulo: Atheneu, 2005.

PAPALÉO NETTO, M. Gerontologia: a velhice e o envelhecimento em visão globalizada. São Paulo: Atheneu, 1996.

PAPALEO NETTO, M. Tratado de Gerontologia. 2. ed. rev. e ampl. São Paulo: Atheneu, 2007.

PASCHOAL, V. Apostila O Cardápio do Terceiro Milênio, 2000. Revista Nutrição, Saúde e Performance, n. 4, 2000.

PASCHOAL, V. *et al*. Qualidade de Vida e Nutrição. Revista Nutrição em Pauta, n. 35, p. 11-16, 1999.

PEREIRA, J. S. Tendência global da alimentação e atual situação do mercado brasileiro. (Monografia de conclusão de curso apresentada ao Centro de Pós-Graduação da Universidade São Judas Tadeu para Obtenção do Grau de Especialista em Gestão da Qualidade em Alimentos: Indústrias e Serviços), 1999.

PETERSON, J. O essencial da cozinha. Portugal: Konemann, 2000.

PHILIPI, S. T. Nutrição e técnica dietética. Barueri: Manole; 2014.

PHILIPPI, S. T. Alimentação saudável e o redesenho da pirâmide dos alimentos. In: PHILIPPI, S. T. Pirâmide dos alimentos: fundamentos básicos da nutrição. 2. ed. Barueri: Manole; 2014. p. 1-35.

PHILIPPI, S. T. *et al*. Pirâmide alimentar adaptada: guia para escolha de alimentos. Rev. PUCCAMP (Campinas), v. 12, n. 1, p. 65-80, jan-abr, 1999.

PHILIPPI, S. T.; FISBERG, R. M. Proposta de guia alimentar: a pirâmide para escolha de alimentos. In: Alimentação equilibrada para a população brasileira. Workshop Instituto Danone: Florianópolis; 1998.

PHILIPPI, S. T.; SZARFARC, S. C.; LATTERZA, A. R. Virtual Nutri versão 1.0 for Windows. Departamento de Nutrição-FSP-USP (apoio FAPESP), 1997.

PHILIPPI, S.T. Tendências no consumo alimentar. In: Jornada Goiânia de Nutrição 5 e Seminário da Faculdade de Nutrição – UFG, 4, 2000. p. 44-50.

PITOLI, A. L.; SA, J. M.; BEDA, D.; VIEBIG, R. F. Perfil antropométrico e nutricional de atletas adolescentes jogadores de basquete competitivo de um Clube Centenário de São Paulo. Lecturas Educación Física y Deportes. v. 13, 2009.

PIVA, A. *et al*. Análise da composição centesimal das partes não convencionais dos alimentos. São Paulo: 2001.

POTENZA M. V.; MECHANICK, J. L. The metabolic syndrome: definition, global impact, and pathophysiology. Nutrition in Clinical Practice, v. 24, n. 5, 2009.

PRADO, M.B. *et al*. Acompanhamento nutricional de pacientes com Síndrome de Down atendidos em um consultório pediátrico. O Mundo da Saúde, São Paulo, v.33, n.3, p. 335-346, mai. 2009.

QUEIROZ, A. R., SZARFARC, S. C., MARCHIONI, D. M. L. A fortificação das farinhas de trigo e milho no fornecimento de ferro para a merenda escolar. Nutrire: revista da Soc. Bras. Alim. Nutr., São Paulo, v. 33, n. 2, p. 63-73, 2008.

RABITO, E. I. *et al*. Nutritional Risk Screening 2002, Short Nutritional Assessment Questionnaire, Malnutrition Screening Tool, and Malnutrition Universal Screening Tool Are Good Predictors of Nutrition Risk in an Emergency Service High risk of malnutrition is associated with low muscle mass in older hospitalized patients - a prospective cohort study. Nutr Clin Pract, v, 32, p. 526-32, 2017.

RAIMUNDO, M. G. M. 100 Receitas de Ouro. Secretaria de Agricultura e Abastecimento do Estado de São Paulo. Coordenadoria de Desenvolvimento dos Agronegócios. Centro de Segurança Alimentar e Nutricional Sustentável; 2017.

RAIMUNDO, M. G. M. Diga não ao desperdício e Pancs. Secretaria de Agricultura e Abastecimento do Estado de São Paulo. Coordenadoria de Desenvolvimento dos Agronegócios. Centro de Segurança Alimentar e Nutricional Sustentável; 2017.

RAMOS, M.; STEIN, L. M. Desenvolvimento do comportamento alimentar infantil. J Pediatr, Rio de Janeiro, v. 76, n. 3, p. 228-37, 2000.

REIS, N. T. Nutrição clínica: interações. Rio de Janeiro: Rubio, 2003.

RHODES, L. Saladas. São Paulo: Manole, 1992.

RIBEIRO, R. D.; FINZER, J. R. D. Desenvolvimento de biscoito tipo *cookie* com aproveitamento de farinha de sabugo de milho e casca de banana. FAZU em Revista, n. 7, 2010.

RIBEIRO, R. Q. C., LOTUFO, P. A., LAMOUNIER, J. A., OLIVEIRA, R. G., SOARES, J. F., BOTTER, D. A. Fatores adicionais de risco cardiovascular associados ao excesso de peso em crianças e adolescentes. O estudo do Coração de Belo Horizonte. Arquivos Brasileiros de Cardiologia, São Paulo, v. 86, n. 6, p. 408-18, 2006.

RIDGWELL, J. Coquetéis. São Paulo: Manole, 1992.

RINALDI, V. Q.; BOUCHEB, G. A. M.; VIEBIG, R. F. Avaliação do estado nutricional e satisfação da imagem corporal de jovens atletas integrantes da equipe competitiva de ginástica rítmica de um clube de São Paulo. Revista Brasileira de Fisiologia do Exercício (Buenos Aires), v. 9, p. 10-15, 2010.

ROBERFROID, M. B. Functional food concept and its application to prebiotics. Dig. Liver Dis., Rome, v. 34, suppl. 2, p. S105-S110, 2002.

ROCHA, E. F.; CASTIGLIONI, M. C. Reflexões sobre recursos tecnológicos: ajudas técnicas, tecnologia assistiva, tecnologia de assistência e tecnologia de apoio. Rev. Ter. Ocup. Univ. São Paulo, v. 16, n. 3, p. 97-104. set/dez, 2005.

RODRIGUEZ, R. D. Alimentos funcionais: experiência prática em UAN. Revista Nutrição Profissional, São Paulo, v. 1, n. 1, p. 44-49, 2005.

ROLLAND, Y. *et al*. Screening older people at risk of malnutrition or malnourished using the Simplified Nutritional Appetite Questionnaire (SNAQ): a comparison with the Mini-Nutritional Assessment (MNA) tool. J Am Med Dir Assoc, v. 13, n 1, p. 31-34, 2012.

ROSSI, A. *et al*. Determinantes do comportamento alimentar: uma revisão com enfoque na família. Rev Nutr, v. 21, n. 6, p. 739-748, 2008.

RUFFO, A. S. *et al*. Noções de Cozinha. São Paulo: SENAC, 1988.

RUSSEL, R. M. *et al*. Modified food guide pyramid for people over seventy years of age. J. Nutr. American Society for Nutritional Sciences, n. 129, p. 751-753, 1999.

SÁ, N. G. Nutrição e dietética. 7. ed. São Paulo: Nobel, 1990.

SABOR e Saciedade. Anais Nestlé, Fundação Nestlé, v. 57, p. IV-V, 1999.

SACKS, F. M. *et al*. Effects on blood pressure of reduced dietary sodium and the Dietary Approaches to Stop Hypertension (DASH) diet. New England Journal of Medicine, v. 344, n. 1, p. 3-10, 2001.

SANTANA, F.; OLIVEIRA, L. F. Aproveitamento da casca de melancia (Curcubita *citrullus, Shrad)* na produção artesanal de doces alternativos. Alim. Nutr. v. 16, n. 4, p. 363-368, 2005.

SÃO PAULO (Estado). Decreto nº 57.506, de 9 de novembro de 2011. Cria, na Coordenadoria de Serviços de Saúde, da Secretaria da Saúde, o Centro de Medicina de Reabilitação Lucy Montoro de Mogi Mirim – CMRLM-MM e dá providências correlatas. Diário Oficial do Estado de São Paulo, São Paulo, 11 nov. 2011.

SARNI, R. S. *et al*. Vitamina A: nível sérico e ingestão dietética em crianças e adolescentes com déficit estatural de causa não hormonal. Revista Assoc. Med. Bras., São Paulo, v. 48, n. 1, p. 48-53, 2002.

SAVARIN, B. A Fisiologia do Gosto. Rio de Janeiro: Salamandra, 1989.

SCHACK-NIELSEN, L.; SORENSEN, T. I. A.; MORTENSEN, E. L.; MICHAELSEN, K. F. Late introduction of complementary feeding, rather than duration of breastfeeding, may protect against adult overweight. Am. J. Clin. Nutr. v. 91, p. 619-627, 2010.

SCHILLING, M. Qualidade em nutrição. 3. ed. São Paulo: Varela, 2008.

SECRETARIA DE AGRICULTURA E ABASTECIMENTO DO ESTADO DE SÃO PAULO. Coordenadoria de Desenvolvimento dos Agronegócios. Centro de Segurança Alimentar e Nutricional Sustentável. Diga Não ao Desperdício. 2009.

SERVIÇO SOCIAL DA INDÚSTRIA. Programa Alimente-se Bem: tabela de composição química das partes não convencionais dos alimentos. São Paulo: SESI-SP; 2008.

SICHIERI, R.; SOUZA, R. A. Estratégias para prevenção da obesidade em crianças e adolescentes. Cad Saúde Pública. v. 24, n. 2, p. s209-s223, 2008.

SILVA FILHO, A. R. A. Manual básico para planejamento e projeto de restaurantes e cozinhas industriais São Paulo: Varela; 1996.

SILVA JUNIOR, E. Manual de controle higiênico-sanitário em alimentos. 7. ed. São Paulo: Varela; 2005.

SILVA, A. G. H.; COZZOLINO, S. M. F. Cálcio. In: COZZOLINO, S. M. F. Biodisponibilidade de nutrientes. 3. ed. Barueri: Manole, 2009. p. 253-297.

SILVA, S. M. C. S.; BERNARDES, S. M. Cardápio: guia prático para elaboração. São Paulo: Atheneu, 2002.

SILVA, S. M. C.; MURA, J. D. P. (Coord.). Tratado de Alimentação, Nutrição & Dietoterapia. 3. ed. São Paulo: Payá, 2016.

SILVÉRIO, C. C.; HENRIQUE, C. S. Indicadores da evolução do paciente com paralisia cerebral e disfagia orofaríngea após intervenção terapêutica. Rev. Soc. Bras. Fonoaudiol., São Paulo, v. 14, n. 3, p. 381-386, 2009. Disponível em: <http://www.scielo.br>. Acesso em: 11 maio 2011.

SILVERTHORN, D. U. et al. Fisiologia Humana: uma abordagem integrada. Barueri: Manole, 2003.

SIMONETTO, E. O.; BORENSTEIN, D. Gestão operacional da coleta seletiva de resíduos sólidos urbanos – abordagem utilizando um sistema de apoio à decisão. Gestão e Produção, v. 13, n. 3, dez. 2006.

SIMOPOULOS, A. P. Opening address. Nutrition and fitness from the first Olympiad in 776 BC to 393 AD and the concept of positive health. Am. J. Clin. Nutr, v. 49 (suppl), p. 921-926.

SIZER, F.; WHITNEY, E. Nutrição: conceitos e controvérsias. 8. ed. Barueri: Manole; 2003.

SKINNER, J. D. et al. Longitudinal study of nutrient and food intakes of infants aged 2 to 24 months. J. Am. Diet Assoc., v. 97, n. 5, p. 496-504, 1997.

SMITH, D.; KASAVANAS, M. Menu Engineering: a practical guide. Okemos: Hospitality Publishers. 1982.

SOCIEDADE BRASILEIRA DE CARDIOLOGIA. I Diretriz Brasileira de Diagnóstico e Tratamento de Síndrome Metabólica. Arq. Bras. Cardiol., v. 84, sup1, 2005.

SOCIEDADE BRASILEIRA DE CARDIOLOGIA. IV Diretriz Brasileira Sobre Dislipidemias e Prevenção da Aterosclerose. Arq. Bras. Card. v. 88, n. 1, p. 1-18, 2007. Disponível em: http://publicacoes.cardiol.br/consenso/2007/diretriz-DA.pdf. Acesso em: 12/03/2012.

SOCIEDADE BRASILEIRA DE CARDIOLOGIA. IV Diretrizes Brasileiras de Hipertensão Arterial. Congresso da Sociedade Brasileira de Cardiologia. Campos do Jordão, Fev. 2002.

SOCIEDADE BRASILEIRA DE CARDIOLOGIA. VI diretriz de hipertensão. Rev. Bras. Hipertensão, v. 17, n. 1, p. 1-69, 2010. Disponível em: http://www.anad.org.br/profissionais/images/VI_Diretrizes_Bras_Hipertens_RDHA_6485.pdf. Acesso em: 12/03/2012.

SOCIEDADE BRASILEIRA DE DIABETES. Diretrizes da Sociedade Brasileira de Diabetes 2009. 3. ed. Itapevi: A. Araújo Silva Farmacêutica; 2009. 400p.

SOCIEDADE BRASILEIRA DE GERIATRIA E GERONTOLOGIA (SBGG). I Consenso Brasileiro de Nutrição e Disfagia em Idosos Hospitalizados. 1. ed. Barueri: Manole, 2010.

SOCIEDADE BRASILEIRA DE HIPERTENSAO. I Diretriz Brasileira de Diagnóstico e Tratamento da Síndrome Metabólica. Rev. SBH, v. 7, n. 4, Fev. 2005.

SOCIEDADE BRASILEIRA DE MEDICINA DO ESPORTE (SMBE). Modificações dietéticas, reposição hídrica, suplementos alimentares e drogas: comprovação de ação ergogênica e potenciais riscos à saúde. Diretriz da Sociedade Brasileira de Medicina do Esporte. Revista Brasileira de Medicina do Esporte. v. 9, n. 2, 2009.

SOCIEDADE BRASILEIRA DE PEDIATRIA. Departamento Científico de Nutrologia. Manual do lanche saudável. São Paulo: SBP; 2011.

SOCIEDADE BRASILEIRA DE PEDIATRIA. Departamento de Nutrologia. Manual de orientação: alimentação do lactente, alimentação do pré-escolar, alimentação do escolar, alimentação do adolescente, alimentação na escola. São Paulo: Sociedade Brasileira de Pediatria; 2006. 64p.

SOCIEDADE BRASILEIRA DE PEDIATRIA. Departamento de Nutrologia. Manual de orientação para a alimentação do lactente, do pré-escolar, do escolar, do adolescente e na escola. 3. ed. Rio de Janeiro: SBP; 2012.

SOUSA, A. A.; GLORIA, M. S.; CARDOSO, T. S. Aceitação de dietas em ambiente hospitalar. Rev. Nutr. v. 24, n. 2, p. 287-294, 2011.

SOUZA, B. B. A.; MARTINS, C.; CAMPOS, D. J. et al. Nutrição & disfagia. Paraná: NutroClínica; 2003.

STEINER, P. A. Gestão de resíduos sólidos em centros comerciais do município de Curitiba– PR. Dissertação (Mestre) – Universidade Federal do Paraná, Curitiba, 2010.

STEINMETZ, K. A.; POTTER, J. D. Vegetables, fruit and cancer II. Mechanisms Cancer Causes Control, v. 2, p. 427-442, 1991.

STIES, S. W. *et al.* Questionario nutricional simplificado de apetite (QNSA) para uso em programas de Reabilitacao cardiopulmonar e metabolica. Rev Bras Méd Esporte, v. 18, n. 5, p. 313-7, 2018.

STRAIN, J. J.; CASHMAN, K. D. Minerais e oligoelementos. In: GIBNEY M. J. *et al.* Introdução à nutrição humana. Rio de Janeiro: Gauanabara Koogan; 2005. p. 162-204.

STRINGHETA, C. P. Políticas de saúde e alegações de propriedades funcionais e de saúde para alimentos no Brasil. Revista Brasileira de Ciências Farmacêuticas. v. 43, n. 2, 2007.

STULBACH, T. E.; RAPHAEL, L. B. M. Necessidades nutricionais de micronutrientes em jogadores de futebol. Uma revisão bibliográfica. Lecturas Educación Física y Deportes (Buenos Aires), v. 14, n. 142, 2010.

TABELA BRASILEIRA DE COMPOSIÇÃO DE ALIMENTOS - TBCA. São Paulo: Faculdade de Ciências Farmacêuticas, Universidade de São Paulo. Disponível em: http://www.fcf.usp.br/tbca/. Acesso em: 05/02/2019.

TAYLOR, S. Sobremesas. São Paulo: Manole, 1992.

TCHAKMAKIAN, L. A. A Alimentação na Promoção da Saúde em Idosos Hipertensos: testando uma nova técnica. São Paulo: PUC, 2002. Dissertação (Mestrado em Gerontologia) – Pontifícia Universidade Católica de São Paulo.

TEICHMANN, I. M. Cardápios: Técnicas e criatividade. Caxias do Sul: EDUCS, 2009.

TEICHMANN, I. M. Tecnologia Culinária. Caxias do Sul: EDUCS, 2000.

TEIXEIRA, S. F. G. *et al.* Administração aplicada as unidades de alimentação e nutrição. Rio de Janeiro: Atheneu; 2004.

TEIXEIRA, S. M. F. G. *et al.* Administração Aplicada às Unidades de Alimentação e Nutrição. São Paulo: Atheneu, 1990.

TONELI, J. T. C. L.; MURR, F. E. X.; PARK, K. J. Estudo da reologia de polissacarídeos utilizados na indústria de alimentos. Revista Brasileira de Produtos Agroindustriais, Campina Grande, Especial, v.7, n.2, p. 181-204, 2005. ISSN 1517-8595.

TORTORA, G. J.; DERRICKSON, B. Princípios de Anatomia e Fisiologia. 12. ed. Rio de Janeiro: Guanabara Koogan; 2010.

TRAMONTE, V. L. C. G.; TRAMONTE, R. Água, eletrólitos e equilíbrio acidobáscio. In: COZZOLINO, S. M. F.; COMINETTI, C. Bases bioquímicas e fisiológicas da nutrição: nas diferentes fases da vida, na saúde e na doença. Barueri: Manole; 2013. p. 154-173.

TRICHES, R. M., GIUGLIANI, E. R. J. Obesidade, práticas alimentares e conhecimentos de nutrição em escolares. Revista de Saúde Pública, São Paulo, v. 39, n.4, p. 541-7, 2005.

TUFTS UNIVERSITY. A modified food guide pyramid for people over 70 years. Nutrition Commentator. Boston, Mar. 1999. Disponível em: http://commentator.tufts.edu/arcive/nutrition/pyramid.html.

UNITED STATES DEPARTMENT OF HEALTH AND HUMAN SERVICES (USDHHS). United States Department of Agriculture (USDA). 2015-2020 Dietary guidelines for americans. 8. ed. 2015. Disponível em: http://health.gov/dietaryguidelines/2015/ guidelines/.

US DEPARTMENT OF AGRICULTURE. US DEPARTMENT OF HEALTH. HUMAN SERVICES AND HUMAN NUTRITION INFORMATION SERVICE. The Food Guide Pyramyd. Home and Garden Bulletin n. 252, Washington, 1992.

US DEPARTMENT OF AGRICULTURE. US DEPARTMENT OF HEALTH AND HUMAN SERVICES. Nutrition and Your Health: dietary guidelines for americans. 4. ed. 43p. 1995.

US DEPARTMENT OF HEALTH AND HUMAN SERVICES. US DEPARTMENT OF AGRICULTURE. Dietary Guidelines for Americans 2005. Disponível em: www.healthierus.gov/dietaryguidelines. Acesso em 6/5/2008.

VANNUCCHI, H. *et al.* Aplicações das recomendações nutricionais adaptadas à população brasileira. SBAN Ribeirão Preto: Regis Suma; 1990.

VARGAS, I. C. S. *et al.* Evaluation of an obesity prevention program in adolescents of public schools. Rev Saúde Pública, v. 45, n. 1, p. 59-68, 2011.

VAZ, C. S. Alimentação de Coletividade: uma abordagem gerencial. Brasília: Lid, 2002.

VAZ, D. S. S.; BENNEMANN, R. M. Comportamento alimentar e hábito alimentar: uma revisão. Revista Uningá Review, v. 20, n. 1, p. 108-112, 2014.

VEIGA, J. E. Desenvolvimento sustentável: O desafio do século XXI. 3. ed. Rio de Janeiro: Garamond, 2008.

VIEBIG, R. F.; NACIF, M. A. L. Recomendações nutricionais para a atividade física e o esporte. REFELD – Revista Brasileira de Educação Física, Esporte, Lazer e Dança (Santo André), v. 1, n. 1, p. 2-14, 2006.

VIEBIG, R. F.; POLPO, A. N.; CORREA, P. H. Ginástica rítmica na infância e adolescência: características e necessidades nutricionais. Lecturas Educación Física y Deportes (Buenos Aires), v. 11, n. 94, p. 1-7, 2006.

VIEBIG, R. F; NACIF, M. Nutrição aplicada à atividade física e ao esporte. In: Tratado de Alimentação, Nutrição e Dietoterapia. São Paulo: Roca, 2007. p. 215-233.

VITOLO, M. R. Nutrição da Gestação à Adolescência. Rio de Janeiro: Reichmann & Affonso, 2003. p. 322.

VITOLO, M. R. Recomendações nutricionais para crianças. In: VITOLO, M. R. Nutrição da gestação ao envelhecimento. Rio de janeiro: Rubio, 2008. Capítulo 21, p. 191-199.

VITOLO, M. R. Recomendações nutricionais para crianças. In: VITOLO, M. R. Nutrição: da gestação a adolescência. Rio de Janeiro: Rubio; 2008. p. 191-199.

VIVONE, G. P. et al. Análise da consistência alimentar e tempo de deglutição em crianças com paralisia cerebral tetraplégica espástica. Rev. Cefac, São Paulo, v. 04, n. 09, p. 504-511, out. 2007. Disponível em: <http://www.scielo.br>. Acesso em: 08 out. 2011.

VOLKERT, D. et al. E.S.P.E.N. Guidelines on Enteral Nutrition: Geriatrics. Clinical Nutrition, n. 25, p. 330-360, 2006.

WAITZBERG, D. L. Nutrição Oral, Enteral e Parenteral na Prática Clínica. 3. ed. São Paulo: Atheneu, 2004.

WANG, Y.; BENTLEY, M. E.; ZHAI, F.; POPKIN, B. M. Tracking of dietary intake patterns of Chinese from childhood to adolescence of a six-year follow-up period. J Nutr. v. 132, n. 3, p. 430-438, 2002.

WHO/FAO. Diet, nutrition and the prevention of chronic diseases. Report of joint. WHO/FAO expert Consultation. Geneva: WHO, 2003.

WILLIAM, J.; KLISH. Pediatrics, v. 95, n. 3, 1995. p. 433.

WILLIAMS, M. H. Nutrição para saúde, condicionamento físico e desempenho esportivo. 5. ed. Barueri: Manole,2002.

WILLIAMS, S. R. Fundamentos de Nutrição e Dietoterapia. 6. ed. Porto alegre: Artmed, 1997. p. 147.

WILLIANS, C. L., BOLLELLA, M.; WYNDER, E. L. A new recommendation for dietary fiber in childhood. Pediatrics, v.96, p. 985:88. 1995.

WILMORE, J. H.; COSTILL, D. L. Physiology of Sports and Exercise. Champaign: Human Kinetics, 1994.

WILSON, M. M. et al. Appetite assessment: simple appetite questionnaire predicts weight loss in community-dwelling adults and nursing home residents. Am J Clin Nutr, v. 82, n. 5, p. 1074-81, 2005.

WOLINSKY, Y.; HICKSON. J. Nutrição no exercício e no esporte. São Paulo: Roca; 1996.

WORLD HEALTH ORGANIZATION (WHO). Complementary feeding of young children in developing countries: a review of current scientific knowledge. Geneva: WHO; 1998. 230p.

WORLD HEALTH ORGANIZATION (WHO). Diet, nutrition and the prevention of chronic diseases. Report of a joint WHO/FAO expert consultation. Geneva: WHO; 2003.

WORLD HEALTH ORGANIZATION (WHO). Fifty-seventh World Health Assembly: global strategy on diet, physical activity and health. 2004.

WORLD HEALTH ORGANIZATION (WHO). FOOD AND AGRICULTURE ORGANIZATION (FAO). Diet, Nutrition and the Prevention of Chronic Diseases. Report of joint. WHO/FAO expert Consultation. Geneva: WHO, 2003. (Technical Report, 916).

WORLD HEALTH ORGANIZATION (WHO). Guideline: sodium intake for adults and children. Geneva: WHO; 2012.

WORLD HEALTH ORGANIZATION (WHO). Noncommunicable Diseases Progress Monitor, 2017. Geneva: World Health Organization; 2017.

WORLD HEALTH ORGANIZATION (WHO). UNITED NATIONS CHILDREN FUND (UNICEF). Review on complementary feeding and suggestions for future research: WHO/UNICEF guidelines on complementary feeding. Pediatrics, v. 106, p. 1290, 2000.

WORLD HEALTH ORGANIZATION. Report of the Commission on Ending Childhood Obesity. Implementation plan: executive summary. Geneva: WHO; 2017.

WRIGHT, J.; TREVILLE, E. Técnicas culinárias: Le Cordon Bleu. São Paulo: Marco Zero, 1996.

YOKOHAMA, S. *et al.* Investigation and prediction of enteral nutrition problems. World Journal Of Gastroenterology, Asahikawa, v. 15, n. 11, p. 1367-1372, 2009. Disponível em: <http://regional.bvsalud.org>. Acesso em: 20 abr. 2011.

YUYAMA, L. *et al.* Vitamina A (retinol) e carotenoids. In: COZZOLINO, S. M. F. Biodisponibilidade de nutrientes. 3. ed. Barueri: Manole; 2009. p. 253-297.

ZANELLA, L. C. Instalação e administração de restaurantes. São Paulo. Metha; 2007.

ZIEGLER, P. *et al.* Nutrient intakes and food patterns of toddlers' lunches and snacks: influence of location. J. Am. Diet Assoc., v. 106, 1 suppl. 1, p. S124-S134, 2006.

ZINI, B.; RICALDE, S. R. Características nutricionais das crianças e adolescentes portadoras de síndrome de Down da APAE de Caxias do Sul e São Marcos – RS. Pediatria, Caxias do Sul, v.31, n.4, p. 252-259, dez. 2009.

SITES INDICADOS

AES Brasil. Sustentabilidade. Disponível em: http://aesbrasilsustentabilidade.com.br.

CEMPRE. Composto URBANO. Disponível em: http://www. cempre.org.br/fichas_tecnicas.php?lnk=ft_composto_urbano.php.

IBGE. Ajustamento sazonal dos índices de preços ao consumidor ampla – IPCA, 1998. Disponível em: http://www.ibge.gov.br.

MINISTÉRIO DO MEIO AMBIENTE. Disponível em: http://www.brasil.gov.br/sobre/meio-ambiente.

ORGANIZAÇÃO MUNDIAL DA SAÚDE. Meio ambiente e sustentabilidade. Disponível em: http://who.int/en/.

SABESP. Meio Ambiente. Disponível em: http://site.sabesp.com.br.

WORLD NUCLEAR ASSOCIATION. Acidente de Chernobyl. Disponível em: http://www.world-nuclear.org/info/chernobyl/inf07.html.

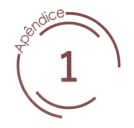

Sazonalidade dos Alimentos

■ Baixa temporada   ■ Média temporada   ■ Alta temporada

Produtos	Jan	Fev	Mar	Abr	Mai	Jun	Jul	Ago	Set	Out	Nov	Dez
Frutas												
Abacate Breda/Margarida									■	■	■	■
Abacate Fucks/Geada	■	■										
Abacate Fortuna/Quintal			■	■	■	■	■	■				
Abacaxi Havaí	■										■	■
Abacaxi pérola											■	■
Abiu				■	■			■				
Acerola									■	■		
Ameixa estrangeira			■									
Ameixa nacional												
Amêndoa											■	■
Atemoia					■	■		■				
Avelã											■	
Banana-maçã					■	■	■					
Banana-nanica												
Banana-prata									■	■		
Caju												
Caqui						■						
Carambola			■	■		■		■				
Castanha estrangeira												■
Castanha nacional											■	
Cereja estrangeira												
Cidra												
Coco-verde											■	■
Cupuaçu	■				■		■					
Damasco estrangeiro												

(*continua*)

Produtos	Jan	Fev	Mar	Abr	Mai	Jun	Jul	Ago	Set	Out	Nov	Dez
Figo												
Framboesa												
Goiaba												
Graviola												
Grapefruit												
Jabuticaba												
Jaca												
Kiwi nacional												
Kiwi estrangeiro												
Laranja-baía												
Laranja-lima												
Laranja-pera												
Lichia												
Lima-da-pérsia												
Limão taiti												
Maçã nacional Fuji												
Maçã nacional Gala												
Maçã estrangeira Granny Smith												
Maçã estrangeira Red Del												
Mamão formosa												
Mamão Havaí												
Manga Haden												
Manga Palmer												
Manga Tommy												
Mangostão												
Maracujá azedo												
Maracujá doce												
Marmelo												
Melancia												
Melão amarelo												
Mexerica												
Morango												
Nectarina estrangeira												
Nectarina nacional												
Nêspera												
Nozes												

(*continua*)

Apêndice 1 • Sazonalidade dos Alimentos

Produtos	Jan	Fev	Mar	Abr	Mai	Jun	Jul	Ago	Set	Out	Nov	Dez
Pera nacional												
Pera estrangeira												
Pêssego nacional												
Pêssego estrangeiro												
Physalis												
Pinha												
Pitaia												
Quincan												
Romã												
Sapoti												
Seriguela												
Tâmara												
Tamarindo												
Tangerina cravo												
Tangerina murcote												
Tangerina poncã												
Uva itália												
Uva Niágara												
Uva rubi												
Uva Thompson												
Uva estrangeira												

Legumes

Produtos	Jan	Fev	Mar	Abr	Mai	Jun	Jul	Ago	Set	Out	Nov	Dez
Abóbora-d'água												
Abóbora japonesa												
Abóbora-moranga												
Abóbora paulista												
Abóbora seca												
Abobrinha brasileira												
Abobrinha italiana												
Alcachofra												
Batata-doce-amarela												
Batata-doce rosada												
Berinjela comum												
Berinjela para conserva												
Berinjela japonesa												
Beterraba												
Cará												

(continua)

384 Cardápio | Guia Prático para a Elaboração

Produtos	Jan	Fev	Mar	Abr	Mai	Jun	Jul	Ago	Set	Out	Nov	Dez
Cenoura												
Chuchu												
Cogumelo												
Ervilha comum												
Ervilha-torta												
Fava												
Feijão corado												
Gengibre												
Inhame												
Jiló												
Mandioca												
Mandioquinha												
Maxixe												
Pepino caipira												
Pepino comum												
Pepino japonês												
Pimenta cambuci												
Pimenta vermelha												
Pimentão amarelo												
Pimentão verde												
Pimentão vermelho												
Quiabo												
Taquenoco												
Tomate												
Tomate caquí												
Tomate salada												
Vagem												
Verduras												
Acelga												
Agrião												
Alface												
Alho-poró												
Almeirão												
Aspargos												
Beterraba com folhas												
Brócolis												
Catalônia												

(continua)

Apêndice 1 • Sazonalidade dos Alimentos

Produtos	Jan	Fev	Mar	Abr	Mai	Jun	Jul	Ago	Set	Out	Nov	Dez
Cebolinha												
Cenoura com folhas												
Chicória												
Coentro												
Couve												
Couve-de-bruxelas												
Couve-flor												
Endívias												
Erva-doce												
Escarola												
Espinafre												
Folha de uva												
Gengibre com folhas												
Gobo												
Hortelã												
Louro												
Manjericão												
Milho-verde												
Moyashi												
Mostarda												
Nabo												
Orégano												
Palmito												
Rabanete												
Repolho												
Rúcula												
Salsa												
Salsão												
Diversos												
Alho nacional												
Alho estrangeiro												
Amendoim com casca												
Amendoim sem casca												
Batata nacional												
Canjica												
Cebola nacional												
Cebola MG												

(continua)

Produtos	Jan	Fev	Mar	Abr	Mai	Jun	Jul	Ago	Set	Out	Nov	Dez
Cebola SC												
Cebola SP												
Cebola estrangeira												
Coco seco												
Milho de pipoca nacional												
Milho de pipoca estrangeiro												
Ovos brancos												
Ovos de codorna												
Ovos vermelhos												
Pinhão												

Flores

Produtos	Jan	Fev	Mar	Abr	Mai	Jun	Jul	Ago	Set	Out	Nov	Dez
Agapanto												
Astroeméria												
Angélica												
Antúrio												
Azaleia												
Begônia												
Boca-de-leão												
Branquinha												
Bromélia												
Cíclame												
Copo-de-leite												
Cravina												
Cravo												
Crisântemo												
Dália												
Dracena												
Estatice												
Estrelícia												
Eucalipto Simeria												
Flor de trigo												
Gérbera												
Gipsófila												
Girassol												
Gladíolo												
Goivo												

(continua)

Apêndice 1 • Sazonalidade dos Alimentos

Produtos	Jan	Fev	Mar	Abr	Mai	Jun	Jul	Ago	Set	Out	Nov	Dez
Grama												
Helecônia												
Hortência												
Impatiens												
Jasmim												
Kalanchoe												
Lírio												
Lisianthus												
Margarida												
Minirrosa												
Musgo pequeno												
Orquídea												
Palmeira												
Petúnia												
Pingo de ouro												
Prímula												
Rosa												
Samambaia												
Tango												
Tuia												
Violeta												

Pescado

Produtos	Jan	Fev	Mar	Abr	Mai	Jun	Jul	Ago	Set	Out	Nov	Dez
Abrótea												
Agulhão												
Anchovas												
Atum												
Bacalhau seco												
Badejo												
Bagre												
Berbigão												
Betara												
Bonito												
Cação												
Camarão cativeiro												
Camarão 7 barbas												
Cambeva												
Caranguejo												

(continua)

Cardápio | Guia Prático para a Elaboração

Legenda de cores: 🟩 = verde · 🟨 = amarelo · 🟧 = laranja

Produtos	Jan	Fev	Mar	Abr	Mai	Jun	Jul	Ago	Set	Out	Nov	Dez
Carapau	🟩	🟩	🟩	🟨	🟧	🟧	🟧	🟨	🟨	🟨	🟩	🟨
Cascote	🟧	🟧	🟩	🟨	🟧	🟨	🟨	🟩	🟩	🟨	🟨	🟧
Cavalinha	🟧	🟧	🟩	🟩	🟨	🟧	🟨	🟨	🟨	🟧	🟧	🟧
Congro	🟧	🟧	🟧	🟧	🟩	🟨	🟩	🟨	🟧	🟧	🟨	🟧
Corvina	🟧	🟧	🟩	🟨	🟧	🟧	🟧	🟧	🟧	🟧	🟧	🟧
Curimbatá	🟧	🟨	🟩	🟨	🟧	🟧	🟧	🟧	🟧	🟧	🟧	🟧
Dourado	🟨	🟧	🟧	🟧	🟧	🟧	🟧	🟧	🟧	🟩	🟩	🟩
Espada	🟨	🟧	🟩	🟨	🟧	🟧	🟧	🟧	🟧	🟧	🟨	🟨
Galo	🟨	🟨	🟨	🟩	🟧	🟧	🟧	🟧	🟧	🟧	🟧	🟧
Garoupa	🟧	🟧	🟧	🟧	🟩	🟧	🟩	🟨	🟧	🟧	🟧	🟧
Gordinho	🟧	🟧	🟨	🟩	🟩	🟧	🟧	🟧	🟧	🟧	🟩	🟧
Guaivira	🟨	🟨	🟩	🟨	🟨	🟨	🟨	🟨	🟨	🟨	🟨	🟩
Jundiá	🟧	🟧	🟧	🟧	🟧	🟧	🟧	🟩	🟧	🟧	🟧	🟧
Lambari	🟧	🟧	🟩	🟩	🟧	🟩	🟨	🟨	🟩	🟨	🟨	🟨
Linguado	🟧	🟧	🟨	🟨	🟧	🟧	🟨	🟨	🟨	🟧	🟨	🟨
Lula	🟧	🟧	🟩	🟧	🟩	🟧	🟧	🟧	🟧	🟧	🟧	🟧
Mandi	🟧	🟧	🟧	🟩	🟧	🟩	🟩	🟩	🟩	🟩	🟩	🟧
Manjuba	🟧	🟩	🟧	🟧	🟨	🟧	🟧	🟨	🟩	🟩	🟨	🟨
Meca	🟧	🟧	🟧	🟧	🟧	🟧	🟧	🟩	🟩	🟧	🟧	🟧
Merluza	🟧	🟧	🟨	🟧	🟧	🟧	🟧	🟩	🟨	🟧	🟩	🟨
Mexilhão	🟧	🟧	🟧	🟧	🟧	🟩	🟧	🟨	🟧	🟩	🟨	🟩
Mistura	🟧	🟧	🟧	🟧	🟧	🟧	🟨	🟧	🟧	🟧	🟧	🟧
Namorado	🟧	🟧	🟩	🟩	🟨	🟨	🟨	🟧	🟩	🟩	🟩	🟨
Olhete	🟨	🟧	🟧	🟧	🟧	🟧	🟧	🟩	🟩	🟧	🟧	🟧
Olho-de-boi	🟨	🟩	🟨	🟨	🟧	🟧	🟧	🟧	🟧	🟧	🟧	🟧
Ostra	🟧	🟧	🟧	🟧	🟧	🟧	🟩	🟧	🟧	🟨	🟨	🟨
Oveva	🟨	🟩	🟧	🟩	🟧	🟧	🟧	🟧	🟧	🟧	🟧	🟧
Pacu	🟧	🟧	🟩	🟩	🟩	🟩	🟧	🟧	🟧	🟧	🟧	🟧
Palombeta	🟩	🟧	🟧	🟧	🟧	🟩	🟧	🟧	🟧	🟩	🟩	🟩
Pampo	🟧	🟧	🟧	🟧	🟧	🟧	🟨	🟨	🟩	🟨	🟨	🟩
Papa-terra	🟩	🟨	🟩	🟨	🟧	🟧	🟧	🟧	🟧	🟧	🟧	🟧
Parati	🟧	🟧	🟧	🟧	🟩	🟩	🟧	🟧	🟧	🟧	🟧	🟧
Pargo	🟧	🟧	🟧	🟨	🟨	🟨	🟩	🟨	🟧	🟧	🟧	🟧
Peroá	🟧	🟧	🟧	🟨	🟧	🟧	🟧	🟧	🟧	🟧	🟩	🟨
Pescada	🟨	🟨	🟩	🟨	🟧	🟧	🟨	🟨	🟨	🟨	🟩	🟨
Piau	🟧	🟧	🟨	🟨	🟧	🟧	🟧	🟩	🟧	🟧	🟧	🟧
Pintado	🟧	🟩	🟩	🟧	🟨	🟨	🟨	🟧	🟩	🟩	🟧	🟨

(continua)

Apêndice 1 • Sazonalidade dos Alimentos

Produtos	Jan	Fev	Mar	Abr	Mai	Jun	Jul	Ago	Set	Out	Nov	Dez
Piranha												
Pitangola												
Polvo												
Robalo												
Salmão												
Sardinha fresca												
Savelha												
Serra												
Siri												
Sororoca												
Tainha												
Tilápia												
Traíra												
Trilha												
Truta												
Tucunaré												
Vira												
Xaréu												
Xixarro												

Apêndice

Datas Comemorativas

Janeiro	
Janeiro Branco: alerta sobre saúde mental. A campanha visa a demonstrar a importância que cuidar da saúde não significa apenas zelar pelo corpo. Cuidar da mente também é fundamental para o total bem-estar e equilíbrio do organismo	
1	Confraternização universal
	Dia Mundial da Paz
6	Dia de Reis
	Dia da Gratidão
7	Dia da Liberdade de Cultos
8	Dia do Fotógrafo
9	Dia do Fico (1822)
	Dia do Astronauta
14	Dia do Enfermo
15	Dia Mundial do Compositor
	Dia dos Adultos
20	Dia do Museu de Arte Moderna do Rio de Janeiro
	Dia do Farmacêutico
21	Dia Mundial da Religião
24	Dia da Previdência Social
	Dia da Constituição
25	Dia do Carteiro
	Fundação de São Paulo
30	Dia da Saudade
	Dia do Portuário
	Dia Nacional das Histórias em Quadrinhos
	Dia da Não Violência
31	Dia Mundial do Mágico

(continua)

Fevereiro

Fevereiro Roxo: conscientização sobre as doenças: lúpus, fibromialgia e mal de Alzheimer
Fevereiro Laranja: conscientiza sobre a leucemia

1	Dia do Publicitário
2	Dia do Agente Fiscal
	Dia de Iemanjá
5	Dia do Datiloscopista
7	Dia do Gráfico
9	Dia do Zelador
10	Dia do Atleta Profissional
11	Dia Mundial do Enfermo
13	Dia Nacional do Ministério Público
14	Dia da Amizade
16	Dia do Repórter
19	Dia do Esportista
23	Dia do Rotariano
27	Dia do Agente Fiscal da Receita Federal
	Dia Nacional do Livro Didático

Março

Março Azul: prevenção ao câncer colorretal

2	Dia Nacional do Turismo
	Dia da Oração
3	Dia do Meteorologista
5	Dia do Filatelista Brasileiro
7	Dia dos Fuzileiros Navais
8	Dia Internacional da Mulher
10	Dia do Telefone
	Dia do Sogro
12	Aniversário de Recife e Olinda
	Dia do Bibliotecário
14	Dia do Vendedor de Livros
	Dia Nacional da Poesia
	Dia dos Animais
15	Dia da Escola
	Dia Mundial do Consumidor
19	Dia de São José
	Dia do Carpinteiro
	Dia do Marceneiro

(continua)

20	Início do outono
21	Dia Internacional Contra a Discriminação Racial
	Dia Universal do Teatro
22	Dia Mundial da Água
23	Dia Mundial da Meteorologia
26	Dia do Cacau
27	Dia do Circo
28	Dia do Diagramador
	Dia do Revisor
30	Dia Mundial da Juventude
	Dia da Integração Nacional
31	Dia da Saúde e da Nutrição

Abril

Abril Verde: conscientização sobre a importância da segurança no trabalho
Abril Azul: debate sobre o autismo

1	Dia da mentira
	Dia da Abolição da Escravidão dos Índios (1680)
2	Dia do Propagandista
	Dia Internacional do Livro Infantil
	Dia Mundial da Conscientização do Autismo
4	Dia Nacional do Parkinsoniano
7	Dia do Corretor
	Dia do Jornalismo
	Dia do Médico Legista
	Dia Mundial da Saúde
8	Dia da Natação
	Dia do Correio
	Dia Mundial do Combate ao Câncer
9	Dia Nacional do Aço
10	Dia da Engenharia
12	Dia do Obstetra
13	Dia do *Office Boy*
	Dia dos Jovens
	Dia do Hino Nacional – primeira execução do hino nacional brasileiro (1831)
14	Dia Pan-Americano
	Dia Mundial do Desenhista
	Dia do Desarmamento Infantil
16	Dia da Voz

(continua)

18	Dia Nacional do Livro Infantil
	Dia de Monteiro Lobato
19	Dia do Índio
	Dia do Exército Brasileiro
20	Dia do Diplomata
	Dia do Disco
21	Dia de Tiradentes
	Dia da Latinidade
	Dia do Metalúrgico
	Dia do Policial Civil
	Dia do Policial Militar
22	Descobrimento do Brasil
	Dia da Força Aérea Brasileira
	Dia da Comunidade Luso-Brasileira
	Dia do Planeta Terra
23	Dia de São Jorge
	Dia Mundial do Escoteiro
	Dia Mundial do Livro e do Direito do Autor
	Dia Nacional da Educação de Surdos
24	Dia do Agente de Viagem
	Dia Internacional do Jovem Trabalhador
25	Dia do Contabilista
26	Dia do Goleiro
	Dia da Primeira Missa no Brasil
27	Dia da Empregada Doméstica
	Dia do Sacerdote
28	Dia da Educação
	Dia da Sogra
30	Dia do Ferroviário
	Dia Nacional da Mulher

Maio**

**Maio Amarelo: prevenção de acidentes de trânsito
Maio Vermelho: prevenção da hepatite**

1	Dia Mundial do Trabalho
2	Dia Nacional do Ex-Combatente
	Dia do Taquígrafo
3	Dia do Sertanejo

(continua)

5	Dia da Comunidade
	Dia Nacional do Expedicionário
	Dia do Artista Pintor
	Dia de Marechal Rondon
6	Dia do Cartógrafo
7	Dia do Oftalmologista
	Dia do Silêncio
8	Dia da Vitória
	Dia do Profissional de *marketing*
	Dia do Artista Plástico
	Dia Internacional da Cruz Vermelha
9	Dia da Europa
10	Dia da Cavalaria
	Dia do Campo
11	Integração do telégrafo no Brasil
12	Dia Mundial do Enfermeiro
13	Abolição da escravatura
	Dia da Fraternidade Brasileira
	Dia do Automóvel
15	Dia do Assistente Social
	Dia do Gerente Bancário
16	Dia do Gari
17	Dia Internacional da Comunicação e das Telecomunicações
	Dia da Constituição
18	Dia dos Vidreiros
	Dia Internacional dos Museus
19	Dia dos Acadêmicos do Direito
20	Ascensão do Senhor
	Dia do Comissário de Menores
21	Dia da Língua Nacional
22	Dia do Apicultor
23	Dia da Juventude Constitucionalista
24	Dia da Infantaria
	Dia do Datilógrafo
	Dia do Detento
	Dia do Telegrafista
	Dia do Vestibulando

(*continua*)

25	Dia da Indústria
	Dia do Massagista
	Dia do Trabalhador Rural
27	Dia do Profissional Liberal
29	Dia do Estatístico
	Dia do Geógrafo
30	Dia do Geólogo
	Dia das Bandeiras
31	Dia do Comissário de Bordo
	Dia mundial das Comunicações Sociais
	Dia do Espírito Santo

Junho

Junho Vermelho: conscientização sobre a importância da doação de sangue
Junho Laranja: conscientização sobre anemia e leucemia

1	Semana Mundial do Meio Ambiente
	Dia de Caxias
	Primeira transmissão de TV no Brasil
	Dia da Imprensa
3	Dia Mundial do Administrador de Pessoal
5	Dia da Ecologia
	Dia Mundial do Meio Ambiente
7	Dia da Liberdade de Imprensa
8	Dia do Citricultor
9	Dia do Porteiro
	Dia do Tenista
	Dia da Imunização
	Dia Nacional de Anchieta
10	Dia da Artilharia
	Dia da Língua Portuguesa
	Dia da Raça
11	Dia da Marinha Brasileira
	Dia do Educador Sanitário
12	Dia do Correio Aéreo Nacional
	Dia dos Namorados
13	Dia de Santo Antônio
	Dia do Turista
14	Dia do Solista
	Dia Universal de Deus
	Dia Mundial do Doador de Sangue

(continua)

17   Dia do Funcionário Público Aposentado

18   Dia do Químico

      Dia da Imigração Japonesa

20   Dia do Revendedor

21   Dia da Mídia

      Dia do Imigrante

      Dia Universal Olímpico

      Início do inverno

24   Dia das Empresas Gráficas

      Dia de São João

      Dia Internacional do Leite

26   Dia do Metrologista

27   Dia Nacional do Progresso

28   Dia da Renovação Espiritual

29   Dia de São Pedro e São Paulo

      Dia do Papa

      Dia da Telefonista

      Dia do Pescador

Julho

Julho Amarelo: conscientização sobre hepatites virais e câncer ósseo

1   Dia da Vacina (BCG)

2   Dia do Hospital

      Dia do Bombeiro Brasileiro

4   Dia Internacional do Cooperativismo

      Independência dos EUA

      Dia do Operador de *Telemarketing*

6   Dia da criação do Instituto Brasileiro de Geografia e Estatística (IBGE)

8   Dia do Panificador

9   Dia da Revolução e do Soldado Constitucionalista

10   Dia da *pizza*

12   Dia do Engenheiro Florestal

13   Dia do Engenheiro de Saneamento

      Dia do Cantor

      Dia Mundial do *Rock*

14   Dia do Propagandista de Laboratório

      Dia da Liberdade de Pensamento

15   Dia Nacional dos Clubes

16   Dia do Comerciante

(continua)

17	Dia de Proteção às Florestas
19	Dia da Caridade
	Dia Nacional do Futebol
20	Dia do Amigo e Dia Internacional da Amizade
	Dia da primeira viagem à Lua (1969)
23	Dia do Guarda Rodoviário
25	Dia de São Cristóvão
	Dia do Colono
	Dia do Escritor
	Dia do Motorista
26	Dia da Vovó
27	Dia do Motociclista
28	Dia do Agricultor

Agosto***

Agosto Dourado: conscientização sobre o aleitamento materno

1	Dia Nacional do Selo
	Início da Semana Mundial da Amamentação
3	Dia do Tintureiro
5	Dia Nacional da Saúde
8	Dia do Pároco
11	Dia da Televisão
	Dia do Advogado
	Dia do Estudante
	Dia do Garçom
	Dia Internacional da Logosofia
12	Dia Nacional das Artes
13	Dia do Economista
15	Assunção de Nossa Senhora
	Dia da Informática
	Dia dos Solteiros
16	Dia do Filósofo
19	Dia do Artista de Teatro
	Dia Mundial da Fotografia
20	Dia dos Maçons
22	Dia do Folclore
23	Dia da Injustiça
24	Dia da Infância
	Dia dos Artistas
	Dia de São Bartolomeu

(continua)

25	Dia do Feirante
	Dia do Soldado
27	Dia do Corretor de Imóveis
	Dia do Psicólogo
28	Dia da Avicultura
	Dia dos Bancários
29	Dia Nacional do Combate ao Fumo
31	Dia da Nutricionista

Setembro

Setembro Verde: conscientização sobre a doação de órgãos e prevenção ao câncer de intestino
Setembro Amarelo: prevenção do suicídio
Setembro Vermelho: prevenção das doenças cardiovasculares

1	Início da Semana da Pátria
	Dia do Profissional de Educação Física
2	Dia do Repórter Fotográfico
3	Dia do Guarda Civil
	Dia do Biólogo
5	Dia Oficial da Farmácia
	Dia da Amazônia
6	Dia do Alfaiate
7	Independência do Brasil
8	Dia Internacional da Alfabetização
9	Dia do Administrador
	Dia do Médico-Veterinário
	Dia da Velocidade
12	Dia do Operador de Rastreamento
14	Dia da Cruz
	Dia do frevo
16	Dia Internacional para a Preservação da Camada de Ozônio
17	Dia da Compreensão Mundial
18	Dia dos Símbolos Nacionais
19	Dia de São Geraldo
	Dia do Teatro
20	Dia do Funcionário Municipal
	Dia do Gaúcho
21	Dia da Árvore
	Dia do Fazendeiro
	Dia da Luta Nacional das Pessoas com Deficiências
22	Dia da Juventude do Brasil

(continua)

23	Início da primavera
	Dia do Soldado
	Dia do Técnico Industrial e do Técnico em Edificações
25	Dia Nacional do Trânsito
26	Dia Interamericano das Relações Públicas
	Dia Nacional do Surdo
27	Dia de Cosme e Damião
	Dia do Encanador
	Dia Mundial do Turismo
	Dia Nacional de Doação de Órgãos e Tecidos
29	Dia do Anunciante
	Dia do Petróleo
30	Dia da Secretária
	Dia da Navegação
	Dia Mundial do Tradutor
	Dia Nacional do Jornaleiro

Outubro

Outubro Rosa: conscientização sobre o câncer de mama

1	Dia Internacional da Terceira Idade
	Dia de Santa Terezinha
	Dia do Vendedor
	Dia Nacional do Vereador
3	Dia Mundial do Dentista
	Dia do Petróleo Brasileiro
	Dia das Abelhas
4	Dia da Natureza
	Dia do *Barman*
	Dia do Cão
	Dia do Poeta
	Dia de São Francisco de Assis
5	Dia das Aves
	Dia Mundial dos Animais
7	Dia do Compositor
8	Dia do Nordestino
10	Semana da Ciência e Tecnologia
	Dia Mundial do *Lions* Clube
11	Dia do Deficiente Físico
	Dia do Teatro Municipal

(continua)

12	Dia de Nossa Senhora Aparecida
	Dia da Criança
	Dia do Atletismo
	Dia do Engenheiro Agrônomo
	Dia do Mar
	Dia do Descobrimento da América
13	Dia do Terapeuta Ocupacional
	Dia do Fisioterapeuta
14	Dia Nacional da Pecuária
15	Dia do Normalista
	Dia do Professor
16	Dia Mundial da Alimentação
	Dia da Ciência e Tecnologia
17	Dia da Indústria Aeronáutica Brasileira
	Dia do Eletricista
18	Dia do Médico
	Dia do Estivador
	Dia do Securitário
	Dia do Pintor
19	Dia do Profissional da Informática
20	Dia Internacional do Controlador de Tráfego Aéreo
	Dia do Arquivista
21	Dia do Contato
23	Dia da Aviação e do Aviador
24	Dia das Nações Unidas – Organização das Nações Unidas (ONU)
25	Dia da Democracia
	Dia do Dentista Brasileiro
	Dia do Sapateiro
28	Dia de São Judas Tadeu
	Dia do Funcionário Público
29	Dia Nacional do Livro
30	Dia do Balconista
	Dia do Comerciário
31	Dia Mundial do Comissário de Voo
	Dia das Bruxas – *Halloween*

(continua)

Novembro

Novembro Azul: combate ao câncer de próstata e ao diabetes
Novembro Dourado: conscientização sobre o câncer infantojuvenil

1	Dia de Todos os Santos
2	Dia de Finados
3	Dia do Cabeleireiro
	Instituição do direito e voto da mulher (1930)
4	Dia do Inventor
5	Dia da Ciência e da Cultura
	Dia do Cinema Brasileiro
	Dia do Radioamador e Técnico em Eletrônica
7	Dia do Radialista
8	Dia do Aposentado
	Dia mundial do urbanismo
9	Dia do Hoteleiro
10	Dia do Trigo
11	Dia do Soldado Desconhecido
12	Dia do Diretor de Escola
	Dia do Supermercado
14	Dia Nacional da Alfabetização
15	Proclamação da República
17	Dia da Criatividade
19	Dia da Bandeira
20	Dia do Auditor Interno
	Dia Nacional da Consciência Negra
21	Dia da Homeopatia
	Dia das Saudações
22	Dia do Músico
23	Dia Internacional do Livro
25	Dia Nacional do Doador de Sangue
26	Dia do Ministério Público
27	Dia do Técnico da Segurança do Trabalho
28	Dia Mundial de Ação de Graças

Dezembro

Dezembro Vermelho: prevenção da AIDS
Dezembro Laranja: combate ao câncer de pele

1	Dia Internacional da Luta Contra a AIDS
	Dia do Imigrante
	Dia do Numismata
2	Dia Nacional do Samba
	Dia da Astronomia
	Dia Pan-Americano da Saúde
	Dia Nacional das Relações Públicas

(continua)

3	Dia Internacional do Portador de Deficiência
4	Dia da Propaganda
	Dia do Pedicuro
	Dia do Orientador Educacional
8	Dia Mundial da Imaculada Conceição
	Dia da Família
	Dia da Justiça
9	Dia da Criança Defeituosa
	Dia do Fonoaudiólogo
	Dia do Alcoólico Recuperado
10	Declaração Universal dos Direitos Humanos
	Dia Internacional dos Povos Indígenas
	Dia Universal do Palhaço
11	Dia do Arquiteto
	Dia do Engenheiro
13	Dia do Cego
	Dia do Marinheiro
	Dia do Óptico
	Dia de Santa Luzia
	Dia do Engenheiro Avaliador e Perito de Engenharia
14	Dia nacional do Ministério Público
16	Dia do Reservista
18	Dia do Museólogo
19	Dia do Atleta Profissional
20	Dia do Mecânico
21	Dia do Atleta
22	Início do verão
23	Dia do Vizinho
24	Dia do Órfão
25	Natal
26	Dia da Lembrança
28	Dia do Salva-Vidas
31	Dia de São Silvestre
	Reveillón

*O Dia Mundial da Oração é comemorado na primeira sexta-feira de março.
**O Dia das Mães é comemorado no segundo domingo do mês de maio.
***O Dia dos Pais é comemorado no segundo domingo do mês de agosto.

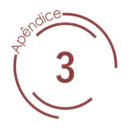

Avaliação do Conhecimento Nutricional do Desportista/Atleta

Os dados preenchidos são sigilosos e visam apenas pesquisar as principais dificuldades em nutrição para um posterior trabalho de esclarecimento dos temas mais difíceis ou de maior interesse sobre nutrição.

Idade: **Sexo:** ( ) Masculino ( ) Feminino

1. Relacione a coluna dos macronutrientes com a sua função:
(a) Proteína ( ) Fornecimento de energia e preservação da proteína
(b) Carboidratos ( ) Fornecimento de energia e isolante térmico
(c) Gordura ( ) Construção e renovação de tecidos

2. O carboidrato em relação à gordura é:
a) Mais energético   b) Igualmente energético   c) Menos energético

3. Vitaminas e minerais fornecem calorias ao organismo?
( ) Sim   ( ) Não

4. Assinale as fontes de carboidratos:
( ) Mel   ( ) Macarrão   ( ) Arroz   ( ) Óleo   ( ) Batata
( ) Agrião ( ) Ovo   ( ) Peixe   ( ) Manteiga ( ) Farinha

5. Considerando o valor nutritivo, são substituíveis entre si:
(a) Pão   ( ) Queijo
(b) Laranja   ( ) Margarina
(c) Manteiga   ( ) Macarrão
(d) Frango   ( ) Tomate
(e) Leite   ( ) Espinafre
(f) Couve   ( ) Peixe

6. Assinale as fontes de proteínas na dieta:
( ) Cenoura ( ) Manteiga ( ) Maçã ( ) Carnes ( ) Granola
( ) Iogurte ( ) Fígado   ( ) Ovo   ( ) Milho   ( ) Atum

7. Assinale as fontes de gorduras:
( ) Óleo   ( ) Lentilha   ( ) Manteiga   ( ) Maionese ( ) Manga
( ) Leite desnatado   ( ) Margarina ( ) Banana   ( ) Abacate
( ) Cereais matinais

(continua)

8. Em uma dieta equilibrada, a distribuição correta dos nutrientes é:

a) Gorduras (33,3%), proteínas (33,3%), carboidratos (33,3%)
b) Gorduras (15%), proteínas (25%), carboidratos (60%)
c) Gorduras (60%), proteínas (15%), carboidratos (25%)
d) Gorduras (25%), proteínas (60%), carboidratos (15%)
e) Gorduras (25%), proteínas (15%), carboidratos (60%)

9. Qual a quantidade de água que se deve ingerir por dia?

( ) 0,5 ℓ ( ) 1 ℓ ( )1,5 ℓ ( ) 2 ℓ ou mais
( ) Conforme a sede
Quantos litros de água você ingere por dia?   Por quê?

10. Quais meios você utiliza para saber mais sobre nutrição?

( ) Nutricionista
( ) Professor de educação física
( ) Revistas   Quais:
( ) Livros   Quais:
( ) Televisão   Programas:

Você gostaria de ter palestras sobre nutrição na academia? ( ) Sim ( ) Não
Por quê?

Caso queira, quais os assuntos?

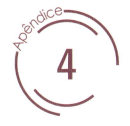

Anamnese Alimentar

Data: ___/___/___ Academia/clube: _____
Nome: _____
Data nascimento: ___/___/___ Sexo: F ( ) M ( )
Avaliador: _____

1. Objetivo da prática de exercício físico. Comentários.
( ) Saúde _____
( ) Estética _____
( ) Lazer _____
( ) Competição _____
( ) Outros _____

2. Presença de enfermidades

	Você	Familiar
Hipertensão	( )	( )
Diabetes	( )	( )
Câncer	( )	( )
Obesidade	( )	( )
Hipertireoidismo/hipotireoidismo	( )	( )
Outras		

3. Hábito de fumar? Sim ( ) Não ( )
Há quanto tempo: _____
Quantidade de cigarros: _____

4. Teve alguma alteração de peso recente? Sim ( ) Não ( )
Por quê? _____
Foi intencional? _____

5. Orientação
( ) Médico. Qual especialidade? _____
( ) Nutricionista
( ) Conta própria
( ) Treinador/professor de educação física
( ) Outros _____

6. Prática esportiva na academia

Exercício   Dias da semana   Duração   Há quanto tempo?

7. Ocupação
Profissão/ocupação: _____ Total de trabalho: ____ horas
Atividades cotidianas: _____

(continua)

8. Suplementação nutricional
Consome algum suplemento? ( ) Sim ( ) Não

Suplemento	Quantidade	Tempo	Indicação	Finalidade	Resultado

9. Você esta satisfeito com seu peso (corpo)?
( ) Sim ( ) Não. Por quê? _____

10. Medidas antropométricas
Peso: _____ kg   Peso habitual: _____ kg
Altura: _____ cm   IMC: _____ kg/m²
Circunferências (cm):

Punho: _____

Braço: _____

Cintura: _____

Quadril: _____

Abdome: _____

Coxa: _____

Relação cintura/quadril: _____ Risco: _____
Compleição/tamanho da ossatura: _____

Homens	**Mulheres**
r > 10,4 (pequena)	r > 11,0 (pequena)
r = 9,6 a 10,4 (média)	r = 10,1 a 11,0 (média)
r < 9,6 (grande)	r < 10,1 (grande)

Dobras (mm). Compasso: _____

Tríceps

Bíceps

Subscapular

Abdominal

Suprailíaca

Percentual de gordura: _____ %
Faulkner: _____
Siri: _____
Brozek: _____
Peso de gordura corporal: _____ kg
Bioimpedância: modelo _____

Percentual de gordura	**%**
Peso de gordura corporal	kg
Peso da massa magra	kg
Biorresistência	ohms
Reactância	ohms

Total de água do corpo: _____ ℓ
% peso do corpo: _____
% massa magra: _____
Taxa metabólica basal: _____ kcal

IMC: índice de massa corporal; r: raio.

Avaliação Nutricional | Retorno

Data: ___/___/___ Academia/clube: _____
Nome: _____
Data nascimento: ___/___/___ Sexo: F ( ) M ( )
Avaliador: _____
Data da consulta anterior: ___/___/___

1. Medidas antropométricas
Peso da consulta anterior: _____ kg
Peso atual: _____ kg
Altura: _____ cm
IMC: _____ kg/m^2
Classificação do estado nutricional: _____
Peso habitual: _____ kg
Circunferência do quadril: _____ Diminuiu? Sim ( ) Não ( ) Quanto? _____
Circunferência da cintura: _____ Diminuiu? Sim ( ) Não ( ) Quanto? _____
Relação cintura/quadril: _____ Risco: _____
Circunferência abdominal: _____ Diminuiu? Sim ( ) Não ( ) Quanto? _____
Circunferência do braço: _____ Diminuiu? Sim ( ) Não ( ) Quanto? _____
Dobra do tríceps: _____ Diminuiu? Sim ( ) Não ( ) Quanto? _____
Dobra do bíceps: _____ Diminuiu? Sim ( ) Não ( ) Quanto? _____
Dobra subescapular: _____ Diminuiu? Sim ( ) Não ( ) Quanto? _____
Dobra suprailíaca: _____ Diminuiu? Sim ( ) Não ( ) Quanto? _____
Dobra abdominal: _____ Diminuiu? Sim ( ) Não ( ) Quanto? _____
Percentual de gordura: _____ %

2. Anamnese nutricional
Alteração de peso significativa? Sim ( ) Não ( )
Hábito intestinal: _____
Ingestão hídrica: _____
Dúvidas sobre alimentação: _____

Recordatório de 24 h (consulta de retorno)		
Refeições e horários	**Preparações**	**Medida caseira**

Observações: _____
Reforço das orientações: _____

Índice Alfabético

A

Absinto, 291
Açafrão, 128
Ácido(s)
- alfalinolênico, 157
- ascórbico, 156
- fólico, 156
- graxos
-- monoinsaturados, 156, 258
-- ômega-3, 156
-- poli-insaturados, 258
- linoleico conjugado, 157
Ações sustentáveis, 353
Açúcar, 99
Adesividade, 173
África do Sul, 313
Ágar-ágar, 143
Agregador social, 4
Água, 16, 354
- acidulada, 128
Aguardente, 287
Alcaparra, molho de, 116
Aleitamento materno, 189
Alemanha, 315
Alho, 152
Alimentação
- adequada e equilibrada, 97
- complementar, 191
- durante o exercício, 218
- na terceira idade, 221
- pós-exercício, 219
- pré-exercício, 218
Alimentos
- funcionais, 149, 150
-- de fontes animais, 153
-- de fontes vegetais, 152
-- recomendações de consumo, 155
- *in natura*, 98
- minimamente processados, 98
- processados, 99
- ultraprocessados, 99
Almoço, 5, 341
- de Páscoa, 342
Alongar, 128
Ambrosia, 127
American bar, 278
Analgésicos, 228

Análise do *mix* de venda, 79
Aniversário da empresa, 332
Anizetes, 291
Anorexia, 232
Anti-hipertensivos, 228
Anti-infecciosos, 228
Antiácidos, 228
Anticoagulantes, 228
Anticonvulsivantes, 228
Antidepressivos, 228
Antidiarreicos, 228
Antieméticos, 228
Antigotosos, 228
Antocianatos, 157
Apfelstrudel, 127
Arginina, 157
Armanhaque, 288
Aromáticos, 139, 164
Arroz, 124
Assado vienense, 103
Assar, 128
Avaliação nutricional, 214

B

Bacalhau, 113
Bagaceira, 288
Bar
- de hotel, 279
- temático, 278
Barquete, corte, 134
Bases de cozinha, 146
Batatas, 123
- sopa de, 117
Bater a carne, 128
Béarnaise, molho, 116
Bebidas, 15, 283
- esportivas, 219
- não alcoólicas, 16
Bechamel, molho, 116
Berinjela, 125
Betacaroteno, 157
Beurre manié, 143
Bife, 103
Bisteca, 111
Bitters, 290
Bloody Mary, 280
Boca, 222

412 Índice Alfabético

Boleado, corte, 134
Bolo, 127
Bolonhesa, molho, 116
Bonne femme, molho, 116
Bordelaise, molho, 116
Botequim, 278
Bouillabaisse, sopa, 117
Bourguignonne, molho, 116
Branco, molho, 116
Brandy, 288
Branquear, 128
Brasserie, 279
Brochete(s), 104
Brunoise, 128
Buffet, 347
- internacional, 348
- rústico, 349
Buquê garni, 128, 141

C

Caçarola, 113
Cachaça, 286, 287
Café, 15, 16, 278
- da manhã, 340
- da tarde, 341
Caipirinha, 281
Cálcio, 157
- alimentação infantil, 203
- crianças em idade escolar, 261
Cálculo do custo da refeição, 23, 25
Caldo, 116, 117
Calorias, 184
Camarão, 113
Campanha, molho, 117
Canapés, 7
Canelone, 118
Canja, 117
Cansaço aos mínimos esforços, 233
Cantina saudável, 275
Capelete, 118
Cappuccino, 15
Carboidratos
- alimentação infantil, 198
- crianças em idade escolar, 256, 258
Cardápio, 5, 89
- básico para uma refeição, 6, 299
- brasileiro, 5
- categorias, 299
- com ênfase em alimentos funcionais, 155
- comerciais, 307
- controle de custos, 17
- de bebidas, 277
- de opção, 161
- *design*, 296
- diferenciados, 12
- diretrizes para elaboração de, 5
- e dietas hospitalares, 169
- elaboração e confecção, área hospitalar, 162

- engenharia de, 79
- equívocos na elaboração, 10
- excessivamente calóricos, 10
- infantil, 311
- institucionais, 299
- intermediário, 300
- na área da reabilitação, 243
- padrão, 20
- para a terceira idade, 221
- para alimentação infantil, 189
- para atletas e praticantes de atividade física, 213
- para crianças em idade escolar, 255
- para domingos e feriados, 15
- planejamento, 85
- preparações, 103
- regras gerais de elaboração, 1
- sugestões, 103
- superior, 300
- sustentável, 351
- típicos, 313
Cardinal, molho, 116
Carne
- bovina, 103
- de aves, 108
- suína, 111
Carta de vinhos, 297, 309
Caruru, 114
Cassoulet, 10, 108
Catequinas, 157
Cavalinha à francesa, 114
Cebola
- *brulée*, 128, 140
- *piqué*, 129, 141
- sopa, 118
Cenoura
- Clamart, 125
- Vichy, 125
Centro de custo, 18
Cereais, 152
Cervejaria, 279
Cervejas, 293
- alta fermentação/*ale*, 294
- baixa fermentação/*lager*, 294
- lambic, 295
Chá, 15, 16
Chá-verde, 152
Charlote, 127
Charque à brasileira, 104
Charuto de folha de uva, 104
Chateaubriand, molho, 104, 116, 129
Chatouillard, corte, 138
Chester, 108, 339
Chicken curry (frango indiano), 108
Chiffonade, corte, 138
Chile, 316
China, 317
Chocolates, 9
Choperia, 279
Chuleta, 104

Índice Alfabético 413

Churrasco, 334
- à Rio Grande, 104
Ciclismo, 217
Clube privê, 278
Coesão, 173
Coffee break, 24, 341
Cogumelo, molho de, 116
Colbert, molho, 116
Colesterol, 256
Collins, 282
Cólon, 222
Combinações de alimentos não recomendadas, 13
Combustível/energia adotado, 90
Complementos, 9
Componentes do custo, 24
Composição geral da dieta, 184
Compostagem, 362
Concassé, corte, 137
Conhaque, 288
Conservação dos alimentos, 267
Conservas, 7
Consistências dos líquidos, 225
Consomê, 6, 117, 146
Constipação intestinal, 233
Controle
- de custos para cardápios, 17
- de estoque, 19
- de produção, 19
Copos, 282
Coq au vin, 108
Coquetéis, 280, 346
- de camarão, 126
- não alcoólicos, 16
Coroa, corte, 138
Cortes, 133
- de carne, 129
- de legumes, 129
- padronizados, 133
- sem padrão, 137
Cosmopolitan, 281
Costelas de porco, 112
Court bouillon, 116, 146
Couve refogada, 125
Couve-flor, 125
Creme, 7
- à cardinal, 118
- *albin*, 118
- aurora, 118
- básico (*velouté*), 118
- Caroline, 118
- *crécy*, 118
- de aspargos, 118, 126
- de beterraba, 126
- de ervilha, 118
- de espinafre, 126
- de galinha, 118
- de leite, 144
- de milho, 118, 126
- de palmito, 126

- de tomate, 118, 126
- du Barry, 118
- florentina, 118
- Jaqueline, 118
- Maryland, 118
- *niçoise*, 118
Crepe
- de carne, 104
- de cerejas, 127
- de frango, 108
- de maçã, 127
- de queijo, 119
- Suzette, 127
Cromo, 185
Croûtons, 126
Crucíferas, 152
Cubos, corte em, 134
Cumberland, molho, 116
Curry, molho, 116
Curva ABC, 19
Custo(s), 17
- classificação, 18
- comerciais, 19
- componentes, 24
- da refeição, 17, 20
-- cálculo do, 23
- direto, 18
- do cardápio diário
-- prévio, 20
-- realizado, 20
- fixo, 18
- indireto, 18
- para eventos, 24
- unitário
-- diário realizado, 20
-- mensal realizado, 20
- variável, 18

D

Daiquiri, 280
Dancing bar, 278
Danish pastries, 340
Decoração, 164
Deficiência
- de ferro, 262
- de magnésio, 185
Deglacear, 129
Demanda, 79
Demi-glace, molho, 116
Desconforto gástrico, 232
Desmame, 191
Despesas, 17
Destilados, 283
Detritos orgânicos, 355
Diarreia, 233
Diet, 149
Dieta(s), 172
- branda, 171, 176

414 Índice Alfabético

- de recuperação, 219
- enteral, 249
-- sistema aberto, 67
-- sistema fechado, 67
- geral, 165, 170, 175
- líquida, 166, 172, 180
- pastosa, 165, 171
- semilíquida, 172
- modificadas em consistência, 170
- radicais, 181
Disfagia, 172, 224, 232, 245
- em orofaríngea, 173
Disponibilidade de equipamentos e instalações, 14
Diuréticos, 228
Doces, 9
Doenças
- crônicas não transmissíveis, 181
- e dieta na terceira idade, 223
Dry martini, 280
Dureza, 173
Duxelle, 129

E

Éclair, 126
Edema, 233
Eisbein (joelho de porco), 112
Emincé, 129
Energéticos, 98
Energia elétrica, 354
Engenharia de cardápios, 79, 81
Engrossantes para leites, 67
Entrada, 6
Entrecôte Bercy, 104
Ervas finas, 129
Ervilhas
- à Parmentier, 126
- sopa, 118
Escabeche, molho, 117
Escaleno, 157
Escalope, 129
- à saltimbocca, 104
- ao madeira, 104
- de filé ao cogumelo, 104
- de limão, 104
- de peru à grega, 108
- refogada, 126
Escolha dos alimentos, 6
Esôfago, 222
Espaguete, 119
Espanha, 318
Espanhol, molho, 117
Espessantes, 67, 142, 163
Espetinho
- de peru, 109
- de frutas, 127
Espeto, 105
Estímulo(s)
- de fome e saciedade, 3

- emocional, 2
Estocáveis, 58
Estômago, 222
Estomatite, 232
Estrogonofe
- de camarão, 114
- de carne, 105
- de frango, 108
Etamine, 129

F

Farinha de rosca, 143
Farofa, 126
Fast-food, 153, 311
Fatia, 91
Fator de correção, 27, 39, 72
Feijoada, 112
Fermentados, 293
Fermiére, corte, 138
Ferro
- alimentação infantil, 201
- crianças em idade escolar, 262
Fervura, 129
Festas temáticas, 332
Fibras, 157, 185, 186, 204, 256, 258
Ficha técnica, 70
Fígado, 222
Filé, 105, 129
- de frango grelhado, 109
- de peixe, 114
- *emmental*, 105
Filé-mignon, 105
Finalizar, 129
Firmeza, 173
Fitas de legumes, 134
Flavonoides, 157
Flûte, corte, 138
Foie gras, 129
Fome, 3
- oculta, 200
Fond lié, molho, 117
Fórmulas lácteas infantis, 66, 190
Forno a vapor combinado, 86
Fração de alimento, 91
França, 320
Frango, 109, 110, 339
Fricassê
- de frango, 110
- espanhol, 107
Frios, 7
Fritura, 129
Frutas cítricas, 152
Fumet de peixe, 116, 146
Fundos, 116, 144, 163
- claro, 116
- escuro, 116
Futebol, 218

G

Gaspacho, 118, 161
Gasto, 17
- energético, 3
Gastronomia
- e nutrição, 159, 227
- hospitalar, 160
Gaufrette, corte, 138
Gelatina, 143
Gema de ovo, 143
Gengivite, 232
Gim, 287
Ginástica rítmica (GR), 217
Glacê, 130
- de *viande* (extrato de carne), 117
Gorduras, 99, 259
Goulash, 118
Grã-Bretanha, 321
Graspa, 288
Gratinar, 130
Grécia, 322
Green apple, 281
Grelhar, 130
Grogue, 278
Grupos alimentares, 98
Guarnecer, 130
Guarnição, 8, 9, 339

H

Hábitos e costumes à mesa, 153
Hambúrguer, 107
Hidratação, 130, 219
Highball, 282
Hipotálamo, 3
Holandês, molho, 117
Hortelã, molho, 117
Hortifrutigranjeiros, 45

I

Idade escolar, 255, 256
Impostos, 24
Imprinting metabólico, 193
Índia, 323
Índice de cocção, 42, 73
Indóis, 157
Infância, 189
Informações
- de venda, 79
- nutricionais, 355
Ingestão alimentar, 3
Ingredientes aromáticos, 130
Interface, 85
Intestino delgado, 222
Investimento, 17
Irish coffee, 281
Iscas
- chinesas, 107

- de carne aceboladas, 107
Isoflavonas, 157
Isotiocianatos, 157
Itália, 325

J

Jantar, 5, 343
- chinês, 344
Japão, 327
Julienne, corte, 130, 134

K

Kafta no espeto, 107
Katsura-muki, 139
Kir Royal, 281
Korost, 126
Kosher, 10

L

Lactação, 189
Lagarto, 107
Lanche, 5
Lancheira Saudável, 255, 266
Laticínios, 153
Laxantes, 228
Legumes, 143
- à Milão, 126
- crus na pasta de ricota, 126
- sopa, 118
Leite, 16
- de vaca, 191
Leque, corte, 138
Liaison (ligação), 143
Licopeno, 150, 157
Licor, 291
Light, 149, 347
Lignanas, 157
Linguado, 115
Linhaça, 152
Lipídio
- alimentação infantil, 200
- crianças em idade escolar, 256, 258
Lixo, 362
Lombinho, 112
Lombo, 112
- recheado, 112, 339
Losangos, corte, 134
Lucro, 17
Lulas recheadas, 115
Luteína, 157

M

Maçã, 127
Macarrão
- à napolitana, 119

- com molho de ricota, 119
- de legumes, 134
- gratinado, 119
Macedônia à Normanda, 128
Macronutrientes, 184, 256
Madeira, molho, 117
Maionese, molho, 117
Maître d'hôtel, molho, 117
Manhattan, 280
Manjar branco com calda de ameixa, 128
Manteiga, 144
- Bercy, 115
- clarificada, 130
- composta, 115, 130
- de crustáceos, 115
- de legumes, 115
- *grenobloise*, 115
- *maître d'hôtel*, 115
- *noir*, 115
- *noisette*, 115
Mão de obra, 19
Maratona, 215
Marchand de vin, 115
Margarita, 281
Margem
- de contribuição, 79
- de lucro, 17
Marreco, 110
Martini, 281
Massas, 118
Matignon, 140
Medalhão, 107, 130
Medicamentos e suas interações nutricionais, 228
Medida caseira, 91
Mel, 173
Menu, 5
Mescal, 289
Metabolização de nutrientes no exercício físico, 213
México, 328
Micronutrientes, 185, 259
Milanesa, 130
Minerais, 200, 259
Minestrone, 118
Mingau de frutas, 128
Mirepoix, 130, 139
- branco, 140
Miúdos de aves com ervilhas, 126
Mix de produtos, 279
Modelo de ficha técnica, 74
Modos de vida saudáveis, 153
Mojito, 280
Molhos, 163
- frios, 117
- quentes, 116
Moqueca, 115
Mornay, molho, 117
Mousseline, molho, 117
Musse
- de atum, 115

- de chocolate, 128
- de limão, 340
- de maracujá, 340

N

Natação, 216
Néctar, 173
Negroni, 280
Nhoque, 119
Nutrientes e exercício físico, 213

O

Obesidade, 256
Oblíquo, corte, 138
Old fashioned, copos, 282
Óleos, 99
- de peixe, 153
Omelete, 124
Only drink bar, 278
Ortografia, 296
Ovos, 124

P

Panificação, 7
Panko, 130
Panqueca, 119
Papas para lactentes, 205
Parfait Grand Marnier, 344
Parisiense, sopa, 118
Pastas, 7
Pastelaria, 7
Paysanne, corte, 134
Peito de peru, 110
Peixe, 153
- à portuguesa, 115
- *au gratin*, 115
Peptídios bioativo, 157
Per capita, 73
Pernil, 112, 340
Peru, 110, 111, 339
Pescadinha à Colbert, 115
Pescado, 112
Peso
- bruto, 72
- cozido, 73
- líquido, 72
Petit pois, 130
Piano bar, 278
Picadinho, 107
Picanha à rio-grandense, 107, 339
Pictografias, 76, 77
Pimentões
- Boa Vista, 111
- sem pele, 130
Piña colada, 281
Pisco, 288
Planejamento de cardápios

- e recursos físicos, 85
- de saladas e sobremesas, 14
- dietoterápico para o cuidado do idoso, 234
- dos equipamentos necessários à UAN, 89
Polifenóis, 157
Política de compras, 19
Pomada, 131
Ponto de fumaça, 131
Porção, 73, 91
Portadores de necessidades especiais, 243
Portugal, 329
Posta, 131
- de peixe à capixaba, 339
Potássio, 157
Prato(s)
- base, 8
- preparado, semipronto ou pronto, 91
- principal, 7, 8
- de pequenas porções, 167
- frios, 123
Pré-preparo, 86, 88
Prebióticos, 157
Precificação, 297
Preço, 17
Previsão quantitativa de gêneros, 27
Probióticos, 157
Programa Nacional de Alimentação Escolar (PNAE), 273
Programa Saúde na Escola (PSE), 272
Promenade bar, 278
Proteínas
- alimentação infantil, 199
- crianças em idade escolar, 256, 259
Provençal, molho, 117
Pub, 278
Pudim, 173
Purê, 7, 124, 127, 143

Q

Queijos, 7
Quibe ao forno, 107
Quiche lorraine, 127
Quindim, 340

R

Raifort (raiz-forte), molho, 117
Ratatouille, 161
Ravigote, molho, 117
Ravióli, 118, 120
Reabilitação e nutrição, 243
Reação de Maillard, 145
Receituário padrão, 75
Reciclagem, 352
Recomendações alimentares e nutricionais, 97
- critérios qualitativos, 97
- critérios quantitativos, 100
- critérios semiquantitativos, 100
- de alimentos funcionais, 155

Recursos
- físicos, 85
- gastronômicos na área hospitalar, 159
- sustentáveis e renováveis, 354
Redução, 144
Reduzir, 131
Refogar, 131
Refresco de frutas, 16
Refrigerante, 16
Reguladores, 98
Relação de preparações, 14
Remouillage, 116
Rémoulade, molho, 117
Resveratrol, 157
Retinoides, 264
Réveillon, 333, 346
Risi-bisi, 342
Risoto, 125
Rocambole, 340
Roda dos Alimentos, 97
Rodela, corte, 91, 137
Rondelli, 119, 120
Rosado, molho, 117
Rosbife, 107
Roux, 131, 142, 163
Rum, 286
Rússia, 330

S

Sabor, 6
Sachet d'épices, 131, 141
Saciedade, 3
Sal, 99
- de ervas, 164
Salada(s), 7, 120, 338
Salgados, 7
Saloon, 278
Saltear, 131
Sangue, 143
São João, 345
Saponinas, 157
Saquê, 296
Savarin de peras, 128
Segurança, 100
Selar, 131
Self-service por quilo, 310
Semiperecíveis, 58
Sentidos em ação, 2
Sex on the beach, 281
Shochu, 290
Sidras, 296
Simmer, 131
Síndrome de Down, 246
Slurry, 142
Snack bar, 278
Sobremesa, 9, 127
Soja, 152
Sopas, 7, 117

Índice Alfabético

Soubise, molho, 117
Steak à Diana, 108
Suar, 131
Suco de fruta, 16
Sulfetos alílicos, 158
Suplementos líquidos por via oral, 67
Supremes, corte, 138
Supremo, 111
Surpresa de carne, 108
Sustentabilidade, 351, 353

T

Taberna inglesa, 278
Tabule, 123
Taças, 282
Talharim, 120
Talheres em balanço, 230
Tamanhos das porções, 75
Taninos, 158
Tártaro, molho, 117
Tênis, 216
Tequila, 289
Terceira idade, 221
Textura, 173
Tocoferol, 158
Tomate, 152
- à provençal, 126
- *concassé*, 131
- grelhado, 126
- recheado, 126
Torneado, corte, 134
Torta, 112, 127, 340
Triatlo, 217
Trufas, 131
Turnedô, 108, 131

U

Uísque, 284
Unami, 2

Unidade
- de Alimentação e Nutrição (UAN), 5
- de alimento, 91
- de medida, 91
Uvas, 152

V

Vatapá, 115
Velouté, molho, 7, 117
Vermutes, 290
Vesícula biliar, 222
Vichyssoise, sopa, 118
Vietnã, 331
Vinagrete, molho, 117
Virado à paulista, 112
Viscosidade, 172, 173
Vitamina(s), 200, 263
- A, 200, 264
- D, 201, 265
Vodca, 283
Vol-au-vent de frango/palmito/camarão, 126
Voleibol, 217
Volume de vendas, 79

W

Wagon, 278
Wedges, corte, 138
Whiskey sour, 281
Wine bar, 279
Wine dispenser, 279

X

Xerostomia, 232

Z

Zeaxantina, 157
Zeste, 131, 138
Zinco, 158, 202, 262